遗传性眼病的基础与临床

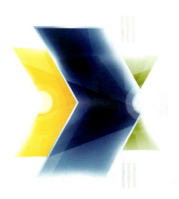

主　编　盛迅伦　庄文娟

编　委　(以姓氏笔画为序)

马　莉　马建青　王晓光　朱金燕　任英华
向　伟　庄文娟　刘　洋　刘文舟　刘海军
刘雅妮　李自立　李慧平　杨　伟　何香莲
宋　鑫　张金金　房心荷　哈少平　郭慧青
容维宁　盛迅伦　扈晓雯　綦　瑞

编写秘书　刘　洋　袁仕琴

人民卫生出版社

图书在版编目（CIP）数据

遗传性眼病的基础与临床 / 盛迅伦，庄文娟主编. —北京：人民卫生出版社，2019
ISBN 978-7-117-28730-2

Ⅰ.①遗… Ⅱ.①盛…②庄… Ⅲ.①眼病－诊疗 Ⅳ.①R771

中国版本图书馆 CIP 数据核字（2019）第 163374 号

| 人卫智网 | www.ipmph.com | 医学教育、学术、考试、健康，购书智慧智能综合服务平台 |
| 人卫官网 | www.pmph.com | 人卫官方资讯发布平台 |

版权所有，侵权必究！

遗传性眼病的基础与临床

主　　编：盛迅伦　庄文娟
出版发行：人民卫生出版社（中继线 010-59780011）
地　　址：北京市朝阳区潘家园南里 19 号
邮　　编：100021
E - mail：pmph @ pmph.com
购书热线：010-59787592　010-59787584　010-65264830
印　　刷：北京顶佳世纪印刷有限公司
经　　销：新华书店
开　　本：787×1092　1/16　　印张：22
字　　数：535 千字
版　　次：2019 年 11 月第 1 版　2019 年 11 月第 1 版第 1 次印刷
标准书号：ISBN 978-7-117-28730-2
定　　价：198.00 元

打击盗版举报电话：010-59787491　E-mail：WQ @ pmph.com
（凡属印装质量问题请与本社市场营销中心联系退换）

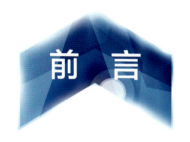

前言

以往认为遗传性视网膜疾病诊断后干预措施有限，故鉴别诊断不是临床的突出问题。随着基础和临床研究的进展以及对遗传性视网膜疾病理解的深入，鉴别诊断和早期诊断的重要性凸显。我国近几年调查结果表明，先天性遗传性眼病约占儿童盲和视力损伤患者的1/3，占盲和严重视力损伤的80%。单基因遗传性眼病患者约占总人口4%，而多基因遗传性眼病则更多见，随着人们平均寿命的增长，人群中老年人所占的比例上升，由遗传和环境因素综合作用引起的年龄相关性黄斑变性等老年性眼病的比重也在逐年增加，成为难治性盲的主要原因。无疑，在各种眼病临床诊断治疗技术逐步普及和日臻成熟的今天，我国人群不可避免盲的疾病谱已发生了改变，在各个年龄组，遗传性眼病诊治的重要性越来越显著，遗传性眼病的防治是未来防盲治盲的关键，是未来10年引领眼科学发展的主要领域。

在许多致盲性眼病的治疗方面，特别是手术方面，治疗效果不显著，导致眼科医生对遗传性眼病诊治的重视程度不够。

本书对我们团队20年来从事遗传性眼病的临床及基础研究的经验加以总结，书中病例是在众多研究生和同事的积极努力和辛勤劳动下一点一滴收集起来的，并进行了仔细的临床分析研究及分子遗传学研究。一些临床表型复杂、依据临床检查无法确定诊断的遗传性眼病，是通过先进的基因诊断技术发现致病基因而确诊的。

本书对遗传性眼病诊断的基本知识及近年来在诊断技术方面的研究进展做了一些简要介绍，希望帮助眼科医师提高对遗传性眼病的认识，并在临床工作中注重对该类疾病的诊断、治疗及遗传咨询，而不是一句"你患的是遗传病，目前没有办法治疗，还会遗传给你的后代"，而使病人及家属坠入绝望的境地。

主　编

2019年10月

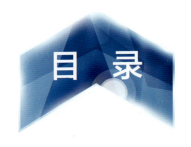

目 录

第一章　遗传性眼病基础知识	1
第一节　遗传性眼病基本概念及特点	1
第二节　遗传性眼病的分类	2
一、染色体病	2
二、单基因病	2
三、多基因病	2
四、线粒体基因病	2
五、体细胞遗传病	2
第三节　遗传性眼病的遗传方式	3
一、常染色体遗传特点	3
二、X连锁遗传特点	4
三、Y连锁遗传特点	5
四、散发型遗传特点	5
五、多基因遗传眼病特点	6
第四节　近亲结婚与遗传性眼病	6
第五节　遗传异质性和临床异质性	7
一、遗传异质性	7
二、临床异质性	9
第六节　基因	10
一、基因的概念	10
二、基因的基本结构	11
三、外显子和内含子	11
四、基因的表达	12
五、基因表达的调控	13
六、基因突变	13
七、单核苷酸多态性	15
第七节　遗传性眼病的诊断	16
一、病史、症状和体征	16
二、系谱分析	16
三、基因检测	16
第二章　屈光不正、角膜、白内障和青光眼	23
第一节　屈光不正	23

一、屈光的发展		23
二、家系分析		24
三、群体研究		26
四、双胞胎研究		27
五、屈光不正及其相关特性		28
六、屈光不正的分子遗传		29
第二节 圆锥角膜		33
第三节 角膜营养不良		48
一、角膜上皮基底膜营养不良		48
二、颗粒状角膜营养不良		50
三、格子状角膜营养不良		52
四、斑块状角膜营养不良		53
五、后部多形性角膜营养不良		54
六、Fuchs角膜内皮营养不良		60
第四节 先天性白内障		68
第五节 青光眼		73
一、原发性先天性青光眼		73
二、原发性开角型青光眼		75
三、原发性闭角型青光眼		78

第三章 视网膜、脉络膜和视神经疾病 …… 82

第一节 视网膜色素变性		82
一、常染色体显性遗传视网膜色素变性		84
二、X-连锁隐性遗传视网膜色素变性		87
三、无色素性视网膜色素变性		91
四、Bietti结晶样视网膜病变		94
五、中心性或旁中心性视网膜色素变性		98
六、白点状视网膜色素变性		100
第二节 先天性静止性夜盲		104
第三节 Leber先天性黑矇		111
第四节 视锥细胞营养不良和视锥-视杆细胞营养不良		120
一、视锥细胞营养不良		120
二、视锥-视杆细胞营养不良		122
第五节 Best病		129
一、Best卵黄样黄斑营养不良		130
二、常染色体隐性遗传Best病		134
三、常染色体显性遗传玻璃体视网膜脉络膜病		142
第六节 隐匿性黄斑营养不良		144
第七节 Stargardt病		148
第八节 遗传性视网膜劈裂		154
第九节 全色盲		158

第十节　色觉异常 167
　　第十一节　中心性晕轮状脉络膜营养不良 178
　　第十二节　无脉络膜症 186
　　第十三节　家族性渗出性玻璃体视网膜病变 192
　　第十四节　回旋状脉络膜视网膜萎缩 200
　　第十五节　Leber遗传性视神经病变 208
　　第十六节　年龄相关性黄斑变性 218
　　第十七节　糖尿病视网膜病变 234

第四章　综合征 241
　　第一节　Duane眼球后退综合征 241
　　第二节　Brown综合征 248
　　第三节　先天性眼球震颤 252

第五章　眼与全身病 257
　　第一节　先天性晶状体脱位 257
　　　一、马方综合征 257
　　　二、双基因突变导致马方综合征和家族性抗维生素D佝偻病 261
　　第二节　Weill-Marchesani综合征 268
　　第三节　USHER综合征 271
　　第四节　BBS综合征 278
　　第五节　Oliver-McFarlane综合征 284
　　第六节　Crouzon综合征 289
　　第七节　先天性睑裂狭小综合征 294
　　第八节　眼白化病 298
　　第九节　Axenfeld-Rieger综合征 312

第六章　眼肿瘤 320
　　第一节　视网膜母细胞瘤 320
　　第二节　脉络膜黑色素瘤 326

第七章　遗传性眼病的治疗及优生诊断 337
　　第一节　遗传性眼病的治疗 337
　　　一、单基因眼病基因治疗 337
　　　二、多基因遗传眼病的治疗和干预 339
　　第二节　遗传咨询和优生诊断 340
　　　一、常染色体显性遗传 340
　　　二、常染色体隐性遗传 341
　　　三、X连锁显性遗传 341
　　　四、X连锁隐性遗传 342

基因索引 344

第一章 遗传性眼病基础知识

盲和视力损伤是世界范围内严重的公共卫生、社会和经济问题。就致盲原因来说，可以将盲分为可避免盲和不可避免盲两大类。其中可避免盲是指通过及时应用现有的知识和恰当的措施，使得有些致盲性眼病能得到预防或控制，例如沙眼；或是有些致盲性眼病能通过成功的治疗而恢复视力，例如白内障。而不可避免盲是指应用现有的知识和治疗手段，还不能预防和治疗的眼病，例如视网膜色素变性等涉及视网膜结构和功能异常的一系列遗传性眼病。随着现代医学的发展和政府对医疗卫生事业的大力支持，一些既往常见的、高发的致盲性眼病如白内障、沙眼等已经得到了相应的治疗，因此遗传性眼病目前正逐渐成为国内外临床上常见且危害严重的难治性不可避免盲的主要原因。

据统计，约90%的人类疾病属于遗传性疾病或受到遗传因素的影响，在已知的4000余种遗传性疾病中，10%~15%表现为眼部疾病，另有大致相同数量的遗传性疾病表现为包括眼部异常的多器官或多系统疾病[1]。我国近几年调查结果表明，先天性遗传性眼病约占儿童盲和视力损伤的1/3，占盲和严重视力损伤的80%。其中单基因眼病患者约占总人口4%，多基因遗传性眼病虽病种不多，但发病率高，多为常见病和多发病，如高度近视、年龄相关性黄斑变性、糖尿病视网膜病变等，使得人群中受累人数约占20%，已成为难治性致盲眼病的主要原因。随着近年来各种眼病临床诊断治疗技术逐步普及和日臻成熟，我国人群的不可避免盲的疾病谱已发生了改变，在各个年龄组，遗传性眼病的重要性越来越显著，遗传性眼病的防治是未来防盲治盲的关键，将成为眼科学未来10年发展中的热点研究领域。

第一节 遗传性眼病基本概念及特点

遗传性眼病（inherited ocular disease）是指因遗传因素而导致的眼病。遗传因素可以是生殖细胞或受精卵内遗传物质结构和功能的改变，也可以是体细胞内遗传物质结构和功能的改变。其主要特点有：①发病年龄视疾病种类而定：部分遗传性眼病同时也为先天性疾病（congenital disease），所谓先天性疾病是指婴儿出生时即表现症状，如先天性白内障、黄斑缺损、先天性小眼球。但先天性疾病不一定是遗传，如妊娠妇女在妊娠早期感染风疹病毒致使出生的婴儿患先天性白内障。同样，有不少遗传性眼病出生时毫无症状，要到一定年龄才发病，如视网膜色素变性一般在10~20岁出现夜盲的症状、Stargardt病多数在5~40岁出现视力下降的症状；②有家族聚集现象：遗传性眼病往往表现为家族性疾病（familial disease），亲代和子代均有患者或在正常父母所生同胞中出现一个以上的患者。遗传眼病也可能呈散发性，这是正常亲代的生殖细胞发生基因突变或染色体畸变而使子代得病。有些遗传性眼病还有可能有不外显的亲代，患者的出现也可呈散发性。但同样，家族性疾病并不一定就是遗传病。一个家族有多个成员患同一眼病（如沙眼、结核性葡萄膜炎），系由共同的生活环境所引起。

第二节 遗传性眼病的分类

遗传病可分为五大类：染色体病、单基因病、多基因病、线粒体基因病、体细胞遗传病。在分析一种疾病的遗传基础时，首先要确定它属于哪一类。

一、染色体病

染色体（chromosome disorder）是遗传物质——基因的载体，人类正常体细胞具有二倍体数 46 条染色体，染色体如果发生了异常，无论是数目还是结构的畸变都会导致许多基因的增加或缺失。因此染色体异常表现为具有全身多器官畸形的综合征。如 Down 综合征即由于 21 号染色体多了一条，成为 21 三体。除有眼裂小、眼外侧上斜和内眦赘皮等眼部表型外，还有智力低下、鼻梁低平、外耳小、硬腭窄小、舌常伸出口外、颈短及肌张力减低等表型。染色体病通常不在家系中传递，即不会遗传给下一代。

二、单基因病

单基因病（single-gene disorder）指由单独一个基因发生突变所致的遗传眼病。在同一对同源染色体上，可能其中一条带有突变基因，也可能两条染色体对应位点都出现突变基因。单基因遗传病遵循孟德尔遗传规律，因此通常呈特征性的家系传递格局。

三、多基因病

多基因病（polygenic disorder）是指遗传病的发生不是取决于一对基因，而是几对基因，每一对基因对遗传病的形成作用是微小的，故称为微效基因（minorgene），但是若干对基因作用累积之后，可以形成明显的表型效应，称为累加效应（additive effect）。同时遗传病的发生不仅取决于两个以上微效基因的累加作用，还受环境因素的影响。也就是说多基因遗传眼病与基因变异密切相关（遗传易感）、同时受环境等多种因素影响。多基因病有家族聚集现象，但无单基因病那样明确的家系传递格局。

四、线粒体基因病

线粒体是含有核外遗传物质（DNA）的细胞器，线粒体自己的遗传系统能够表达和独立进行蛋白质翻译。线粒体基因突变可致线粒体基因病（mitochondrial gene disorder），随同线粒体传递，呈细胞质遗传，如家族性视神经病变（Leber 病）是由于线粒体 DNA（mtDNA）突变引起。该病的遗传方式不完全符合孟德尔遗传定律。至今尚未发现男性患者可将该病传递给后代，均是经过女性垂直传递，为典型的母系遗传。

五、体细胞遗传病

已知肿瘤起因于遗传物质的突变，癌家族可有家族性肿瘤遗传易感性。但体细胞肿瘤病灶具有克隆性,其形成必以体细胞遗传物质突变为直接原因,故肿瘤属于体细胞遗传病。有些先天畸形亦属于此类。

第三节　遗传性眼病的遗传方式

单基因遗传病的遗传方式大多遵循孟德尔遗传定律。根据决定该病的基因所在的染色体不同(常染色体或性染色体)以及该基因性质的不同(显性或隐性),可将单基因遗传眼病分为三种主要遗传方式:①常染色体遗传,包括常染色体显性遗传和常染色体隐性遗传;② X 连锁遗传,包括 X 连锁显性遗传和 X 连锁隐性遗传;③ Y 连锁遗传。还有极少数的病例属于非孟德尔遗传方式比如双基因遗传和线粒体遗传。另外,临床上可见因缺乏家族史而无法确定其遗传方式时,则称为散发型。

一、常染色体遗传特点

(一)常染色体显性遗传特点

包括:①患者双亲中一方患病,致病基因由亲代传来;如双亲都无此病,则可因发生新突变所致;②患者同胞中 1/2 发病,男女发病机会均等;③患者子女中,有 1/2 发病,男女机会均等;④在系谱中看到连续传递(图1-3-1)。

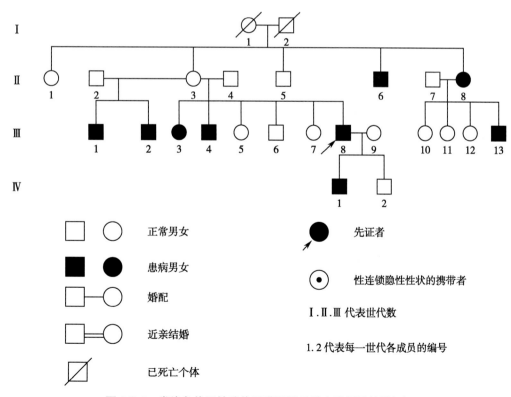

图 1-3-1　常染色体显性遗传系谱图及系谱中常用的符号标识

(二)常染色体隐性遗传特点

包括：①患者的双亲往往无症状，但都是隐性致病基因的携带者；②患者同胞中约有1/4的个体发病，但在小家系中难得看到1/4的比例，如果几个双亲都是携带者的家系结合起来分析，后代患者发病的可能性接近1/4，男女发病的机会均等；③系谱中没有连代遗传，表现为散发的遗传；④近亲婚配时子女发病概率增加（图1-3-2）。

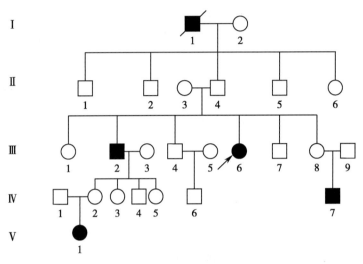

图1-3-2　常染色体隐性遗传系谱图

二、X连锁遗传特点

（一）X连锁隐性遗传特点

包括：①男性患者远多于女性患者，系谱中的患者几乎都是男性；②男性患者的双亲都无病，其致病基因来自携带者母亲；③男患者的同胞、舅父、姨表兄弟、外甥中常见到患者，偶见外祖父发病；④男性患者的子女都正常，代与代间可见明显不连续即隔代遗传（图1-3-3）。

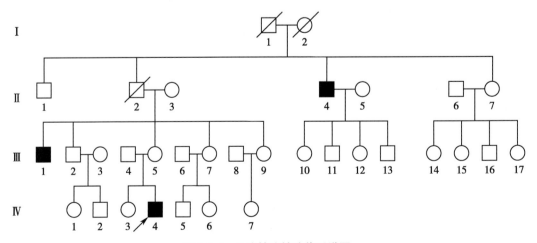

图1-3-3　X连锁隐性遗传系谱图

（二）X连锁显性遗传特点

包括：①女性患者高于男性；②男性患者的子代仅女儿发病，儿子正常，不会有男传男的现象；③女患者的子女各有50%的机会发病；④患者的双亲之一必患本病（图1-3-4）。

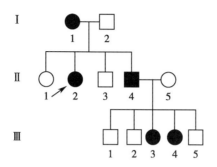

图1-3-4 X连锁显性遗传系谱图

三、Y连锁遗传特点

如果致病基因位于Y染色体上，并随着Y染色体而传递，故只有男性才出现症状，这种遗传方式称为Y连锁遗传（Y-linked inheritance）。由于这些基因控制的性状只能在雄性个体中表现，这种现象又称为限雄遗传（holandric inheritance）。

Y连锁遗传传递规律为具有Y连锁基因者均为男性，这些基因将随Y染色体进行传递，由父亲传给儿子，再由儿子传给孙子，女性是不会出现相应的遗传性状或遗传病，因此称为全男性遗传（图1-3-5）。

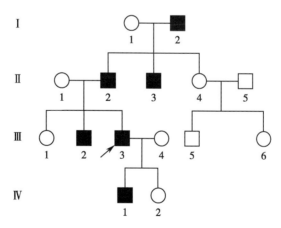

图1-3-5 Y连锁遗传系谱图

四、散发型遗传特点

有些遗传性眼病家系除先症者外，家庭成员中找不到其他患者，无法确定其遗传方式，称为散发型。但是随着近年来二代测序技术的广泛应用，许多对散发遗传性眼病的研究表明这些病例大部分属于常染色体隐性遗传（图1-3-2），或者对于男性患者有可能是X连锁遗传，还有少数病例可能是由于自身基因突变而开始一个新的遗传过程（即由该基因突变患者作为初始进行遗传,在以后的遗传中,遗传方式可以为常染色体显性遗传、常染色体隐性遗传和X连锁遗传三种遗传类型的任何一种)[2]。

比如这例Leber先天性黑矇(LCA)患者,其父母均正常,表现为散发型LCA(图1-3-6),但基因检测后发现患者为 *CRB1* 基因复合杂合突变(p.M941T和p.F736S),患儿的父亲携带有 *CRB1* 基因杂合性错义突变p.F736S,母亲携带有 *CRB1* 基因杂合性错义突变p.M941T,从而确定该家系的遗传方式为常染色体隐性遗传。

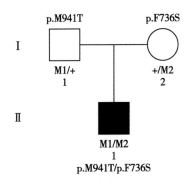

图1-3-6 隐性遗传Leber先天性黑矇(LCA)系谱

五、多基因遗传眼病特点

发病有家族倾向,亲属发病率高于群体发病率,但又不符合单基因病的遗传规律;一级亲属的复发风险等于群体发病率的开方值;同卵双生子中的患病一致率高于异卵双生子。比如年龄相关性黄斑变性、糖尿病视网膜病变、青光眼、高度近视等都属于多基因遗传性眼病。

第四节 近亲结婚与遗传性眼病

近亲结婚和遗传病的发生和延续有着密切的关系,有人估计人类36%的遗传病是近亲结婚造成的,近亲婚配的危害主要表现在隐性遗传病纯合子患者的频率增加,使群体的遗传负荷增加,从而导致群体适合度降低[3],近亲结婚比非近亲结婚遗传病的发病率高3～150倍,特别是常染色体隐性遗传病发病率明显增高[4]。

所谓常染色体隐性遗传指常染色体等位基因中两个基因都是致病基因(纯合子)时才发病,患者双亲表型正常,是致病基因的携带者(杂合子)。患者同胞中约25%发病,25%正常,50%为致病基因携带者,与性别无关,而近亲结婚的主要遗传学效应是会增加群体中常染色体隐性遗传病的发生率。因此,研究近亲结婚在常染色体隐性遗传眼病中的致病作用具有非常重要的意义。众所周知,随机婚配(非近亲婚配)时,由于夫妇两人无血缘关系,相同的基因很少,所携带的隐性致病基因不同,因而不易形成隐性致病基因的纯合体。而近亲通婚的夫妇从共同祖先那里获得相同基因的概率更高,两人携带相同的隐性致病基因的可能性很大,容易在子代相遇。因此在近亲结婚时,其后代遗传病的发病率升高,增加了某些常染色体隐性遗传疾病的发生风险。2002年一项针对印度南部长达5年的近亲结婚与眼部遗传病发生的相关研究报道,显示673名有近亲结婚家族史的患者均患有不同的眼部遗传疾病,其中近64%的患者患有视网膜色素变性(RP)[5]。盛迅伦研究团队自2010~2015年,共收集了224个遗传性眼病家系,其中近亲结婚家系107个,占47.76%。由此看来近亲结婚在遗传性眼病中有着重要的作用。另一些关于近亲结婚所致的常染色体隐性遗传RP的研究显示,该类患者通常发病年龄早、病程进展快、预后较差,发生失明的概率大大增加[6-7],对患者及其家庭带来了巨大的痛苦(图1-4-1)。

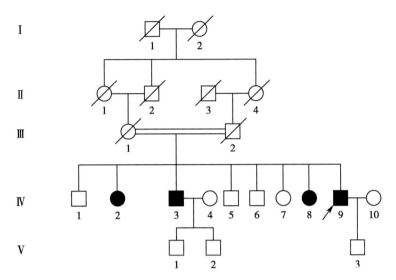

图1-4-1　姨表兄妹婚配常染色体隐性遗传Best病(ARB)系谱

第五节　遗传异质性和临床异质性

一、遗传异质性

遗传异质性指表现型相同或相似而基因型不同的遗传现象,即一个性状可以由多个不同的基因控制。就是说两种或两种以上基因结构可以导致相同或相似的表型或疾病。研究表明RP属于单基因遗传疾病,但遗传方式具有遗传异质性,即并非仅有一种遗传方式。RP遗传方式非常复杂,除了具有单基因病的5种遗传方式:常染色体显性遗传(ADRP)、常染色体隐性遗传(ARRP)、X连锁显性遗传(XDRP)、X连锁隐性遗传(XRRP)及Y连锁遗传,还有线粒体遗传和双基因遗传的报道。可见不同的遗传原因可以引起相同的疾病,这是遗传原因造成遗传异质性的典型实例。遗传异质性有两种类型:基因座异质性和等位基因异质性。RP既表现有基因座异质性,又有等位基因异质性。

（一）基因座异质性

基因座异质性是指2个或2个以上座位的基因突变导致相同或相似表型发生的现象。目前认为ADRP至少有两个基因座位,位于第一号染色体短臂与第三号染色体长臂。XLRP基因位于X染色体短臂一区一带及二区一带。在各遗传类型中,15%~25%为ADRP,5%~25%为ARRP,5%~15%为XLRP,40%~50%为散发型,双基因突变RP和线粒体相关RP只占极少数。迄今通过连锁分析和候选基因筛查,已经确定了95个与RP相关位点,其中

ADRP 相关位点 28 个，有 23 个基因已被克隆；ARRP 相关位点 61 个，有 58 个基因已被克隆；XLRP 相关位点 6 个，有 3 个基因已被克隆（数据引自 retinalinformationnetwork，https://sph.Uth.Edu/Retnet/，2016 年 10 月 6 日）。由于遗传基础不同，它们的遗传方式、发病年龄、病程进展、病情严重程度等都可能不同。发病年龄：ARRP 发病较早，出现夜盲的平均年龄为 10.7 岁，而 ADRP 发病较晚，出现夜盲的平均年龄为 23.4 岁；主要病情变化特征：ADRP 较晚出现中心视力损害，ARRP 和 XLRP 在 20~30 岁即可出现明显的中心视力损害；XLRP 常伴高度近视、ADRP 和 ARRP 多为低度近视；病情进展：ARRP 进展速度较快，ADRP 进展速度慢；预后情况也有差异：ADRP 患者在 50~60 岁时，还可保持一定的中心视力，ARRP 和 XLRP 患者多在 30~40 岁时盲目。甚至还可区分为其他不同亚型。例如：RP2 和 RPGR（又名 RP3）是两个与 XLRP 相关的基因，*RP2* 基因定位于 Xp11.4-11.23，*RPGR* 基因定位于 Xp21.1；与 ADRP 相关的基因定位于 8p11-q21，因此，普遍认为视网膜色素变性是多个基因座位上 RP 基因所引起的一组具有不同临床亚型的视网膜退行性病变的遗传疾病。

（二）等位基因异质性

等位基因异质性是指同一基因的不同突变引起相同或相似的表型。基因座位上通常含有一个以上的突变等位基因。由这样多个不同的等位基因可引起表型差异。等位基因异质性是单基因病临床表现多样化的重要原因。RHO 和 RP1 是导致白种人群 ADRP 的最主要的两个基因。白种人群中 10% RP 患者与 RHO 基因突变相关，有 16%~35% ADRP 患者与 RHO 基因突变相关。在 RHO 基因已检测出 150 多种致病性突变位点[8]，90% 为点突变，少数为微小缺失或插入突变，突变分布于 RHO 基因的所有外显子。几乎所有的突变都产生异常的蛋白质，改变光传导生化过程中各种蛋白质之间的平衡，从而引起视网膜色素变性。*RP1* 基因主要在光感受器细胞体及内节中表达，受视网膜的氧含量调控，在神经视网膜或光感受器细胞神经成分的发育、蛋白运输和维持纤毛结构方面起主要作用。美国、加拿大和欧洲人群中，5%~10% ADRP 患者是 *RP1* 基因突变所致。目前已发现至少 33 种截短突变[9]，错义性致病突变较少见。*RP1* 基因突变主要引起编码蛋白的密码提前终止，或使得转录的 mRNA 分子不稳定，最终导致蛋白翻译障碍，使光感受器变性。XLRP 与 ADRP 比较，临床表现最为严重，而且发病年龄早，是青少年致盲的常见原因之一。与 XLRP 相关的基因有 6 个，分别是 *RP2*、*RPGR*（*RP3*）、*RP6*、*RP23*、*RP24* 和 *RP34* 基因。有 70%~80% 的 XLRP 都起因于 *RPGR* 的突变。而其中以外显子 ORF15 的突变频率最高，50%~60% 的 XLRP 由 ORF15 突变引起[10]。自从 1996 年 *RPGR* 基因被克隆出来以后，共发现该基因 ORF15 中有 100 多种突变方式，这些突变可以导致转录的提前结束，产生截短蛋白质，从而导致 RP 疾病的发生。

Breikers 等[11]发现 *RHO* 基因不同位点突变引起临床特征不一样，p.C222R 突变引起早发型 RP，而 p.C167R 突变引起迟发型 RP。Reig 等[12]发现，视紫红质纯合 Gly188Arg 突变发病年龄比杂合子晚，熊世红等[13]报道在 13 个 ADRP 家系的 27 例患者中有视紫红质 E34lter 突变，其临床表现为青年期出现夜盲，视力和视野损害较重，ERG 检查杆体和锥体无反应或仅有较小的锥体反应，*RHO* 基因的 p.P23H 突变，可引起临床症状较轻的视网膜色素变性。在 *RHO* 基因 C- 末端的 347 号密码子是一个突变的多发位点，在这个位点有五种可以导致 RP 的序列变化存在。由 347 号密码子突变引起的 RP 的临床表现较 23 号密码子突变引起的更加严重[14]。

已发现 *RP1* 基因中有四个独立的致病突变（R677X、Q679X、2433dell5bp 和 2435del14bp），它们位于第四外显中很小区域内，即从第 1 974 位到 2 345 位共 442 个碱基对的片段中[15]。虽然这四种突变的每一种突变都主要引起编码蛋白的密码提前终止，或导致转录的 mRNA 分子不稳定，最终导致蛋白质翻译障碍产生缩短了的 RP1 蛋白质而致病[16]，但是受影响的个体临床表现却存在很大的差异。一些家系表现为轻微迟发的缓慢病程，出现夜盲的年龄在 20~30 岁，较晚累及黄斑区光感受器细胞，在 50~60 岁还有一定的中心视力。但是其他一些家系则表现为出现夜盲的年龄较早，大约 10 岁，较早累及黄斑区光感受器，导致患者中心视力的损害，并且视力急剧丧失，在 30~40 岁就会出现盲目。

等位基因异质性也可表现为相同基因的不同突变可以引起相同或不同的疾病。例如：NR2E3 是一种特殊光感受器细胞核受体，属配体依赖性转录因子大家族中的一员，作为二级转录调节器，转录细胞内和细胞间亲脂信号，与转录因子 CRX 和 NRL 协同促进和维持视杆细胞的发育，分化和生存[17-18]。该蛋白只在成人视网膜神经感觉层的外核层表达，在神经细胞的信号转换、胚胎发育和功能调节方面起作用[19]。*NR2E3* 基因的突变可导致严重的眼部病变，例如视网膜色素变性、蓝锥细胞增多症（ESCS）、Goldmann-Favre 综合征、云团型视网膜色素变性（CPRD）。*NR2E3* 基因 G56R、V118M 和 c.166G>A（p.G56R）三个不同位点的错义突变都可以引起视网膜色素变性[20]。而 *NR2E3* 基因 E121K 和 c.248G>A（Cys83Tyr）错义突变可以引起蓝锥细胞增强症（enhancedS-conesyndrome，ESCS）[21]。蓝锥细胞增强症（ESCS）是一种少见的常染色体隐性遗传性视网膜疾病，其特征为视杆细胞功能缺失、S 视锥细胞即蓝锥细胞数量增多和功能异常增强。主要临床特征为夜盲，血管弓区变性出现微黄色视网膜色素上皮（RPE）缺损，视野中度缺损，视网膜电图（ERG）明视反应以 S 视锥细胞介导的大振幅波为主。

二、临床异质性

临床异质性即具有相同突变的不同个体，即便是在同一个家族中也会具有不同的症状。已发现 *RP1* 基因中相同类型的致病突变，在受影响的个体临床表现却存在很大的差异。这些差异存在于具有相同突变类型的家系成员之间。例如，具有 R677X 突变的家系既有轻微受影响的个体，也有严重受影响的个体，还有不发病的个体。可能是由于多态氨基酸单倍体的不同，或者是由于顺式或反式疾病等位基因的不同，从而影响了疾病的临床表现，也可能是环境因素或其他基因影响到了 *RP1* 基因的突变。

一些研究报道提示 XLRP 临床表型有显著的家族间差异[22-23]，然而，在一个具体的家族中临床表型往往具有同质性[24-25]，但是家族内的临床表型异质性也有报道。Neidhardt 等[26] 在外显子 ORF15 的突变热点确定了三个导致女性携带者疾病表达的病理性序列改变。c.2548delG 的突变被发现导致同一个家族的母亲和她的三个儿子同时患病。相同的突变却导致第二个家系的女性携带者的疾病表达下降。Koenekoop 等[27] 在一个 XLRP 家系 *RPGR* 基因外显子发现 Glu414（2-bpdel）缺失突变，所有男性患者均表现典型的 RP，但在 50 岁仍保持较好的中心视力，没有出现牛眼样黄斑病变。女性患者的临床表型呈现多样化，一些 Glu414（2-bpdel）缺失突变的携带者出现严重 RP 表型，一些患者没有出现 RP 表型，一名女性患者一眼有典型的 RP 表现，另一眼眼底正常。有 5 名患者出现听力丧失。所有带有这个突变的患者 ERG 暗适应杆细胞和明适应锥细胞均出现异常。同时报道另一个 XLRP 家系 *RPGR*

基因内含子与外显子拼接处发生 IVS2-1（gtoa）突变，所有男性患者均表现严重的 RP，较早出现中心视力的损害、牛眼样黄斑病变、视野检查有中心暗点。女性患者没有出现 RP 表型，但 ERG 暗适应杆细胞和明适应锥细胞均出现异常。

盛迅伦等[28]在一个 6 代 XLRP 家系 *RPGR* 基因外显子发现一个 ORF15g.ORF15＋577_578delAG 缺失突变，此纯合突变导致 8 名男性患者出现严重 RP 表型，但发病年龄早晚不一，先证者 2 岁时出现夜盲症状，有 2 名男性患者 20 多岁出现夜盲；主要病情变化特征和病情进展程度存在差异，先证者 13 岁出现中心视力损害；家系一名患者到 33 岁时还具有正常的中心视力和 20 度的视野。在这个家系有着同样突变的女性杂合子携带者的症状却是隐性的，即 14 名女性杂合子携带者没有出现 RP 表型。女性携带者主要临床表现是中高度近视。14 例女性携带者均有 −5.00D 到 −22.00D 的屈光不正。所有男性病例均为 −1.50～−3.00D 的轻度近视。李扬[29]在一个 XLRP 家系中发现 *RPGRORF15*＋483_484 的 GA 缺失，该家系所有女性患者都有≥-6D 的近视。Koenekoop 等[26]在两个 XLRP 家系中确定了两处 *RPGR* 突变。在家系Ⅰ中 9 例男性患者和 6 例女性患者存在 Glu414（2-bpdel）移码突变，而这个家系中所有女性患者都是近视（−2.00～−9.00D），所有男性患者屈光正常。在家系Ⅱ中 1 例男性患者和 2 例女性患者出现 IVS2-1（gtoa）剪切点突变，所有患者均为高度近视（−7.00～−10.00D）。Jin 等[30]在一个 XLRP 家系中确定了 *ORF15*＋1232_1233delGG 突变，6 例 RP 患者中，2 例女性患者均为高度近视（−14.50～−18.50D），2 例男性患者低中度近视（−1.00～−5.00D），2 例未患病个体屈光正常。

同一个基因在不同种族中的致病性是存在差异的。例如：近些年来的一些研究表明 *NRL* 基因突变与欧美人群中的视网膜色素变性相关，而与中国人群的视网膜色素变性不相关[31]。白种人中，25% 的 ADRP 和 1% 的 ARRP 患者是 *RHO* 基因突变所致，我国 RP 患者中，*RHO* 基因突变的发生率仅占 2%；美国、加拿大和欧洲 5%～10%ADRP 患者是 *RP1* 基因突变所致，我国 RP 患者中，*RP1* 基因突变的发生率是 1%[32-35]。白种人中，1.4% 的 ADRP 和 0.25% 的 ARRP 患者是 *NR2E3* 基因突变所致，我国 RP 患者中，*NR2E* 基因突变的发生率为 2.9%。不难看出在我国 *RHO* 和 *RP1* 基因的突变频率明显低于西方国家，而 *NRL* 基因突变频率略高于西方国家。Pro23His 是美国 ADRP 患者最常见的 *RHO* 基因突变类型，约占 5%，而在我国的视紫红质基因突变的研究中还未发现此突变。

第六节 基　　因

一、基因的概念

基因是脱氧核糖核酸（DNA）分子上具有遗传效应的特定核苷酸序列的总称，是具有遗传效应的 DNA 分子片段[36]。基因位于染色体上，并在染色体上呈线性排列。基因不仅可以通过复制把遗传信息传递给下一代，还可以使遗传信息得到表达。基因通过指导蛋白质和 RNA 的合成来表达自己所携带的遗传信息，从而控制生物个体的性状表现。不同人种之间头发、肤色、眼睛、鼻子等不同，是基因差异所致。换句话说，基因就是能够表达一定基因产物的核酸序列。基因产物包括 RNA 和蛋白质。

人类基因组：人类只有一个基因组，有 2 万～3 万个基因。人的基因组，由 23 对染色体组成,其中包括 22 对体染色体、1 条 X 染色体和 1 条 Y 染色体。人类基因组含有约 30 亿个 DNA 碱基对,碱基对是以氢键相结合的两个含氮碱基,以胸腺嘧啶(T)、腺嘌呤(A)、胞嘧啶(C)和鸟嘌呤(G)四种碱基排列成碱基序列,其中 A 与 T 之间由两个氢键连接,G 与 C 之间由三个氢键连接,碱基对的排列在 DNA 中也只能是 A 对 T,G 对 C。其中一部分的碱基对组成了 2 万~3 万个基因。

二、基因的基本结构

基因是具有功能的 DNA 序列片段。无论真核基因还是原核基因,其结构都有如下 4 个部分:编码区(coding region),非编码区(non coding region),启动区(promoter region),终止区(terminator region)。

(一)编码区

编码区能转录成相应的 mRNA,能编码蛋白质(结构基因)。在原核蛋白质编码基因的 mRNA 分子中,以及在真核蛋白质编码基因的成熟 mRNA 分子中,从起始密码子(通常是 AUG)开始至终止密码子(UAA,UAG,UGA)为止的一段编码氨基酸的核苷酸序列,叫做编码区,或称编码序列区。

(二)非编码区

非编码区是基因中转录而不转译的核苷酸序列区,既不能转录成相应的 mRNA,又不能编码蛋白质(调控基因)。尽管这些非编码序列区不转译成蛋白质多肽链产物,但对基因的表达与调控却是必不可少的。非编码区有三种类型:5'-末端非转译区(5'-UTR),3'-末端非转译区(3'-UTR),间隔子序列区(真核蛋白质编码基因中存在)。

(三)启动区(启动子)

启动区(启动子):是位于编码区上游的一小段核苷酸序列(一般位于基因转录起始点上游 100~200bp 范围),是 RNA 聚合酶的结合位点,是转录的起始点。起始密码子是位于 mRNA 上三个相邻的碱基(AUG,GUG),是肽链增长的起始信号。

(四)终止区

终止区是位于编码区下游的一小段核苷酸序列,也叫做终止序列,是转录的终止点。是由 AATAAA 和一段回文序列组成,AATAAA 是多聚腺苷酸(PolyA)附加信号,回文序列转录后形成发夹结构,阻碍 RNA 聚合酶继续移动,转录终止。

终止密码子是位于 mRNA 上三个相邻的碱基(UAA,UAG,UGA),是肽链增长的终止信号。终止区的意义为保证基因的转录反应在正确的位置终止;产生正确长度的 mRNA 分子,产生正确的蛋白质多肽链及避免产生通读现象。

三、外显子和内含子

外显子(exon)多数是基因内的编码序列,而内含子(intron)是基因内的非编码序列,内含子在转录或 mRNA 和翻译成蛋白质之前被剪切掉,因此不在 mRNA 序列中。基因一般由若干外显子和内含子组成,编码序列的外显子平均长度为 145bp,非编码序列的内含子平均长度为 3 365bp,在每个外显子与内含子的接头部位,都有一高度保守的共有序列,为剪接识别信号,即每个内含子 5' 端的两个核苷酸都是 GT,3' 端的两个核苷酸都是 AG,这种连接方式称为 GT-AG 法则,是真核细胞中基因表达时剪切内含子和拼接外显子的共同机制,不同基因的外显子和内含子的数量和大小各不相同，一般是基因越大，外显子越多。内含子中还可能存在若干小基因，即基因内基因[36]。

全世界的生物学与医学界在人类基因组计划中，调查人类基因组中的真染色质基因序列，发现人类的基因数量比原先预期的少得多，其中外显子，也就是能够制造蛋白质的编码序列，只占总长度的1.5%。过去人们往往把研究热点集中于基因的外显子部分，近来的研究表明发生在内含子的突变很可能与遗传性视网膜疾病的发生存在着一定的关联。内含子作为非编码序列的主要成员，对其序列结构和信息结构及生物功能的研究已经取得一些有意义的结果，越来越多的实验研究发现内含子与基因转录调控有关。

内含子具有多样性功能的特征，如：对基因表达具有增强作用叫做内含子增强效应（intron-mediated enhancement，IME），即充当增强子；有时也起抑制作用；可充当启动子；可充当介导因子；能够参与RNA编辑。许多小核仁RNA和小核RNA都被编码在内含子内[37]，而且还有一些别的基因和假基因由内含子来编码[38]。

内含子具有选择剪接功能。外显子被非编码的内含子隔开，在转录到mRNA分子时，它们可以不同的方式再重新组装起来，结果就编码了不同的蛋白质。这就是RNA的"选择性剪切"，也叫基因的"选择性转录"功能。由于内含子的存在使选择剪接成为可能，通过不同的剪接方式，使得最终的蛋白产物表现出不同的甚至相互拮抗的功能和结构特性[39]。这样不但增加了基因在转录过程中的多样性，而且也大大提高了基因在转录过程中的可靠性。

四、基因的表达

基因表达是DNA序列的遗传信息通过转录产生的mRNA再经翻译最终生成蛋白质的过程。基因表达呈共线性，即DNA的线性核苷酸序列转录为RNA的线性核苷酸序列，RNA三联体密码子转译成特定多肽的线性氨基酸序列，这种DNA→RNA→蛋白质的信息传递原则称为中心法则，由于发现了反转录酶，能够以RNA序列为模板合成DNA，因此遗传信息并非单方向传播，可以是RNA→DNA→蛋白质→RNA→蛋白质。

（一）转录

转录（transcription）是指以DNA双链中的一条链为模板，ATP、CTP、GTP、UTP作为原料，在RNA聚合酶催化下，按碱基互补方式合成RNA单链的过程，在细胞核中进行转录，转录方向为5′→3′，转录产物RNA的碱基序列与DNA模板链互补，同非模板链一致，只是把T换成了U。因此经常把非模板链成为有义链，模板链称为反义链。转录产物有三种，信使RNA（mRNA），核糖体RNA（rRNA）和转运RNA（tRNA）。只有mRNA将遗传信息传递给蛋白质，成熟的mRNA是原始RNA转录本经过一系列的加工而成为合成多肽链的模板。加工一般包括剪接、加帽、加尾等过程。

（二）翻译

翻译（translation）是指mRNA转译成氨基酸序列的过程。成熟的mRNA从细胞核进入细胞质，主要由核糖体阅读mRNA所携带的信息，指导特异的多肽合成。一般是mRNA的中间序列被翻译成氨基酸，而5′端和3′端是非翻译区（5′UTR和3′UTR），多数为第一和最后外显子序列，其中包括了5′端的加帽和3′端的加尾序列。翻译过程多肽链的合成是在mRNA、tRNA和核糖体协同作用下进行的。翻译后修饰初始翻译的多肽链需要进一步加工修饰,才形成具有一定空间结构和活性的蛋白质。翻译后的修饰主要有脱甲酰基、乙酰化、磷酸化、糖基化和链切割等,还有两条以上肽链间的连接和进一步折叠成特定的空间构象等。所有分泌型多肽都是先合成蛋白质前体,其 N- 末端的信号序列引导蛋白质前体定位于膜上,然后信号肽被切除。

五、基因表达的调控

人体所有细胞都含有完整的基因组,但在特定组织中只有部分基因表达,而不同基因是在不同的时空进行表达的[36]。细胞类型的区别并非所含基因组的不同,而是基因表达差异所致。基因若在不当的时空表达或其产物量的异常都能引起疾病。一般来说,基因表达受如下因素影响:①基因转录成 RNA 的速率;② RNA 的加工;③ mRNA 的稳定和降解速率;④ mRNA 翻译成蛋白质的速率;⑤蛋白质翻译后修饰;⑥蛋白质的稳定和降解速率。所有这些调控机制都可能涉及,然而基因表达的初始转录水平的调节是最为关键的。

(一) DNA 甲基化

是一种常见的 DNA 修饰,具体指在 DNA 甲基转移酶(DNA methyltransferase,DN-MT)的催化下,以 S—腺苷甲硫氨酸为供体,将甲基添加到富含胞嘧啶、鸟嘌呤二核苷酸序列中胞嘧啶 5 号碳原子上,从而形成 5- 甲基胞嘧啶。甲基位于 DNA 双螺旋的大沟内,通过吸引或排斥各种 DNA 结合蛋白来发挥对基因表达的调控作用。通常 DNA 胞嘧啶甲基化与基因沉默有关,而去甲基化往往与一个沉默基因的重新激活相关。已有大量研究证实 DNA 甲基化在衰老、氧化应激、炎症等复杂的生命事件中起了重要作用。常见眼科疾病中发病机制未完全明确者,常常是受到遗传、表观遗传、环境等的多重影响。研究 DNA 甲基化这一主要表观遗传机制在眼科疾病中的作用,有助于进一步了解复杂眼病的机制,并为尚无理想治疗方法的眼病提供新的治疗思路。

(二) 组蛋白乙酰化

组蛋白乙酰化的程度是影响基因转录的一个重要因素,组蛋白乙酰转移酶将乙酰基加在组蛋白 N 端的赖氨酸上,使 N 端形成一个尾巴突出在核小体外;由于乙酰化的组蛋白对 DNA 的亲和力减低,造成染色体开放结构,更适合基因表达。组蛋白的去乙酰化与基因启动子中 CpG 岛的甲基化相关,抑制基因转录。当甲基化的 CpG 序列与甲基化 CpG 结合蛋白(McCP2)结合后,可以被转录抑制因子和组蛋白去乙酰酶组成的复合体识别,使染色质呈紧密结构。

(三) 非编码 RNA 调控

包括小干扰 RNA(siR-NA)、微小 RNA(miRNA)等,其中针对 miRNA 的研究较多,miRNA 可以通过多种方式调控基因的表达,主要作用机制是与 mRNA 互补,导致 mRNA 沉默或降解。miRNA 表观遗传修饰在细胞内具有多种调节作用,参与调节细胞的生长、发育、代谢、分化、增生、衰老、凋亡、感染以及肿瘤的发生。

六、基因突变

基因突变是指基因组 DNA 分子发生的突然的、可遗传的变异现象(genemutation)。从分子水平上看,基因突变是指基因在结构上发生碱基对组成或排列顺序的改变。基因虽然十分稳定,能在细胞分裂时精确地复制自己,但这种稳定性是相对的。在一定的条件下基因也可以从原来的存在形式突然改变成另一种新的存在形式,就是在一个位点上,突然出现了一个新基因,代替了原有基因,这个基因叫做突变基因。于是后代的表现中也就突然地出现祖先从未有的新性状。

DNA突变可以发生在编码序列或非编码序列,可以发生在体细胞,不传递给子代,也可以发生在配子,传递给子代。基因突变可以发生在发育的任何时期,通常发生在DNA复制时期,即细胞分裂间期,包括有丝分裂间期和减数分裂间期;同时基因突变和脱氧核糖核酸的复制、DNA损伤修复、癌变和衰老都有关系,基因突变也是生物进化的重要因素之一。常见的突变是单个碱基的替换、缺失或插入,也可出现多个碱基的变化,如大小不同片段的缺失或插入。突变有以下几种类型:

（一）点突变

点突变(point mutation)是指单个碱基被另一个碱基替代,又称碱基替换,这是最常见的突变。如果只是不同嘧啶之间或不同嘌呤之间的替代称转换;如果是嘌呤和嘧啶之间的替代称为颠换,转换突变多于颠换突变。

碱基替换可以发生在基因组DNA序列的任何部位。当碱基替换发生在基因组外DNA序列时,一般不会产生效应。如果发生在基因的调控区域,导致mRNA的密码子改变,对肽链中氨基酸序列的影响,可能出现以下不同突变效应:

1. 同义突变(same mutation) 是指碱基替换后,一个密码子变成另一个密码子,但是所编码的氨基酸没有改变,这是由于遗传密码的兼并性。同义突变常发生在密码子的第三碱基,因此并不影响蛋白质的功能。例如密码子GCA、GCG、GCC和GCU均编码丙氨酸,他们的第三碱基发生突变并不改变所编码的丙氨酸。

2. 错义突变(missense mutation) 是指碱基替换后使mRNA的密码子变成编码另一个氨基酸的密码子,改变了氨基酸序列,影响蛋白质的功能,这种突变常发生在密码子的第一和第二碱基。例如DNA序列中TCA的T突变为G,使mRNA的密码子UCA变成GCA,结果是丝氨酸被丙氨酸替换,可能使产生的蛋白质无活性或活性降低。

3. 无义突变(nonsense mutation) 是指碱基替换后,使一个编码氨基酸的密码子变成不编码任何氨基酸的一个终止密码子(UAG、UAA、UGA),造成多肽链合成的提前终止,肽链长度缩短,成为无活性的多肽片段。例如正常RP1基因700密码子GAG变为TAG,TAG为终止密码子,其结果是翻译提前终止,导致异常氨基酸的产生,mRNA过早出现终止密码,产生缩短的蛋白质而导致视网膜色素变性的发生。

（二）移码突变

移码突变(frame shift mutation)是指在DNA编码序列中插入或丢失一个或几个碱基,而造成插入点或缺失点下游的DNA编码框架全部改变的突变,其结果是突变点以后的氨基酸序列都发生改变。例如RPGR基因ORF15区域出现577、578位点2个碱基AG缺失的改变,造成该突变点以后的编码全部改变,引起ORF15编码框架改变,这种改变在248位形成终止密码子,导致编码提前终止,并且产生缺少319个氨基酸的截短蛋白质,从而导致视网膜色素变性的发生。

（三）动态突变

人类基因组中的短串联重复序列,尤其是基因编码序列或侧翼序列的单核苷酸重复,在一代代传递过程中重复次数发生明显增加,从而导致某些遗传病的发生,称为动态突变。

例如,在正常人群中 5′ 端 CAG 重复序列的拷贝数在 9～34 之间,如果 CAG 重复序列的拷贝数增加,则会导致疾病的发生。动态突变可能的机制是姐妹染色单体的不等交换或重复序列中的断裂错位。

七、单核苷酸多态性

单核苷酸多态性(single nucleotide polymorphism,SNP),主要是指在基因组水平上由单个核苷酸的变异所引起的 DNA 序列多态性。人类基因组中 DNA 序列的任何位置上或遗传密码子都是由腺嘌呤(A)、鸟嘌呤(G)、胸腺嘧啶(T)、胞嘧啶(C)四种核苷酸中的任意一种构成,一般在特定的位置常常出现某一种特定的核苷酸,即所谓的常见等位基因。通常情况下,这种基因多态性,也称基因位点的突变,其在特定人群中最小等位基因频率常常高于 1%。SNPs 是 DNA 序列上的稀有突变,可导致疾病的发生与发展,尽管其中大部分 SNPs 的在致病过程中的生物功能尚未知晓,但其均可作为遗传标记运用在疾病关联研究中。SNP 数量多,分布广泛,据估计,人类基因组中每 1 000 个核苷酸就有一个 SNP,人类 30 亿碱基中共有 300 万以上的 SNPs。随着大批大规模的遗传学研究的开展,借助于高通量基因分型技术及平台的建立及完善,到目前为止,共有 500 000～2 500 000 个基因组中的 SNPs 被成功的分型。

SNP 所表现的多态性只涉及单个碱基的变异,这种变异可由单个碱基的转换(transition)或颠换(transversion)所引起,也可由碱基的插入或缺失所致。但通常所说的 SNP 并不包括后两种情况。理论上讲,SNP 既可能是二等位多态性,也可能是 3 个或 4 个等位多态性,但实际上,后两者非常少见,几乎可以忽略。因此,通常所说的 SNP 都是二等位多态性的。这种变异可能是转换(C←→T,在其互补链上则为 G←→A),也可能是颠换(C←→A,G←→T,C←→G,A←→T)。转换的发生率总是明显高于其他几种变异,具有转换型变异的 SNP 约占 2/3,其他几种变异的发生概率相似。Wang 等的研究也证明了这一点。转换的几率之所以高,可能是因为 CpG 二核苷酸上的胞嘧啶残基是人类基因组中最易发生突变的位点,其中大多数是甲基化的,可自发地脱去氨基而形成胸腺嘧啶。

在基因组 DNA 中,任何碱基均有可能发生变异,因此 SNP 既有可能在基因编码区,也有可能在基因的非编码区。总的来说,位于编码区内的 SNP 比较少,因为在外显子内,其变异率仅及周围序列的 1/5。但它在遗传性疾病研究中却具有重要意义,因此在基因编码区的 SNP 的研究更受关注。

从对生物的遗传性状的影响上来看,基因编码区的 SNP 又可分为 2 种:一种是同义 SNP,即 SNP 所致的编码序列的改变并不影响其所翻译的蛋白质的氨基酸序列,突变碱基与未突变碱基的含义相同;另一种是非同义 SNP,指碱基序列的改变可使以其为蓝本翻译的蛋白质序列发生改变,从而影响了蛋白质的功能。这种改变常是导致生物性状改变的直接原因。编码区 SNP 中约有一半为非同义 SNP。先形成的 SNP 在人群中常有更高的频率,后形成的 SNP 所占的比率较低。各地各民族人群中特定 SNP 并非一定都存在,其所占比率也不尽相同,但大约有 85% 应是共通的。

SNP 自身的特性决定了它更适合于对复杂性状与疾病的遗传解剖以及基于群体的基因识别等方面的研究。

第七节 遗传性眼病的诊断

由于眼遗传病的多样性、复杂性和特殊性,进行眼遗传病的诊断不仅需要有一般的眼科的临床知识,还需要掌握一定的遗传病知识才能对患者作出诊断。遗传性眼病的诊断包括常规诊断和特殊诊断。常规诊断指与一般眼科疾病相同的诊断方法,特殊诊断指利用遗传学的方法,如基因检测、家系分析等方法进行诊断。对于一些临床表型复杂多样的遗传眼病,特殊诊断往往是确诊的关键。

一、病史、症状和体征

遗传性眼病多有家族聚集现象,因此病史的采集极为重要,采集时要遵循准确、详细的原则。另外,还要根据不同的遗传病进行特别的调查。要注意遗传性眼病有和其他疾病相同的症状和体征,往往又有其本身特异性体征,为诊断提供线索。

二、系谱分析

系谱分析是从先证者入手,追溯调查其所有家族成员(直系亲属和旁系亲属)的数目、亲属关系及某种遗传眼病的分布资料,并按一定格式将这些资料绘制而成的图解。先证者是指某个家族中第一个被医生发现的患有某种遗传眼病的患者。系谱中不但要包括具有某种遗传眼病的患者,也应该包括家族的正常成员。

进行系谱分析有助于区分该病是单基因病还是多基因病;若是单基因病,可进一步分析,判断属于遗传方式中的哪一种。系谱分析时中要注意:①系谱的完整性和准确性,一个完整的系谱应有三代以上家庭成员的患病情况、婚姻情况(是否有近亲结婚)及生育情况,还应注意陈述者是否有顾虑而提供虚假信息,造成系谱不真实;②分析显性遗传性眼病时,应注意对已有延迟显性的年轻患者,由于外显不全呈隔代遗传时不要误认为是隐性遗传。也就是说遇到"隔代遗传",要认真判断其是由于隐性遗传所致,还是由于外显不全所致;③有些遗传性眼病家系除先症者外,家庭成员中找不到其他患者,不可轻易主观断定为散发病例,要考虑常染色体隐性遗传或者对于男性患者有可能是X连锁遗传。

三、基因检测

基因测序技术的出现对生命科学和医学的发展起到了革命性作用,不仅推动各类基因组学的研究,为复杂疾病的病因学研究提供了新的契机,同时,促进了基因检测在临床疾病诊断、产前诊断、器官移植配型、肿瘤分子诊断和靶向治疗以及在药物个体化治疗等方面的应用。作为基因组学研究的关键技术-基因测序技术在过去几十年里迅速发展。下面将对四代测序技术进行简要介绍:

(一)第一代测序技术——Sanger 末端终止法

1954年,Whitfeld等用化学降解法测定多聚核糖核苷酸序列[39],是关于DNA测序技术的较早报道。1977年Sanger发明DNA双脱氧核苷酸末端终止测序法(chain terminator sequencing),A.M.Maxam 和 W.Gilbert 发明DNA化学降解测序法(chemical degradation sequencing),这两项技术的出现,标志第一代测序技术诞生[40-41]。

第一代测序技术基本原理：每一次DNA测序反应都由4个独立反应组成，由于DNA双链中核苷酸以3′,5′-磷酸二酯键相连，因此在测序过程中掺入2′,3′-双脱氧核苷三磷酸-ddNTP（不含3′-OH），当ddNTP位于DNA双链的延伸末端时，无羟基3′端不能与其他脱氧核苷酸形成3′,5′-磷酸二酯键，因此，DNA双链合成便终止，若在终止位点掺入ddATP，则新生链末端为A，若掺入ddTTP、ddCTP、ddGTP，相应地，新生链末端则是T、C或G。该测序技术的具体做法如下：将模板、引物、4种dNTP（其中含有一种为放射性核素标记的核苷酸）与DNA聚合酶共同保温，形成的混合物包含许多长短不一的片段，最后利用聚丙烯酰胺变性凝胶电泳（SDS-PAGE）分离该混合物，得到放射性核素自显影条带图谱，人们依据凝胶电泳图即可读出DNA双链的碱基序列组成。

Sanger测序技术操作快速、简单，因此应用较广泛，例如人类基因组测序正是基于该技术而完成[42]。DNA测序技术的出现，不但为人类对植物、动物和微生物进行基因改造的研究提供科学依据，而且在医学方面，对疾病诊断、治疗和研究具有重要价值。Sanger测序法是测序技术的"金标准"，其测序长度可达1 000bp，准确性几乎可达到100%，但同时存在通量低、成本高和耗时长的不足，严重阻碍了其大规模的应用。

（二）第二代测序技术——高通量二代测序

高通量二代测序（next-generation of high throughput sequencing，NGS）技术的核心原理是边合成边测序，其基本步骤包括文库制备、单克隆DNA簇的产生和测序反应。在Sanger等测序方法的基础上，通过技术创新，用不同颜色的荧光标记四种不同的dNTP，当DNA聚合酶合成互补链时，每添加一种dNTP就会释放出不同的荧光，根据捕捉的荧光信号并经过特定的计算机软件处理，从而获得待测DNA的序列信息。与第一代测序技术相比，第二代测序技术具有以下特点：①高通量：第二代测序技术不依赖传统的毛细管电泳，其测序反应在芯片上进行，可对芯片上数百万个点同时测序[43]；②成本降低：与第一代测序技术相比，第二代测序技术每Mb碱基成本降低96%~99%[44]；③敏感性高：平行测序平台的设计能保证对低浓度DNA信息的检测；④读长较短，便于后续数据分析时的拼接；⑤聚合酶链式反应（polymerase chain reaction，PCR）过程可能引入偏倚和错配。

1. Roche454测序平台　Roche454（Genome Sequencer 20 System）是第一个NGS测序平台，由美国454LifeSciences公司与2005年推出，2007年被瑞士Roche公司收购。此后Roche公司在此基础上开发了RocheGSTitanium、RocheGSFLX+、RocheGSJunior和RocheGSJunior+。Roche454是一种基于微乳液PCR和焦磷酸测序技术的测序平台[45]。Roche454测序原理如下：首先单链DNA模板被限制在经乳化的磁珠上并在乳液滴中进行微乳液PCR，产生成千上万条待测模板DNA簇。随后将磁珠放置在有焦磷酸测序底物的微滴定板小孔中进行酶联化学发光反应，对单条DNA分子的多个拷贝进行大规模平行测序[46]。Roche454测序平台具有较长的测序读长、短耗时、准确性高的特点，并降低了测序成本。Roche454测序主要应用领域有微生物群落多样性分析，复杂环境样品的宏基因组学研究、微生物基因组的从头测序、转录组测序、外显子测序、目标区域捕获测序和病原菌检测等。但是，Roche454平台也存在一些不足，比如焦磷酸测序试剂成本相对高，样本制备相对复杂，对重复和同种碱基聚合区域难以处理，以及试剂冲洗带来的错误积累等。

2. Illuminate测序平台　Illumina测序平台是基于桥式PCR和荧光可逆终止子的边合成边测序，单链DNA固定在8通道的芯片表面形成寡核苷酸桥，芯片置于流通池内，经过

PCR扩增各通道均产生不同单克隆DNA簇。加入DNA聚合酶和4种荧光标记的dNTP可逆终止子后进行合成反应，每次只增加单个碱基，合成的同时检测其荧光信号确定碱基类型，之后切掉dNTP3'端延长终止基团，继续添加碱基进行测序反应。Illumina在NGS平台中通量最高，测序成本最低，因此应用最方法，几乎涵盖了测序应用的各个方面，比如基因组学的全基因组从头测序、重测序、外显子和目标区域捕获测序；转录组学的转录组测序、数字基因表达谱测序、微小RNA测序和降解组测序、表观组学的甲基化测序、简化甲基化测序和甲基化DNA免疫共沉淀测序等。但Illumina平台由于读长较短，会导致后期用于数据删节和分析费用增高。

3. SOLiD测序平台　SOLiD测序技术由美国Agencourt公司开发，2006年被ABI公司收购。ABI于2007年推出SOLiD的第一个测序平台，2010年又推出SOLiD5500XL。同Roche454测序平台一样，SOLiD也采用微乳液PCR，不同之处在于其采用寡核苷酸连接测序。微乳液PCR后模板链经磁珠连接至SOLiD玻片上进行测序反应。首先，通用引物与模板链上的接头互补配对，加入16种8碱基探针和连接酶竞争与引物连接的位点。连接反应后，探针的后3个碱基被清除，荧光信号释放，多次加入底物直至延伸至待测链末端，然后换新引物进行新一轮测序反应。新引物与第一个引物的区别是长度相同、与接头配对位置相差一个碱基，完成待测链测序需要5个此种引物。采用双碱基编码策略进行连接反应，即每两个相邻位点的碱基对应16种任意组合的8碱基探针中的4种荧光信号之一，核苷酸延伸时，每个位点被扫描2次，准确率达99.94%，但双碱基编码策略也可能导致连锁解码错误。SOLiD可用于全基因组重测序确定单核苷酸多态性、缺失和插入等基因组结构变异，也可用于目标区域捕获测序、染色质免疫共沉淀测序和RNS测序，但读长短、成本高和数据结果分析困难等不足使其应用受限。

4. IonTorrentPGM和Proton半导体测序　美国IonTorrent公司自2010年被LifeTechnologies收购后陆续推出IonTorrentPGM（2010年）和Proton（2012年），两者是介于第二代和第三代之间的测序平台，其核心技术是IonTorrent公司开发的半导体测序[47]。半导体测序技术也采用微乳液PCR，不同之处在于其检测的是单核苷酸与芯片上固定的模板链配对时释放氢离子引起的pH变化，而不是荧光信号。IonTorrentPGM有3种芯片，314芯片适合小基因组测序，316和318芯片用于全转录组测序和染色质免疫共沉淀测序[48]。IonTorrentPGM通量虽低，但速度快、成本低且仪器规模小，因此应用广泛，适合16sRNA测序[49]、微生物和病毒的从头测序和重测序、目标区域捕获测序、单核苷酸多态性检测[50]、短串联重复序列测序[48]、混合感染鉴定和线粒体DNA测序等[51-52]。但IonTorrentPGM也存在因多次洗脱过程导致的错误累积、阅读高度重新序列和同种多聚序列时出错率高等不足。

（三）第三代测序技术——高通量、单分子测序

第三代测序技术是在第二代基础上增加读长，降低试剂成本，并且加快运行速度，其显著的特点是单分子测序，即不经PCR直接进行边合成边测序[53]，不仅简化了样品处理过程，同时避免了扩增可能引入的错配，而且不受鸟嘌呤和胞嘧啶或腺嘌呤和胸腺嘧啶含量的影响，因此，第三代测序技术能直接对RNA和甲基化DNA序列进行检查[54]。

1. HeliScope遗传分析系统　该系统为第一个单分子测序系统，由美国HelicosBioscience公司与2008年推出。其测序过程为3'末端多聚腺嘌呤修饰的单链DNA模板被芯片上多聚胸腺嘧啶修饰的引物捕获，在DNA聚合酶的作用下，荧光标记的dNTP与模板链配对，通

过采集荧光信号可获得碱基信息[55]。该系统每次循环可产生21～25Gb,平均读长35bp的序列。HeliScope遗传分析系统所需样本量较少且对样本治疗要求低,可用于古生物信息检测[56]。

2．PacBioRS单分子实时测序系统　该系统由美国PacificBiosciences公司与2010年推出,采用四色荧光标记的dNTP和单分子实时芯片上的零级波导(zero mode waveguides,ZMW)对单个DNA分子进行测序。ZWM是一种直径50～100nm、深度100nm的孔状纳米光电结构,当光线进入后呈指数衰减,仅靠近基底的部分被照亮。DNA聚合酶固定在ZMW底部,加入模板、引物和四色荧光标记的dNTP后进行DNA合成,从而使dNTP的荧光信号被识别[57]。PacBioRS单分子实时测序系统的优势在于读长较长,与其他NGS平台相比,其通量低,成本高,且碱基识别错误率高达14%,但可通过提高循环次数来改善,也可与第二代测序技术联合应用以降低成本并提高准确度[58]。

(四)第四代测序技术——纳米孔测序

纳米孔测序技术为真正的单分子测序技术,不同于HeliScope遗传分析系统和PacBioRS单分子实时测序平台,它无需进行合成反应、荧光标记、洗脱和电荷耦合器件(charge couple device,CCD)照相机摄像,实现了从光学检测到电子传导检测和短读长到长读长测序的双重跨越。

英国OxfordNanoporeTechnologies公司现已推出高通量的GridION(2012年)和U盘大小的MinION测序仪[59],瑞士Roche公司、美国Illuminate和LifeTechnologies公司等也相继进行了纳米孔测序投资。与其他NGS平台相比,纳米孔测序技术具有长读长、高通量、低成本、短耗时和数据分析相对简单的优势。由于DNA分子每个碱基的大小形状不同,DNA分子在电泳驱动下通过纳米微孔组成电路时可引起特征性电流变化,据此可确定DNA分子的碱基类型和排列顺序。纳米孔有生物纳米孔和固态纳米孔两种[60-61],固态纳米孔的稳定性更好。MinION成本低,U盘大小,读长可达10kb[62],但DNA分子通过速度快,难以区分碱基和本底噪音[63],错误率很高,因此还有待改进。在应用方面,纳米孔测序可用于单核苷酸、ssDNA、dsDNA和RNA测序,同时纳米孔技术还用于DNA、微小RNA、蛋白质、阴离子、阳离子和有机分子的定性与定量。

(容维宁　刘　洋)

参　考　文　献

[1] 贾松．眼科学基础．北京：人民卫生出版社,2004.

[2] Hartong D T, Berson E L, Dryja T P. Retinitis pigmentosa. Lancet, 2006, 9549(368): 795-809.

[3] 陈竺,张思仲．我国人类基因组研究面临的机遇与挑战．中华医学遗传学杂志,1998,1(4):195-197.

[4] 陈爱葵,李爱群．隐性遗传病与优生—近亲结婚的危害．现代生物医学进展,2003,4(3):46-48.

[5] Kumaramanickavel G, Joseph B, Vidhya A, et al. Consanguinity and ocular genetic diseases in South India: analysis of a five-year study. Community genetics, 2002, 5(3): 182-185.

[6] Huang Y, Zhang J, Li C, et al. Identification of a novel homozygous nonsense Mutation in EYS in a Chinese family with autosomal recessive retinitis pigmentosa. BMC Medical Genetics, 2010, 11(1): 121.

[7] 容维宁,盛迅伦,刘雅妮．近亲结婚的视网膜色素变性患者遗传类型和临床表型分析．中华眼科杂志,2012,48(10):893-897.

[8] Avigail B, Gal L, Anat B, et al. Genetic Analysis of the Rhodops in GeneIdentifiesa Mosaic Dominant Retinitis Pigmentosa Mutation in a Healthy Individual. Invest Ophthal mol Vis Sci, 2016, 57(3): 940-947.

[9] Chen L J, Lai T Y, Tam P O, et al. Compound heterozygosity of two novel Truncation mutations in RP1 causing autosomal recessive retinitis pigmentosa. Invest Ophthal mol Vis Sci, 2010, 51(4): 2236-2242.

[10] Shu X, Zeng Z, Eckmiller M S, et al. Developmental and tissue expression of Xenopus laevis RPGR. Investigative Ophthalmology&Visual Science, 2006, 47(1): 348.

[11] Breikers G, Bovee-Geurts P H M, Degrip W J. Retinitis pigmentosa-associated rhodopsin mutations in three membrane-located cysteine residues present three different biochemical phenotypes. Biochem Biophys Res Commun, 2002, 297(4): 847-853.

[12] Reig C M, Trujillo J M, Martinez-Gimeno M M, et al. Homozygous and Heterozygous gly-188-Arg mutation of the rhodopsin gene in a family with autosomal dominant retinitis pigmentosa. Ophthalmic Genetics, 2009, 21(2): 79-87.

[13] 熊世红, 赵堪兴, 王立, 等. 视网膜色素变性患者视紫红质*E341ter*基因突变及临床表型分析. 中华眼科杂志, 2002, 38(4): 224-227.

[14] 夏小平. 视网膜色素变性. 广州: 华南理工大学出版社, 2006.

[15] Sullivan L S, Bowne S J, Birch D G, et al. Prevalence of Disease-Causing Mutations in Families with Autosomal Dominant Retinitis Pigmentosa: A Screen of Known Genes in 200 Families. Investigative Opthalmology & Visual Science, 2006, 47(7): 3052-3064.

[16] Gandra M, Anandula V, Authiappan V, et al. Retinitis pigmentosa: mutation Analysis of RHO, PRPF31, RP1, and IMPDH1 genes in patients from India. Molecular Vision, 2008, 14(131): 1105-1113.

[17] Peng G H, Ahmad O, Ahmad F, et al. The photoreceptor-specific nuclear Receptor Nr2e3 interacts with Crx and exerts opposing effects on the transcription of rod versus cone genes. Human Molecular Genetics, 2005, 14(6): 747-764.

[18] Haider N B, Jacobson S G, Cideciyan A V, et al. Mutation of a nuclear receptor gene, NR2E3, causes enhanced S cone syndrome, a disorder of retinal cell fate. Nature Genetics, 2000, 24(2): 127-131.

[19] Yang Y, Zhang X, Chen L J, et al. Association of NR2E3 but not NRL mutations With retinitis pigmentosa in the Chinese population. Investigative Ophthalmology&Visual Science, 2010, 51(4): 2229.

[20] Rocha-Sousa A, Hayashi T, Gomes N L, et al. Anovel mutation(Cys83Tyr)in These cond zinc finger of NR2E3, in enhanced S-cone syndrome. Graefe's Archive for Clinical and Experimental Ophthalmology, 2011, 249(2): 201.

[21] Al-Maskari A, O'grady A, Pal B, et al. Phenotypic progression in X-linked Retinitis pigmentosa secondary to a novel mutation in the RPGR gene. Eye, 2009, 23(3): 519-521.

[22] Flaxel C J, Jay M, Thiselton D L, et al. Difference between RP2 and RP3 Phenotypes in X linked retinitis pigmentosa. Br J Ophthal mol, 1999, 83(10): 1144-1148.

[23] Sharon D, Bruns G, McGee T, et al. X-linked retinitis pig mentosa: mutation Spectrum of the RPGR and RP2 gene sand correlation with visual function. Invest Ophthal mol Vis Sci, 2000, 41(9): 2712-2721.

[24] Andreasson S, Breuer D, Eksandh L, et al. Clinical studies of X-linked retinitis Pigmentosa in three Swedish families with newly identified mutations in the RP2 and RPGR-ORF15 genes. Ophthalmic Genet, 2003, 24(4): 215-223.

[25] Neidhardt J, Glaus E, Lorenz B, et al. Identification of novel mutations in X-linked retinitis pigmentosa families and implications for diagnostic testing. Mol Vis, 2008, 14(6): 1081-1093.

[26] Koenekoop R K, Loyer M, Hand C K, et al. Novel RPGR mutations with Distinct retinitis pigmentosa phenotypes in French-Canadian families. Am J Ophthal mol, 2003, 136(4): 678-687.

[27] Sheng X L, Li Z, Zhang X F, et al. A novel mutation in retinitis Pigmentosa GTPase regulator gene with a distinctive retinitis pigmentosa phenotype in a Chinese family. Molecular Vision, 2010, 1(6): 1620-1628.

[28] 李杨, 董冰, 胡爱莲, 等. 一个X-连锁视网膜色素变性中国家系的RPGR基因的新突变. 中华医学遗传学杂志, 2005, 22(4): 396-398.

[29] Jin ZB, Gu F, Ma X, et al. Identification of a novel RPGR exon ORF15 Mutation in a family with X-linked retinitis pigmentosa. Arch Ophthal mol, 2007, 125(10): 1407-1412.

[30] Yang Y, Zhang X, Chen L J, et al. Association of NR2E3 but not NRL Mutations with retinitis pigmentosa in the Chinese population. Invest Ophthal mol Vis Sci, 2010, 51(4): 2229-2235.

[31] Hartong D T, Berson L, Dryja T P. Retinitis pigmentosa. Lancet, 2006, 9549(368): 1795-1809.

[32] 陈竺. 医学遗传学. 北京: 人民卫生出版社, 2005.

[33] Nadal-Ginard B, Smith C W, Patton J G, et al. Alternative splicing is an efficient mechanism for the generation of protein diversity: contractile protein genes as a model system. Advances in Enzyme Regulation, 1991, 31: 261-286.

[34] Breitbart R E. Intricate combinatorial patterns of exon splicing generated Multiple regulated troponin T isoforms from a single gene. Cell, 1985, 41(4): 67-82.

[35] Howe K J, Ares M. Intron self-complementarity enforces Exon inclusion in a yeast pre-mRNA. Proc Nat Acad Sci, 1997, 94(23): 12467-12472.

[36] Chan W M, Yeung K Y, Pang C P, et al. Rhodopsin mutations in Chinese Patients with retinitis pigmentosa. Br J Ophthal mol, 2001, 85(9): 1046-1048.

[37] Baum L, Chan W M, Yeung K Y, et al. RP1 in Chinese: Eightnovel variants and evidence that truncation of the extreme C-terminal does not cause retinitis pigmentosa. Hum Mutat, 2001, 17(5): 436.

[38] Chiang S W, Wang D Y, Chan W M, et al. A novel missense RP1 mutation in Retinitis pigmentosa. Eye, 2006, 20(5): 602-605.

[39] Whitfeld P R. A method for the determination of nucleotide sequence in polyribonucleotides. Biochemical Journal, 1954, 58(3): 390-396.

[40] Maxam A M, Gilbert W. A new method for sequencing DNA. Proceedings of the National Academy of Sciences, 1977, 74(2): 560-564.

[41] Sanger F S, Nicklen A R C. DNA sequencing with chain-termination inhibitors. Proc Natl Acad Sci USA, 1977, 74(12): 5463-5467.

[42] Todd D, Taylor H N. Human chromosome11 DNA sequence and analysis including novel gene identification. Nature, 2006, 440(7083): 497-500.

[43] Van Dijk E L, Auger H, Jaszcszyn Y, et al. Ten years of next-generation sequencing technology. Trends Genet, 2014, 30(9): 418-426.

[44] Mestan K K, Ilkhanoff L, Moulis S, et al. Genomic sequencing in clinical trials. J Transl Med, 2011, 9(1): 222.

[45] Xuan J, Yu Y, Qing T, et al. Next-gene ration sequencing in the clinic: promises and challenges. Cancer Lett, 2013, 340(2): 284-295.

[46] Morey M, Fernandez-Marmiesse A, Castineiras D, et al. A glimpse into past, present and future DNA sequencing. Mol Genet Metab, 2013, 110(1): 3-24.

[47] Golan D, Medvedev P. Using state machines to model the ion torrent sequencing process and to improve read error rates. Bioinformatics, 2013, 29(13): 344-351.

[48] Jessri M, Farah C S. Next generation sequencing and its application in deciphering head and neck cancer. Oral Oncology, 2014, 50(4): 247-253.

[49] Salipante S J, Kawashima T, Rosenthal C, et al. Performance comparison of illumine and ion torrent next-gene ration sequencing plat forms for 16Sr RNA-based bacterial community profilin. Appl Environ Microbiol, 2014, 80(24): 7583-7591.

[50] Deniel R, Santos C, Phillips C, et al. A Sna P shot of next generation sequencing for forensic SNP analysis. Forensic Sci Int Genet, 2015, 14(6): 50-60.

[51] Fordyce S L, Mogensen H S, Rsting C, et al. Second-generation sequencing of forensic STRs using the Ion Torrent? HID STR 10-plex and the Ion PGM? Forensic Science International: Genetics, 2015, 14(2): 132-140.

[52] Paparini A, Gofton A, Yang R, et al. Comparison of Sanger and next generation sequencing performance for genotyping cryptosporidium isolates at the 18S rRNA and action loci. Exp Parasitol, 2015, 151-152(8): 21-27.

[53] Parson W, Strobl C, Huber G, et al. Evaluation of next generation mtGenome Sequencing using the ion torrent personal genome machine. Forensis Sic Int Genet, 2013, 7(5): 543-549.

[54] Schadt E E, Turner S, Kasarskis A. A window into third-generation sequencing. Hum Mol Genet, 2010, 19(2): 227-240.

[55] Korlach J, Turner S W. Going beyond five bases in DNA sequencing. Curr Opin Struct Biol, 2012, 22(3): 251-261.

[56] Thompson J F, Steinmann K E. Single molecule sequencing with a Helis cope Genetic Analysis System. Curr Protoc Mol Biology. John Wiley&Sons, 2010, 7(7): 101-104.

[57] Orlando L, Ginolhac A, Raghavan M, et al. True single-molecule DNA sequencing of a pleistocene horse bone. Genome Res, 2011, 21(10): 1705-1719.

[58] McGinn S, Gut I G. DNA sequencing-spanning the generations. N Biotechnol, 2013, 30(4): 366-372.

[59] Faino L, Thomma B P. Get your high-quality low-cost genome sequence. Trends Plant Sci, 2014, 19(5): 288-291.

[60] Feng Y, Zhang Y, Ying C, et al. Nanopore-based fourth-generation DNA sequencing technology. Genomics Proteomics Bioinformatics, 2015, 13(1): 4-16.

[61] Manrao E A, Derrington I M, Laszlo A H, et al. Reading DNA at single-nucleotide resolution with a mutant MspA nanopore and phi29 DNA polymerase. Nat Biotechnol, 2012, 30(4): 349-353.

[62] Haque F, Li J, Wu H C, et al. Solid-state and biological nanopore for real-time sensing of single chemical and sequencing of DNA. Nano Today, 2013, 8(1): 56-74.

[63] Laver T, Harrison J, O'Neill PA, et al. Assessing the performance of the Oxford Nanopore Technologies MinION. Biomol Detect Quantif, 2015, 3(1): 1-8.

第二章 屈光不正、角膜、白内障和青光眼

第一节 屈 光 不 正

一、屈光的发展

人眼的屈光状态决定于角膜和晶状体的屈光力、眼轴长度、房水和玻璃体的屈光指数以及年龄状况。其中房水和玻璃体对于屈光状态的影响是恒定的，除外一些经历了内眼手术的患者(比如视网膜脱离手术后的硅油眼等，其屈光指数均为1.336[1])。因此，对于屈光状态影响的最主要因素就是角膜、晶状体以及眼轴长度。而这些有效成分的大小、形态和屈光力很大成分是由遗传因素来决定的，当然宫内环境的抑制因素和眼睑及眶骨的结构也同时发挥了一定的作用。通常出生时75%的正常婴儿都是远视状态的[2]，出生后的第一年平均屈光力为+1.25D，大部分的儿童都有低于3～4D的远视[3-5]，这种远视状态可能会增加或是稳步下降直到大约7岁[6]，15%～30%的婴儿和儿童会有1D或更多的散光度数[7]。这种中度的远视状态很容易被年轻人强的调节力代偿，因为儿童在10岁时至少有14D的调节，到了20岁的时候下降到大约10D，40岁的时候大约4.5D，这也就到了开始出现老视症状的时候[3]。

婴儿时期出现的中度远视状况通常是由于短眼轴造成的[8]，因为刚出生时平均眼轴为17mm，出生后第一年迅速增长到20mm，并且在第二年仍呈快速增长状态，然后缓慢增长到成人的大约24mm的轴长。而婴儿时期的短眼轴部分是被陡峭的角膜曲率补偿的，因为刚出生时角膜平均大约为51D的曲率，大约到6周龄的时候变平到44D，并且婴儿时期的角膜直径为10mm，成人的直径已达到12mm，晶状体的平均屈光率在出生时候是34D，到了6个月的时候下降到了28D。在生命最初的几个月中，这些屈光成分的变化程度一般比较大而且速度也相对较快，这也就解释了为什么那些经历过白内障摘除的婴儿需要频繁更换眼镜或接触镜。眼球的这些屈光成分彼此代偿、平衡的变化过程在眼球的发育过程中是一个使眼球正视化的过程，而这个变化过程是指角膜的直径增加和曲率的变平，同时也是一个眼轴增长和晶状体变平的过程。如果这些因素的变化能够彼此之间按照正常轨迹进行，那么在9～12岁间是达到正视化的时间，而在13岁的时间，眼睛则是没有屈光状态改变的[9]。

但这种复杂的过程通常并不会止于正视化，屈光不正是一种或者多种的屈光成分的改变超出了正常的范围，或者是几个高于正常或低于正常的屈光成分的联合所造成的结果。迄今为止，屈光不正是最常见的眼科疾病，在美国人群中单纯近视所造成远视力下降的人数大约占25%，而老视最终会影响每一个人[10-13]。尽管并不是所有的屈光不正都是以简单

的孟德尔方式遗传的,但是基因因素在大部分人群中仍然扮演着很重要的角色。Paget 和他的同事试图通过多基因控制的假设来分析基因因素对于眼球屈光状态和轴长的影响,得出结论,在他们的群体研究中基于相应的分析模式下,眼球屈光状态和眼球的轴长遗传可能性大约为 0.20,属于中等程度的遗传[14]。

在人群中屈光不正呈现一个钟形曲线分布,而屈光成分也就是角膜和晶状体屈光力、前房深度和眼轴长度在人群中也一样大体是遵循钟形曲线的。轴长实际上是一个双峰分布的,轴长的第二个高峰便是高度近视形成的原因。

正视实际上是角膜、晶状体和轴长共同作用的结果而在视网膜上形成的清晰影像,中度的屈光不正实际上是这些屈光成分的轻度相互不协调造成的结果:即虽然这些屈光成分通常是在正常范围内的,但它们是处在正常中高限或低限上,因而当其联合起来时就会造成屈光不正。高度的屈光不正,通常是一种或多种屈光成分(通常是眼轴)超出了正常界限,$-6\sim+4D$ 的屈光状态通常是相互关联的屈光不正,而那些高出这个范围的屈光不正是属于成分性的屈光不正。这两种不同类型的屈光不正是有不同的病因及基因成分的。

就像身高、肤色和其他一些特征一样,眼球的大小和性状都是可以遗传的。但如上所述,屈光状态的遗传受制于至少三种不同组织结构(角膜、晶状体、眼轴长)的基因遗传特性,同时也受假设相关关系和正视化因素的影响。从最近的 Beaver Dam Eye Study 眼科学相关研究分析得出结论,屈光状态和眼球曲率以及前房深度是高度遗传的。在矫正了年龄、教育和晶状体核硬化之后,等值球镜的遗传可能性是 0.58,在矫正了身高后,角膜曲率的遗传可能性是 0.95;在矫正了身高和教育后,眼轴的遗传可能性是 0.67;在矫正了年龄、教育、身高和核硬化后,前房深度的遗传可能性是 0.78。环境因素和其他因素,比如眼睑和眶骨的形态以及血液供应,也都参与其中[15]。在过去的 10 年中,遗传因素对于参与屈光不正发病的研究领域取得了突飞猛进的进展。随着基因技术的发展,动物模型的研究和强有力的分析工具都有助于阐明屈光不正复杂的基因特征[16]。在这一章节中,我们将会从现有的文献数据中总结出一个通常的屈光不正的遗传模式,这些数据来自于正视和不同的屈光不正的家系研究、不同种族背景和地理异源性的人群研究以及双生子研究。当然关联分析研究、有特征性屈光不正的个体或家系的基因突变研究、包含有屈光不正的特殊眼部和系统性综合征的研究对于屈光不正也都是非常有用的。此外还要考虑环境因素的影响。

二、家系分析

(一) 远视

很多的家系研究指出远视是常染色体隐性遗传[17-18],或常染色体显性遗传疾病[19]。对于低、中或高度的远视研究显示,远视是遵循孟德尔遗传的,通常同一个家系中也可以表现出不同的屈光状态。当然,由于远视随着年龄的增长会降低,所以我们在研究过程中必须考虑患者的年龄。这种不同遗传模式发生的相对频率和不同的屈光成分对于屈光状态的作用是尚未确定的。

在一些家系中,伴有斜视的远视或伴有调节性远视的患者也遵循孟德尔遗传。

(二) 近视

很多发表的家系研究已经证实,近视是常染色体显性或隐性遗传。一些家系的家庭成员,她们的近视程度非常相似,而另一些家系中这些成员却是截然不同的[20]。由于近视通常是在青少年期发展的,因此家系成员接受检查时年龄也是必须要提供的。在早期即出现漆裂纹和黄斑改变的高度或病理性近视,通常是隐性遗传的,但也有报道是性连锁遗传的[21]。有报道在一个性连锁遗传近视家系中同时存在近视、散光、视神经发育不全、绿色盲和最佳矫正视力下降的患者[22],这个可能是一个性连锁的高度近视伴有锥细胞功能不全和色觉障碍的典型综合征,定位在Xq28号染色体红绿视蛋白锥细胞控制基因阵列上,并且与*TEX28*基因的拷贝数变异有关[23]。

在一个包括了美国加州奥林达地区1、3、6三个年级716名学龄儿童志愿者的横断面研究中,结果显示双亲都近视的孩子中有12.2%也是近视[24]。双亲中仅一人有近视的子女中8.2%有近视,双亲中都没有近视的子女中2.7%有近视。在一项为期三年的调查中,一组在调查初期无近视,若其父母都近视则有11%的孩子后期发展为近视;父母双方只有一人近视的孩子则有5%发展为近视,而父母双方都无近视的孩子仅有1.9%发展为近视。另外对于有近视家族史的孩子,在他们还没有成为近视眼患者之前,通常很少有远视。这些预示着在近视的最初形成和后来的发育生长过程中,基因会起到比较强的作用。另外近距离工作时间作为另一个可预测的因素,也会显著增加近视的预测性[24]。虽然这些数据都是独立而重要的,但是这项研究依然存在一些局限性,比如说父母屈光不正的病史通常是通过问卷获得的,并且调查人群基本都是高加索人。相较于高加索人,亚洲人的近视有不同的眼球结构变化,而且近视在高加索人、亚洲人、黑人中发病率的不同,因此不同的机制和方式使得研究的结果并不统一。Yap和他的团队观察到父母两人中没有近视的7岁孩子的近视发病率是7.3%,父母中有一人为近视的孩子发病率是26.2%,父母都是近视的孩子的发病率是45%。这项研究的人群包括香港儿童,强调了基因在近视发展中的作用,并且认为与种族无关[25]。在美国马萨诸塞州的弗莱明翰眼部研究中搜集了1 319个父母和1 585个后代,对他们进行了为期3年的眼部检查,以用来发现兄弟姐妹中屈光不正的关联关系[26]。结果发现在兄弟姐妹中,近视眼的发病具有高度相关性,但这种关系会随着后代年龄的增长而减弱。而年龄相近的家族成员可能会共同患有近视,这提示了环境因素的作用。

对于格陵兰岛的爱斯基摩人的研究发现,有屈光不正的患者具有高度的遗传性,但是总的屈光改变并非这样。在这项研究中晶状体的屈光力是唯一没有被测量的因素,因此晶状体大小和形状的变化可能与屈光状态并不一致[27]。

(三)散光

Sorsby认为高度散光是圆锥角膜的另一种异常形式[20]。一些已经发表的家系研究中指出高度散光的遗传方式有常染色体显性和常染色体隐性两种方式。他指出,在许多患者中,当一只眼患有典型的圆锥角膜而另一只眼往往会有高度散光,并且在一些家系研究中证实了若家系成员患有圆锥角膜,其他人会有单纯散光。Karimian和他的团队发现圆锥角膜患者的亲属中有14%角膜地形图诊断为圆锥角膜,49.6%没有圆锥角膜的亲属中依然会有散光,而且大部分有大于1.5D的散光[28]。在一个澳大利亚的双胞胎研究中,角膜散光和角膜曲率的遗传度分别是60%和71%,并且和性别是相关的[29]。

(四)屈光参差

大的屈光参差往往是双眼眼轴不同造成的。当患者是单眼的时候,往往是散发病例。而在一些少见的病例中,屈光参差往往伴随先天性单眼缺陷,例如Peter综合征、原始永存玻璃体增生症或者伴有小眼球的单侧白内障。

三、群体研究

生活在同一个地方的人往往具有许多相同的基因,因此表现许多相似特征。当人群快速迁移时,这些基因就不再像以前那样紧密连锁,但是有些特定基因的特定特征仍能够追溯到祖先人群。然而一些特定的遗传疾病,比如精神分裂症,唐氏综合征通常是在所有人群中发生的。其他的一些疾病,例如非洲镰刀细胞性贫血、芬兰人的青少年型 X 连锁视网膜劈裂,德系犹太人的家族性白癜风,意大利人的角膜营养不良都具有高度的地区特异性。在某些病例当中,是存在一种杂合优势的,例如携带有镰刀状细胞贫血症的患者(杂合子)相比于正常人对于疟疾(一种在特定地区出现的地方病)具有更好的抵抗性。因此镰刀状细胞贫血症患者并不局限在某种人群或种族中,而是一种源于同一居住地祖先的群体的共同特征。奠基者效应可以解释另一些病例的发病率,例如一种性连锁遗传或常染色体显性遗传疾病的携带者恰好是整个族群一小部分迁徙者中的几个,如果这一部分迁徙者又恰好繁衍了许多后代,那么整个族群的突变频率也会相应地被这些人的后代所影响。常染色体显性遗传病,譬如北凯莱罗纳州的黄斑营养不良和诺格瑞特地区的先天性静止性夜盲,同样的,如果一部分在地理位置和社会关系上相似的人被从人群中隔离开,而他们内部进行近亲婚配,那么在这部分人中隐性遗传病的患病率就会非常高。

屈光不正也是一类随着人群不同而有不同表现的疾病,由于来自于同一地区的人群有着相似的基因,这一论据有力地支持了在屈光不正的发展过程中基因是起主导作用的这一观点。另一方面,由于在相同地区生活的人们的饮食结构、气候条件和生活环境都具有相似性,就像我们看到的在群体研究中,这些非遗传因素也在屈光不正的发展过程中表现出非常重要的作用。

20 世纪 20 年代,Sorsby 的一项研究表明在伦敦的犹太人会比其他地区的犹太人近视的发病率更高,同一时代的其他作者也提出相同的观点。经过仔细研究,Sorsby 发现长时间学习的犹太男孩的确有相对较高的近视发病率。虽然他没有指出屈光不正发病率不同的原因。但是这推动了一些后续研究,人们开始关注在不同种群、不同家系中,以及用眼过度对近视的发展过程的影响。

群体大致上可以根据人种特征和基因多态性频率来划分(前者比如肤色和发型等特征,后者如三种血型,人群中有血型上的种群划分),特有的人群特征和基因只发生在一个种群中,然而从科学的角度,一个人是不能够被划分为一个人种的,因而所有的对于屈光不正的研究都是在种群划分上是存在争议和瑕疵的。此外,因为屈光不正是随着年龄而改变的,所以许多研究不具有可比性是因为分组不同或组内年龄组成不同造成的。最后,在孩子和年轻人当中,调节在屈光不正的测量中也起到很大的作用,因为 10 岁的孩子可以有 14D 的调节,如果不使用散瞳或散瞳不充分,高达 14D 的假性近视就可能出现。一些研究没有使用散瞳剂,而另一些研究没有阐明是否使用了散瞳剂,这也就是说,在儿童人群中没有充分散瞳的近视研究可能会低估远视的存在。

尽管有一些缺陷,但是在人群的屈光不正研究中往往还是可以发现一个稳定的趋势的。首先相比于同地区的非犹太人群,犹太人群往往有更高的近视发病率。Sorsby 在英国的研究[20]发现 10~14 岁的犹太儿童有 33.5% 是近视,他发现在 10~14 岁非犹太儿童中近视的发病率要比同龄犹太儿童低 1/3,犹太人的男女比例是 2:1。其次,亚洲人,特别是中国人和日本人相对于高加索人和黑人具有更高的近视发病率,三个人种的发病率分别是50%、26%和12.5%。而且亚洲人的近视眼往往有浅前房,不像高加索的近视眼通常的深前房。最后,相比于男性,女性更容易发展为病理性近视或高度近视,这表现在丹麦的男女近视比例是4.2%∶1%,美国的近视比例是1%∶0.4%[30]。

这些数据充分证明,基因和遗传因素在屈光不正的形成中都起到了重要作用。因为在不同种族、民族或性别种群当中可能会有相同易感基因。然而,其他环境因素也需要被考虑到当中。

Rosner和Belkin通过回归分析发现在美国,男性、学历和智力水平同样与近视的发生相关的[31]。Teasdale和他的同事发现这种情况在丹麦的18岁男性中也是相同的。进一步的研究没有发现近视眼的程度和学术水平及智力有关系。高度近视并不和高智商相关联[32](例如:更高的智商并不意味着更高度的近视,更高度的近视是在任何智商都出现的)。弗莱明翰的后代研究组发现,对于男性而言,年龄和受教育的年份都是和近视相关的,然而在女性中与年龄有相关性,而与受教育程度并不相关[26]。因此,在群体数据分析中,先天和后天的争论仍然是存在的,共同的生活环境和共同的基因可能会起作用。

亚洲近视的发病率很高是毋庸置疑的,但是这个发病率在日本呈逐年增加,与其工业化的进展是相对应的。在近距离工作多的大学生群体中,其发病率也是最高的,其中81%表现为近视[30]。在1950年第一次对爱斯基摩人进行近视研究时,爱斯基摩人几乎没有近视(<1%)[33]。那时他们的生活方式大部分还是乡村式生活,许多地区都没有用上电灯。但是随着时代的进步,因为饮食结构改变,教育的普及以及电灯的使用,爱斯基摩人中近视的患病率升高到30%~36%,甚至更高[30]。爱斯基摩人的基因背景并没有改变,近视还是发生在爱斯基摩人的青年中,而不是成年。

近视和女性的月经初潮有一定的关联性[30],因此,雌激素和其他激素水平也参与其中,而不是在X染色体上的特定基因。在加利福尼亚一项关于西班牙和非裔美国人儿童的研究中发现,1D或超过1D的等效球镜的屈光参差在两组人群是相似的,分别是4.3%和4.2%[34]。

四、双胞胎研究

异卵双胞胎是两个卵子分别由两个精子受精并同时植入子宫生长的结果。同卵双胞胎是一个受精卵,随后逐渐分为两个独立的胚胎的结果。因此,相比于其他类型的两个兄弟姐妹,异卵双胞胎并没有相同的遗传物质。因为同卵双胞胎拥有完全相同的基因,因此,如果屈光状态主要是由基因决定的,那么同卵双胞胎应该有相同的屈光状态。Lopes(洛佩斯)和他的同事指出,双胞胎模型的研究设计在用来检测近视的遗传效应方差分量模型时可能会更有说服力,而家系研究在分析共同的环境影响因素时则有更有说服力[35]。Jablonski(雅布伦斯基)在1922年进行了第一个针对屈光不正的研究,研究选取了28对屈光不正的同卵双胞胎和23对屈光不正的异卵双胞胎作对照[20, 36],令人吃惊的是,同卵双胞胎之间的近视、远视、正视或散光状态是完全一致的,而异卵双胞胎之间不存在这种一致性。

Sorsby[20]选取了78对同卵双胞胎、40对同性别的异卵双胞胎和48对未经选择控制的双胞胎,对他们中的每一个人的屈光状态以及屈光不正进行研究。对于同卵双胞胎来说,他们所有屈光结构及总屈光状态都呈现出高度的一致性:屈光度、前房深度、晶状体厚度以及眼轴长的相同性分别为70.6%、66.7%、70.5%和83.3%。不论同卵双胞胎是正视、近视还是远视，他们的屈光状态都几乎没有任何差异。而在其他两组中，屈光结构及屈光度数只呈现出很小的相似性，即使屈光状态相同，屈光结构也不互相关联。

回顾一些同卵双胞胎屈光状态的研究，Curtin 指出，同卵双胞胎之间可能存在高达 2D 的屈光度数差异，但另外两个独立的研究发现，90% 的同卵双胞胎的屈光度数不超过 1D[30]。Sorsby 和 Meyer-Schwikerath 指出，同卵双胞胎之间屈光状态越是正视化，他们的屈光状态越一致[20]。如果正视眼的双胞胎之间屈光度数差异是 0.14D±-0.02D，而近视眼的双胞胎之间则表现为 3.08D±-0.53D，后者较前者有 20 倍左右的差异，这说明环境因素的作用。Valluri 和他的同事们[37]发现同卵双胞胎比异卵双胞胎在眼轴长度、屈光不正状态和人工晶状体屈光力方面有更高的相关性。然而角膜地形图上同卵双胞胎并不比异卵双胞胎一致性好。与异卵双生子比较，在广州双胞胎的研究还发现了同卵双生的眼轴长度、前房深度、房角开放程度的关联性[38]。

最近 Lopes 和其同事运用电脑验光仪研究比较了 1 152 例同卵双胞胎和 1 149 例异卵双胞胎，他们发现 77% 的等效球镜变化是可遗传的[35]。近视基因（GEM）系列研究也指出近视及其相关特性都具有遗传性[39-40]。关于近视基因的双胞胎的研究，澳大利亚维多利亚地区双胞胎问卷调查中，共有 612 对双胞胎填写了调查问卷和包括眼轴长度测量的眼部检查。结果发现，眼轴长度与屈光不正不完全相关（男性：$r=-0.64$，女性：$r=-0.68$；$P<0.01$），大约 50% 的等效球镜的变化是由于遗传因素影响眼轴长度造成的。其他一并被调查的因素包括：出生体重（不影响近视），身材（女性中偏重的 1/4 人近视的风险较高），人格（没有明确关系）以及受教育程度（同一遗传因素可能影响近视风险度和受教育程度）[40-44]。

五、屈光不正及其相关特性

许多研究都未能发现身高和/或体重与屈光不正之间的相关性，然而 Teikari 却发现在他的人群研究中，男性近视的人比不近视的人平均身高要高一些，虽然在所调查的女性中并没有发现这种差异[45]。尽管如前所述，较高的 IQ（智商）、较好的受教育水平都与近视有关，这已经被反复证实，但是孰因孰果到目前为止仍未知晓。Williams 和同事测试了多种因素与近视发展之间的联系，其中包括：学校标准化评估测试（SATs 考试）中的阅读和数学，家长描述孩子喜欢阅读以及语言和非语言智商等。他们发现，父母描述孩子在 7～10 岁时喜欢阅读，是预示近视快速发展的最重要因素。其他良好的预测因素还包括 SATs 考试（阅读和数学）成绩和言语智商测试的成绩[46]。

许多与基因相关的综合征、先天性疾病还有进行性全身系统的疾病在临床表现上都可以表现出高度的屈光不正，简单来讲，与患者年龄不相符的屈光不正应该作为一个危险因素来考虑，其他的一些系统性的关联也应该被考虑进去。

屈光不正常常和其他一些相关的眼部疾病有关系。高度远视的患者常常容易患中央静脉阻塞和闭角性青光眼，高度近视的患者容易罹患视网膜脱离、白内障、开角型青光眼。在一些少见的病例当中，屈光不正可能是一个保护因素，近视可以降低增生性和非增生性的糖尿病病变[47]。屈光不正可能和不对称的面容有关，线形皮脂腺痣综合征或者半面短小症则可能继发早期的青光眼，早产儿的不对称性视网膜眼底病变、单眼的前房异常，或者单眼发病的晶状体移位还有圆锥角膜，它们的病程发展常常是非对称性的，并导致屈光参差。如果没有及早诊治的话，常常会引起重度的弱视。

视盘周围的有髓神经纤维也与高度近视有关,这些患者的患眼常常会有明显的屈光参差[48]。这会引发先天性和屈光参差性弱视,患者的最佳矫正视力往往仅仅是 20/200,这可能是接触镜治疗或弱视遮盖治疗后所能够取得的最好结果[49-50]。但在这方面还没有遗传学证据,大多病例都是散发病例。

上睑下垂和上睑的血管瘤也和高度近视有关系,病因和对猫或猴子的实验动物模型中缝合眼睑引起的形觉剥夺相类似[51]。上睑下垂可能是常染色体显性遗传,眼睑的血管瘤通常是散发的。在青少年中,玻璃体积血可能会引起轴性近视,早产儿视网膜病变是和近视有关系的,这种类型的近视主要是由晶状体厚度的增加所引起的,很小程度上是由眼轴长度的增加所引起的[52]。而且这个影响常常是环境因素,而非基因因素所引起的。

在一些颅缝早闭综合征的患者当中,上睑下垂或者眉毛及眼眶的异常,可以引起散光或者和散光相关的其他疾病。矫正上睑下垂的手术往往不能改变散光,却往往会增加散光。散光可能主要是由于角膜变形引起的,比如角膜缘或角膜的皮样囊肿或者是虹膜缺损。颅缝早闭综合征常常是常染色体显性遗传,虹膜缺损也属于这种方式。角膜皮样瘤可能属于 Goldenhar 综合征,而且是属于散发的。

六、屈光不正的分子遗传

在过去几年里大量的分子遗传学研究试图揭示基因和位点与不同类型屈光不正的几何倍数的相关性。这就导致了至少 14 个与近视相关的基因或位点及几个远视和小眼球的致病基因或位点的发现。近视眼的致病位点大部分是通过连锁研究发现的,包括中度、高度近视的位点以及早期发病的近视位点。

目前已作出基因定位并已收入 OMIM 的有 6 个常染色体显性遗传基因,即 *MYP2*: 18p11.31,160700(*MYP2* 为基因名称,18p11.31 是基因在染色体上的部位,160700 为该病在 OMIM 上的编号,下同);*MYP3*: 12q21-23,603221;*MYP4*: 7q36,608367;*MYP5*: 17q21-22,608474;*MYP11*: 4q22-27,609994;*MYP12*: 2q37.1,609995 和 2 个 X 连锁隐性遗传基因,即 *MYP1*: Xq28,310460 与 *MYP13*: Xq23-25,300613。而对单纯性近视作了 6 个基因定位,即 *MYP6*: 22q12,608908;*MYP7*: 11q13,609256;*MYP8*: 3q26,609257;*MYP9*: 4q12,609258;*MYP10*: 8p23,609259;*MYP14*: 1q36,610320。但这只是把致病基因定位到染色体的某一区域内。每个区域内还有数以百十计的已知和未知基因。真正的致病基因尚未确定[53-54]。

在一项研究中,度数低于 −6.00D 的 214 个患者和近视度数在 −6.25~−30D 的 120 个患者分别在 *Rh* 基因和酸性磷酸酶基因与正常对照组做比较,在 1 号染色体上的 *Rh* 基因是低度近视的易感基因,在 2 号染色体上的酸性磷酸酶是高度近视的易感基因,然而这些结果很难解释,特别是在那些没有血缘关系但由不同类型近视组成的组群中,它们预示着用分子遗传学的方法来发现候选基因的新尝试[55]。分离分析已经被用来发现是否一个显性或隐性的主要效应基因会导致屈光不正。一项由 185 个生活在夏威夷的日本后裔家系和 125 个欧洲后裔家系研究显示,父母-父母、兄弟-兄弟,以及中亲-子代的关联方法所研究的屈光不正的结果和之前 Sorsby 的研究结果是相似的[56]。兄弟-兄弟和中亲-子代之间的相关关系是比较高的。

远视和它的遗传方式的分子遗传研究并没有近视的相关研究多,两个常染色体显性的高度远视的基因位点(+7~+22D 之间)和 11p 染色体位点和 2q11-q14 染色体的标记点(NNO1,

MIM：600165；NNO3，MIM：611897）是相关的[57]。Fuchs和他的同事们指出，在法罗群岛流行的地方性高度远视可能与奠基者效应有关，并且他们相信未来的遗传学研究会证实，在这些家系中的远视是假性显性遗传而非显性遗传[17]。常染色体隐性遗传的高度远视/小眼球综合征与基膜型相关卷曲蛋白的突变相关联（NNO2，MIM：609549；MFRP，MIM：606227），这部分患者在6个月或更早就有高度远视，并且随着年龄的增加，远视状态往往能够达到17.5D，他们的眼轴在新生儿和成人的时候都要比正常人短[58]。MFRP蛋白是在妊娠开始的14周表达的，首先出现在网膜后极，然后扩展到前极。它可能与视网膜色素上皮层表达有关，MFRP可能对于正视化有很重要作用。

近年来的分子遗传学和基因定位研究已经证实各种屈光不正基因方面的病因，在同卵双胞胎之间的关联性并不是100%的，在非正视眼尤其是高度近视眼中，这种关联性是减弱的，这一点证实了屈光不正并不是完全由遗传决定的，至少不是由单个基因决定的。宫内因素、多基因因素还有环境因素在其过程中发挥着重要作用。在一些家系中所有类型的屈光不正都是以简单的孟德尔遗传方式来遗传的，甚至在一些家系中不同患者的屈光不正程度是完全不同的。证据显示，像Stickler综合征一样，以屈光不正为特征的一些疾病潜在的病理机制都可以用基因缺失来阐释。如果发现有一个高度的屈光不正状态，就应该寻找全身与之相关的综合征，如果高度屈光不正是单独出现的，也应该寻找其他的眼部疾病。对于一个特定的家系，详细的家族史可以揭示单独出现的屈光不正的遗传方式，如果没有屈光不正的家族史，患者也可以通过性连锁遗传、常染色体显性和常染色体隐性的方式来遗传。近视的人非常容易将近视遗传给他们的子女，而远视的患者，特别是那些有内隐斜的患者，更可能将他们的内隐斜传给后代。散光和圆锥角膜的关系正在被研究。

儿童眼部疾病的早期发现和治疗，能够使其更好地恢复视力成为可能。早期的眼部检查能够阻止有屈光不正家族史的患儿发生弱视。

（庄文娟）

参 考 文 献

[1] Katz M. The Human Eye as an Optical System in Clinical Ophthalmology. Philadelphia: Harper and Row, 1985, 82 (6): 10-51.

[2] Cook R C, Glasscock R E. Refractive and ocular findings in the new born. Am J Ophthalmol, 1951, 34 (10): 1407-1413.

[3] Atkinson J, Braddick O J, Durden K, et al. Screening for refractive errors in 6–9 month old infants by photorefraction. Br J Ophthalmol, 1984, 68 (2): 105-112.

[4] Ingram R M. Refraction of 1-year-old children after atropine cycloplegia. Br J Ophthalmol, 1979, 63 (5): 343-347.

[5] Slataper F. Age norms of refraction and vision. Arch Ophthalmol, 1950, 43 (3): 466-481.

[6] Brown E. Net average yearly change in refraction of atropinized eyes from birth to beyond middle age. Arch Ophthalmol, 1938, 19 (5): 719-734.

[7] Fulton A B, Dobson V, Salem D, et al. Cycloplegic refractionsininfants and young children. Am J Ophthalmol, 1980, 90 (2): 239-247.

[8] Gordon R A, Donzis P B. Refractive development of the human eye. Arch Ophthalmol, 1985, 103 (6): 785-789.

[9] Sorsby A, Benjamin B, Sheridan M, et al. Refraction and its components during the growth of the eye from the age of three. Memo Med Res Counc, 1961, 301(6): 1-67.

[10] Vitale S, Ellwein L, Cotch M F, et al. Prevalence of refractive error in the United States, 1999-2004. Arch Ophthalmol, 2008, 126(8): 1111-1119.

[11] Katz J, Tielsch J M, Sommer A. Prevalence and risk factors for refractive errors in an adult inner city population. Invest Ophthalmol Vis Sci, 1997, 38(2): 334-340.

[12] Kempen J H, Mitchell P, Lee K E, et al. The prevalence of refractive errors among adults in the United States, Western Europe, and Australia. Arch Ophthalmol, 2004, 122(4): 495-505.

[13] Kleinstein R N, Jones L A, Hullett S, et al. Refractive error and ethnicity in children. Arch Ophthalmol, 2003, 121(8): 1141-1147.

[14] Paget S, Vitezica Z G, Malecaze F, et al. Heritability of refractive value and ocular biometrics. Exp Eye Res, 2008, 86(2): 290-295.

[15] Klein A P, Suktitipat B, Duggal P, et al. Heritability analysis of spherical equivalent, axial length, corneal curvature, and anterior chamber depth in the Beaver Dam Eye Study. Arch Ophthalmol, 2009, 127(5): 649-655.

[16] Young T L, Atwood L D, Ronan S M, et al. Further refinement of the MYP2 locus for autosomal dominant high myopia by linkage disequilibrium analysis. Ophthalmic Genet, 2001, 22(2): 69-75.

[17] Fuchs J, Holm K, Vilhelmsen K, et al. Hereditary high hypermetropia in the Faroe Islands. Ophthalmic Genet, 2005, 26(1): 9-15.

[18] Cross H E, Yoder F. Familial nanophthalmos. Am J Ophthalmol, 1976, 81(3): 300-306.

[19] Othman M I, Sullivan S A, Skuta G L, et al. Autosomal dominant nanophthalmos(NNO1)with high hyperopia and angle-closure glaucoma maps to chromosome 11. Am J Hum Genet, 1998, 63(5): 1411-1418.

[20] Krill, Alex E. Ophthalmic Genetics. American Journal of Ophthalmology, 1970, 70(2): 304.

[21] Gregg F M, Feinberg E B. X-linked pathologic myopia. Ann Ophthalmol, 1992, 24(8): 310-312.

[22] Haim M, Fledelius H C, Skarsholm. X-linked myopia in Danish family. Acta Ophthalmol(Copenh), 1988, 66(4): 450-456.

[23] Metlapally R, Michaelides M, Bulusu A, et al. Evaluation of the X-linked high-grade myopia locus(MYP1) with cone dysfunction and color vision deficiencies. Invest Ophthalmol Vis Sci, 2009, 50(4): 1552-1558.

[24] Zadnik K, Satariano W A, Mutti D O, et al. The effect of parental history of myopia on children's eye size. JAMA, 1994, 271(17): 1323-1327.

[25] Yap M, Wu M, Liu Z M, et al. Role of heredity in the genesis of myopia. Ophthalmic Physiol Opt, 1993, 13(3): 316-319.

[26] None. Familial Aggregation and Prevalence of Myopia in the Framingham Offspring Eye Study[J]. Archives of Ophthalmology, 1996, 114(3): 326.

[27] Alsbirk P. Specular change in anterior chamber depth, a refractive component of high heritability. Doc Ophthalmol, 1980; 28(8): 53-61.

[28] Karimian F, Aramesh S, Rabei H M, et al. Topographic evaluation of relatives of patients with keratoconus. Cornea, 2008, 27(8): 874-878.

[29] Dirani M, Islam A, Shekar S N, et al. Dominant genetic effects on corneal astigmatism: the genes in myopia (GEM)twin study. Invest Ophthalmol Vis Sci, 2008, 49(4): 1339-1344.

[30] Curtin B J. The myopias, basic science and clinical management. Optometry and Vision Science, 1987, 64(1): 76.

[31] Rosner M, Belkin M. Intelligence, education, and myopia in males. Arch Ophthalmol, 1987, 105(11): 1508-1511.

[32] Fuchs I, Goldschmidt E, Teasdale T W. Degree of myopia in relation to intelligence and education level. The Lancet, 1988, 332(8624): 1351-1354.

[33] Bind E. Carrying opto metrical service to the Eskimos of the eastern Arctic. Am J Optom Arch Am Acad Optom, 1950, 27(3): 24-31.

[34] Borchert M, Tarczy-Hornoch K, Cotter S A, et al. Anisometropia in Hispanic and African American infants and young children: The Multi-Ethnic Pediatric Eye Disease Study. Ophthalmology, 2010, 117(1): 148-153.

[35] Lopes M C, Andrew T, Carbonaro F, et al. Estimating heritability and shared environmentaleffects for refractive error in twin and family studies. Invest Ophthalmol Vis Sci, 2009, 50(1): 126-131.

[36] Liew S H, Elsner H, Spector T D, et al. The first "classical" twin study?Analysis of refractive error using monozygotic and dizygotic twins published in 1922. Twin Res Hum Genet, 2005, 8(03): 198-200.

[37] Valluri S, Minkovitz J B, Budak K, et al. Comparative corneal topography and refractive variables in monozygotic and dizygotic twins. Am J Ophthalmol, 1999, 127(2): 158-163.

[38] He M, Hur Y M, Zhang J, et al. Shared genetic determinant of axial length, anterior chamber depth, and angle opening distance: the Guangzhou Twin Eye Study. Invest Ophthalmol Vis Sci, 2008, 49(11): 4790-4794.

[39] Dirani M, Chamberlain M, Garoufalis P, et al. Testing protocol and recruitment in the genes in myopia twin study. Ophthalmic Epidemiol, 2008, 15(3): 140-147.

[40] Dirani M, Chamberlain M, Shekar S N, et al. Heritability of refractive error and ocular biometrics: the Genes in Myopia(GEM) twin study. Invest Ophthalmol Vis Sci, 2006, 47(11): 4756-4761.

[41] Dirani M, Islam A, Baird P N. Body stature and myopia: The Genes in Myopia(GEM) twin study. Ophthalmic Epidemiol, 2008, 15(3): 135-139.

[42] Dirani M, Shekar S N, Baird P N. Evidence of shared genes in refraction and axial length: the Genes in Myopia(GEM) twin study. Invest Ophthalmol Vis Sci, 2008, 49(10): 4336-4339.

[43] Dirani M, Shekar S N, Baird P N. Adult-onset myopia: the Genes in Myopia(GEM) twin study. Invest Ophthalmol Vis Sci, 2008, 49(8): 3324-3327.

[44] Dirani M, Shekar S N, Baird P N. The role of educational attainment in refraction: the Genes in Myopia (GEM) twin study. Invest Ophthalmol Vis Sci, 2008, 49(2): 534-538.

[45] Teikari J M. Myopia and stature. Acta Ophthalmol(Copenh), 1987, 65(6): 673-676.

[46] Williams C, Miller L L, Gazzard G, et al. A comparison of measures of reading and intelligence as risk factors for the development of myopia in a UK cohort of children. Br J Ophthalmol, 2008, 92(8): 1117-1121.

[47] Baker R S, Rand L I, Krolewski A S, et al. Influence of HLA-DR phenotype and myopia on the risk of nonproliferative and proliferativediabetic retinopathy. Am J Ophthalmol, 1986, 102(6): 693-700.

[48] Tarabishy A B, Alexandrou T J, Traboulsi E I. Syndrome of myelinated retinal nerve fibers, myopia, and amblyopia: a review. Surv Ophthalmol, 2007, 52(6): 588-596.

[49] Ellis G S, Jr Frey T, Gouterman R Z. Myelinated nerve fibers, axial myopia, and refractory amblyopia: an organic disease. J Pediatr Ophthalmol Strabismus, 1987, 24(3): 111-119.

[50] Hittner H M, Antoszyk J H. Unilateral peripapillary myelinated nerve fibers with myopia and/or amblyopia. Arch Ophthalmol, 1987, 105(7): 943-948.

[51] Raviola E, Wiesel T N. An animal model of myopia. N Engl J Med, 1985, 312(8): 1609-1615.

[52] Gordon R A, Donzis P B. Myopia associated with retinopathy of prematurity. Ophthalmology, 1986, 93: 1593-1598.

[53] 胡诞宁,褚仁远,吕帆,等. 近视眼学. 北京:人民卫生出版社,2009.

[54] Hamosh A, Scott A F, Amberger J, et al. Online Mendelian Inheritance in Man (OMIM), a knowledgebase of human genes and genetic disorders. Nucleic Acids Research, 2005, 33(1): 514-517.

[55] Olmedo M V, Muñoz J, Rodriguez-Cid M J, et al. Two different genetic markers for high and low myopia[J]. European Journal of Ophthalmology, 1992, 2(4): 196.

[56] Ashton G C. Segregation analysis of ocular refraction and myopia. Hum Hered, 1985, 35(4): 232-239.

[57] Li H, Wang J X, Wang C Y, et al. Localization of a novel gene for congenital non syndromic simple microphthalmia to chromosome 2q11-14. Hum Genet, 2008, 122(6): 589-593.

[58] Sundin O H, Leppert G S, Silva E D, et al. Extreme hyperopia is there sult of null mutations in MFRP, which encodes a Frizzled-relatedprotein. Proc Natl Acad Sci U S A, 2005, 102(27): 9553-9558.

第二节 圆锥角膜

圆锥角膜是一种常见的非炎症性的原发性角膜变性疾病,可产生高度不规则散光和瘢痕,从而导致角膜的光学性能严重降低,使视力严重受损。一般多发于15~25岁的青年,通常累及双侧,但双眼进展多不对称。圆锥角膜在群体中的发病率为0.04%~0.6%,而在要求进行屈光手术的就诊者中,其发病率较高[1],性别和种族差异不明显。由于该疾病主要影响青壮年,对社会造成的健康危害远高于它的发病率及临床症状所表现的严重程度。目前在发达国家圆锥角膜已成为角膜移植手术的主要指征。其特征主要为中央和旁中央区角膜基质变薄并呈圆锥形突起,角膜失去正常的弧形,产生不规则散光和形成瘢痕。圆锥角膜一般开始于青春期,有一定自限性,可终止于任何年龄段。中、重度圆锥角膜的临床表现十分典型,而早期或亚临床期圆锥角膜一般仅表现为近视、散光及角膜局部轻度前凸,但角膜厚度正常且不具有典型临床体征。通过角膜地形图及眼前节分析系统可筛查和早期诊断圆锥角膜,早期诊断有利于改善患者的视力,进而采取适当的治疗选择,首先规避对圆锥角膜患者进行准分子激光角膜屈光手术,同时了解病变在角膜上的分布规律并指导硬性角膜接触镜的验配。目前圆锥角膜的病因学尚不明确,可能与遗传有关,但是很少发现有家族史。遗传背景和遗传方式复杂,可伴有其他先天性疾患。

【典型病例1】

患儿,女,11岁,主诉双眼视物不清半年。无圆锥角膜家族史。

眼部检查:

视力:右眼 0.5,矫正 0.8^+(-0.50DS/-1.00DC×165);左眼 0.6,矫正 0.8(-0.25DS/-0.75DC×15)。

眼压:右眼 13mmHg,左眼 12mmHg。

角膜强主径线曲率(SK):右眼 46.3D,左眼 47.4D。

角膜强主径线曲率半径(SR):右眼 7.3mm,左眼 7.1mm。

裂隙灯:角膜清亮,无明显异常。

Oculyzer 眼前节分析系统检查:双眼轴向曲率图呈现高度非对称型,下方与上方3mm角

膜屈光度差值 >1.26D；前后表面高度超出正常值，中央角膜厚度偏位，且明显低于平均值，提示角膜扩张（图 2-2-1）。

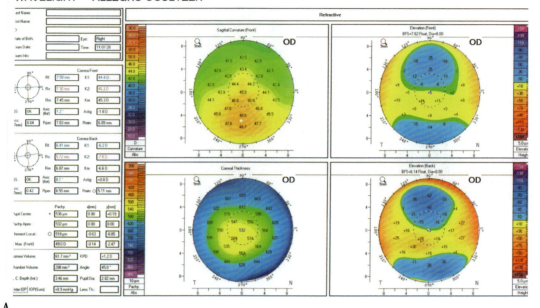

A

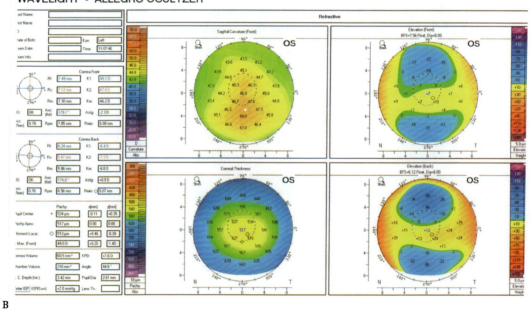

B

图 2-2-1 双眼角膜地形图

A．右眼角膜前表面轴向曲率图呈现高度不对称，下方陡峭度增加了 5.4D。角膜最薄点明显向颞下方移位，相同位置角膜前表面高度 +14μm，后表面高度 +27μm，最薄点角膜曲率 49.0D；B．左眼角膜前表面轴向曲率图呈现出高度不对称，下方陡峭度增加了 3.7D。角膜最薄点向颞下方移位，相同位置角膜前表面高度 +10μm，后表面高度 +24μm，最薄点角膜曲率 49.0D

诊断：双眼亚临床型圆锥角膜（可疑圆锥角膜）

【典型病例2】

患者，女，15岁，主诉"双眼视力下降1年"。无圆锥角膜家族史。

眼部检查：

视力：右眼视力0.05，矫正0.8⁻（-6.25DS/-4.25DC×25）；左眼视力0.08，矫正0.8（-6.25D/-3.25DC×155）。

SK：右眼52.4D，左眼46.9D。

SR：右眼6.4mm，左眼7.2mm。

眼压：右眼10.6mmHg，左眼10.9mmHg。

裂隙灯：角膜无明显异常。

Oculyzer眼前节分析系统检查：双眼轴向曲率图呈现下方圆锥。前后表面高度超出正常值，中央角膜厚度偏位，且明显低于平均值，提示角膜扩张（图2-2-2）。

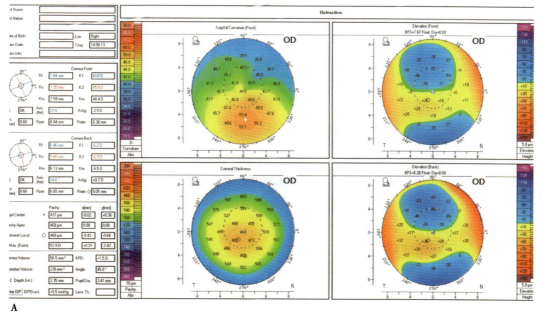

A

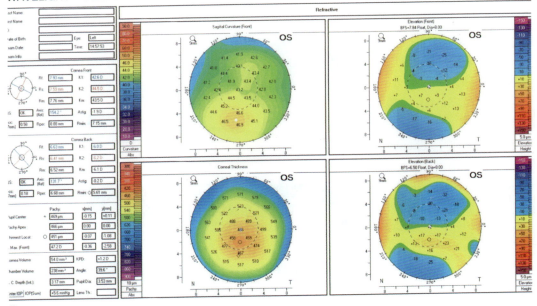

图 2-2-2 双眼角膜地形图

A. 右眼轴向曲率图提示"下方圆锥角膜及非对称领结形地形图",前表面高度 +28μm,相同位置后表面高度 +48μm,角膜厚度图显示 468μm 为角膜最薄点,该最薄点明显向下方移位,最薄点角膜曲率 52.9D;
B. 左眼轴向曲率图提示"下方圆锥角膜及非对称领结形地形图",前表面高度 +11μm,相同位置后表面高度 +19μm,相同位置角膜厚度图显示 458μm,该最薄点明显向下方移位,最薄点角膜曲率 47.2D

诊断:双眼轻度圆锥角膜

【典型病例3】

患者,男,17岁,主诉:发现双眼屈光不正1年。无圆锥角膜家族史。

眼部检查:

视力:右眼 0.12,矫正 0.3+(-5.50DS/-9.00DC×10);左眼 0.25,矫正 0.8(-4.00DS/-3.50DC×155)。

SK:右眼 54.6D,左眼 46.9D。

SR:右眼 6.2mm,左眼 7.3mm。

眼压:右眼 13mmHg,左眼 11mmHg。

裂隙灯:右眼角膜可见 Fleischer 环,左眼无明显异常。

Oculyzer 眼前节分析系统:右眼角膜中央屈光力 54.6D,前后表面高度超出正常值,中央角膜厚度低于平均值,提示角膜扩张。左眼轴向曲率图呈现高度非对称型,下方与上方 3mm 角膜屈光度差值>1.26D;前后表面高度超出正常值,中央角膜厚度偏位,且明显低于平均值,提示角膜扩张。双眼角膜中央屈光度差值>0.92D(图 2-2-3)。

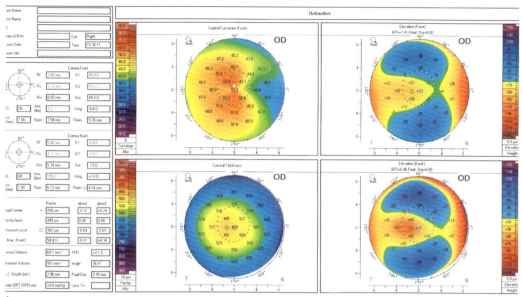

A

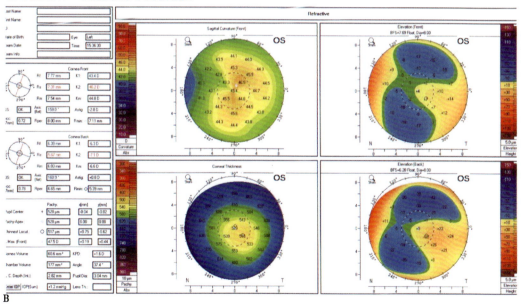

B

图 2-2-3 双眼角膜地形图

A. 右眼轴向曲率图示角膜中央屈光力 54.6D，前表面高度 +29μm，相同位置后表面高度图显示明显的"高度岛"，最大高度 +52μm。角膜厚度图显示 489μm 异常厚度值；B. 左眼角膜前表面轴向曲率图呈现出高度非对称型。角膜最薄点向颞下方移位，相同位置角膜前表面高度 +10μm，后表面高度 +24μm，最薄点角膜曲率 46.9D

诊断：①右眼中度圆锥角膜；②左眼亚临床型圆锥角膜（可疑圆锥角膜）。

第二章 屈光不正、角膜、白内障和青光眼

【典型病例4】

患者，女，16岁，主诉：双眼视物不清1年。无圆锥角膜家族史。

眼部检查：

视力：右眼0.15⁺，矫正0.25（-6.25DS/-5.00DC×40）；左眼0.2，矫正0.6（-4.50DS）。

SK：右眼53.0D，左眼42.9D。

SR：右眼6.4mm，左眼7.9mm。

眼压：右眼6.7mmHg，左眼13.5mmHg。

裂隙灯：右眼角膜呈圆锥状前凸，左眼未见异常。

Oculyzer眼前节分析系统：右眼前、后表面高度图显示出典型的颞下方圆锥角膜（图2-2-4）。

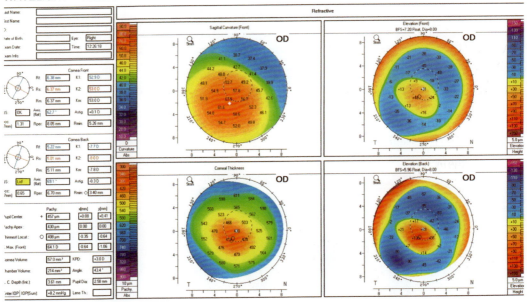

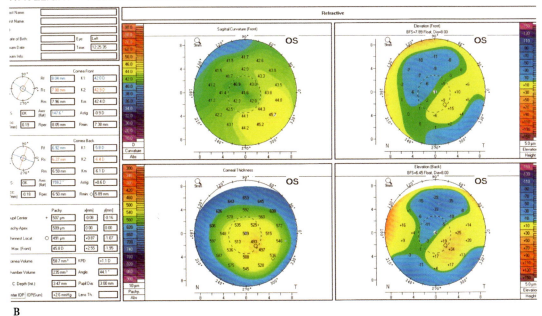

图 2-2-4 双眼角膜地形图

A. 右眼角膜中央最大屈光力 64.1D，前表面高度 +54μm，后表面高度 +102μm，相同位置角膜厚度图显示 408μm 异常厚度值，该最薄点向下方移位；B. 左眼轴向曲率图提示颞下方圆锥角膜及非对称领结形地形图，角膜最薄点向颞下方移位，相同位置角膜前表面高度 +11μm，后表面高度 +23μm，最薄点角膜曲率 45.7D

诊断：①右眼中度圆锥角膜；②左眼轻度圆锥角膜。

【典型病例 5】

患者，男，28 岁，主诉：左眼视物不清 2 天。无圆锥角膜家族史。

眼部检查：

视力：右眼 0.8，矫正 1.0⁻（−5.00DS/−2.25DC×20）；左眼眼前指数，矫正视力不提高。

眼压：右眼 16mmHg，左眼测不出。

裂隙灯：右眼角膜清，前房正常。左眼角膜圆锥形前凸，基质层灰白色混浊。

Oculyzer 眼前节分析系统：右眼轴向曲率图呈现下方圆锥。前后表面高度超出正常值，中央角膜厚度偏位，低于平均值，提示角膜扩张（图 2-2-5）。左眼测不出。

眼前节 OCT 检查：左眼角膜变形，明显圆锥状前凸，厚度明显变薄（图 2-2-6）。

第二章 屈光不正、角膜、白内障和青光眼

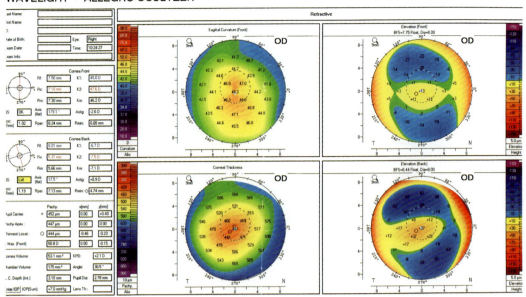

图 2-2-5　右眼角膜地形图

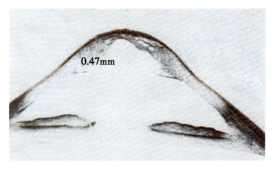

图 2-2-6　左眼前节 OCT
左眼角膜变形，向前呈圆锥状突起，中央厚度仅为 0.47mm

诊断：右眼轻度圆锥角膜；左眼重度圆锥角膜。

【典型病例 6】

患儿，男，12 岁，主诉：双眼视物不清 1 个月。无圆锥角膜家族史。

眼部检查：

视力：双眼 0.1，矫正不提高。

屈光：近视度＞－10.00D，角膜散光度＞－8.00D。

SK：右眼91.8D，左眼71.3D。

SR：右眼4.2mm，左眼4.8mm。

裂隙灯：角膜明显圆锥状前凸，厚度减薄2/3左右（图2-2-7A），病变区明显灰白色瘢痕混浊，基质层可见Fleischer环（图2-2-7B）、Vogt条纹（图2-2-7C），可见后弹力层皱褶，Munson征阳性（图2-2-7D）。

Oculyzer眼前节分析系统：前、后表面高度图显示出中央圆锥角膜（图2-2-8）。

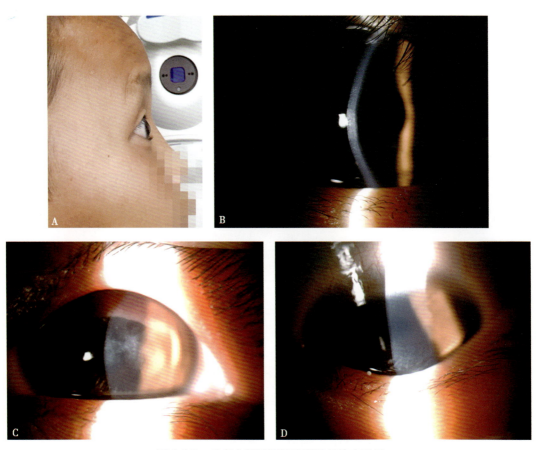

图2-2-7 患者右眼侧面观及裂隙灯检查结果

A. 从患者侧面观可见右眼角膜明显前凸，呈圆锥形；B. 角膜圆锥基底部上皮下可见Fleischer环；C. 角膜深基质层可见Vogt条纹；D. 向下注视时，可见Munson征

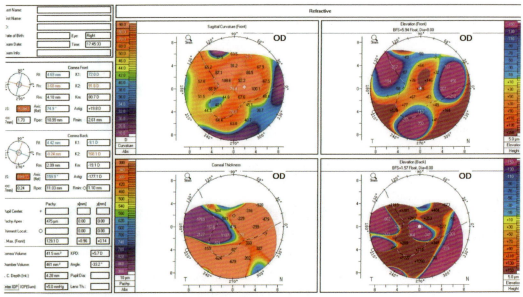

A

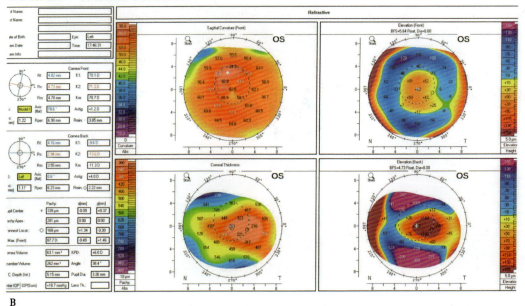

B

图 2-2-8　双眼角膜地形图

A. 右眼前、后表面高度图显示高度异常散光形态，轴向曲率图显示高度非对称性。角膜中央最大屈光力 108.6D，角膜厚度图显示异常降低的厚度值；B. 左眼角膜中央最大屈光力 82.9D，前后表面高度图显示明显的"高度岛"，前表面高度 +63μm 和后表面高度 +182μm。相同位置厚度图显示角膜最薄点 168μm

诊断：双眼重度圆锥角膜。

【临床特点】

1. 通常在青春期发病，表现为患眼视力渐进性下降，患者主诉眼镜度数不断加深而频繁更换眼镜，且矫正视力不佳，验光结果为高度近视或不规则散光，双眼不对称、屈光参差明显。随着病情发展，另一只眼的散光度数也会逐渐加深。

2. 特征性体征　①"Vogt"条纹：角膜深基质层或后弹力层出现基质内板层皱褶增多而引起垂直性条纹，呈栅栏状排列，早期细，渐变粗，平行于圆锥较陡的散光轴，轻轻压迫角膜表面可使条纹消失。少数病例也可看到基质内灰色的条纹或网格状的角膜神经纤维。②"Fleischer"环：钴蓝光照明时，部分病例在圆锥基底部的上皮下可见泪液浸渍后含铁血黄素沉着于上皮或Bowman膜所形成的黄褐色环。③"Axenfeld"征：角膜中央感觉由敏感变为迟钝。④"Munson"征：由于角膜前面呈圆锥状，当向下注视时，锥顶压迫睑缘出现一个弯曲。

发生急性圆锥角膜时，房水可通过Descemet膜的缺损进入角膜基质而引起急性的角膜水肿和混浊，患眼视力急剧下降，畏光症状明显，严重者Bowman膜破裂，并为纤维组织瘢痕所代替。一般经历6～8周的时间，邻近Descemet膜的上皮细胞破碎、变大，沉积于再生的Descemet膜上，角膜水肿消退，遗留中央区的角膜混浊和后弹力层不同程度的瘢痕。

3. 圆锥角膜分类　目前对于圆锥角膜尚无统一的分类方法。根据圆锥的形态可分为乳头状圆锥角膜、球形圆锥角膜、卵圆形圆锥角膜；根据圆锥的部位可分为前部型和后部型；根据角膜曲率可分为轻度圆锥角膜（角膜曲率 < 48.00D）、中度圆锥角膜（角膜曲率为48.00～54.00D）、重度圆锥角膜（角膜曲率 > 54.00D）；根据病程可分为顿挫型圆锥角膜、亚临床型圆锥角膜和急进型圆锥角膜。近年来国内谢培英根据病变初期和进行期发展的角膜强主径线曲率半径变化，将圆锥角膜分为可疑、轻度、中度、重度4种形态以及急性水肿期。另外，还有一些根据指数为基础的系统分类，如圆锥角膜傅立叶域相干光断层扫描分类和内置软件检测圆锥角膜疾病分类。目前国内比较认同的是根据圆锥角膜的进程，将圆锥角膜分为亚临床期（即早期）和临床期[2]。

4. 早期诊断检查方法

（1）角膜地形图：角膜地形图是近年来诊断圆锥角膜的主要辅助方法，全名是计算机辅助的角膜地形分析系统，即将角膜表面形态通过计算机图像系统进行数字化分析。它的出现为早期定性、定量诊断圆锥角膜提供了客观条件。角膜地形图是依据Placido圆盘原理将16～34个同心圆环均匀地投射到从中心到周边的角膜表面上，从而覆盖整个角膜，投射在角膜表面的圆环图像通过计算机实时影像检测系统进行检测，计算出每一个数据点的角膜屈光力，并按照设定的计算公式和程序进行分析，输出含不同颜色的彩色图像和各种属性特征。角膜地形图仪的分析范围广泛，计入处理系统的数据点密度可高达34环，每环256个点，所以整个角膜就有7 000～8 000个数据点进入分析系统[3]。通过角膜地形图分析两眼角膜中央屈光力的差值、角膜屈光力最大环与屈光力最小环的差值、角膜中央屈光力及模拟角膜曲率计读数差值诊断早期圆锥角膜。尽管如此，由于该方法受其工作原理的限制，仅对角膜前表面的变化敏感，而对角膜后表面、长期配戴接触镜引起的角膜变形、泪液分布及眼眶高低产生的影响均不能准确测量。因此，其对于圆锥角膜的早期诊断具有一定的局限性。

（2）OrbscanⅡ眼前节分析系统：采用光学裂隙扫描技术测量角膜前后表面高度、前表面曲率和全角膜的厚度。光学裂隙扫描装置由发射裂隙光的2个投射头构成，投射角为45°，20条裂隙光自左向右序列扫描，另20条裂隙光自右向左序列扫描，实时图像监视系统对扫描到角膜上的40条裂隙切面图像、共9 000个数据点进行分析，产生可重复调用的诊断图像，以显示角膜前后表面高度、角膜最薄点、角膜散光、曲率、角膜直径、瞳孔直径、全角膜厚度、Kappa角及前房深度，能够较早发现角膜形态的异常，尤其是角膜后表面形态的异常，因此对于早期筛查圆锥角膜尤其是后表面圆锥角膜具有较大的优势[3]。

（3）Pentacam眼前节分析系统：Pentacam眼前节分析系统是一台旋转的、基于25 000个高度点检测的Scheimpflug照相机，可提供Scheimpflug三维图像，但整个测量最多需要2s，并随时矫正捕捉到的可能的眼球运动。眼前节分析系统可以计算和描述角膜前后表面的图形，并且在软件设计过程中对角膜的一些数据进行计算形成多种参数。眼前节分析系统在诊断圆锥角膜过程中可以从以下几个方面进行分析：角膜前表面的形态学参数、角膜后表面的形态参数、角膜厚度的变化[3]。以OrbscanⅡ以及Pentacam为代表的眼前节分析系统，由于能够检测角膜后表面的形态，因此是发现亚临床型圆锥角膜的最早诊断工具。

【诊断要点】

（一）临床期圆锥角膜的临床特点

有近视、散光病史；视力进行性下降；矫正视力<1.0；裂隙灯显微镜检查以下体征至少有1项阳性：角膜基质变薄、锥状向前膨隆、Vogt线、Fleischer环、上皮或上皮下瘢痕；角膜地形图显示角膜前表面中央屈光度>47D，角膜中心下方3mm处与上方3mm处屈光度差值>3D，双眼角膜中央屈光度差值>1D。

1. 轻度圆锥角膜　角膜曲率半径≤6.50mm，近视屈光度-3.00~-9.00D，角膜散光-2.50~-8.00D，SK为48.0~52.0D。裂隙灯显微镜检查角膜无明显改变，或中央区以及某一象限轻度前凸，角膜厚度变薄不超过1/4，浅层轻度点状混浊或细条状混浊。

2. 中度圆锥角膜　角膜曲率半径<6.00mm，近视屈光度-5.00~-10.00D，角膜散光-4.00~-9.00D，SK为53.0~57.0D。裂隙灯显微镜检查可见角膜病变区锥状前凸明显，角膜厚度变薄达1/3~1/2，可见角膜上皮点状剥脱、浅层点片状瘢痕混浊，基质层可见Vogt条纹及Fleischer环。

3. 重度圆锥角膜　角膜曲率半径测不出，近视屈光度>-10.00D或者不能测出，角膜散光>-8.00D以至于测不出，SK>62.0D。裂隙灯显微镜检查可见角膜变形，明显圆锥状前凸，角膜厚度变薄达2/3左右，病变区瘢痕混浊明显加重，基质层可见Vogt条纹，Fleischer环加重，可出现后弹力层皱褶。

4. 急进型圆锥角膜　病情发展阶段角膜后弹力层急性破裂，房水进入角膜，造成角膜基质和上皮急性水肿、混浊，视力迅速下降，眼部刺激症状明显。

（二）亚临床期圆锥角膜（可疑圆锥角膜）的临床特点

角膜曲率半径≤6.90mm，近视屈光度在-2.50~-8.00D之间，角膜散光-2.00~-6.00D，SK为45.0~47.0D。裂隙灯显微镜检查角膜无明显改变。

1. 角膜地形图诊断早期圆锥角膜　①两眼角膜中央屈光力的差值≥2.50D；②角膜屈光力最大环与屈光力最小环的差值≥4.50D；③角膜中央屈光力≥47D；④模拟角膜曲率计读数差值≥4.50D；⑤角膜下方与上方平均屈光力的差值≥1.0D。上述任何两项或两项以上发现异常即应定期随访，如有进展则可以诊断。Wilson等认为，角膜表面规则性指数值和角膜表面非对称性指数值是圆锥角膜早期诊断的敏感指标。若角膜地形图显示角膜表面规则性指数值和角膜表面非对称性指数值>0.5,并且患者从未进行任何角膜手术,排除角膜瘢痕导致的角膜不规则因素,高度怀疑圆锥角膜;若角膜表面规则性指数和角膜表面非对称性指数值>1,则圆锥角膜的可能性更大[3]。

2. OrbscanⅡ眼前节分析系统初步诊断圆锥角膜 ①角膜前表面Diff值≥0.025mm;②角膜后表面Diff值≥0.050mm;③角膜最薄点≤460μm,双眼相差≥20μm。对于可疑圆锥角膜患者,需要动态观察随访的指标包括:①角膜前表面Diff值≥0.020mm;②角膜后表面Diff值≥0.040mm;③角膜最薄点≤500μm,双眼相差≥10μm。

3. Pentacam眼前节分析系统的诊断标准

(1) 角膜前表面的形态学参数:①表面变异指数:是指角膜半径与平均值间的差异,它在圆锥角膜引起的角膜表面不规则情况下升高;②垂直不对称指数:是指以水平子午线作为反射轴时的角膜半径的对称度数,在圆锥角膜时升高;③圆锥角膜指数;④中央圆锥角膜指数:这项指标一般在中央圆锥角膜中升高;⑤高度不对称性指数:是指以水平子午线作为反射轴时的高度数据的对称度数,与垂直不对称指数相似,在某些情况下更为灵敏;⑥高度离心指数:在圆锥角膜中升高;⑦最小曲率半径:是指整个测量范围中的最小曲率半径,一般在圆锥角膜中升高;⑧不规则指数:可通过zernike分析计算得到,如果角膜无不规则、指数为0,否则为1.0或更高,由不规则程度决定[3]。

(2) 角膜后表面的形态参数:角膜后表面的形态变化是早期圆锥角膜的重要特点,在圆锥角膜早期,后表面最大高度和后表面最大屈光度的改变较前表面最大高度和前表面最大屈光度的改变更为重要。与最适参照球面(BFS)相比,正常情况下其前表面隆起高度小于+12μm;后表面隆起高度小于+17μm。Sanctis等提出,应用眼前节分析系统得出后表面高度的敏感度和特异度,来区分临床期和亚临床期圆锥角膜,其诊断界值以及灵敏度和特异度分别为:临床期35μm(97.3%,96.9%);亚临床期29μm(68%,90.8%)。尹奕等提出,与正常对照组相比,临床期以及临床前期圆锥角膜的后表面参数中,后表面高度最大值、最小值、高度差、后表面中央散光度及后表面最小矢状曲率均有显著性差异,且它们的变化趋势与圆锥角膜的发展程度相关[3]。

(3) 角膜厚度的变化:随着圆锥角膜的进展,角膜厚度会逐渐变薄。Kovács等提出,角膜厚度的阈值为450μm,低于这个值有圆锥角膜倾向。Ambrósio等提出,角膜厚度对于区分圆锥角膜和正常角膜有重要意义,特别是角膜中央3.5mm和7.0mm范围内的角膜厚度变化比较明显。Ucakhan等提出,临床期和亚临床期的角膜中央厚度诊断界值以及灵敏度和特异度分别为502.5μm(90.5%,63.6%);511.5μm(77.8%,61.4%)。临床期和亚临床期的平均角膜厚度诊断界值以及灵敏度和特异度分别为493.5μm(92.1%,73.7%);497.5μm(88.9%,61.4%)。说明当角膜厚度低于493.5μm时,提示有圆锥角膜倾向[3]。

【鉴别诊断】

1. 透明性边缘角膜变性(PMD) 该病经常被误诊为圆锥角膜。典型的PMD为角膜缘下方出现一条1~2mm角膜薄带,导致典型的逆规散光,角膜地形图表现为薄带处急剧的陡峭样改变。利用标准Placido环系统诊断PMD的困难在于,Placido环系统至多在角膜中央9.0mm范围内成像,而PMD病变范围多位于角膜边缘,因此受制于其成像系统的因素,将缺失角膜边缘最薄区域的成像。

2. 球形角膜 是罕见的对称性角膜扩张，其特点是角膜广泛变薄并明显前凸，伴有不规则散光。

【发病机制】

圆锥角膜病因错综复杂，目前难以用一种理论来解释所有的病例，可能是在遗传或遗传易感因素的基础上，由外界环境刺激下导致。目前有以下几种学说[4]：

1. **基因学说** 目前已发现多个与本病相关的基因。如候选基因 *COL6A1*、基质金属蛋白酶 9，但近来的研究也表明两者均不是圆锥角膜的致病基因。有学者认为角膜中 *AQP5* 基因缺乏是圆锥角膜发生的原因之一。但 Garfias 等对正常角膜和圆锥角膜中的 *AQP5* 基因进行分析，认为 *AQP5* 基因在圆锥角膜并没有缺失。He'on、Bisceglia 等研究发现圆锥角膜患者中 *VSX1* 基因突变。然而也有学者用其他方法得出 VSX1 在圆锥角膜的发病中没有任何意义。

2. **基础学说** 认为圆锥角膜的原发病变可能在角膜基质细胞。有学者认为是白细胞介素 1α 增多导致超氧化物歧化酶 3 的减少，从而使角膜基质对氧化应激敏感性上升，角膜基质降解，圆锥角膜形成。Mootha 等认为角膜基质成纤维细胞中乙醇脱氢酶的减少可能是圆锥角膜发生的一个启动者。

3. **胶原学说** 圆锥角膜的一个显著特征是中央部角膜逐渐变薄，其原因可能是胶原合成减少，也可能是胶原降解增多。还有学者认为，圆锥角膜胶原之间相互作用力的下降可能是圆锥角膜发生的原因之一。

4. **代谢和发育障碍学说** 早期的研究报道显示，镁缺乏可能导致角膜病理性的改变。另有报道指出角质素在圆锥角膜基质中表达增加，导致角膜基质纤维起源改变，进而出现结构缺陷发展成为圆锥角膜。实验证实圆锥角膜中存在氧化损伤，紫外线使得角膜基质的凋亡增加，角膜细胞水平下降，圆锥角膜形成。

5. **凋亡学说** 越来越多凋亡证据在圆锥角膜中的发现，使凋亡学说受到了关注。1996 年 Wilson 等提出了上皮 / 内皮 - 基质 - 白细胞介素 I 系统可以通过诱导角膜细胞凋亡，而在角膜组织的重塑及对机械性、病源性损伤的反应中起重要的作用，据此推测这一系统的紊乱与圆锥角膜发生有关。另外有学者推测由于房水中 sFas、sFasL 浓度的下降，使其对细胞凋亡的抑制作用减弱，导致角膜基质层的变薄和前凸。

6. **变态反应学说** 变态反应与圆锥角膜的相关性在一些描述性研究中有过报道。采用对照研究发现，有变态反应史的患者中圆锥角膜发病率要高于没有变态反应的对照组。采用相关分析研究，认为揉眼是圆锥角膜的重要危险因素，而变态反应只是导致揉眼的一个因素。

【遗传学】

遗传因素是较多学者倾向的病因，认为圆锥角膜的发生是常染色体显性 / 隐性遗传合并其他遗传性的疾病。许多遗传疾病患者均伴发圆锥角膜，如唐氏（Down）综合征、马方（Marfan）综合征、阿佩尔（Apert）综合征、利特尔（Little）病、特纳（Turner）综合征、特异性皮炎、视网膜色素变性等。大部分圆锥角膜呈现为散发的，但 6%～10% 圆锥角膜患者有明确的阳性家族史。其遗传方式包括隐性和显性形式。多数学者认为本病属于常染色体显性遗传，表现为不完全性外显率和异质性。随着分子生物学研究的深入，已有圆锥角膜相关致病基因的报道，如伴发 Leber 病的圆锥角膜致病基因位于 17 号染色体接近 10.77 分摩的区域，伴发 Down 综合征的圆锥角膜致病基因定位于 21 号染色体的 6.8 分摩大小的基因片段。有学者认为 13 号染色体长臂的环状异常是导致圆锥角膜的原因。目前通过对不同的圆锥角膜家系或伴发其他遗传性疾病患者的调查研究中发现了多个遗传基因位点，如 Tyynismaa 等在常染色体显性遗传的不伴其他疾病的一个芬兰的圆锥角膜家系进行的研究中发现了 16q22.3-q23.1；在对一个厄瓜多尔常染色体显性遗传的圆锥角膜家系进行的研究中发现了 13q32.1-q32.3。近来又报道发现另外两个常染色体显性遗传的圆锥角膜基因位点：一个与白内障相关的位于 15p，一个位于 3p14-q13[4]。

【治疗及关于治疗的研究进展】

1. 非手术治疗　早期由圆锥角膜引起的屈光不正可用框架眼镜即可获得满意的矫正效果。当出现不规则散光时，可配戴角膜接触镜，早期可通过软性球性或散光角膜接触镜达到满意的矫正效果，中晚期通过硬性角膜接触镜（RGP）可有效矫正不规则散光，是治疗的最佳选择之一。对于进展期、伴有干眼的圆锥角膜可考虑巩膜镜。

2. 手术治疗[5]

（1）角膜基质环植入术：早中期圆锥角膜，可通过角膜环植入术有效矫正。这种手术在角膜周边做一个放射状 2/3 深度的切口，将 2 个半环状片段植入角膜基质内，改变角膜状态。是美国 FDA 于 2004 年正式批准的一种圆锥角膜的治疗方法。

（2）角膜表层镜片术（EP）：是应用健康的供体角膜组织对圆锥角膜进行加固，以消除或改善曲率性近视及不规则散光。该疗法适用于轻度和中度圆锥角膜、角膜中央 1mm 直径内没有混浊、角膜曲率 <55D、RGPCL 矫正视力 >0.5、一眼因圆锥角膜行穿透性角膜移植术后因使用糖皮质激素而出现并发性白内障或眼压升高患者。谢立信和高华等采用 EP 联合 Ⅱ 期准分子激光角膜切削术（PRK）取得满意效果。

（3）角膜胶原交联术（CXL）：是通过紫外线 A 和核黄素联合作用来增加角膜胶原之间的交联，从而增强角膜的生物力学强度，阻止圆锥角膜病变的进展。对于早中期圆锥角膜及可疑圆锥角膜患者，可以通过 CXL 治疗，或 CXL 联合其他屈光手术治疗来提高患者视觉质量。CXL 可显著增强基质层前 200μm 的硬度和张力，对于后 200μm 几乎无影响，因此 CXL 对于角膜后圆锥的疗效有待进一步考证。

（4）角膜移植手术：晚期发生角膜水肿或瘢痕形成，患者视力严重障碍，则应考虑角膜移植手术治疗。包括穿透性角膜移植手术（PKP）、深板层角膜移植手术（DLK）。PKP 主要适用于圆锥角膜完成期、角膜中央有明细瘢痕、曲率 >55D 或急性期患者，成功率到达 93%～96%。常见并发症有移植排斥、瞳孔损伤、术后散光及复发性圆锥角膜等。对于 PKP 术后残留的屈光问题，可通过配戴角膜接触镜或屈光手术予以矫正。DLK 主要适用于尚无角膜瘢痕的早期病例，移植排斥反应发生率较低，但易于发生后弹力层脱离，其增视效果也低于 PKP。近年来微板层角膜刀和飞秒激光的广泛应用，大大降低了术后散光，提高了增视效果。

（扈晓雯）

参 考 文 献

[1] Kennedy R H，Bourne W M，Dyer J A. A 48-year clinical and epidemiologic study of keratoconus. Am J Ophthalmol，1986，3：267-273.

[2] 杨兆萍,赵海霞.圆锥角膜的诊断.疑难病杂志,2012,11(11):895-897.
[3] 杨洋,蒋爱民.圆锥角膜的分类与早期诊断.中华眼科医学杂志,2015,5(4):213-217.
[4] 胡丰平,魏春惠.原发性圆锥角膜病因学研究进展.医学综述,2010,16(1):107-110.
[5] 胡亮,王勤美.从被动到主动-圆锥角膜诊疗思路的改变.中华眼视光学与视觉科学杂志,2015,17(1):4-8.

第三节　角膜营养不良

角膜营养不良（corneal dystrophy，CD）是一种具有特征性组织病理学改变的少见的遗传性角膜原发性疾病，多为双眼发病。根据其遗传模式、解剖部位、临床表现、病理组织学、超微结构、组织化学等不同而有不同分类。

通常角膜营养不良患者会在以下五种情况下就诊：①视力下降；②角膜上皮糜烂所致眼痛合并眼红、溢泪（单眼或双眼）；③常规查体；④屈光不正（远视）；⑤角膜营养不良家族史[1]。由于患者常表现为两侧同时或交替眼红、眼痛，因此不同类型角膜营养不良患者易被误诊为急性角膜炎，实际上眼红并非由于细菌或病毒感染，而是由于角膜营养不良诱发的角膜上皮反复糜烂所致。

角膜营养不良的治疗一般旨在改善视觉质量或疼痛。激光角膜切除术（photo therapeutic keratectomy，PTK）在上皮型角膜营养不良的治疗中发挥重要作用[2]。而不同类型的角膜营养不良，角膜移植（板层和穿透）仍然是重要的治疗方法，其中前板层角膜移植术的优点是可降低移植免疫反应发生率，而后板层角膜移植术更适合于角膜内皮营养不良，尤其是斑点状角膜营养不良（fleck corneal dystrophy，FCD）。但许多角膜营养不良角膜移植术后的复发率目前仍无法预估。

与视网膜色素变性等遗传性视网膜病变不同，由于角膜营养不良解剖学更容易达到病变组织的特点，因此更适合于病因治疗，病因治疗的发展是未来的重点。

本章我们将按照国际角膜营养不良分类委员会（International Committee for Classification of Corneal Dystrophies，IC3D）的分型，从临床特征、组织病理学、遗传学、鉴别诊断和治疗讨论各型角膜营养不良，为眼科医师提供指导。

一、角膜上皮基底膜营养不良

角膜上皮基底膜营养不良（corneal epithelial basement membrane dystrophy，EBMD）也称地图-点状-指纹状营养不良（map-dot-fingerprint dystrophy），是最常见的前部角膜营养不良，通常为显性遗传[3-4]。1964年Cogan发现了5个散发病例，患者表现为双眼角膜中央和周边的灰色斑点条纹状或梅花状混浊[5]。Cogan将此发现命名为"角膜微囊营养不良"。其实早在1950年Guerry就描述过所谓的指纹状线条混浊，与角膜微囊相似-地图样混浊[6-7]。Bron和Brown发现了第四种临床症状：只有在局部反光照相法可观察到清楚的气泡混浊类型[8]。这些报道表明了EBMD有不同的临床特征[9]。

【临床特点】

EBMD有4种不同的角膜混浊类型，可单独存在也可同时存在。这4种角膜混浊类型随时间推移可以改变位置、大小、形状，而且这种变化可能没有临床症状或由此导致的视力下降,只是表现为不对称散光的变化。EBMD 患者会由于角膜上皮的反复糜烂而出现眼痛、眼红、溢泪。大约 10% 的患者出现角膜上皮反复糜烂(图 2-3-1)而导致的眼痛[10]。

【诊断要点】

1. 常为双眼发病。

2. 反复出现角膜上皮剥脱的刺激症状和视物模糊;角膜上皮反复糜烂的特点是晨起眼痛明显,尤其是刚睡醒。

3. 角膜中央上皮基底膜内有灰白色小点(dots)或微小囊肿(microcystis),地图样(map-like)和指纹状(fingerprint)细小线条三种改变(图 2-3-1A)。

【鉴别诊断】

1. 肥大的角膜神经　EBMD 地图状和指纹状病变应与肥大的角膜神经相鉴别,肥大的角膜神经呈独立走行的直线,而 EBMD 指纹状病变的角膜混浊特点为头发丝样、细指纹状同心圆排列,而非地图状的。

2. 青年遗传性角膜上皮营养不良(MECD Meesmann's corneal dystrophy)　EBMD 只能通过局部反光照相法观察到独立或拥挤的 Bron 气泡;而 MECD 不适症状常于童年时期出现,局部反光照相法下可见多个独立清晰的微囊,容易相鉴别[11]。

3. Lisch 角膜营养不良(LECD Lisch epithelial corneal dystrophy)　LECD 局部反光照相法可见多个拥挤清晰的微囊容易与 Bron 气泡相鉴别[11-12]。

【组织病理学】

电子显微镜示:地图状病变就是异常上皮细胞间扩大的多层基底膜[13];指纹状病变是基底层状物质像肋骨样在上皮细胞间扩大[14];Cogan 点是上皮细胞间包含固缩核、细胞质碎片的假性囊肿;Bron 气泡是上皮下纤维丝状物质的异常蓄积[15]。

【遗传学】

Boutboul 等收集了 30 多个 EBMD 患者,在 2 个常染色体显性遗传家系和一个散发病例中检测到 *TGFβ1* 基因的 2 个杂合突变 -Leu503Arg 和 Arg666Ser[16],通过对 96 个健康对

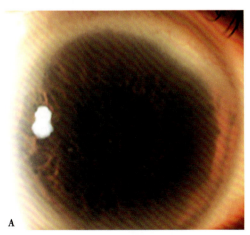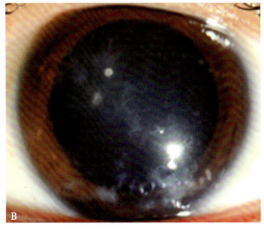

图 2-3-1　角膜上皮基底膜营养不良眼前节照相

A. 角膜中央上皮层基底膜内有灰白色点状 - 地图样 - 指纹状改变;B. 点状 - 地图样 - 指纹状改变伴角膜上皮糜烂

照和 200 个其他类型角膜营养不良患者验证,没有检测到这两个突变,因此推测 Leu503Arg 和 Arg666Ser 突变可能是导致 EBMD 家系和散发患者的致病基因。进一步在另一个 2 代 EBMD 家系的 4 个患者中验证,发现 Leu503Arg 突变仅在患者中检出,而家系正常成员中未发现该突变,出现共分离现象。而在另一个两代 EBMD 家系 2 个患者和未患病的父亲及一个散发患者检测到 Arg666Ser 突变。Arg666Ser 突变更接近 C 端一个未知功能区域,所以认为 Arg666Ser 与 EBMD 不完全外显相关。进一步开展 EBMD 大家系及散发病例的分子遗传学研究,有助于阐明 EBMD 的发病机制[17]。

EBMD 患者易出现角膜上皮糜烂是由于角膜上皮与前弹力层黏附机制的改变,是基底层状物质的异常所致,生物化学研究表明 TGFβ1 蛋白是细胞外基质的重要组成部分,它可以结合纤维蛋白原和各种形式的胶原来支持细胞的黏附和移行[18]。

【治疗及关于治疗的研究进展】

EBMD 可能无任何临床症状,只是偶然发现,无需治疗。而当患者出现反复角膜上皮糜烂,急性期可给予局部抗生素和散瞳剂,慢性期夜间给予润滑剂。角膜接触镜治疗也非常有效。对于反复出现的角膜上皮糜烂,建议在上皮清创术后给予 PTK 治疗。组织超微结构显示射频消融可以明显增加半桥粒的数量,提高上皮层与基质层的黏附力[19]。另一个不常用但对角膜上皮反复糜烂有效的方法是前基质的微穿刺,但不适合对于病变在角膜中央的治疗。

二、颗粒状角膜营养不良

颗粒状角膜营养不良(granular corneal dystrophy,GCD)为常染色体显性遗传病。原发于角膜,很少伴随其他眼部病变或全身病变;多见于儿童时期发病,青春期出现缓慢进行性视力下降;多侵犯角膜中央,双眼对称;病程缓慢,病变区多无新生血管生长;病变开始只侵犯角膜的某一层,晚期可波及邻近层次,甚至影响全层角膜;药物治疗无效。影响视力者可行角膜移植手术治疗。临床上将颗粒状角膜营养不良分为 2 型。

(一) I 型颗粒状角膜营养不良(GCD1)

GCD1 是少见的常染色体显性遗传疾病,1890 年 Groenouw 首次报道[20]。

【临床特点】

直径为 0.1~0.3mm 的碎屑样颗粒散在分布于角膜中央的前基质层,这种角膜营养不良在 10 岁之前发病。GCD1 经历 3 个阶段[21-22]:童年时颗粒小而圆,位于角膜上皮层,呈放射状排列;成年时颗粒大而不规则,不规律的分布在角膜上皮下和基质层,呈雪花状(图 2-3-2);第三阶段,浅基质层呈毛玻璃样改变。60% GCD1 患者由于角膜上皮糜烂会反复出现疼痛,常见于 20~25 岁之间[22]。GCD1 病程缓慢,在 40 岁之后视力下降明显。但纯合子突变所致的 GCD1 患者在角膜前部基质层表现为密集的板层混浊,因此该类患者自幼视力差[23]。

【诊断要点】

1. 10 岁左右发病,角膜上皮反复糜烂。

2. 角膜中央区前基质层可见面包屑样或雪花状混浊(图 2-3-2),随病程发展混浊密度增加,有时融合成片,对视力影响明显;可向深基质层进展,但从不累及角膜缘。

【鉴别诊断】

GCD1 的典型表现是角膜中央区多个上皮下碎屑样圆形混浊。通常 GCD2 角膜中央表现为少量星形或指环状混浊,也经常表现为手指状混浊。由于角膜上皮糜烂所致的眼痛,

GCD1患者较GCD2多见。在疾病早期,很难从临床上区分单纯的GCD1、斑点状角膜营养不良(MCD)和格子状角膜营养不良(LCD)。

【组织病理学】

电子显微镜示:透明结节状沉着物破坏了Bowman层,穿过上皮细胞基底层。病灶聚集了嗜酸颗粒细胞的颗粒状物质,占据基质全层,集中在前部基质层,并通过病灶破坏的Bowman层延伸到上皮下。组织化学易通过Masson三色染色呈亮红色来区别[24]。

【遗传学】

通过连锁分析,将*GCD1*基因定位于染色体5q31[25]。迄今为止,已报道*TGFβ1*基因中的5个突变导致GCD1: Arg555Trp; Arg124Ser; Arg124Leu; Arg123His和Thr125_Gln126del[22]。

与杂合子突变相比,GCD1纯合子等位基因突变的临床表现更为严重[23]。*TGFβ1*基因的555位点的突变会导致GCD1或TBCD(Thiel-Behnke角膜营养不良),124位点的突变会导致GCD1、GCD2、RBCD(Reis-Bucklers角膜营养不良)和LCD1(Lattice CD1格子状角膜营养不良Ⅰ型),Arg124Leu突变会导致GCD或RBCD。同样位点的突变导致不同的临床疾病的机制尚不清楚。

【治疗及关于治疗的研究进展】

GCD1导致的角膜上皮糜烂首先给予抗生素和人工泪液,配戴角膜接触镜有效。90%的GCD1患者行穿透角膜移植术后6年及以上可见复发。目前临床上会优先选择PTK治疗[26]。

(二)Ⅱ型颗粒状角膜营养不良(GCD2)

GCD2是少见的常染色体显性遗传疾病,1938年由Bucklers首次报道[27]。他描述该病的特征是角膜中央可见指环状和星形混浊呈手指状排列。

【临床特点】

通常在40~50岁发病,表现为大的指环状、盘形粉状或星形混浊,位于角膜前基质的中央[27-28]。一些病例可观察到圣诞树样混浊。GCD2患者角膜混浊数量少,通常可计数,不累及角膜边缘。GCD2的特点是混浊本身的扩大,而不是混浊数量的增加。在疾病的末期,很少有指环状混浊和星形混浊联合形成角膜毛玻璃样混浊改变。由于角膜上皮糜烂导致的反复疼痛在GCD2患者中较GCD1少见。纯合子表型GCD2患者由于角膜灰白点状混浊、或是含有数个圆形半透明空间稠密的网状灰白混浊导致童年早期即出现视力严重下降[29]。

【诊断要点】

1. 40~50岁发病,很少出现角膜上皮糜烂。
2. 角膜前基质层散在、白色面包屑样或星芒状混浊,病程进展缓慢。

【鉴别诊断】

GCD2特征是角膜中央圆形区域存在少量表浅的星形和指环状的混浊,常见手指状表现,偶有圣诞树样表现。在一些病例只能看到一些独立存在的指环状改变。GCD2患者出现角膜上皮糜烂所致的眼痛较GCD1少见,平均视力要高于GCD1,并且不低于0.3。

【组织病理学】

光学显微镜下可见混浊从角膜上皮基底层延伸到深基质层,Masson三色染色和Congo红染色均呈阳性,提示病灶处为玻璃样物质和淀粉样物质沉着。电镜下可见混浊是由杆状和纤维状物质组成[30]。通过组织病理学检查,纯合子表型只有玻璃样物质沉着,与杂合子表型的角膜营养不良不同。

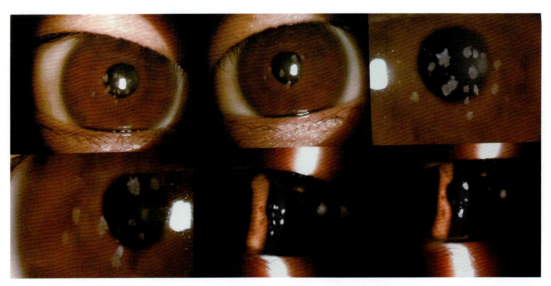

图 2-3-2　Ⅰ型颗粒状角膜营养不良眼前节照相

【遗传学】

通过连锁分析，GCD2 相关基因定位于染色体 5q31[25]。已发现 *TGFβ1* 基因第 124 位点发生碱基替换，导致所编码精氨酸被组氨酸替换（Arg124His），使产生的蛋白质无活性或活性降低，从而导致 GCD2 的发生。在日本 GCD1 的患者并不是来自同一个出生地，而 GCD2 的患者都会追溯到日本西部一个 Tottori 县[29]。*TGFβ1* 基因 Arg124- 位点错义突变，不同的碱基替换，会导致不同的角膜营养不良，如 GCD1，GCD2，RBCD 和 LCD1。

【治疗及关于治疗的研究进展】

GCD2 患者角膜上皮糜烂首先给予抗生素和人工泪液，配戴角膜接触镜有效。杂合子表型的 GCD2 患者在 60 岁左右行穿透角膜移植，纯合子表型的 GCD2 患者在 20~30 岁可行 PTK 治疗。但纯合子的复发率要比杂合子高 4 倍[31]。LASIK 手术可增加角膜混浊的程度，因此对于 GCD2 患者不适合 LASIK 手术[31]。手术联合丝裂霉素的应用是去除混浊有效的治疗方法[32]。

三、格子状角膜营养不良

格子状角膜营养不良（lattice corneal dystrophy，LCD）是常染色体显性遗病，1890 年 Biber 首次报道[33]。1967 年有学者认为 LCD 是淀粉样物质沉积在角膜内的遗传病[34]。自此之后陆续有来自欧洲、北美、南美和亚洲的 LCD 家系的报道[35]。

【临床特点】

角膜前基质旁中心呈网格样、分支像格子线状混浊，随着时间推移呈放射状蔓延，但角膜边缘 1mm 区保持透明。这个格子线在局部反光照相法折射成双轮廓。此病通常在 10 岁之前发病，起初是角膜浅表中央细微的斑点状混浊[35]，病程中持续存在反复角膜上皮糜烂所致的疼痛。角膜中央前基质淀粉样物质蓄积所致的弥漫样混浊缓慢发展，逐渐呈高密度混浊，扩展到角膜边缘，变成格子线状[35]。

【诊断要点】

1. 前部基质旁中心呈网格样，分支像格子线状混浊，角膜缘 1mm 透明。

2. 10岁之前发病。
3. 病程中持续存在反复角膜上皮糜烂所致的疼痛。

【鉴别诊断】

角膜营养不良导致的角膜上皮糜烂需与细菌感染性角膜病相鉴别。LCD 早期表现为少量的巢状格子线，结合角膜上皮糜烂需与角膜病毒感染相鉴别。

【组织病理学】

LCD 特点为角膜上皮基底膜、前弹力层和基质中的异常物质沉着，这些位置都会有角膜晶状物的形成[34]，PAS 染色和 Congon 染色呈阳性。随着年龄增加，病灶变薄、前弹力层缺失。电镜显示淀粉样物质呈大量毛毡样、短的直径为 8~10mm 无纤维分支无规则的物质。角膜细胞数量减少，一些细胞表现为细胞质空泡样退化，而另一些细胞表现为高代谢。

【遗传学】

LCD 和它的变异型都是由于染色体 5q31 上 *TGFβI* 基因突变所致，最常见的突变是 *TGFβI* 基因的 Arg124Cys 突变，迄今已报道了很多导致 LCD 的致病突变[36]。Yamada 等在 LCD 发现了一个纯合子 Leu527Arg 的突变[37]。由于错义突变所致的蛋白结构改变，Clout 和 Hoheneter 猜想因为 TGFβI 蛋白突变所致的角膜营养不良有 2 条通路[38]：位点 124 和 555 常规突变会直接影响蛋白之间的相互作用，而少数的突变可能会导致蛋白在细胞内的错误折叠。TGFβI 在体内的精确作用还不清楚，但猜想它可能扮演一个细胞黏附分子作用，并且具有 2 种功能，连接细胞基质不同分子及分子与细胞[36]。

【治疗及关于治疗的研究进展】

频发角膜上皮糜烂的患者首先给予抗生素和人工泪液，可配戴角膜接触镜。角膜基质的弥漫性混浊进展导致明显的视力损害则需行手术治疗，如穿透或板层角膜移植术。但中央角膜上皮下弥漫性云状混浊的患者常于穿透角膜移植术后 3~4 年复发。若患眼行 PTK，角膜上皮愈合缓慢，需加用透明质酸钠滴眼液、自体血清滴眼液或行羊膜覆盖术[39]。

四、斑块状角膜营养不良

斑块状角膜营养不良（macular corneal dystrophy，MCD）是少见的常染色体遗传疾病，1890 年 Groenouw 首次报道[20]。冰岛人口很少，但 MCD 在冰岛很常见。日本、美国、欧洲、阿拉伯和越南也有报道[46]。MCD 是角膜基质层营养不良中最少见但却最严重的类型[40]。1964 年，Klintworth 等发现 MCD 是角膜纤维细胞酸性黏多糖蓄积的遗传病[41]。

【临床特点】

MCD 最初表现为角膜中央表浅的斑点状混浊，20~30 岁时蔓延至角膜内皮和角膜缘，导致角膜中央浅表基质混浊，视力通常严重受影响[24]。在角膜基质弥漫性毛玻璃样混浊中间，会出现独立或成组的小而边界模糊的不对称圆形的灰白色混浊。MCD 还会使角膜变薄，而这种使角膜变薄的病因尚不清楚[42]。MCD 患者常表现为角膜上皮反复糜烂、角膜刺激症状（+）和畏光，有时候这些症状非常严重。

【诊断要点】

1. 角膜变薄。
2. MCD 患者常表现为角膜上皮反复糜烂，角膜刺激症状（+）。

3. 20～30岁时视力通常严重受影响。

【鉴别诊断】

1. 在疾病早期临床上很难鉴别MCD与GCD1、GCD2。角膜边缘深基质的受累、早期角膜基质中混浊有助于诊断MCD。通常GCD1、GCD2患者角膜周边不受累。

2. 临床上必须区分MCD与其他童年时期形成的角膜云状混浊的疾病，比如先天性青光眼、先天遗传性角膜内皮营养不良1型和2型（CHED1型和CHED2型）。这些疾病角膜呈毛玻璃样混浊，但没有额外的不对称的灰白色混浊。

【组织病理学】

MCD电镜下显示角膜基质层间、上皮细胞下、基质细胞和内皮细胞内可见黏多糖的蓄积[41, 43-44]。光学显微镜下可见由于物质蓄积所致上皮基底细胞减少和病灶处角膜上皮变薄，前弹力层出现不规则变薄或在某些区域缺失。纤维减少是MCD患者中央角膜变薄的原因。胞质内大量液泡导致基质细胞膨胀，表现为内质网呈泡状膨胀。

【遗传学】

*MCD*基因位点在染色体16q23.1-23.2。*CHST6*基因编码N-乙酰基葡糖胺-6-O-磺基转移酶，该酶参与角膜硫酸角质素的合成[45]。免疫检测证实在一些MCD患者但不是所有患者的血清和角膜中缺乏硫酸角质素。免疫检测有3种免疫表型：MCDⅠ，MCDⅠA和MCDⅡ[46]。MCDⅠ是最常见的变异型，血清和角膜中几乎检测不到硫酸角质素。MCDⅠA，在沙特阿拉伯和德国患者血清中没有检测到硫酸角质素，但是在角膜基质细胞中可检测到硫酸角质素。MCDⅡ患者，在血清、角膜基质中检测的硫酸角质素含量都正常。根据MCD个人连锁分析，在*CHST6*基因中发现超过100种突变[47]。据报道，在MCDⅠ和MCDⅠA患者有大量的错义、缺失、移码突变，但是没有表型的改变[47]。将MCD患者的角膜培养，发现低水平的硫酸角质素和光蛋白聚糖（硫酸角质素含有的主要蛋白多糖）[48]。在角膜硫酸角质素黏多糖的生物合成中，CHST6编码的C-GlcNAc6ST变成GlcNAc6端。硫酸角质素是角膜基质中主要的黏多糖。在MCDⅡ型中CHST6的上游调控序列可见大片的缺失和/或同源重排突变[16-17]，影响其转录，从而使角膜中CHST6基因表达缺失。硫酸化的减少使KCS链转录提前终止[13]。亦有报道未发现MCDⅡ型中CHST6上游序列的大片缺失或重排突变，而仅发现类似于MCDⅠ型编码区的基因突变[11, 18]。目前国外已报道MCD患者有近百种不同的*CHST6*基因突变方式，体现了其高度的遗传异质性[12, 19]。

【治疗及关于治疗的研究进展】

MCD患者所致的角膜上皮糜烂首先给予抗生素和人工泪液，配戴角膜接触镜可能有用。对于由MCD导致角膜变薄患者则应配戴角膜接触镜。MCD患者最终可能都需行穿透或板层角膜移植术，而术后晚期都会复发。PTK对治疗MCD没有长期作用。

五、后部多形性角膜营养不良

后部多形性角膜内皮营养不良（posterior polymorphous corneal dystrophy，PPCD）是一组具有临床和组织病理差异的系列疾病。1916年由Koeppe首次报道[49]，1941年Schlichting[50]将PPCD定义为一种不同于后部无定型角膜内皮营养不良的独立的一类疾病。FECD（fuchs' corneal dystrophy，角膜内皮营养不良）有典型的Hassal-Henle小体，局部内皮大泡。1985年Krachmer[51]报道了8个PPCD家系，家系成员120人。PPCD临床特点是角膜内皮细胞呈多形性改变，包括角膜后表面有孤立的或聚集性小泡，有的出现地图形分散的灰线，有的为宽带状不整齐，类似贝壳状的边界。根据临床表现可分为三型：囊泡型（vesicular lesions）、带状（band-like lesions）、地图样（geographical lesions）。常在幼年时双眼对称发病，早期患者多无症状，于眼部检查时偶然发现。

【典型病例7】

患儿，男，7岁。

主诉：右眼视力下降数月。

既往无眼病史，足月顺产。母亲妊娠期间无用药史，无家族性遗传性眼病史。

眼部检查：

视力：右眼0.3，矫正视力：0.3（+1.75DS/+0.75DC×105）；左眼1.0，矫正视力：1.0（+0.50DS/+0.25DC×90）。

眼压：R：13.2mmHg，L：12.6mmHg。

裂隙灯检查：右眼角膜内皮细胞后表面从下方角膜边缘5点处延伸到颞侧角膜边缘9点位呈条带状病变（图2-3-3A，见眼前段照相）。余前节正常，左外眼及眼前段正常。

角膜内皮镜检查（图2-3-3B）：显示角膜内皮细胞失去正常形态，大小不均，部分区域角膜内皮缺失，可见病理性暗区。

角膜地形图检查（图2-3-3C）：双眼角膜前后表面高度图正常。

诊断：右眼带状后部多形性角膜内皮营养不良。

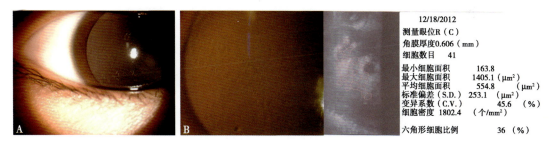

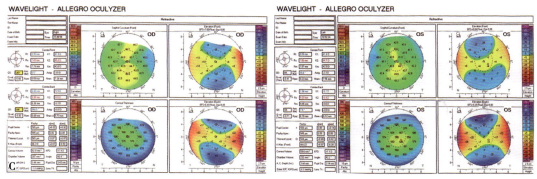

图2-3-3 带状后部多形性角膜内皮营养不良患者右眼前节检查图像

A．前节彩色照相图像：显示角膜内皮细胞后表面从下方角膜边缘5点处延伸到颞侧角膜边缘9点位，呈条带状病变；B．角膜内皮镜检查：显示角膜内皮细胞失去正常形态，大小不均，部分区域角膜内皮缺失，可见病理性暗区；C．角膜地形图检查：双眼角膜前后表面高度图正常

第二章 屈光不正、角膜、白内障和青光眼

【典型病例8】

患者,女,25岁。

主诉因"右眼视物不清7年"就诊于我院门诊。7年来多次到我院及其他医院眼科就诊,均诊断"右眼弱视"。

眼部检查:

视力右眼0.25,矫正0.4(-1.75DS/-4.00DC×95);视力左眼0.25,矫正1.0(-1.50DS/-2.50DC×20)。

眼压:右眼9.8mmHg,左眼11.6mmHg。

裂隙灯检查:右眼角膜内皮细胞后表面可见较细的条带状病变(图2-3-4A)。左眼无异常发现。

角膜内皮镜检查:角膜内皮细胞密度下降,平均细胞面积增大,变异系数增高,六角形细胞比例减少(图2-3-4B),病变区角膜内皮缺失,可见病理性暗区。左眼角膜内皮细胞密度正常,但变异系数增高,六角形细胞比例减少。

角膜地形图检查:右眼角膜中央屈光力明显增高,角膜前后表面前突,以后表面改变最为明显(图2-3-4C)。左眼角膜地形图检查未见明显异常。

诊断:右眼带状后部多形性角膜内皮营养不良。

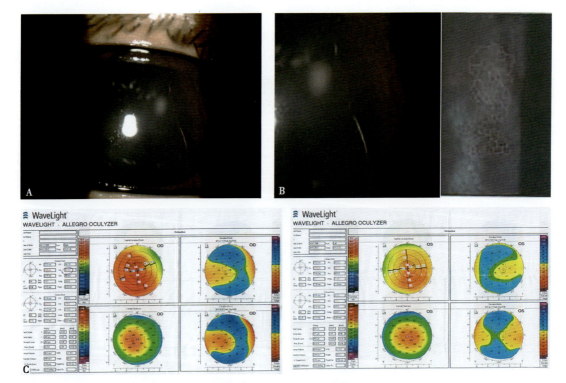

图2-3-4 带状后部多形性角膜内皮营养不良患者

A.眼前节彩色照相图像:角膜内皮细胞后表面可见从下方角膜边缘5点处延伸到上方角膜边缘1点位,呈条带状;B.角膜内皮镜检查:显示角膜内皮细胞失去正常形态,大小不均,部分区域角膜内皮缺失,可见病理性暗区;C.角膜地形图检查:右眼角膜中央屈光力51.9;角膜前表面隆起高度+22μm,后表面隆起高度+54μm,角膜厚度465μm,左眼示正常

【典型病例9】

患者，女，27岁。

主诉因"双眼视物不清5个月余"就诊于我院门诊。多次到我院及其他医院眼科就诊，均诊断"双眼高度近视散光"。

眼部检查：

视力右眼：0.25，矫正1.0（-9.50DS/-2.00DC×30）；左眼：0.25，矫正0.8（-11.50DS/-1.00DC×5）。

眼压：右眼17.0mmHg，左眼18.2mmHg。

裂隙灯检查：左眼角膜内皮细胞后表面带状病变及散在分布的小囊泡（图2-3-5A），右眼未见明显异常。

角膜内皮镜检查：右眼角膜内皮细胞密度正常，但变异系数增高，六角形细胞比例减少。左眼角膜内皮细胞密度下降，平均细胞面积增大，变异系数增高，六角形细胞比例减少，病变区角膜内皮缺失，可见病理性暗区（图2-3-5B，表2-3-1）。

角膜地形图检查：右眼角膜前后表面高度图正常。左眼表现为角膜后表面轻度前突（图2-3-5C）。

诊断：左眼带状后部多形性角膜内皮营养不良。

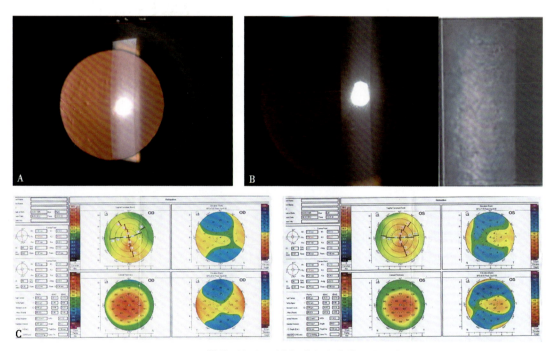

图2-3-5 带状后部多形性角膜内皮营养不良患者

A.眼前节彩色照相图像：显示角膜内皮细胞后表面从下方角膜4点处延伸至9点，带状病变及散在分布的小囊泡；B.角膜内皮镜检查：显示角膜内皮细胞失去正常形态，大小不均，部分区域角膜内皮缺失，可见病理性暗区；C.角膜地形图检查：右眼正常（左图）；左眼后表面隆起高度+22μm，角膜厚度445μm（右图）

表 2-3-1　3例带状后部多形性角膜内皮营养不良患者角膜内皮细胞镜检查

病例	眼别	角膜内皮细胞密度/个·mm^{-2}	平均细胞面积/μm^2	变异系数/%	六角形细胞比例/%
1	※OD	1 802.4	554.8	45.6	36
	OS	2 745.6	364.2	23.5	70
2	※OD	1 782.3	561.1	45.2	47
	OS	3 547.5	281.9	37.0	46
3	OD	3 482.6	287.1	20.7	78
	※OS	1 745.2	573.0	45.6	36

OD：右眼；OS：左眼；※：PPCD 患眼

【临床特点】

PPCD 的遗传方式多为常染色体显性遗传，亦有见于常染色体隐性遗传。发病年龄不易确定，从青少年到成人[53]。临床特征为角膜后弹力层和内皮层的改变。根据角膜不同情况可以分为三型：囊泡型（vesicular lesions）、带状（band-like lesions）、地图样（geographical lesions）[52]。通常在一个病例中可观察到双侧带状病损[52]。在 PPCD 缓和期，视力常不受损，通常是在常规检查中发现。很少发生角膜水肿，但是也可观察到从最轻的角膜基质变厚到具有严重视力损害的大泡性角膜病。PPCD 很少有病例在 10 岁前表现为云状角膜混浊，可能合并圆锥角膜[53]。大约 25% 的 PPCD 患者有周边前部虹膜粘连[51]。15% 的患者伴有高眼压，有闭角也有开角。房角关闭的机制是由于上皮样内皮细胞的迁移，穿过小梁网，导致周边前部虹膜粘连导致。

1. 一般为双眼发病，亦有不对称或为单侧。有时一眼角膜表现晚期的多形性改变，而另一眼角膜仅在一区域中有聚集小泡。

2. 视力　早期无自觉症状，通常不影响视力，因此一般发现较晚。极少产生基质混浊或上皮水肿。本病虽被描述为稳定的，但亦可缓慢进行。例如在年龄较大而视力仍正常的患者，聚集性小泡可能增多，表现为多形性以及后弹力层增厚。有些患者出现基质水肿逐渐影响视力，并发展成为上皮水肿，引起继发性带状角膜病变。

3. 裂隙灯检查　临床诊断主要是通过裂隙灯检查，使用直接和间接光照法观察。这个改变最好是在散瞳下，通过局部反光照相法观察，在角膜内皮细胞发现多形性改变，包括角膜后表面有孤立的或聚集性小泡，有的出现地图形分散的灰线，有的为宽带状不整齐，类似贝壳状的边界。

4. 角膜内皮镜检查　角膜内皮细胞密度下降，平均细胞面积增大，变异系数增高，六角形细胞比例减少，病变区角膜内皮缺失，可见病理性暗区。

5. 角膜地形图检查　早期正常。随着病情的发展，带状 PPCD 可出现角膜地形图异常，表现为角膜病变相应部位角膜前后表面前突，以后表面改变最为明显，角膜变薄。

6. 角膜共聚焦显微镜检查　角膜内皮病变为宽带状，病灶边缘呈堤状外观，内皮细胞呈多形性改变，病变区内细胞缺失，代之以纤维组织样增生，呈"辐状"粘连。

【诊断要点】

临床诊断主要依据裂隙灯直接和间接照明法,角膜内皮细胞发现多形性改变,包括角膜后表面有孤立的或聚集性小泡,有的出现地图形分散的灰线,有的为宽带状不整齐、类似贝壳状的边界。

【鉴别诊断】

1. 滴状角膜病　PPCD 的囊泡型需要与滴状角膜病相鉴别,滴状角膜病表现为角膜中央后部典型碎银状外貌,通常称为"cornea guttata"。一般无临床症状。

2. X-连锁遗传的角膜内皮细胞营养不良(X-linked endothelial corneal dystrophy,XECD)　XECD 患者角膜内皮改变像月球表面一样凹凸不平,XECD 男性患者牛奶样角膜混浊可与之相鉴别。

【组织病理学】

对 PPCD 研究发现受累内皮细胞区域具有角膜上皮细胞特征,包括存在细胞角蛋白、细胞内有细胞桥粒、大量的微绒毛[54]。根据这些发现提出一个假设:妊娠期分化为角膜内皮细胞的神经嵴细胞发生异常转化,在一定程度上仍停留在多能干细胞阶段,其形态类似角膜上皮细胞。位于后弹力层前的带状区域是正常的,但是后部,无带状区域异常,符合发育不良影响出生后形成内皮细胞基底膜的过程[55]。在异常发育的过程,通过影响角膜内皮细胞形成从而影响基底层的形成。

【遗传学】

目前已发现 3 个基因的杂合子突变与 PPCD 有关,视觉系统同源框 1 基因(visual system homeobox 1,VSX1)、转录因子 8 基因(transcription factor 8,TCF8)和 *COL8A2* 基因[52],45% 的 PPCD 由 *TCF8* 基因突变所致,TCF8 突变率高但可不完全外显。至今在 *TCF8* 基因上检测到 18 个致病性的无义突变和移码突变[56]。很少一部分 PPCD 患者由 *VSX1* 基因 Gly160Asp 和 Asp144Glu 突变引起[57]。这两个突变位点在正常人群中也检测到,并且发现与圆锥角膜有关,提示该基因突变显示不完全外显率,其表型效应受遗传背景和环境条件的制约。

颅面畸形 His244Arg 和 Ala256Ser 突变位点在一些大的 PPCD 合并黄斑变性和颅面畸形的家系中可检测到,并且该基因突变与疾病出现"共分离"现象。这些发现支持 *VSX1* 基因突变在 PPCD 发病中的重要意义,强调了其突变可能产生的多形性效应。在 1 个 PPCD 家系的 2 名患者的 *COL8A2* 基因上检测到 Gln455Lys 突变,*COL8A2* 基因编码Ⅷ型胶原,与 Fuchs 内皮角膜营养不良(fuchs endothelial corneal dystrophy,FECD)有关。在一个大的常染色体显性遗传 PPCD 家系,通过连锁分析的方法将致病基因定位于常染色体 20p11.2 区[58],该区域不包括 *VSX1* 基因,但与 *CHED1* 基因位点重叠。Ⅷ型胶原是后弹力膜的主要组成部分,提示变异的胶原影响了内皮细胞的分化[52]。TCF8 可以抑制上皮细胞黏附基因,如 E-钙黏蛋白和桥粒芯蛋白,调节Ⅰ型胶原的表达,在维持内皮细胞的表型中有重要的作用[52]。

【治疗及关于治疗的研究进展】

PPCD 早期不需要单独治疗,极少数患者因角膜内皮细胞功能失代偿而行角膜移植术。部分患者可能因无症状,医生又缺乏对本病的认识,在行内眼手术(如白内障手术)之前未行角膜内皮细胞检查,术中损伤角膜内皮细胞导致角膜水肿,视力丧失。当有角膜刺激症状时,可配戴软性角膜接触镜或行羊膜覆盖术缓解症状;晚期角膜内皮功能失代偿,可行后弹力层角膜内皮移植术。Krachmer 发现 57% 合并角膜虹膜粘连的患者需行角膜移植术[51]。

六、Fuchs 角膜内皮营养不良

Fuchs 角膜内皮营养不良（Fuchs'corneal dystrophy，FECD）是常染色体显性遗传病，但临床常见的是散发病例。1910 年 Fuchs 首次报道 FECD[59]。Fuchs 报道了 13 个双眼或单眼的病例，可见中央角膜云状混浊、上皮水肿（包括角膜上皮大泡样改变）、角膜知觉损害甚至损害视力，但那时候没有裂隙灯检查。直到 1916 年 Koeppe 描述了内皮的凹陷[49]。Vogt 命名这些凹陷为角膜滴状物，是为了描述角膜内皮含有多个滴状赘生物，中央角膜滴状改变是 FECD 最初的表现[60]。然而，在许多角膜滴状改变的病例，症状多年不变，没有角膜基质和上皮的水肿。据报道，女性与男性发病率为 4∶1。在美国，FECD 是最常见的角膜营养不良之一。

【典型病例 10】

患者，女，85 岁。

主诉因"双眼视物不清 1 个月余"就诊于我院门诊。患者于 1 个月前在外院行双眼白内障超声乳化＋人工晶状体植入术。

眼部检查：

视力右眼：0.2，矫正视力不提高（OD ＋7.50DS/－2.00DC×30）；左眼 0.3，矫正视力不提高（OS ＋1.50DS/－1.00DC×5）。

眼压：右眼 20.0mmHg，左眼 16.0mmHg。

裂隙灯检查：右眼角膜高度水肿，后弹力层皱褶（＋＋＋），左眼角膜轻度水肿，后弹力层皱褶（＋＋），角膜后表面可见金箔样改变（图 2-3-6）。双眼前房深度正常，人工晶状体位正。

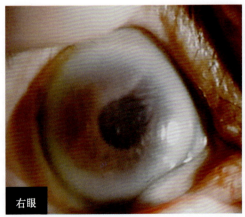
右眼

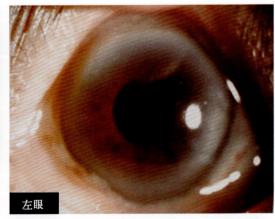
左眼

图 2-3-6　眼前节彩色照相图像
可见右眼角膜明显水肿，内皮皱褶

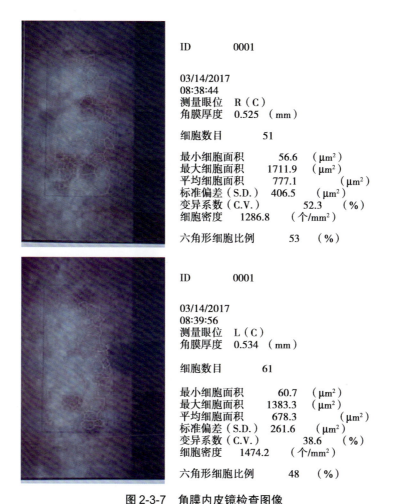

图 2-3-7 角膜内皮镜检查图像
显示角膜内皮细胞数量减少,大小不均,部分区域角膜内皮缺失,可见病理性暗区

角膜内皮镜检查(图2-3-7):显示角膜内皮细胞数量减少,大小不均,部分区域角膜内皮缺失,可见病理性暗区。

角膜共聚焦显微镜检查(图2-3-8):右眼角膜上皮层细胞边界反光增强,左眼角膜上皮层细胞结构可;右眼内皮层细胞边界不清,左眼内皮层细胞增大,核反光增强,内皮面可见多量圆形高反光物质。

相干光断层成像(前节OCT)(图2-3-9):可见部分后弹力层脱离。

诊断:双眼Fuchs角膜内皮营养不良;双眼人工晶状体眼。

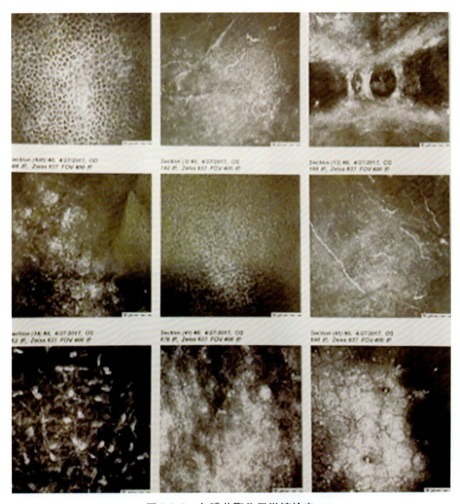

图 2-3-8　角膜共聚焦显微镜检查

右眼角膜上皮层细胞边界反光增强，左眼角膜上皮层细胞结构可，右眼内皮层细胞边界不清，左眼内皮层细胞增大，核反光增强，内皮面可见多量圆形高反光物质

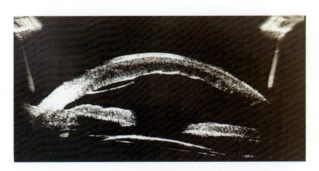

图 2-3-9　前节 OCT 可见部分后弹力层脱离

【临床特点】

FECD 通常是双眼不对称发病,据发病年龄的不同,FECD 分为迟发性(late-onset)和早发性(early-onset)两大亚类。其中迟发性 FECD 发病率较高,美国学者研究发现:40 岁以上人群患病率约为 4%,而且女性所占比率较高,男女比例约为 1:2.5[61]。早期表现是角膜滴状物质为后弹力层折射的透明的赘生物,可进展为角膜基质和上皮的水肿、上皮的凹陷,最终是上皮下的纤维化或瘢痕形成[61]。角膜滴状物通常是细微的内皮色素沉着。在角膜油滴状阶段,视力通常正常或轻微下降。FECD 的整个发病程中会导致眩光、视物模糊,严重者可降低视敏度。后弹力层可见增厚、变灰、不规则[62]。角膜上皮大泡破裂后会形成糜烂,导致眼痛、眼红、畏光流泪。FECD 基质和上皮的水肿非常容易受环境因素的影响,所以视力也会在一天不同的时间波动。在夜间闭眼休息整夜后睁眼时上皮水肿和视力下降最严重。这是因为泪膜变成低渗,由于闭眼导致水分蒸发减少,阻止水分从角膜上皮挥发,造成水肿。当白天上皮水肿消失,视力会提高。在 FECD 晚期,上皮细胞和前弹力层之间无血管的上皮下纤维瘢痕形成,角膜边缘浅层新生血管也可形成,角膜上皮的不规则及透明性降低,会使视力下降[62]。FECD 常合并圆锥角膜[37]。

【诊断要点】

1. 青春期少见,多见于年龄较大的女性,双眼同时发病,进展缓慢。

2. 早期无任何症状,裂隙灯下检查后弹力层可见散在的局灶性增厚,呈角膜后滴状改变,也称角膜赘疣(corneal guttata)(图 2-3-10)。角膜赘疣首先出现在角膜中央,逐渐向周边扩展。后弹力层皱褶,角膜基质水肿,有时像一张金箔状膜覆盖,角膜增厚[58]。

3. 角膜内皮镜检查,可见内皮细胞数目减少,细胞增大并呈多边形。

4. 晚期由于角膜内皮细胞损害及变性,症状逐渐加重,角膜内皮功能失代偿,表现为角膜上皮下大泡,大泡破裂剧烈磨痛,视力严重受损。角膜内皮镜检查角膜内皮呈病理性黑区,角膜厚度 >620μm,呈明显水肿状[64]。

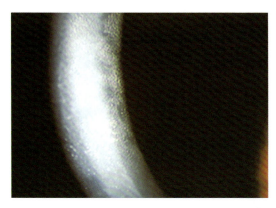 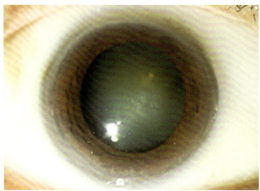

图 2-3-10 Fuchs 角膜内皮营养不良的眼前节照相

【鉴别诊断】

1. 后部多形性角膜营养不良(PPCD) 角膜内皮细胞呈多形性改变,包括角膜后表面有孤立的或聚集性小泡,有的出现地图形分散的灰线,有的为宽带状不整齐,类似贝壳状的边界。而 FECD 标志是角膜内皮微小或粗糙的赘生物,呈油滴状。

2. X-连锁遗传的角膜内皮细胞营养不良（X-linked endothelial corneal dystrophy, XECD） 无症状患者角膜内皮呈非对称的月球表面凹凸不平样改变可与FECD相鉴别[61]。FECD标志是角膜内皮微小或粗糙的赘生物，呈油滴状。在FECD的整个病程中，由于角膜中央基质和上皮水肿，滴状赘生物可能会看不清楚。通过散瞳和后部照相法可以观察到周边滴状赘生物的形成。在疾病的稳定期，检查对侧眼可能会有助于诊断FECD。

【组织病理学】

FECD最明显的组织病理学特点是在角膜的后弹力层、内皮细胞产生的胶原组织，临床上表现为后弹力层的变厚[63]。新的胶原组织使病灶变厚，产生与角膜油滴状相对应的赘生物。光学显微镜表现为多形性和同质异形的内皮细胞。电镜下由于赘生物减少了内皮细胞的数量，后弹力层较正常前部条带区变厚，后部也变厚。随着营养不良的进展，在角膜基质中胶原层呈波浪状改变，与纤维分开，最后形成无胶原组织。随着角膜内皮细胞功能紊乱的加重、角膜上皮水肿，表现为细胞数量和形态的不规则[63]。虽然表面细胞紧密连接仍然相对完整，但由于细胞内水肿，基底连接的部分丢失，会导致角膜上皮大泡样改变。

【遗传学】

对一个三代FECD家系进行连锁分析，早发性FECD相关致病突变基因定位于染色体1P34.3-P32。并在该家系患者的 *COL8A2* 基因上检测到Gln455Lys的突变[64]。在更多FECD散发病例中发现COL8A2三种突变位点（Arg155Gln，Arg304Gln，Arg434His）[64]，另外2个家系中新发现了 *COL8A2* 基因的Gly357Arg和Pro575Leu突变[49]。后来研究发现Arg434His突变与迟发性FECD家系发病紧密相关[65]，但在15个迟发性FECD家系中，整个COL8A2序列，还有候选基因 *COL8A1* 都没有发现任何的突变[65]。在另一个大的早发性家系中发现 *COL8A2* 基因的Leu450Trp突变，然而其他62个散发迟发性FECD家系中没有发现 *COL8A2* 基因的突变。COL8A2编码Ⅷ型胶原蛋白α2链，是角膜后弹力层主要的化合物[61]。

曾经有研究假设 *COL8A2* 基因的突变与细胞外基质异常的相互作用，导致后弹力层结构不稳定，使物质渗出，形成滴状赘疣。不规则的基底片状的地质样改变，会使内皮凹陷，内皮细胞伸展，这可能会使它转移电解质的能力和维持角膜透明的能力变弱[61]。

【治疗及关于治疗的研究进展】

如有明显的角膜水肿，首先给予高渗滴眼液，如5% NaCl滴眼液，一天4~8次，这样还可以评价角膜后部有无滴状赘生物。有角膜滴状赘生物的患者行白内障手术可能会诱发FECD进展。对于那些视力受损，想提高生活质量的FECD患者，可选择行穿透或角膜后弹力层内皮移植，预后良好[61]。

（张金金）

参 考 文 献

[1] Lisch W, Seitz B. New international classification of corneal dystrophies and clinical landmarks. Klinische Monatsblätter Für Augenheilkunde, 2008, 225(7): 616.

[2] Seitz B, Langenbucher A. Phototherapeutic Keratectomy in Corneal Dystrophies. Essentials in Ophthalmology, 2008, 978(3): 55-82.

[3] Laibson P R. Microcystic corneal dystrophy. Trans Am Ophthalmol Soc, 1976, 74(8): 488-531.

[4] Lisch W, Lisch C. Epithelial corneal basement membrane dystrophy. Klinische Monatsblätter für Augen-

heilkunde, 1983, 183(4): 251-255.

[5] Levitt, Jesse M. Microcystic Dystrophy of the Corneal Epithelium. American Journal of Ophthalmology, 1971, 72(2): 381-382.

[6] Guerry D. Observations on Cogan's Microcystis Dystrophy of the Corneal Epithelium. American Journal of Ophthalmology, 1966, 62(1): 65-73.

[7] Guerry D. Fingerprint lines in the cornea. Am J Ophthalmol, 1950, 33(9): 724-726.

[8] Bron A J, Brown N A. Some superficial corneal disorders. Trans Ophthalmol Soc UK, 1971, 91(2): 13-29.

[9] Laibson PR, Krachmer JH. Familial occurence of dot (microcystic), map, fingerprint dystrophy of the cornea. Invest Ophthalmol Vis Sci, 1975, 14(5): 397-399.

[10] Reidy J J, Paulus M P, Gona S. Recurrent erosions of the cornea: epidemiology and treatment. Cornea, 2000, 19(6): 767-771.

[11] Butros S, Lang G K, Toledo J A D, et al. The different opacity patterns of Lisch corneal dystrophy. Klinische Monatsblatter Fur Augenheilkunde, 2006, 223(10): 837.

[12] Tripathi R C, Bron A J. Cystic disorders of the corneal epithelium. II. Pathogenesis. British Journal of Ophthalmology, 1973, 57(6): 376-390.

[13] Rodrigues M M, Fine B S, Laibson P R, et al. Disorders of the corneal epithelium. A clinicopathologic study of dot, geographic, and fingerprint patterns. Archives of Ophthalmology, 1974, 92(6): 475-82.

[14] Broderick J D, Dark A J, Peace G W. Fingerprint dystrophy of the cornea-A histologic study. Arch Ophthalmol, 1974, 92(6): 483-489.

[15] Bron A J, Tripathi R C. Cystic disorders of the corneal epithelium. II. Pathogenesis. Br J Ophthalmol, 1973, 57(6): 376-390.

[16] Boutboul S, Black G C M, Moore J E, et al. A subset of patients with epithelial basement membrane corneal dystrophy have mutations in TGFBI/BIHG3. Hum MUtat, 2006, 27(6): 553-557.

[17] Lisch W, Janecke A, Seitz B. Corneal Dystrophy, Pre-Descemet. Encyclopedia of Molecular Mechanisms of Disease, 2009, 78(3): 434-435.

[18] Szentmary N, Seitz B, Langenbucher A, et al. Histologic and ultrastructural changes in corneas with granular and macular dystrophy after excimer laser phototherapeutic keratectomy. Cornea, 2006, 25(3): 257-263.

[19] Progorelov P, Langenbucher A, Kruse F E, et al. Long-term results of phototherapeutic keratectomy for corneal map-dot-fingerprint dystrophy (Cogan-Guerry). Cornea, 2006, 25(7): 774-777.

[20] Groenouw A. Knotchenformige Hornhauttrubungen (Noduli corneae) Arch Augenheilkd 1890, 21(9): 281-289.

[21] Weidle E G, Lisch W. Die verschiedenen Trubungsformen der brockeligen Hornhautdystrophie. Klin Monatsbl Augenheilkd, 1984, 185(3): 167-173.

[22] Bakkum-Gamez J N, Aletti G, Lewis K A, et al. Müllerian inhibiting substance type II receptor (MISIIR): A novel, tissue-specific target expressed by gynecologic cancers. Gynecologic Oncology, 2008, 108(1): 141-148.

[23] Okada M, Yamamoto S, Watanabe H, et al. Granular corneal dystrophy with homozygous mutations in the kerato-epithelin gene. Am J Ophthalmol, 1988, 126(2): 169-176.

[24] Waring G O, Rodrigues M M, Laibson P R. Corneal dystrophies. I. Dystrophies of the epithelium, Bowman's layer and stroma. Surv Ophthalmol, 1978, 23(2): 71-122.

[25] Munier F L, Korvatska E, Djemai A, et al. Kerato-epithelin mutations in four 5q31 linked corneal dystro-

phies. Nat Genet, 1997, 15(3): 247-251.

[26] Seitz B, Langenbucher A. Phototherapeutic Keratectomy in Corneal Dystrophies. Essentials in Ophthalmology, 2008, 78(3): 55-82.

[27] Bucklers M. Die erblichen Hornhauttrubungen, Bucherei d Augenarztes. Enke Stuttgart, 1938, 3(1): 1-135.

[28] Mcdonnell P J, Robin J B, Schanzlin D J, et al. Molteno Implant for Control of Glaucoma in Eyes after Penetrating Keratoplasty. Ophthalmology, 1988, 95(3): 364-369.

[29] watanabe H, Hashida Y, Tsujikawa K, et al. Two patterns of opacity in corneal dystrophy caused by the homozygous big-h3R124H mutation. Am J Ophthalmol, 2001, 132(2): 211-216.

[30] Folberg R, Alfonso E, Croxatto O, et al. Clinically atypical granular corneal dystrophy with pathologic features of lattice-like amyloid deposits. A study of three families. Ophthalmology, 1988, 95(1): 46-51.

[31] Inonue T, Watanabe H, Yamamoto S, et al. Recurrence of corneal dystrophy resulting from an R124H Big-h3 mutation after phototherapeutic keratectomy. Cornea, 2002, 21(6): 570-573.

[32] Lee J H, Stulting R D, Lee D H, et al. Exacerbation of granular corneal dystrophy type II(Avellino corneal dystrophy)after LASIK. J Refract Surg, 2008, 24(1): 39-45.

[33] Biber H. Ober einige seltene Hornhauterkrankungen: die oberflachliche gittrige Keratitis. Diss Zurich, 1890: 35-42.

[34] Klintworth G K. Lattice corneal dystrophy. An inherited variety of amyloidosis restricted to the cornea. Am J Path, 1967, 50(3): 371-399.

[35] Lisch W, Janecke A, Seitz B. Lattice corneal dystrophy type I and variants. //Encyclopedia of Molecular Mechanisms of Disease(Corneal Dystrophies). Heidelberg-New York: Springer, 2009, 10(1): 13-15.

[36] Weiss J S, Moller H U, Lisch W, et al. The IC3D Classification of Corneal Dystrophies. Cornea, 2015, 34(2): 117-59.

[37] Yamada N, Chikama T I, Morishige N, et al. Homozygous mutation(L527R)of TGFBI in an individual with lattice corneal dystrophy. Br J Ophthalmol, 2005, 89(6): 771-773.

[38] Clout N J, Hohenester E. A model of FAS1 domain 4 of the corneal protein βig-h3 gives a clearer view on corneal dystrophies. Molecular vision, 2003, 9(56): 440-448.

[39] Das S, Langenbucher A, Seitz B. Delayed healing of corneal epithelium after phototherapeutic keratectomy for lattice dystrophy. Cornea, 2005, 24(3): 283-287.

[40] Klintworth G K, Smith C F. Abnormal product of corneal explants from patients with macular corneal dystrophy. American Journal Of Pathology, 1980, 101(1): 143-158.

[41] Klintworth G K, Vogel F S, Klintworth G K, et al. Macular corneal dystrophy. an inherited acid mucopolysaccharide storage disease of the corneal fibroblast. American Journal of Pathology, 1964, 45(6): 565-586.

[42] Donnenfeld E D, Cohen E J, Ingraham H J, et al. Corneal thinning in macular corneal dystrophy. Am J Ophthalmol, 1986, 101(1): 112-113.

[43] Jones S T, Zimmerman L E. Histopathologic differentiation of granular, macular, and lattice dystrophies of the cornea. Am J Ophthalmol, 1961, 51(3): 394-410.

[44] Quantock A J, Meek K M, Ridgway A E A, et al. Macular corneal dystrophy: reduction in both corneal thickness and collagen interfibrillar spacing. Curr Eye Res, 1990, 9(4): 393-398.

[45] Vance J M, Jonasson F, Lennon F, et al. Linkage of a gene for macular corneal dystrophy to chromosome 16. Am J Hum Genet, 1996, 58(4): 757-762.

[46] Lisch W, Janecke A, Setiz B. Macular corneal dystrophy//Encyclopedia of Molecular Mechanisms of

Disease (Corneal Dystrophies). Heidelberg-New York: Springer, 2009, 10 (3): 122-225.

[47] Klintworth G K, Smith C F, Bowling B L. CHST6 mutations in North Amercian subjects with macular corneal dystrophy: a comprehensive molecular genetic review. Mol Vis, 2006, 12 (2): 159-176.

[48] Klintworth G K, Smith C F. A comparative study of extracellular sulfated glycosaminoglycans synthesized by rabbit corneal fibroblasts in organ and confluent cultures. Laboratory investigation; a journal of technical methods and pathology, 1976, 35 (3): 258-263.

[49] Koeppe L. Die Mikroskopie des lebenden Augenhintergrundes mit starken Vergrößerungen im fokalen Lichte der Gullstrandschen Nernstspaltlampe. Albrecht von Graæes Archiv für Ophthalmologie, 1918, 97 (4): 346-381.

[50] Schlichting H. Blasen-und dellenformige Endotheldystrophie der Hornhaut. Klein Monatsbl Augenheilkd, 1941, 107 (3): 425-435.

[51] Krachmer J H. Posterior polymorphous corneal dystrophy: a disease characterized by epithelial-like endothelial cells which influence management and prognosis. Trans Am Ophthalmol Soc, 1985, 83 (2): 413-475.

[52] Presberg S E, Quigley H A, Forster R K, et al. Posterior polymorphous corneal dystrophy. Encyclopedia of Molecular Mechanisms of Disease, 1986, 4 (4): 1703-1703.

[53] Cremona F A, Ghoshek F R, Rapuano C J, et al. Keratoconus associates with other corneal dystrophies. Cornea, 2009, 28 (2): 127-135.

[54] Boruchoff S A, Kuwabara T. Electron microscopy of posterior polymorphous degeneration. Am J Ophthalmol, 1971, 72 (5): 879-887.

[55] Derose J L. Vision Rehabilitation of the Patient with Genetic Eye Disease. Oxford Monographs on Medical Genetics, 2012, 19 (2): 3-22.

[56] Krafchak C M, Pawar H, Moroi S E, et al. Mutations in TCF8 cause posterior polymorphous corneal dystrophy and ectopic expression of COLAA3 by corneal endothelial cells. Am J Hum Genet, 2005, 77 (5): 0-708.

[57] Heon E, Greenberg A, Kopp K K, et al. VSX1: a gene for posterior polymorphous dystrophy and keratoconus. Hum Mol Genet, 2002, 11 (9): 1029-1036.

[58] 谢立信. 角膜病图谱. 北京: 人民卫生出版社, 2011.

[59] Fuchsig E. Ueber experimentelle fettembolie. Zeitschrift Für Experimentelle Pathologie Und Therapie, 1910, 7 (3): 702-715.

[60] Heydt R V D, Vogt A. Lehrbuch und Atlas der Spaltlampenmikroskopie des lebenden Auges. Acta Ophthalmologica, 2010, 20 (3-4): 415-416.

[61] Lisch W, Seitz B, Janecke A. Fuchs endothelial corneal dystrophy//Encyclopedia of Molecular Mechanisms of Disease (Corneal Dystrophies). Heidelberg-New York: Springer, 2009.

[62] Krachmer J H, Purcell J J, Young C W, et al. Corneal endothelial dystrophy. A study of 64 families. Archives of Ophthalmology, 1978, 96 (11): 2036-2039.

[63] Waring G O, Rodriques M M, Laibson P R. Corneal dystrophies. II. Endothelial dystrophies. Surv Ophthalmol, 1978, 23 (3): 147-168.

[64] Shimizu S, Krafchak C, Fuse N, et al. A Locus for Posterior Polymorphous Corneal Dystrophy (PPCD3) Maps to Chromosome 10. American Journal of Medical Genetics Part A, 2004, 130A (4): 372-377.

[65] Aldave A J, Rayner S A, Salem A K, et al. No pathogenic mutations identified in the COL8AI and COL8A2 genes in familial Fuchs corneal dystrophy. Invest Ophthalmol Vis Sci, 2006, 47 (9): 3787-3790.

第四节 先天性白内障

先天性白内障是指出生后即存在、或出生后逐渐形成的先天遗传或发育障碍的白内障。它是儿童时期较常见的一种眼病，虽然现在手术技术不断发展使该病能被治疗，但其仍然是造成儿童失明和弱视的重要原因[1-2]。据天津、上海和北京儿童盲致盲原因的调查提示，22%~30%盲童是由先天性白内障所致，占盲目原因的第二位。

先天性白内障可以是家族性或散发；可以单眼或者双眼发病；可以伴发其他眼部或全身其他先天性异常，也可以只表现为晶状体混浊的单一异常。新生儿中，单纯先天性白内障的发病率约为1∶1918[3]。根据晶状体混浊的形态和部位，先天性白内障可以分为前极白内障、后极白内障、核性白内障、绕核白内障、粉尘状白内障、膜性白内障、缝状白内障、冠状白内障、硬核液化白内障、全白内障和珊瑚状白内障等[4]。

大约50%的先天性白内障是遗传性的。遗传性先天性白内障有着明显的遗传异质性，即同一基因突变可以有不同的临床表现，而同一临床表现可源于不同的致病基因突变。遗传性先天性白内障有三种不同遗传方式：常染色体显性遗传（ADCC）、常染色体隐性遗传（ARCC）和X连锁隐性遗传（XRCC）。其中以ADCC型最多见，约占遗传性先天性白内障的70%[4]，由于遗传性先天性白内障疾病相关基因不会致命，不影响生育，因此外显率很高，并可以连续传代。

【典型病例11】

一个五代遗传白内障家系（图2-4-1），成员均为回族，共有患者18名，其中3名已去世，现有15名患者中年龄最大的为79岁（Ⅲ2），最小的为8岁（Ⅴ12），所有患者在2008年以前均已行白内障手术。行白内障手术时，年龄最大的为44岁（Ⅲ2），最小的为3岁（Ⅴ12）。该家系中除一名患者外，其余患者的最佳矫正视力均低于0.3，部分患者合并高度近视、眼球震颤及斜视（表2-4-1）。

表2-4-1 先天性白内障家系临床资料

患者	性别	年龄/岁	白内障手术年龄/岁	矫正视力		高近	眼震	斜视
				右眼	左眼			
Ⅲ2	女	77	44	0.1	0.15	有	有	有
Ⅲ7	男	65	31	0.8	0.7	有	无	无
Ⅲ12	女	52	31	0.15	0.12	有	有	有
Ⅳ8	女	42	23	0.2	0.1	有	有	有
Ⅳ10	女	37	22	0.06	0.1	无	有	有
Ⅳ24	女	24	6	0.2	0.2	无	有	有
Ⅴ11	女	13	4	0.2	0.3	无	有	有
Ⅴ12	女	6	3	0.15	0.15	无	有	有

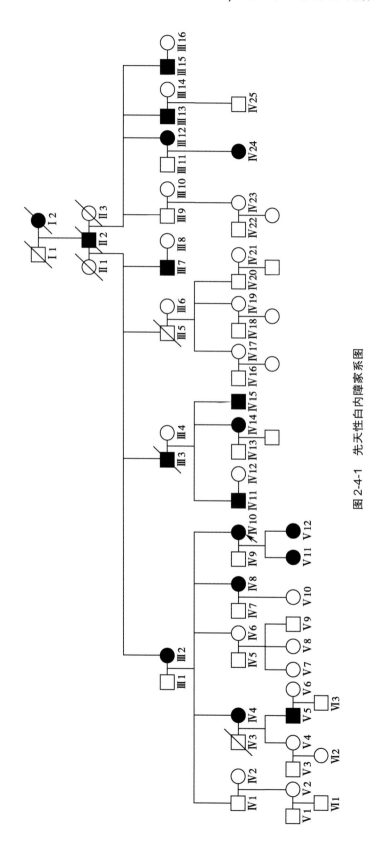

图 2-4-1 先天性白内障家系图

基因检测结果和分析：选取了家系中先证者（Ⅳ10）、家系另两名患者Ⅲ7和Ⅳ24以及家系正常成员Ⅴ10进行了目标区域测序，对于测序结果进行筛选，最终确定了8个候选基因位点（表2-4-2），其中5个在非编码区，3个在编码区，涉及6个基因，这些基因中有2个为常染色隐性遗传先天性白内障的致病基因。

结合该家系显性遗传的模式，最终确定 *CRYGD* 基因上的两个位点为候选致病突变位点（表2-4-2）。利用PCR和直接测序技术在家系其他成员中进行验证，发现 *CRYGD* 基因P24T突变在该家系中呈现共分离状态（图2-4-2），同时在300例对照组中未检测到该突变位点，证实 *CRYGD* 基因的P24T突变系该家系的致病原因。

表2-4-2 候选致病性突变位点

染色体	位置	基因	遗传方式	dbSNP	1000 genome	Hapmap
1	16482520	*EPHA2*	AD	not_in_dbSNP	0	not_in_hapmap
2	208988920	*CRYGD*	AD	not_in_dbSNP	0.0073	not_in_hapmap
2	208989018	*CRYGD*	AD	no_freq	0	not_in_hapmap
3	133185521	*BFSP2*	AD	no_freq	0	not_in_hapmap
11	31811645	*PAX6*	AD/AR	not_in_dbSNP	0	not_in_hapmap
11	31811669	*PAX6*	AD/AR	not_in_dbSNP	0	not_in_hapmap
18	77474714	*CTDP1*	AR	not_in_dbSNP	0	not_in_hapmap
22	27004124	*CRYBB1*	AR	not_in_dbSNP	0	not_in_hapmap

AD：常染色显性遗传；AR：常染色隐性遗传

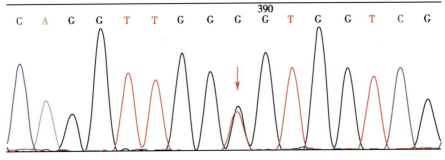

图2-4-2 *CRYGD* 基因的P24T突变（箭头所示G-T突变）

【临床表现】

1. 症状 婴幼儿主要症状为白瞳症。

2. 体征 不同程度的视力下降，晶状体呈现各种形态的混浊，可继发斜视、眼球震颤，同时可并发眼部其他先天异常，如先天性小眼球、先天性无虹膜或虹膜缺损、瞳孔残膜、大角膜、圆锥角膜、晶状体脱位、晶状体缺损、脉络膜缺损、原始玻璃体增生症、永存玻璃体动脉等。

3. 分型 先天性白内障因晶状体混浊的部位、形态和程度不同，形态学表现各异。常见的类型有膜性、核性、绕核性、前极、后极、粉尘状、点状、盘状（Coppock白内障）、缝状、珊瑚状、花冠状、硬核液化和全白内障等。

【诊断要点】

先天性白内障通常多发生在胎儿核以内、前后囊和"Y"字缝附近，多在出生后即存在，个别迟至婴儿甚至青春期才趋于明显。为明确先天性白内障病因，需行以下实验室检查：

1. 先天性白内障合并其他系统的畸形　这类患者有可能是染色体病，因此要完成染色体核型分析和分带检查。

2. 糖尿病、新生儿低血糖症　应查血糖，尿糖和酮体。

3. 肾病合并先天性白内障　应查尿常规和尿氨基酸，以明确是否为 Lowe 综合征、Alport 综合征等。

4. 苯丙酮尿症　尿苯丙酮酸检查阳性，尿的氯化铁试验阳性。

5. 甲状旁腺功能低下　血清钙降低、血清磷升高，血清钙低于 1.92mmol 时有低钙性白内障发生。

6. 半乳糖血症　除了进行半乳糖尿的筛选以外，应查半乳糖-1-磷酸尿苷酰移酶和半乳糖激酶。

7. 同型胱氨酸尿症　应做同型胱氨酸尿的定性检查，氢硼化钠试验阳性可以确诊本病。

8. 氨基酸测定　应用氨基酸自动分析仪测定血氨基酸水平，可以诊断某些代谢病合并先天性白内障，如同型胱氨酸尿症、酯氨酸血症。

9. 风疹综合征　母亲感染风疹病毒后，取急性期或恢复期血清，测血清抗体滴度，如果高于正常 4 倍，则为阳性结果。

【鉴别诊断】

1. 早产儿视网膜病变　发生于低体重的早产儿，有吸氧史，通常为双眼发病。

2. 永存增生原始玻璃体　患儿足月顺产，多为单眼患病，患眼眼球小、前房浅、晶状体比较小、睫状突很长可达到晶状体的后极部，晶状体后有血管纤维膜，其上血管丰富。后极部晶状体混浊，可有虹膜-晶状体隔向前推移。

3. 视网膜母细胞瘤　儿童时期最常见的眼内恶性肿瘤，有白瞳症，眼底检查多数能够见到实性隆起病灶，B 超显示玻璃体内弱或中强回声光团，CT 可有钙化斑的表现。

4. 外层渗出性视网膜病变　视网膜有黄白色轻度隆起的病灶，表面有新生血管和微血管瘤，毛细血管扩张，严重者因视网膜广泛脱离而呈现白瞳症。

【发病机制】

先天性白内障的发病机制十分复杂，研究表明其与环境、遗传因素等有关，也有部分病例发病机制不明。环境因素多指患者在母体妊娠期中，由于母体接触毒物、放射性物质、或母体服用某些药物后，影响了胎儿晶状体上皮细胞的正常生长，干扰晶状体细胞正常代谢，影响蛋白合成等导致晶状体出现混浊。环境因素引起的先天性白内障多为散发病例，不存在家族集聚性。营养不良及代谢障碍是儿童白内障的另一主要原因，如母体妊娠期糖尿病、甲亢、贫血、低钙、低维生素 A、晚期缺氧等，以及新生儿代谢紊乱如低血糖、甲状旁腺功能低下、半乳糖血症等。家族中多发的先天性白内障，一般多与遗传因素相关。

【遗传学】

在遗传因素中，基因突变占了大部分比例，线粒体异常或染色体变异占小部分比例。到目前为止，超过 25 个独立基因位点和 35 个与白内障相关的基因被证实与常染色体显性先天性白内障相关[5]，这些基因大致可以分为 5 类：①编码晶状体蛋白的基因：*CRYAA*、*CRYAB*、

CRYBA1/A3、*CRYBA4*、*CRYBB1*、*CRYBB2*、*CRYGC*、*CRYGD* 和 *CRYGS*[6-14];②编码膜转运和通道蛋白的基因:*GJA3*、*GJA8* 和 *MIP*[15-17];③编码细胞骨架蛋白的基因如 *BFSP2*;④编码转录因子的基因如 *PITX3* 和 *HSF4*[18-19];⑤其他一些基因,如 *CHMP4B* 和 *EPHA2*[20]。突变基因通过影响晶状体蛋白编码、细胞信号传导、细胞骨架等方式,造成晶状体混浊,引起先天性白内障。但是之前关于上述这些基因的研究报道所发现的绝大多数突变都属于错义突变和无义突变[21],而真正与先天性白内障发病有关的致病性基因突变较少见。

【治疗】

1. 对造成瞳孔区遮挡的白内障,经视功能评价后应尽早手术治疗,为了防止术后后发性白内障的发生,应同时行晶状体后囊切开和前部玻璃体切割术,根据病情同期或二期植入人工晶状体。

2. 术后根据患儿屈光状态及时验光配镜,配戴框架眼镜或角膜接触镜矫正,辅助进行弱视训练,对单眼白内障或双眼白内障术后两眼视力相差悬殊的病例,还需进行遮盖治疗。

3. 微创白内障吸除术联合内源性干细胞晶状体再生技术 中山眼科中心刘奕志教授及其团队开创了该技术,术中将撕囊口的面积缩小并移至周边,以保留更多的晶状体上皮干细胞和囊膜,术后 5 个月能够再生出几乎与正常晶状体结构类似且具有相应屈光功能的晶状体,该技术的应用为先天性白内障手术的发展带来一个革命性的进展[21]。

(容维宁)

参 考 文 献

[1] Scott M H, Hejtmancik J F, Wozencraft L A, et al. Autosomal dominant congenital cataract. Interocular phenotypic variability. Ophthalmology, 1994, 101(5): 866-871.

[2] Hejtmancik J F. The genetics of cataract: our vision becomes clearer. Am J Hum Genet, 1998, 62(3): 520-525.

[3] Lambert S R, Drack A V. Infantile cataracts. Surv Ophthalmol, 1996, 40(6): 427-458.

[4] Hejtmancik J F, Smaoui N. Molecular genetics of cataract. Dev Ophthalmol, 2003, 37(48): 67-82.

[5] Shiels A, Hejtmancik J F. Genetic origins of cataract. Arch Ophthalmol, 2007, 125(2): 165-173.

[6] Litt M, Kramer P, LaMorticella D M, et al. Autosomal dominant congenital cataract associated with a missense mutation in the human alpha crystallin gene CRYAA. Hum Mol Genet, 1998, 7(3): 471-474.

[7] Berry V, Francis P, Reddy M A, et al. Alpha-B crystallin gene(CRYAB)mutation causes dominant congenital posterior polar cataract in humans. Am J Hum Genet, 2001, 69(5): 1141-1145.

[8] Kmoch S, Brynda J, Asfaw B, et al. Link between a novel human gammaD-crystallin allele and a unique cataract phenotype explained by protein crystallography. Hum Mol Genet, 2000, 9(12): 1779-1786.

[9] Billingsley G, Santhiya S T, Paterson A D, et al. CRYBA4, a novel human cataract gene, is also involved in microphthalmia. Am J Hum Genet, 2006, 79(4): 702-709.

[10] Sun H, Ma Z, Li Y, et al. Gamma-S crystallin gene(CRYGS)mutation causes dominant progressive cortical cataract in humans. J Med Genet, 2005, 42(9): 706-710.

[11] Padma T, Ayyagari R, Murty J S, et al. Autosomal dominant zonular cataract with sutural opacities localized to chromosome 17q11–12. Am J Hum Genet, 1995, 57(4): 840-845.

[12] Mackay D S, Boskovska O B, Knopf H L, et al. A nonsense mutation in CRYBB1 associated with autosomal dominant cataract linked to human chromosome 22q. Am J Hum Genet, 2002, 71(5): 1216-1221.

[13] Litt M, Carrero-Valenzuela R, LaMorticella D M, et al. Autosomal dominant cerulean cataract is associated with a chain termination mutation in the human beta-crystallin gene CRYBB2. Hum Mol Genet, 1997, 6(5): 665-668.

[14] Heon E, Priston M, Schorderet D F, et al. The gamma-crystallins and human cataracts: a puzzle made clearer. Am J Hum Genet, 1999, 65(5): 1261-1267.

[15] Mackay D, Ionides A, Kibar Z, et al. Connexin46 mutations in autosomal dominant congenital cataract. Am J Hum Genet, 1999, 64(5): 1357-1364.

[16] Shiels A, Mackay D, Ionides A, et al. A missense mutation in the human connexin50 gene (GJA8) underlies autosomal dominant "zonular pulverulent" cataract, on chromosome 1q. Am J Hum Genet, 1998, 62(3): 526-532.

[17] Berry V, Francis P, Kaushal S, et al. Missense mutations in MIP underlie autosomal dominant 'polymorphic' and lamellar cataracts linked to 12q. Nat Genet, 2000, 25(1): 15-17.

[18] Semina E V, Ferrell R E, Mintz-Hittner H A, et al. A novel homeobox gene PITX3 is mutated in families with autosomal-dominant cataracts and ASMD. Nat Genet, 1998, 19(2): 167-170.

[19] Bu L, Jin Y, Shi Y, et al. Mutant DNA-binding domain of HSF4 is associated with autosomal dominant lamellar and Marner cataract. Nat Genet, 2002, 31(3): 276-278.

[20] Ramachandran R D, Perumalsamy V, Hejtmancik J F. Autosomal recessive juvenile onset cataract associated with mutation in BFSP1. Hum Genet, 2007, 121(3-4): 475-482.

[21] Lin H, Ouyang H, Zhu J, et al. Lens regeneration using endogenous stem cells with gain of visual function. Nature, 2016, 7594(531): 323-328.

第五节 青光眼

一、原发性先天性青光眼

原发性先天性青光眼（primary congenital glaucoma, PCG）是一种小儿青光眼，从出生到3岁期间都可发生，占青光眼患者的1%～5%。

【临床分型】

原发性先天性青光眼根据发病年龄可分为三种类型[1]：从出生到2个月为原发性先天性青光眼；从2个月到2～3岁为原发性婴幼儿型青光眼；3岁以后的为原发性幼儿型青光眼。这三种遗传性青光眼都是由于小梁网和前房角发育异常引起的[2]。

【临床特点】

原发性先天性青光眼的临床特点包括眼压升高、眼球扩张，特别是眼前段的扩张；溢泪（水眼）、角膜水肿、混浊；角膜后弹力层破裂（Haab条纹）；前部巩膜变薄和虹膜萎缩；异常深前房；眼后段除了视神经进行性萎缩外其余结构正常；除此之外还伴有畏光、眼睑痉挛等[3]。

【发病机制】

原发性先天性青光眼确切的发病机制还未被证实。但是"小梁网组织增厚"这一观点被普遍认可，小梁网组织增厚会使小梁网空间变窄、房水流出减少。在妊娠第7个月时，患儿虹膜、睫状肌、房角结构发育停滞，导致患儿出生时，虹膜、睫状体位置靠前，叠加于小梁网之上，从而减少了房水引流[4]。

【遗传学】

大多数先天性青光眼患者是散发病例，表现为逐渐降低的外显率。大约 10% 的病例遗传倾向明显，表现为常染色体隐性遗传。

（一）基因座

迄今为止人们通过典型家系的连锁分析，共找到三个与原发性先天性青光眼相关的基因座 GLC3A、GLC3B、GLC3C，其中已经确认位于 GLC3A 基因座上的 *CYP1B1* 基因为致病基因，而在其他两个基因座上仍未找到致病基因。

1. GLC3A　Sarfarazi[5] 等用连锁分析从 17 个土耳其家系中得到第一个先天性青光眼基因座：GLC3A，定位于 2p21，D2S1788/D2S1325-D2S1356，其中 11 个家系符合该位点。该研究中的患儿全部为 6 个月内首诊、双眼发病、不伴有任何其他先天发育异常、且患者多为近亲结婚的后代。Stoilov 等利用同一批资料，在其中的 5 个家系中首次发现了 *CYP1B1* 基因（细胞色素 P450，1 家族，B 亚家族，多肽 1）的突变，从而确认该基因为先天性青光眼的致病基因。*CYP1B1* 基因定位于 2p21-22，由三个外显子（371bp，1 044bp，3 707bp）和两个内含子（390bp，3 032bp）组成，其转录子长度为 5.1kb，编码区从第二外显子开始，编码的蛋白质长 543 氨基酸，是一种膜结合蛋白，为细胞色素 P450、1 家族、B 亚族的唯一成员。CYP1B1 蛋白 C 端半侧具有细胞色素 P450 家族的保守核心结构（conserved core structures，CCS），包括四个螺旋束（helix bundles）（螺旋 K，螺旋 I，螺旋 L，反平行螺旋 E），螺旋 J，螺旋 K，β 折叠 1，β 折叠 2，血红素结合域（heme-binding region）以及紧邻血红素结合域的曲折区域（meander region）。这些保守结构被认为参与了和血红素结合的重要功能。CYP1B1 蛋白的 N 端为含有疏水氨基酸残端的跨膜区域，紧邻该区域的是富含脯氨酸的铰链区域（hinge region），该结构域具有保持跨膜区和胞质区的曲折柔韧性的能力。

2. GLC3B　继 Sarfarazi 等从 17 个家系的 11 个中分离得到 GLC3A 后，Akarsu[6] 等从剩余的 6 个家系和另外新入选的 2 个家系，通过连锁分析找到了第二个先天性青光眼的基因座：GLC3B，定位于 1p36.2-p36.1，D1S1597/D1S489/D1S228-D1S1176/D1S507/D1S407，约 3cm。其中有 4 个家系符合该位点。目前该位点内尚未找到致病基因。

3. GLC3C　由于上述研究中仍剩余 2 个家系未得到定位，预示着一定存在第三个先天性青光眼的基因座。Stoilov[7] 和 Sarfarazi 利用一个多代的常染色体隐性遗传的先天性青光眼家系，分离得到 GLC3C，定位于 14q24.3，D14S61-D14S1000，约 2.9cm。目前该基因座内也未找到致病基因。

（二）*CYP1B1* 基因的突变

CYP1B1 自被发现之日起，在各人种人群的先天性青光眼筛查中都会有新的突变不断被发现。与其他 2 个青光眼相关致病基因（*MYOC，OPTN*）一样，CYP1B1 的突变率在具有家族史的患者中明显高于散发病例。

不同的突变因其所处的位置不同，会产生不同的效应。CYP1B1 的突变大多位于富含脯氨酸的铰链区和保守核心区，从而影响到分子的正确折叠、与血红素结合的能力、形成复合物的稳定性及对底物的作用等。

（三）先天性青光眼遗传异质性

最初 CYP1B1 被认为仅是引起原发性先天性青光眼的致病基因，但实际上 *CYP1B1* 基因的突变引起的表型改变比原先预想的更宽。Vincent 等在一个常染色体显性遗传的开角型青光眼家系中同时发现了 MYOC 和 CYP1B1 的突变，携带 MYOC 突变的患者平均发病年龄为 51 岁，而同时携带两个基因突变的患者的发病年龄则提前至 27 岁，从而提出 CYP1B1 可能对 MYOC 起修饰作用，两者的共同作用导致疾病的早发。Melki 等在 236 例开角型青光眼患者中筛查 CYP1B1 基因，发现了 11 例患者携带突变，其中 10 例是杂合突变。而 Vincent、Churchill 和 Yeung 则均在 Peters 异常中发现 CYP1B1 的突变（Val432Arg/ Leu）。除外种族和人群因素，CYP1B1 基因的突变只能解释部分先天性青光眼的发病，这提示必然存在其他相关的致病基因，它们或者独立致病，或者起修饰作用。Chakrabarti 等及 Kaur 等在个别先天性青光眼患者中筛查到 MYOC 基因的点突变，并且 Kaur 等还发现一例先天性青光眼患者同时携带 CYP1B1（Arg368His）和 MYOC（Gln48His）的突变。

（四）基因治疗前景

原发性先天性青光眼发病于婴幼儿时期，严重危害患儿的视力。对该病的遗传学研究认为其属于复杂性遗传性疾病。CYP1B1 目前作为唯一的先天性青光眼的相关致病基因仅能解释部分病例，并且在不同的人群人种中差异显著，因此不断通过新的典型家系和大量病例寻找未知的致病基因，并在功能上不断深入研究 CYP1B1 与其他基因的互相作用，仍是今后的研究方向。

而且对于先天性青光眼的遗传学研究旨在建立明确的基因型和表型的对应关系，以期预测该病的发生发展及治疗效果。

不可否认，先天性青光眼中小梁网的缺陷畸形会引起眼压升高，而升高的眼压会引起视神经损害，因此，降低眼压来阻止神经轴突缺失从而防止致盲很重要。

二、原发性开角型青光眼

原发性开角型青光眼（primary open angle glaucoma，POAG）可有视神经和筛板的损害，而且眼压超出了统计学上的正常范围。临床上分为青少年型原发性开角型青光眼（juvenile open angle glaucoma，JOAG）和成人型原发性开角型青光眼。其中 JOAG 通常的诊断年龄在 35 岁以下，常是高眼压患者，并且临床症状严重。有研究显示 30% 的青少年型和成人型青光眼患者至少有一个直系亲属患病。这种遗传方式属于外显率较低的常染色体显性遗传，男女均受累，通常女性较男性更易受累，提示性别因素在基因表达中的作用。另外一些导致供应视神经血流不稳定的独立危险因素如高血压、糖尿病、近视等将进一步加剧青光眼致病基因的影响。

【临床分型】

（一）青少年型原发性开角型青光眼（JOAG）

JOAG 是一种严重的、快速进展的疾病。其临床特征包括早期发病伴有高眼压，属于常染色体显性遗传，有研究报道美国发病率为 1∶50 000[8]。病理切片检查显示在前房和 Schlemm 管之间的组织增厚，细胞外间质有异常的沉积物[9]。鉴于 JOAG 独特的临床表现和遗传方式，可以作为理解青光眼遗传模式的关键模型。尽管 JOAG 的遗传分子机制未完全阐明，但是通过孟德尔遗传规律和大的家系研究，我们仍然可得到基因遗传方面的很多信息，其中基因连锁分析方法是 JOAG 基因定位的一个重要工具，目前世界范围内 JOAG 患者已经被发现了 MYOC 和 CYP1B1 的基因突变。

（二）成人型原发性开角型青光眼

青光眼患者中很大一部分是POAG,而且发病形式多样化[10]。POAG患者有如下特点:中老年发病、缓慢进展的视神经损害和视野缺失[11]。

POAG是一种终生疾病,双眼患病并且非对称性[12]。临床上常通过视神经和视野检查发现,视盘和视网膜神经纤维结构的改变导致视野异常[13]。POAG视盘形态可以持续改变进而导致视野缺失的进一步恶化[14]。患者通常在视野异常或缺失之前就存在视神经纤维层的结构改变,但是有时候情况也相反[10]。在POAG中,眼压升高对视神经病理损害起着关键作用,因此降低眼压能减少开角型青光眼视野缺失的风险[15]。

（三）POAG患病风险因素

无可置疑,眼压升高是青光眼最主要的危险因素,但并不是全部。人群研究表明年龄是POAG的另一个危险因素,年龄越大,患病概率越高。

全身性疾病中糖尿病是POAG的一个危险因素,有研究显示罹患糖尿病患者得POAG的相对风险系数是2.8。而高血压作为影响因素又分为两个阶段:在疾病早期可以保护视网膜神经节细胞,后期则起破坏作用。因为在早期时,升高的血压还没有损害小血管,但通过增加血流量而达到保护视网膜神经节细胞的作用。经过一段时间后,高血压导致小血管破坏、血流阻力增加,而使神经节细胞和轴突受到损害。灌注压是POAG的另一个全身危险因素,灌注压与血压和眼压的影响不同,低灌注压的患者得POAG的风险是正常人的5.5倍[16]。

有研究证明POAG的发生与近视也存在关联,在任何年龄段,近视眼的人都更易罹患POAG。

除此之外,更为重要的是青光眼家族史则使其患病风险提高,有研究表明POAG患者亲属患病风险高出正常人10倍[17]。

【遗传学】

迄今至少已经发现22个基因与POAG相关联,其中14个基因被命名为GLC1A～GLC1N。目前从这些基因中只鉴定出3个致病基因,即myocilin（MYOC/GLC1A）、optineurin（OPTN/GLC1E）和WD repeat domain 36（WDR36/GLC1G）[18]。一部分POAG遵循孟德尔遗传定律,还有相当大一部分起因于几个基因的变异,每个基因都起了一小部分的作用。除了致病基因,至少还有16种POAG相关基因,包括载脂蛋白E（apolipoprotein E,ApoE）、视神经萎缩1（optic atrophy 1,OPA1）、肿瘤蛋白p53（tumor protein p53,TP53）、肿瘤坏死因子（tumor necrosis factor,TNF）和细胞色素P4501B1（cytochrome P450 family 1,subfamily B,polypeptide 1,CYP1B1）等。

（一）*MYOC*基因突变在POAG发病中的作用

MYOC蛋白的功能目前尚不清楚。根据其cDNA结构特点以及在眼部的分布情况,推测MYOC蛋白可能通过以下几种途径参与POAG的发病过程。

1. 通过在小梁网聚集增加房水流出的阻力　MYOC蛋白除结合于细胞表面外,还可以与糖胺聚糖、透明质酸及其他一些糖蛋白（如纤维连接蛋白、层粘连蛋白等）相互结合形成无定型基质。该基质分布于小梁组织中,参与形成房水流出的阻力。体外培养的小梁细胞在激素作用下,于培养液中可检测出大量修饰后MYOC蛋白。眼内在某种因素（环境/遗传）诱导下生成的这种蛋白或蛋白复合物亦可能分布于小梁网间隙,而成为房水流出受阻、眼压升高的病理基础。因此,这种病变在一定（特异）蛋白酶消化降解下有望得到改善。有研究表明：在动物眼内注射硫酸软骨素（黏蛋白）可使眼压升高，相应病理改变有小梁硬化、小梁网间隙变窄及小梁网中布满细胞外基质。而注射硫酸软骨素酶 ABC、透明质酸酶等糖胺聚糖降解酶，可降解小梁组织中一些基质而使房水流出阻力下降。Fautsch 等发现，重组的 MYOC 蛋白可能通过增加小梁网细胞外基质的沉积而增加房水流出的阻力，进而引起眼压升高。Filla 等检测培养的人眼小梁细胞 MYOC 蛋白的表达，发现 MYOC 蛋白通过与纤维连接蛋白的肝素-II区域相互作用，可以调节小梁细胞与细胞外基质的黏附，从而对小梁网的阻力产生影响。Joe 等认为突变的 MYOC 蛋白在小梁细胞内质网中聚积会导致内质网受压以及毒性作用，从而引起小梁细胞功能障碍，进而引起眼压升高。

2. MYOC 蛋白可能通过影响葡萄膜-巩膜途径而对房水的外流产生影响　已证实 MYOC 蛋白在睫状肌表达，因此推测 MYOC 有可能通过影响睫状肌进而对房水经葡萄膜-巩膜途径外流产生影响。

3. MYOC 对视神经的影响　最初人们认为 MYOC 是通过影响小梁网的功能而对青光眼的发病产生影响。随着深入的研究，Karali 等发现 MYOC 蛋白在巩膜筛板、视神经、视网膜神经节细胞轴突以及星型胶质细胞中均有表达，推测 MYOC 可能在巩膜筛板对视神经轴突的功能及存活产生影响，进而在青光眼的发病过程中产生作用。Swiderski 等发现在视神经鞘、包围视神经的软硬脑膜及血管周围的组织中都有 MYOC 的表达，认为 MYOC 有可能通过改变视神经的结构、代谢以及营养支持而增加视神经对青光眼损害的易感性，从而导致青光眼的视神经损害。

（二）*OPTN* 基因在 POAG 发病中的作用

OPTN 基因是第二个被认为与 POAG 有关的基因。optineurin 蛋白的功能以及与青光眼发生的病理机制还不清楚。研究表明，无论在体外的 GST 蛋白黏附测验，还是在体内的免疫沉淀试验都能观察到 FIP2 与 E3-14.7K 蛋白相互作用。FIP2 能引起 E3-14.7K 重新分布到细胞核的周围。试验中还发现 FIP2 的表达能被 TNF-α 诱导，并表现出时间依赖的方式。推测 FIP2 可能是 TNF-α 信号途径中一个重要的组成部分。体外培养小梁细胞在地塞米松、模拟高眼压环境、TNF-α 刺激条件下，*OPTN* 基因表达明显增高，证实 optineurin 蛋白可能与视神经及小梁网保护以及维持眼压有关。optineurin 蛋白可与多种蛋白相互作用形成复合体，调节细胞膜的交通和细胞形态的形成。Rezaie 等认为野生型 optineurin 蛋白通过 TNF-α 的信息传导通路发挥保护视神经的作用，在青光眼患者中，突变的 optineurin 蛋白正常保护作用消失，引起视力下降、视野缺损等一系列改变。Kamphuis 等的报道则相反，认为 optineurin 蛋白在人小梁网的表达不随眼压升高而改变。在人眼的灌注模型中，24 小时内灌注压从 10mmHg 升高到 30mmHg，optineurin 蛋白在小梁网的表达不随灌注压的升高而改变，故认为 optineurin 蛋白不参与眼压升高时的房水引流机制。其他研究发现，*OPTN* 基因在细胞胞吐作用和高尔基体形成过程中发挥重要作用，可能与 fas-配体介导的凋亡途径有关。optineurin 蛋白为分泌型蛋白，其突变后 optineurin 蛋白的减少可能导致青光眼性视野缺损和视神经病变，也可能造成 optineurin 蛋白结构的变化而改变该基因的功能，从而使其拮抗凋亡的作用丧失，产生青光眼病理损害。

（三）*WDR36* 基因在 POAG 发病中的作用

WDR36 是 WD40 重复蛋白家族成员，WD 重复蛋白家族中的成员参与细胞形成的各个过程，包括细胞周期的进展、转导、凋亡及基因调节。其功能以及在正常眼压性青光眼中的作用尚不清楚，但 WDR36 已经被证实参与 T 细胞的活化过程。研究提示某些青光眼患者可能发生依赖 IL22 的细胞免疫性改变[19]。有假说提出，在人和小鼠青光眼模型中，T 细胞介导的反应参与青光眼相关的视神经退行性改变。为了更深入了解 WDR36 在青光眼发生中所起的作用，有必要了解 IL22 对它的调控作用以及它与 T 细胞活性的关系。目前研究证明 WDR36 与 POAG 的形成与发展有关，关于 *WDR36* 基因突变与 POAG 发病关系的研究较少，而且不同的研究有不同的结果。*WDR36* 基因所编码蛋白的功能及其在 POAG 发病中的作用目前尚不清楚。

近年来，对 POAG 遗传相关基因的研究很多，但仍存在很多问题：①目前只发现与之相关的 3 个基因，但这 3 个相关基因在 POAG 发生机制方面的尚不清楚；② POAG 遗传基因存在地区差异性，研究所得基因缺乏全面性及针对性，不能代表普遍现象；③ OPTN 是不是 POAG 的第二个致病基因还存在争议，*MYOC* 和 *OPTN* 基因之间可能产生相互作用，但具体原因也未明确；④基因靶向技术的应用需要有具体的致病基因，但致使 POAG 产生的基因多样且十分复杂，每个患者突变基因不同，因此很难应用于临床。相信随着分子生物学的发展，对青光眼相关致病基因研究将会更加深入和清晰。

复旦大学附属眼耳鼻喉科医院孙兴怀教授领衔的青光眼遗传学研究小组与四川省人民医院、香港中文大学、新加坡国立眼科中心等单位合作，经近 3 年研究和多方面的论证，首次发现原发性开角型青光眼的发病与体内 *ABCA1* 基因变异存在显著关联[20]。该成果为原发性开角型青光眼治疗提供了新思路，引起世界眼科界关注。

三、原发性闭角型青光眼

青光眼是全球第二大致盲眼病，中国最常见的青光眼类型是原发性闭角型青光眼（primary angle-closure glaucoma, PACG），由于该疾病致盲的不可逆性，因此对家庭和社会造成严重负担。PACG 是一类复杂的多基因疾病，由多个基因和环境共同作用，其发病与遗传密切相关，因此与 PACG 相关的致病基因的研究仍然是近几年研究的热点。

【PACG 的危险因素】

PACG 的危险因素主要包含解剖因素、年龄、性别、人种、环境、遗传等。其发病机制和晶状体、虹膜、房角之间的解剖空间关系有关。Lin 等研究显示具有较短眼轴、较浅前房、较厚晶状体的人更易患 PACG[21]。Casson 等从解剖学角度看 PACG 是由于虹膜和小梁网的粘连，导致房水在小梁网处的外流通道堵塞所致[22]。研究表明 PACG 的患病率随着年龄的增加而增加[23]，这可能是因为随着年龄的增加，晶状体变厚并向前移动，导致房角狭窄所致[24]。同时大量研究显示 PACG 患者中女性患病率更高，推测原因可能是女性比男性更长寿[25]。而流行病学调查情况显示 PACG 患病率在中国人群中最高，其次是日本人群，最少的是欧洲和印度人群[25]。Lowe 等发现 PACG 患者的兄弟姊妹有异常高的 PACG 发病率，表明遗传因素是 PACG 的一个重要危险因素[26-27]。

其他研究也显示 PACG 患者兄弟姐妹患病率明显高于普通人群，并且 PACG 患者中的一级亲属有 6～9 倍发生 PACG 的风险，证明其明显的遗传倾向[9]。

（一）PACG 全基因组关联研究

2012 年 Vithana 等[28]进行全基因组关联分析（genome-wide association study, GWAS）发现了 3 个与 PACG 相关的易感位点：*PLEKHA7* 基因中的 rs11024102、*COL11A1* 基因中

的 rs3753841 以及位于 8 号染色体长臂上的 ST18 和 PCMTDI 基因之间的 rs1015213,其中 PLEKHA7 基因编码黏着连接蛋白,推测 PLEKHA7 基因中的 rs11024102 突变可能导致 PACG 患者眼内房水动力学发生改变[10]。COL11A1 基因编码 XI 型胶原两个 α 链中的一条,COL11A1 可以在小梁网细胞表达,这种表达对调节房水的排出可能非常重要[29]。ST18 编码致瘤 18 蛋白的抑制蛋白,已被证明在乳腺癌细胞系中显著下调[27]。连锁不平衡分析显示 rs1015213 与 PCMTD1 基因在同一个单倍体,说明 PCMTD1 有可能是 PACG 的易感基因。近年来多项研究试图验证上述三个易感基因,但在不同人群中结果不一致[30-33]。

(二) PACG 的候选基因研究

基质金属蛋白酶 -9(matrix metalloproteinase-9,MMP-9)参与细胞外基质(extracellular matrix,ECM)的重塑。而 ECM 被认为是影响眼球轴长的一个重要的决定因素[34]。关联研究结果显示多个 MMP9 基因中的单核苷酸多态性位点(single nucleotide polymorphism,SNP)与 PACG 的发生相关联。有研究在中国南方地区,MMP9 基因 rs2250889 位点与 PACG 关联,该位点被认为可能改变 MMP-9 的功能,从而影响 ECM 重塑[35]。

除此之外,其他候选基因上的 SNPs,包括肝细胞生长因子(hepatocyte growth factor,HGF),热休克蛋白 70(heat-shock protein 70,HSP70),内皮一氧化氮合酶(endothelial nitric oxide synthase,eNOS),发现了与 PACG 相关的基因标记物。最近又发现了五个新的基因位点,这些基因位点包括 EPDR1 rs3816415,CHAT rs1258267,GLIS3 rs736893,FERMT2 rs7494379 和 DPM2-FAM102A rs3739821[36-37]。

由于 PACG 是一种可能由基因和环境共同作用的多因素眼病,发病机制复杂,目前有关的易感基因研究规模太小、数量尚不够,因此需要更多国家和地区间的合作,开展大样本、多人群的关联研究。而且我们目前并不清楚这些相关基因是否是 PACG 真正的致病基因,而这些基因又如何导致病情发展,这些问题都将是未来我们的研究方向。

(刘海军)

参 考 文 献

[1] Rubin S, Marcus C. Glaucoma in childhood. Pediatr Ophthalm Ophthalm Clin North Am, 1996, 9(6): 215-216.

[2] Hutchinson B T. Congenital and Pediatric Glaucomas. American Journal of Ophthalmology, 1971, 72(2): 497-498.

[3] Francois. Congenitalglaucomaand its inheritance. Ophthalmologica, 1980, 181(2): 61-63.

[4] Allen L, Burian H M. A new concept of the development of the anterior chamber angle: its relationship to developmental glaucoma and other structural anomalies. AMA Arch Ophthalmol, 1955, 53(6): 783-798.

[5] 陈宇虹,孙兴怀. 原发性先天性青光眼的遗传学研究进展. 国际眼科纵览,2006,30(2):104-108.

[6] Stoilov I, Akarsu A N, Sarfarazi M. Identification of three different truncating mutations in cytochrome P4501B1 (CYP1B1) as the principal cause of primary congenital glaucoma (Buphthalmos) in families linked to the GLC3A locus on chromosome 2p21. Hum Mol Genet, 1997, 6(4): 641-647.

[7] Stoilov I. Cytochrome P450s: Coupling development and environment. Trends Genet, 2001, 17(11): 629-632.

[8] Turalba A V, Chen T C. Clinical and genetic characteristics of primary juvenile-onset open-angle glaucoma (JOAG). Semin Ophthalmol, 2008, 23(1): 19-25.

[9] Willoughby C E, Chan L L Y, Herd S, et al. Defining the Pathogenicity of Optineurin in Juvenile Open-Angle Glaucoma. Investigative Ophthalmology & Visual Science, 2004, 45(9): 3122-3130.

[10] Lee A G. Differentiating glaucomatous from nonglaucomatous optic atrophy. Ophthalmology, 1999, 106(5): 855.

[11] Hitchings R A. Primary surgery for primary open angle glaucoma--justified or not?. British Journal of Ophthalmology, 1993, 77(7): 445-448.

[12] McKinnon S J, Goldberg L D, Peeples P, et al. Current management of glaucoma and the need for complete therapy. Am J Managed Care, 2008, 14(1): S20-27.

[13] Quigley H A. New paradigms in the mechanisms and management of glaucoma. Eye(London), 2005, 19(12): 1241-1248.

[14] Keltner J L, Johnson C A, Anderson D R, et al. The association between glaucomatous visual fields and optic nerve head features in the Ocular Hypertension Treatment Study. Ophthalmology, 2006, 113(9): 1603-1612.

[15] Weih L M, Nanjan M. McCarty C A, et al. Prevalence and predictors of open angle glaucoma results from the visual impairment project. Ophthalmology, 2001, 108(11): 1966-1972.

[16] Blumenthal E Z, Ticho U. Initial treatment of primary open angle glaucoma: medication, laser or surgery? Harefuah, 1998, 134(8): 631-3.

[17] Tielsch J M, Katz J, Sommer A, et al. Family history and risk of primary open angle glaucoma. The Baltimore Eye Survey. Arch Ophthalmol, 1994, 112(1): 69-73.

[18] Sheffield V C, Stone E M, Alward W L, et al. Genetic linkage of familial open angle glaucoma to chromosome 1q21-q31. Nature Genetics, 1993, 4(1): 47-50.

[19] 蔡素萍, 陈晓明, 闫乃红, 等. 青光眼分子遗传学研究进展. 中华临床医师杂志(电子版), 2011, 5(5): 1247-1261.

[20] Chen Y, Lin Y, Vithana E N. Common variants near ABCA1 and in PMM2 are associated with primary open-angle glaucoma. Nat Genet, 2014, 46(10): 1115-1119.

[21] Lin Y W, Wang T H, Hung P T. Biometric study of acute primary angle-closure glaucoma. J Formos Med Assoc, 1997, 96(11): 908-912.

[22] Casson R J, Chidlow G, Wood J P, et al. Definition of glaucoma: clinical and experimental concepts. lin Experiment Ophthalmol, 2012, 40(4): 341-349.

[23] Arkell S M, Lightman D A, Sommer A, et al. The prevalence of glaucoma among Eskimos of northwest Alaska. Arch Ophthalmol, 1987, 105(4): 482-485.

[24] Congdon N G, Quigley H A, Hung P T, et al. Screening techniques for angle-closure glaucoma in rural Taiwan. Acta Ophthalmol Scand, 1996, 74(2): 113-119.

[25] Badlani V K, Quinones R, Wilensky J T, et al. Angle-closure glaucoma in teenagers. J Glaucoma, 2003, 12(3): 198-203.

[26] Lowe R F. Primary angle-closure glaucoma: changing concepts of inheritance and environment. Trans Aust Coll Ophthalmol, 1971, 3(1): 11-17.

[27] Lowe R F. Primary angle-closure glaucoma. Inheritance and environment. Br J Ophthalmol, 1972, 56(1): 13-20.

[28] Vithana E N, Khor C C, Qiao C, et al. Genome-wide association analyses identify three new susceptibility loci for primary angle closure glaucoma. Nat Genet, 2012, 44(10): 1142-1146.

[29] Michael I, Shmoish M, Walton D S, et al. Interactions between trabecular meshwork cells and lens epithelial

cells: a possible mechanism in infantile aphakic glaucoma. Invest Ophthalmol Vis Sci, 2008, 49 (9): 3981-3987.

[30] Jandrig B, Seitz S, Hinzmann B, et al. ST18 is a breast cancer tumor suppressor gene at human chromosome 8q11.2. Oncogene, 2004, 23 (57): 9295-9302.

[31] Awadalla M S, Thapa S S, Hewitt A W, et al. Association of genetic variants with primary angle closure glaucoma in two different populations. PLoS One, 2013, 8 (6): e67903.

[32] Chen Y, Chen X, Wang L, et al. Extended Association Study of PLEKHA7 and COL11A1 With Primary Angle Closure Glaucoma in aHan Chinese Population. Invest Ophthalmol Vis Sci, 2014, 55 (6): 3797-3802.

[33] Duvesh R, Verma A, Venkatesh R, et al. Association study in a South Indian population supports rs1015213 as a risk factor for primary angle closure. Invest Ophthalmol Vis Sci, 2013, 54 (8): 5624-5628.

[34] Micheal S, Yousaf S, Khan M I, et al. Polymorphisms in matrix metalloproteinasesMMP1 and MMP9 are associated with primary open-angle and angle closure glaucoma in a Pakistani population. Mol Vis, 2013, 19 (4): 441-447.

[35] Cong Y, Guo X, Liu X, et al. Association of the single nucleotide polymorphisms in the extracellular matrix metalloprotease-9 gene with PACG in southern China. Mol Vis, 2009, 15 (149-50): 1412-1417.

[36] Sun X, Dai Y, Chen Y, et al. Primary angle closure glaucoma: What we know and what we don't know. Prog Retin Eye Res, 2017, 57 (3): 26-45.

[37] Khor C C, Do T, Jia H. Genome-wide association study identifies five new susceptibility loci for primary angle closure glaucoma. Nat Genet, 2016, 48 (5): 556-562.

第三章 视网膜、脉络膜和视神经疾病

第一节 视网膜色素变性

视网膜色素变性（retinitis pigmentosa，RP）是一组具有显著临床和遗传异质性的视网膜退行性疾病，1857年由Donder首次发现并命名[1]，主要损坏视网膜光感受器细胞和色素上皮层。RP在全球的发病率在1∶4 000左右，欧美地区人群的发病率在1∶7 000～1∶1 900范围内[2-8]，1987年胡诞宁等研究发现中国人群中RP的发病率是1∶3 784[9]，2006年北京眼科研究中心调查表明中国北方地区40岁以上人群的发病率可高达1∶1 000[10]，是较常见的致盲性眼底病之一。

RP属于单基因遗传疾病，具有高度的遗传异质性，遗传方式非常复杂。除了遵循孟德尔遗传规律，有常染色体显性遗传视网膜色素变性（autosomal dominant retinitis pigmentosa，ADRP）、常染色体隐性遗传视网膜色素变性（autosomal recessive retinitis pigmentosa，ARRP）和X连锁遗传视网膜色素变性（X-linked retinitis pigmentosa，XLRP）等遗传方式外，还有极少数的病例属于非孟德尔遗传方式比如双基因遗传和线粒体遗传[11]。在孟德尔遗传类型中，15%～20%RP属于ADRP，20%～25%属于arRP，10%～15%属于xlRP[11]。有40%～50%患者因缺乏家族史而无遗传规律可循，为散发型RP（simplex retinitis pigmentosa，SRP）[12]。Hartong等认为所有的散发病例都是常染色体隐性遗传或者对于男性患者有可能是X连锁遗传[11]，尽管少数病例可能是由于自身基因突变而开始一个新的遗传过程（即由该基因突变患者作为初始进行遗传，在以后的遗传中，遗传方式可以为ADRP、ARRP和XLRP三种遗传类型的任何一种）。RP分为单纯性RP和综合征性RP两大类。后者主要包括Usher综合征和Bardet Biedl综合征（视网膜色素变性多指趾肥胖生殖器综合征，Bardet-Biedl syndrome，BBS）等，这些疾病多伴有全身多系统的异常，眼部则多表现为RP，严重影响患者的视力。本节主要阐述单纯性RP，综合征性RP将在第四章中叙述。

单纯性RP根据眼底表现可分为典型RP和非典型RP。非典型RP包括无色素性RP（retinitis pigmentosa sine pigmento，RPSP）、中心性或旁中心性RP（central retinitis pigmentosa and pericentral retinitis pigmentosa，CRP或PRP）、Bietti结晶样视网膜病变（Bietti's crystalline retinopathy，BCR）又称为结晶样视网膜色素变性（crystalline retinal pigmentary degeneration，CRPD）、白点状RP（retinitis punctata Albescens，RPA）、扇形RP（sector and sectorial retinitis pigmentosa，SSRP）、单眼RP。

【典型RP的临床特点】

1. 视力　一般在儿童或者青少年时期表现出轻微夜盲，随年龄增长，夜盲也逐渐加重；

中心视力早期基本正常，但随着病情的进展逐渐下降，最终可致失明。

2. 视野　早期出现环形暗点，随着病情发展，逐渐向中心和周边扩大，最终形成典型的管状视野。

3. 眼底　典型的眼底表现包括视盘蜡黄或苍白、视网膜血管变细，尤以动脉最为显著、周边视网膜色素异常（如骨细胞样色素沉着，色素斑块），随病情发展逐渐累及后极部。

4. 视网膜电图（electroretinogram，ERG）　是一种重要的诊断方法，一般在眼底出现变化之前已发生ERG的改变，表现为a波和b波波峰降低，峰时延长甚至反应不能记录，尤以b波消失最为显著，最终两波消失呈熄灭型。ERG检测可帮助早期诊断。

5. 暗适应检查　早期视杆细胞功能下降，视锥细胞功能尚正常，视杆细胞曲线终末阈值升高，造成光色间差缩小。晚期视杆细胞功能丧失，视锥细胞阈值亦升高，形成高位的单相曲线。

6. 其他　近视常与RP有关，并发性白内障和玻璃体液化常发生于40岁以上。

【组织病理学】

视网膜色素变性主要的病变发生在视网膜。早期病例视网膜的感光细胞发生变性和凋亡，故患者表现夜盲、中心视力下降和视野缩窄。晚期病例，视网膜感觉层退变坏死、胶质细胞增生、视网膜瘢痕化，从而导致失明。视网膜色素上皮细胞继发性变性、消失，或局部增生，色素细胞迁移到赤道附近血管交叉的周围，形成骨细胞样色素沉着的典型眼底改变。

现已确认RP的病理改变中，杆状细胞外节盘膜在早期就已丧失，这种杆状细胞外节盘膜的丧失与RP早期就出现夜盲有关。而细胞外节盘膜崩解物滞留，堆积形成一层障碍物，从而影响营养物质从脉络膜到达视网膜的运转，引起视细胞进行性营养不良及逐渐的变性和消失，这可能有异于程序性的细胞死亡与某些细胞的清除有关的论断。另外人体中锌和铜参与黑色素的形成，铜还是视紫红质再生的必需物质。因此说锌、铜等微量元素及酶的代谢异常亦可能是RP的诱因。此外，体液和细胞免疫也可能参与原发性RP的发病[13-14]。

【遗传学】

迄今为止，通过连锁分析和候选基因筛查的方法，已经确定了102个与RP相关位点（表3-1-1），其中ADRP相关位点31个，有30个基因已被克隆；ARRP相关位点65个，有63个基因已被克隆；XLRP相关位点6个，有3个基因已被克隆（数据引自retinal information network，https://sph.uth.edu/Retnet，2019年1月1日）。但是这些基因仅可以解释60%的患者发病，仍有40%的患者无法解释，这说明还有很多未知的致病基因未被发现，因此全世界的科研工作者仍然为发现新的RP致病基因而努力。另外，某些基因的不同突变可能会引起不同的遗传类型，视紫红质（rhodopsin，RHO；MIM：180380）基因、视网膜色素变性1（retinitis pigmentosa 1，RP1；MIM：603937）基因、特异性光感受器细胞核受体（photoreceptor-specific nuclear receptor，NR2E3；MIM：604485）基因、神经视网膜亮氨酸拉链（neural retina leucine zipper，NRL；MIM：162080）基因和视网膜色素上皮65（retinoid isomerohydrolase，RPE65；MIM：10069）基因既可以引起ADRP，也可引起ARRP。

表 3-1-1 视网膜色素变性相关基因

遗传方式	相关基因 （已定位和鉴定）	非相关基因 （已定位，尚未鉴定）
常染色体显性遗传视网膜色素变性（ADRP）（31个）	ARL3, BEST1, CA4, CRX, FSCN2, GUCA1B, HK1, IMPDH1, IMPG1, ADIPOR1, KLHL7, NR2E3, NRL, PRPF3, PRPF4, PRPF6, PRPF8, PRPF31, PRPH2, RDH12, RHO, ROM1, RP1, RP9, RPE65, SAG, SEMA4A, SNRNP200, SPP2, TOPORS	RP63
常染色体隐性遗传视网膜色素变性（ARRP）（63个）	ABCA4, AGBL5, AHR, ARHGEF18, ARL6, ARL2BP, BBS1, BBS2, BEST1, C2orf71, C8orf37, CERKL, CLCC1, CLRN1, CNGA1, CNGB1, CRB1, CYP4V2, DHDDS, DHX38, EMC1, EYS, FAM161A, GPR125, HGSNAT, IDH3B, IFT140, IFT172, IMPG2, KIAA1549, KIZ, LRAT, MAK, MERTK, MVK, NEK2, NEUROD1, NR2E3, NRL, PDE6A, PDE6B, PDE6G, POMGNT1, PRCD, PROM1, RBP3, REEP6, RGR, RHO, RLBP1, RP1, RP1L1, RPE65, SAG, SAMD11 SLC7A14, SPATA7, TRNT1, TTC8, TULP1, USH2A, ZNF408, ZNF513	RP22, RP29
X-连锁遗传视网膜色素变性（XLRP）	OFD1, RP2, RPGR	RP6, RP24, RP34

一、常染色体显性遗传视网膜色素变性

【典型病例12】

先证者（图3-1-1；Ⅱ：3）男，58岁。

主诉：自15岁开始夜视力差，随后视野受限及中心视力受损。

家族史：否认近亲结婚家族史。系谱图见图3-1-1A，家中共有4名患者，临床表现见表3-1-2。

眼部检查：

视力：右眼HM/40cm，左眼HM/10cm，矫正不提高。

裂隙灯：双眼晶状体混浊。

眼底检查：典型的RP三联症改变（图3-1-1B、C）。

黄斑相干光断层扫描（OCT）（图3-1-1D、E）。

视野：弥漫性缺失。

ERG：a波和b波消失呈熄灭型。

基因检测：所有患者的PRPF4基因上检测到315密码子杂合突变c.944C>T（p.Pro315Leu），在该家系中呈现共分离。

诊断：双眼常染色体显性视网膜色素变性（ADRP）；双眼并发白内障。

【临床特点】

1. 发病年龄一般在30岁之前。

2. 夜盲是最早期症状，以后进行性加重，中心视力逐渐下降。

3. 眼底特征性改变　视网膜有"骨细胞样"色素颗粒沉着，视盘色蜡黄或苍白（早期可正常），血管变细。

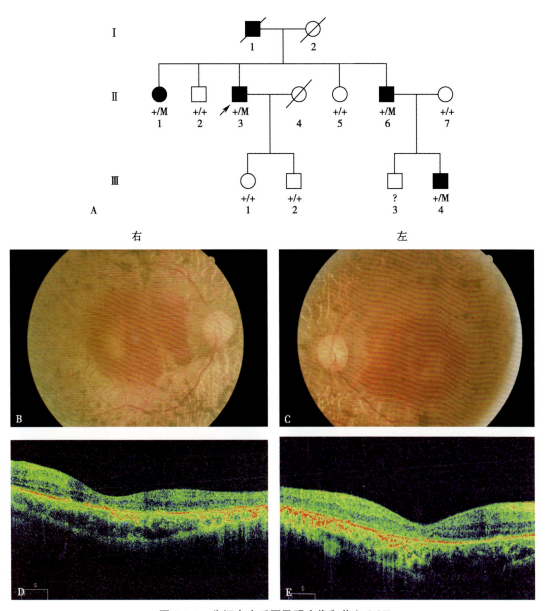

图 3-1-1 先证者家系图及眼底像和黄斑 OCT

A. 常染色体显性遗传视网膜色素变性家系谱图；B、C. 彩色眼底像：双眼视盘呈苍白色萎缩，视网膜血管变细，周边及中周部视网膜有大量骨细胞样色素沉着；D、E. 黄斑 OCT：外核层变薄，黄斑区椭圆体带完全缺失

4. 视野检查　早期视野出现环形暗点，随着病情发展，逐渐向中心和周边扩大，最终形成典型的管状视野。

5. 视网膜电图（electrooculography，ERG）　b 波降低甚至不能记录。

【鉴别诊断】

RP 需要和许多其他遗传性视网膜疾病相鉴别，通常可以对 RP 患者和其亲属进行详细的眼底检查和全身检查加以区分。

表 3-1-2 ADRP 家系患者临床表现

患者编号	基因型	发病年龄/岁	就诊年龄/岁	性别	最佳矫正视力 右眼	最佳矫正视力 左眼	屈光状态 右眼	屈光状态 左眼	眼底表现 右眼 黄斑变性	眼底表现 右眼 视盘	眼底表现 右眼 动脉变细	眼底表现 右眼 色素沉着	眼底表现 左眼 黄斑变性	眼底表现 左眼 视盘	眼底表现 左眼 动脉变细	眼底表现 左眼 色素沉着	视网膜电图	视野 右眼	视野 左眼
AD01-Ⅱ:1	c.C944T	27	66	女	0.05	0.06	-2.0DS/-4.5DC×15	+0.75DS/-4.0DC×180	中度	蜡黄色	是	是	中度	蜡黄色	是	是	熄灭型	10°	<5°
AD01-Ⅱ:3	c.C944T	15	58	男	手动/40cm	手动/10cm	未查	未查	重度	蜡黄色	是	是	重度	蜡黄色	是	是	熄灭型	<10°	<5°
AD01-Ⅱ:6	c.C944T	24	47	男	0.6	0.6	-3.5DS	-3.0DS/-0.75DC×165	轻度	蜡黄色	是	是	轻度	蜡黄色	是	是	熄灭型	15°	15°
AD01-Ⅲ:4	c.C944T	/	10	男	0.8	1.0	-0.25DS/-0.75DC×15	-0.25DC×127	无	正常	否	否	无	正常	否	否	轻度降低	正常	正常

1. 视锥-视杆细胞营养不良（cone-rods dystrophy，CRD） CRD 最容易与 RP 相混淆。CRD 的特点是早期视力下降和色觉异常，进行性周边视野丧失。患者眼底先出现黄斑区色素改变和萎缩，而不同程度的周边视野缺损较晚出现。晚期也可出现类似典型 RP 的骨细胞样色素沉着，在疾病的发展过程中周边部视网膜受累较晚。

典型的 RP 首发症状是夜盲，该症状可以独立存在多年而中心视力完全正常，色素沉着出现在眼底周边部。ERG 检查视锥细胞和视杆细胞反应均重度下降。但 CRD 首先出现中心视力下降，出现夜盲的时间较晚，严重中心视力丧失往往早于 RP。ERG 表现为视锥细胞反应明显下降或呈熄灭型，视杆细胞反应相对视锥细胞反应下降的比较轻微。

2. 梅毒性脉络膜视网膜炎 梅毒性脉络膜视网膜炎的色素沉着和带黄色的斑点较原发性 RP 者为小，且眼底及周边部严重侵犯，夜盲不如 RP 明显，视野常无环形暗点，视盘颜色转淡而不似蜡黄。ERG：b 波可有振幅降低，但不如 RP 严重。梅毒血清反应阳性。

3. 妊娠期麻疹所致胎儿视网膜病变 为罕见的幼儿眼底病变，始于胎儿期，因其母于妊娠第 3 个月患麻疹而致患儿出生后眼底病变逐渐发展。起初双眼有点状的色素沉着，后出现典型的骨细胞样色素斑。有时鉴别诊断较为困难。

4. 病毒所致热疹病后的视网膜色素变性 于传染病出现全身症状后 1 周或 10 日内发现两眼视力突然降低，经过一段时间后视力有所提高，但不能恢复至原来水平，视野向心性缩小，在几周到几年内，周边眼底出现色素沉着，甚至类似典型的原发性 RP。

二、X-连锁隐性遗传视网膜色素变性

【典型病例 13】

先证者（Ⅴ：16），男，25 岁。

主诉：自幼夜盲，逐渐加重伴视物模糊 10 余年。

眼部检查：

视力：右眼 0.5，左眼 0.6，双眼矫正视力为 0.8。

眼底检查：视盘颜色变淡，视网膜可见骨细胞样色素沉着（图 3-1-2B、C）。

视野：周边部视野明显缺损并呈进行性向心性缩窄。

ERG：杆体及锥体 b 波波幅降低，峰时延长（图 3-1-2D）。

家系有 82 名家庭成员，其中 5 人已去世，现存 77 名家系成员，对所有现存家系成员进行了全面的病史回顾和详细的眼科检查，8 人具有典型的 RP 症状和体征，符合 RP 的诊断标准。在这个 6 代的大家系中，现存男性成员 41 名，女性成员 36 名，其中有 8 名男性患者和 14 名女性携带者。通过家系特点分析遗传特征：8 例 RP 患者均为男性，呈隔代传递现象，患者的双亲都无病，其母亲都是携带者，男性患者的儿子都正常，不存在男性到男性的传递，女儿都是携带者而不发病，符合 X 连锁隐性遗传的遗传方式（系谱图见图 3-1-2A）。

基因检测：所有患者 ORF15 区域都存在 577、578 位点 2 个碱基 AG 缺失（*g.ORF15+577_578delAG*），所有家系健康者及 80 名正常人均无此碱基改变，所有携带者的碱基序列在突变位点之后显得混乱，测序图都表现为杂合波。根据所得测序结果，进一步证实该家系为一典型的 X 连锁隐性遗传家系。

诊断：双眼 X 连锁隐性遗传视网膜色素变性（XLRP）。

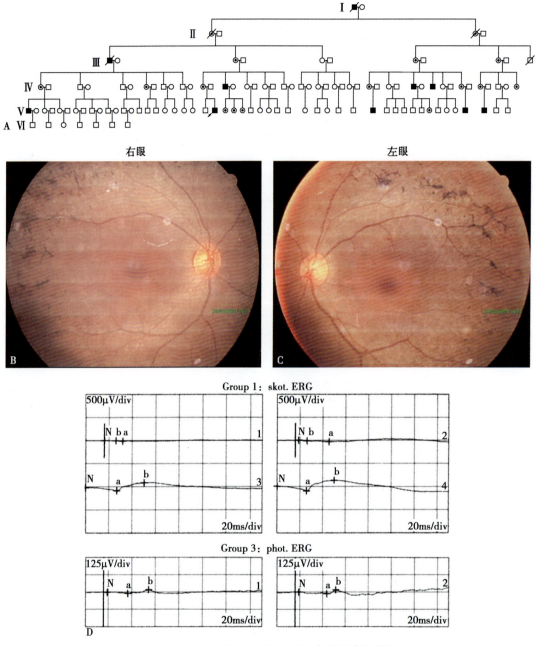

图3-1-2　XLRP家系系谱图及先证者临床检查资料

A. 六代XLRP家系系谱图；B、C. 先证者彩色眼底像；D. 先证者ERG检查

【该家系临床特点】

所有8名男性患者均为-1.50～-3.00D轻度近视的屈光不正。先证者的舅舅（Ⅳ:8）20岁开始发病，40岁时已经确诊为双眼法定盲目。家系一名患者（Ⅴ:1）最初在27岁时出现夜盲，到33岁时还具有正常的中央视力和20度的视野。年龄最小的两名患者（Ⅴ:30，Ⅴ:41），一个4岁半，一个8岁，目前尚无症状，眼底呈现轻度RP改变。该家系RP患者发病年龄早晚不一，首先出现夜盲症，视野呈进行性向心性缩窄，眼底均有RP改变。家系

中其他的33名正常男性成员均为中低度远视或中低度近视,平均-1.75D(范围+3.50D～-3.75D)(表3-1-3)。

临床资料显示该家系所有的14名女性携带者均表现为-5.00～-22.00D中、高度近视的屈光不正。先证者的母亲(Ⅳ:7),56岁,无夜盲症状,表现为高度近视,双眼矫正视力1.0。眼底检查为高度近视的眼底改变,周边视网膜未见骨细胞样色素沉着。ERG显示正常。先证者的舅舅(Ⅳ:8)患有严重的RP并轻度近视,他有3个女儿(V:17,V:18,V:19),这3个女儿都是携带者,均为中、高度近视。其中一个年龄23岁,近视度右眼-18.00D,左眼-22.00D,双眼最好矫正视力为0.6和0.3。自诉自9岁起近视度数逐渐增高。眼底检查发现为高度近视眼底改变,周边视网膜未见骨细胞样色素沉着。ERG显示杆体b波波幅降低至正常的75%,锥体b波波幅降低至正常的90%。她的一个姐姐戴镜度数右眼-15.00D,左眼-12.00D,矫正视力为0.4及0.5,眼底检查同前所述。另外一个姐姐近视度右眼-5.50D,左眼-6.75D,矫正视力及眼底检查均正常。在其余的22名家系正常女性成员中,20人具有平均-2.50D的屈光不正(范围:+2.75～-4.50D),发现2人为-6.25～-8.75D高度近视的屈光不正(表3-1-4)。

【XLRP诊断要点】

1. 夜盲是最早期的症状,患者发病年龄早,并且通常会伴随近视,以后缓慢发生视野缩小,晚期形成管状视野,双眼表现对称。

2. 典型的眼底改变有骨细胞样色素沉着、RPE层及脉络膜毛细血管萎缩、脉络膜大血管明显可见,呈豹纹状眼底,视网膜血管呈一致性狭窄,而动脉尤为显著;视盘萎缩呈蜡黄色,边缘清楚。

表3-1-3 X连锁视网膜色素变性家系男性患者临床资料汇总

家族成员/年龄/岁	发病年龄/岁	屈光度/D	最佳矫正视力	眼底	视野	视杆视网膜电图(V)	视锥视网膜电图(V)
Ⅳ:8/54	20	-1.50/-3.00	20/200 20/200	双眼广泛脉络膜视网膜萎缩并中周部色素沉着	未查	消失	消失
Ⅳ:18/52	21	-2.50/-1.75	20/80 20/60	双眼广泛脉络膜视网膜萎缩并中周部色素沉着	管状	消失	消失
Ⅳ:19/46	24	-0.75/-1.25	20/80 20/80	双眼广泛脉络膜视网膜萎缩	管状	降低	降低
V:1/33	27	-0.25/-0.50	20/20 20/20	周边少量色素沉着	20度	降低	正常
V:16/25	2	-1.75/-2.25	20/40 20/60	双眼广泛脉络膜视网膜萎缩并中周部色素沉着	管状	严重降低	严重降低
V:30/8	AS	+1.00/+1.50	20/20 20/20	双眼周边少量色素沉着	未查	未查	未查
V:40/11	10	-2.00/-2.75	20/20 20/20	双眼周边少量色素沉着	未查	降低	正常
V:41/4.5	AS	+1.00/-0.50	20/20 20/20	双眼周边少量色素沉着	未查	未查	未查

表 3-1-4　X连锁视网膜色素变性家系中女性携带者临床资料汇总

家族成员/年龄/岁	最佳矫正视力（右，左）	屈光度/D	眼底	视野	视杆视网膜电图（V）	视锥视网膜电图（V）
Ⅲ：2/76*	20/100，20/100	−8.50/−8.00	高度近视眼底改变	未查	未查	未查
Ⅲ：3/74*	20/80，20/60	−10.25/−9.75	高度近视眼底改变	未查	未查	未查
Ⅲ：4/70*	20/60，20/50	−8.75/−6.25	高度近视眼底改变	未查	未查	未查
Ⅳ：1/57	20/20，20/20	−6.25/−6.50	正常	正常	正常	正常
Ⅳ：4/48	20/50，20/60	−6.75/−7.25	轻度脉络膜视网膜萎缩	正常	正常	正常
Ⅳ：7/56	20/20，20/20	−6.75/−6.25	高度近视眼底改变	正常	正常	正常
Ⅳ：16/38	20/25，20/30	−10.75/−10.25	高度近视眼底改变	轻度缺损	正常	正常
Ⅳ：21/34	20/20，20/20	−5.00/−6.25	轻度脉络膜视网膜萎缩	正常	正常	正常
Ⅳ：24/28	20/20，20/20	−6.00/−8.25	正常	正常	正常	正常
Ⅳ：22/28	20/20，20/20	−8.00/−8.25	高度近视眼底改变	正常	正常	正常
Ⅴ：17/27	20/50，20/40	−15.00/−12.00	高度近视眼底改变	缺损	降低	降低
Ⅴ：18/25	20/22，20/20	−5.50/−6.75	正常	正常	正常	正常
Ⅴ：19/23	20/30，20/60	−18.00/−22.00	高度近视眼底改变	缺损	降低	降低
Ⅴ：36/29	20/20，20/20	−10.0/−9.25	高度近视眼底改变	轻度缺损	正常	正常

*：伴白内障

3．ERG无反应，b波消失，其改变常早于眼底改变的出现。交叉遗传、男性患病，女性仅为携带者。

【遗传学】

X连锁型RP（XLRP）占所有RP的6%～17%，不同国家不同种族会有所不同。由于发病早，进展最为迅速，XLRP是视网膜色素变性中最为严重的类型。患者在10岁前或20岁前出现外周视力或夜视力下降，30岁或40岁前即出现部分或完全盲目。连锁分析显示有6个不同基因与XLRP的发病相关，其中3个基因（*OFD1*、*RP2*、*RPGR*）上发现致病性突变位点，但大多数XLRP病例（80%～90%）是由视网膜色素变性GTP酶调节子（RPGR；MIM：312610）和RP2（MIM：312600）基因的突变造成的。总体来讲，70%～80%的XLRP病例携带RPGR突变，近20%携带RP2突变。*RPGR*基因定位于Xp21.1，由23个外显子组成，包括组织特异性剪切外显子9a，开放阅读框15（ORF15）、15a和15b。RPGR的N端部分包含了一个与染色体凝结调节子同源的结构域，这种调节子是对配体联接具有重要作用的鸟苷三磷酸酶Ran的鸟苷酸交换因子。文献报道已经证实*RPGR*基因外显子ORF15上有病理性的突变簇。这些突变包括缺失、插入和替换，并且与人类的各种临床表型相关。外显子ORF15包含有一段富含嘌呤的大约1 706个碱基的编码序列，其中嘌呤（A、G）高度重复区达到了1 000bp以上，可能由于序列的高度重复性和相似性而致极易碱基错配导致基因突变，并且由于该段重复结构的特殊性使得在引物设计、目的片段扩增以及序列测定等方面都存在着一定的困难。这些序列被认为能够编码蛋白质C端甘氨酸和谷氨酸重复区域，ORF15是XLRP的一个突变热点。

三、无色素性视网膜色素变性

【典型病例14】

先证者男,11岁。

主诉:自8岁开始夜视力差。

家族史:否认近亲结婚家族史,家中共有3名患者。家系图如图3-1-3A。

眼部检查:

视力:右眼0.8,左眼0.8。

眼底检查:双眼视盘色淡,视网膜血管变细,未见骨细胞样色素沉着(图3-1-3B、C)。

视野:双眼视野向性心性缩小。

全视野ERG:暗适应0.01ERGb波呈中度下降;暗视3.0ERG:a波,b波中度下降;明视3.0ERG:a波和b波中度下降。

基因检测:在所有患者的RHO基因上检测到杂合突变(c.944C>T:p.Pro315Leu),在该家系中呈现共分离。

诊断:双眼无色素性视网膜色素变性(retinitis pigmentosa sine pigmento,RPSP)。

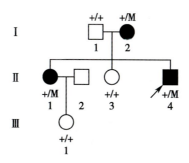

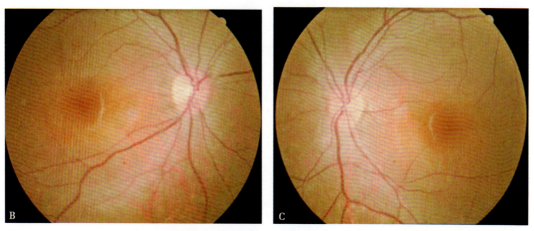

图3-1-3 无色素性视网膜变性家系系谱图和先证者临床检查资料

A. 先证者家系图;B、C. 视盘色淡,视网膜血管变细,但未见骨细胞样色素沉着

第三章 视网膜、脉络膜和视神经疾病

【典型病例15】

先证者男,11岁。

主诉:自幼夜视力差。

家族史:父母为近亲结婚。家系图如图3-1-4E。

眼部检查:

视力:右眼0.25,左眼0.12,矫正不提高。

眼底检查:双眼视盘色淡,血管变细,视网膜内未见明显色素沉着(图3-1-4A)。

黄斑OCT:黄斑形态正常,各层次清晰可辨(图3-1-4B)。

眼底自发荧光:双眼均未见明显异常(图3-1-4C)。

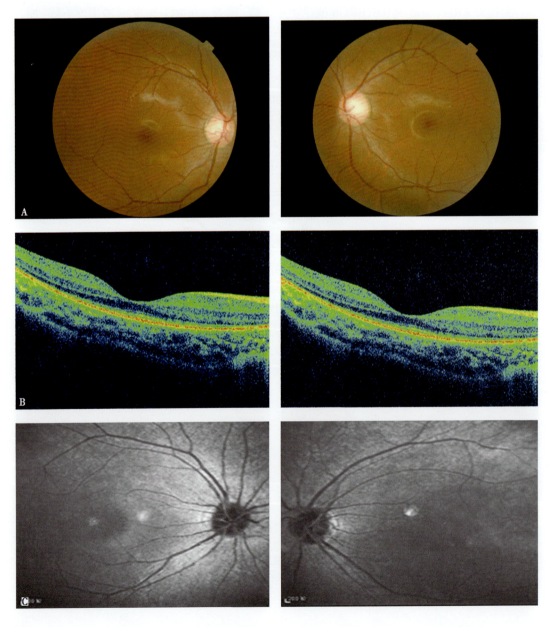

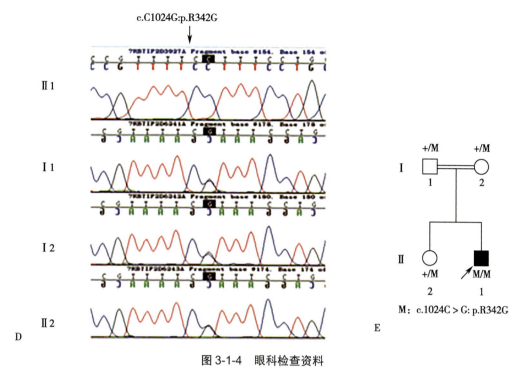

图 3-1-4 眼科检查资料

A. 彩色眼底像：视盘色淡，视网膜内未见明显色素沉着；B. 黄斑 OCT：黄斑形态大致正常，视网膜各层次清晰可辨；C. 眼底自发荧光：双眼均未见明显异常；D. 测序图：*TULP1* 基因的纯合突变（c.1024 C>G: p.R342G），父母亲各携带一个该基因杂合突变；E. 先证者家系图

ERG 检查：暗适应 0.01ERG：b 波重度下降；暗适应 30。ERG：a 波呈熄灭型，b 波呈熄灭型。

暗适应 3.0 震荡电位：右眼重度下降，左眼中度下降；明适应 3.0ERG：a 波：右眼呈熄灭型，左眼重度下降，b 波：右眼呈熄灭型，左眼重度下降；明适应 3.0 闪光 ERG：呈熄灭型。

基因检测：先证者为 *TULP1* 基因的纯合突变（c.1024C>G: p.R342G）；先证者姐姐未诉夜视力差，眼底未见明显色素沉着，基因检测为携带者，携带一条 *TULP1* 基因的错义突变（c.1024C>G）；先证者父母各携带一条该基因突变，分析其遗传方式为常染色体隐性遗传（图 3-1-4D、E）。

诊断：双眼无色素性视网膜色素变性（RPSP）。

【临床特点】

无色素性视网膜色素变性（RPSP）有典型视网膜色素变性的各种临床症状体征，但眼底无色素沉着，也有部分患者经长期观察可出现色素沉着。

【相关基因】

目前国内有关 RPSP 基因突变的研究较少，2013 年，盛迅伦等[15] 对 20 例 RPSP 患者进行 *RP1* 基因和 *RHO* 基因突变的检测，结果检测出 *RP1* 基因上的 5 个突变和 *RHO* 基因上的一个突变，提示 *RP1* 基因突变与 RPSP 有密切关系。有研究表明 *TULP1* 基因突变是与早发型视网膜色素变性有关的一个基因，但国内暂无 *TULP1* 基因突变与 RPSP 有关的报道。

盛迅伦研究团队[16]在RPSP家系患者的 USH2A 基因上检测到两个新的 USH2A 基因纯合错义突变 c.8284C>G 和 c.9958G>T。c.8284C>G：p.P2762A 突变使得所编码蛋白第2762 位的氨基酸由脯氨酸变为丙氨酸，而 c.9958G>T：p.G3320C 突变使得 3320 位的氨基酸由甘氨酸变为胱氨酸。同时研究者还发现由这个基因突变导致的 RPSP 其发病较早，且病情进展较快，这是国内外首次报道的由 USH2A 基因突变导致无色素性 RP 的发生，并且在该家系中检测到两个纯和突变，提示存在潜在的连击作用（图 3-1-5）。

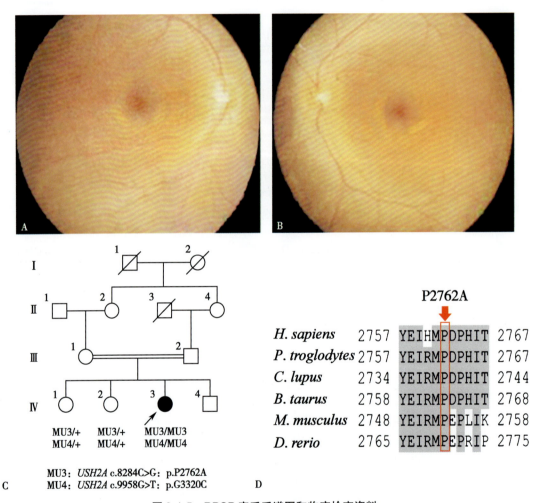

图 3-1-5　RPSP 家系系谱图和临床检查资料
A、B. 先证者眼底照片；C. 先证者家系系谱图和基因突变类型；D. P2762 位点在六个物种间保守性分析

四、Bietti 结晶样视网膜病变

结晶样视网膜色素变性（crystalline retinal pigmentarydegeneration，CRPG）又称结晶样视网膜色素病变（Bietti crystalline retinopathy，BCR），1937 年由 Bietti 医生首次描述。该病以进行性视网膜色素上皮和脉络膜毛细血管萎缩、眼底出现色素及后极部大量黄白色闪亮的结晶沉积为主要特征[17]。BCR 在世界范围内是一种较为罕见的遗传性视网膜变性疾病，

但在亚洲人群中相对多见,尤其多见于中国与日本人群[18]。BCR 的患者通常在 20~40 岁时出现相应的临床症状,主要表现为进展性夜盲、视力下降、视野缩小及旁中心暗点。部分患者在 50~60 岁时由于严重的视力下降及视野缩小甚至全盲。

【典型病例 16】

患者,女,17 岁。

主诉:双眼视力下降 1 年。

家族史:否认近亲结婚家族史。家中无遗传性眼病患者。

眼部检查:

视力:右眼 0.1,矫正 0.6(-1.50DS/-0.50DC×150);左眼 0.08,矫正 0.8(-1.00DS)。

裂隙灯:晶状体透明。

眼底检查:视网膜萎缩呈豹纹状眼底改变,大量黄白色闪亮的结晶沉积(图 3-1-6A、B)。

黄斑相干光断层扫描(OCT):双眼黄斑中心凹加深,神经上皮变薄,椭圆体带缺失,RPE 层不连续(图 3-1-6C、D)。

EOG 检查:正常。

全视野 ERG:视锥细胞和视杆细胞反应均重度下降。

诊断:双眼 Bietti 结晶样视网膜病变。

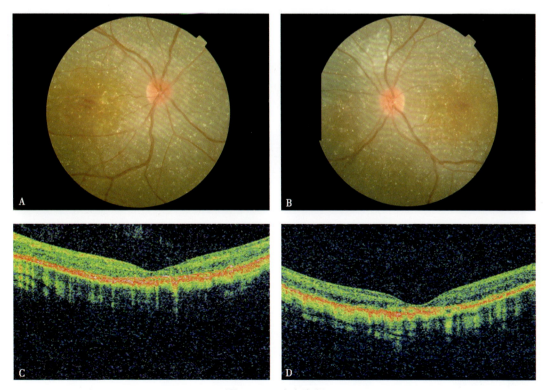

图 3-1-6 患者资料

A、B. 眼底照片:视盘颜色蜡黄,视网膜血管变细,大量黄白色闪亮的结晶沉积;C、D. 黄斑 OCT:双眼黄斑中心凹加深,神经上皮变薄,椭圆体带缺失,RPE 层不连续

第三章 视网膜、脉络膜和视神经疾病

【典型病例17】

患者，女，24岁。

主诉：夜盲7年，双眼进行性视力下降5年。

家族史：否认近亲结婚家族史。家中无遗传性眼病患者。

眼部检查：

视力：双眼手动，矫正不提高。

眼压：右眼14.4mmHg，左眼16.4mmHg。

裂隙灯：晶状体透明。

眼底检查：视网膜萎缩呈豹纹状眼底改变，大量黄白色结晶沉积（图3-1-7A、B）。

黄斑OCT（图3-1-7E、F）：双眼神经上皮变薄。

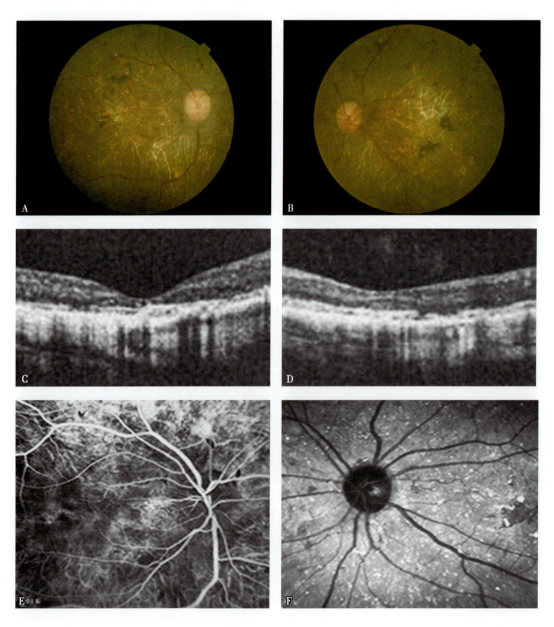

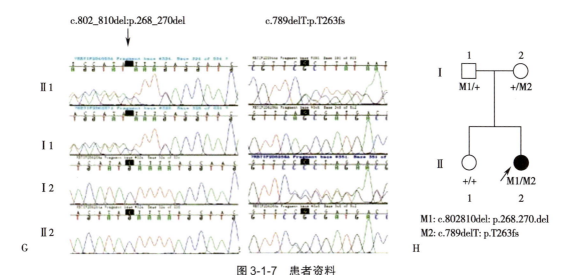

图 3-1-7 患者资料

A、B. 彩色眼底像：视盘颜色蜡黄，视网膜血管变细，后极部包括黄斑区内散在分布结晶样亮点或融合成条状，大小相当于中央静脉管径一半，视网膜散在不规则色素沉着；C、D. 黄斑 OCT：右眼黄斑中心凹加深，左眼黄斑中心凹曲线变平；双眼神经上皮变薄，IS/OS 层缺失，RPE 层不连续；E、F. 荧光素眼底血管造影：双眼后极部可见多处点片状透见荧光，伴片状遮蔽荧光；G、H. 基因测序图及系谱图：患者 *CYP4V2* 基因上检测到一个的复合杂合性移码突变（p.268-270del，p.T263fs）。父亲携带一个 *CYP4V2* 基因的移码突变（p.268-270del），母亲携带一个 *CYP4V2* 基因的移码突变（p.T263fs）

视野：弥漫性视野缺失。

EOG 检查：正常。

全视野 ERG：视锥细胞和视杆细胞反应消失呈熄灭型。

基因测序：在患者 *CYP4V2* 基因上检测到一个的复合杂合性移码突变（p.268-270del，c.789delT）。父亲和母亲分别携带一个 *CYP4V2* 基因的移码突变（p.268-270del，p.T263fs）。表明该患者遗传方式为隐性遗传（图 3-1-7G、H）。

诊断：双眼 Bietti 结晶样视网膜病变。

【临床特点】

1．症状　夜盲或视力下降，或两者均有，部分患者可无明显自觉症状，体检才发现眼底异常。

2．眼部表现　主要为眼底后极部视网膜呈现灰暗、污浊或青灰色外观，大量黄白色结晶颗粒沉着，结晶样物质大部分位于视网膜内，个别位于视网膜血管表面，同时可见后极部视网膜多片状色素沉着。早期视盘的颜色可以保持正常，至病程晚期，眼底 RPE 广泛萎缩及脉络膜毛细血管萎缩，视盘色淡，视网膜血管变细及硬化，此时很难与严重的 RP 相鉴别。

3．角膜病变　这种黄白色的结晶颗粒同样可以出现在循环的淋巴细胞及角膜缘。尽管在最初的病例中有关于角膜缘结晶的描述，但在随后报道的病例中多数患者并未观察到此体征，因此，角膜缘结晶并未作为 BCR 诊断所必备的体征。

4．相干光断层扫描　结晶样颗粒主要位于视网膜色素上皮层的内层。

5．荧光素眼底血管造影　表现为双眼后极部脉络膜背景荧光减弱，视网膜斑驳状强荧光、点片状透见荧光以及点片状色素遮蔽荧光。可显示视网膜色素上皮及脉络膜毛细血管的萎缩区,伴有造影早中期脉络膜大、中血管显影。

6. 视网膜电图(ERG)　病变区较为局限的病例 ERG 检查可表现为轻、中度的异常,但在晚期及萎缩较为严重的病例 ERG 波幅可严重下降甚至呈熄灭型。

7. EOG　Arden 比值明显降低或熄灭。

8. 视野　早期改变以旁中心暗点或中心暗点为主,可以融合;晚期出现向心性缩窄,严重者呈管状视野。

【相关基因】

结晶样视网膜变性是一种罕见的原发性视网膜变性,为常染色体隐性遗传。由 *CYP4V2* 基因突变引起[19]。*CYP4V2* 基因共包含 I11 个外显子,基因组 DNA 全长 19 kb,编码的蛋白属于细胞色素 P450 家族 4 的成员,包含 525 个氨基酸,广泛表达于人体的多个组织器官,包括角膜、视网膜及淋巴细胞,目前趋向认为与原发性视网膜色素变性有关[20-21]。

【鉴别诊断】

1. 原发性 RP　两者的显著差异为后极部视网膜散在的点、片状黄白色结晶样沉着物,原发性 RP 缺乏这些结晶样沉着物。此外,两者好发部位不同,BCR 的病灶主要位于后极部,越靠近黄斑区则结晶样病灶越密集。而原发性 RP 的病灶大多数早期远离黄斑区,主要位于中周部视网膜。

2. 白点样视网膜变性　白点样视网膜变性通常病变无金属光泽,一般不侵犯黄斑,而且在 FFA 检查中白点样病灶表现为窗样透见荧光。

3. 药物所致结晶样视网膜病变　通常药物所致的结晶样视网膜病变有相应的药物应用史。

五、中心性或旁中心性视网膜色素变性

【典型病例 18】

先证者,女,45 岁。

主诉:夜盲及双眼进行性视力下降 5 年。

家族史:否认近亲结婚家族史。家中无遗传性眼病患者。

眼部检查:

视力:右眼 0.12,矫正 0.5;左眼 0.12,矫正 0.2。

色觉:正常。

眼压:右眼 14.4mmHg,左眼 16.4mmHg。

裂隙灯:晶状体透明。

眼底检查:视盘色淡,血管变细,黄斑萎缩,萎缩区可见色素沉着(图 3-1-8A、B)。

黄斑 OCT:神经上皮层变薄,可见囊性低反射区,椭圆体带及 RPE 层不连续(图 3-1-8C、D)。

视野:全视野光敏度值一致性下降(弥漫性压陷)。

EOG 检查:正常。

全视野 ERG:视杆细胞反应呈熄灭型,视锥细胞反应重度下降。

基因测序:患者 *C2orf71* 基因上检测到一个复合杂合性突变(p.E1234X,p.1105_1106del)。

诊断:双眼中心性视网膜色素变性(central retinitis pigmentosa and pericentral retinitis pigmentosa,CPRD)。

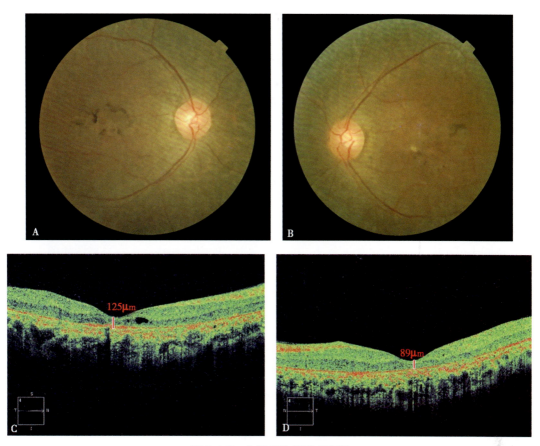

图 3-1-8 先证者临床检查资料

A、B. 眼底照片：双眼视盘色淡，血管变细，黄斑萎缩，萎缩区可见色素沉着；C、D. 黄斑 OCT：神经上皮层变薄，可见囊性低反射区，椭圆体带及 RPE 层不连续

【临床特点】

中心性 RP，又称反转性 RP，特点是色素沉着开始于中心部，围绕着视盘和黄斑，周边视网膜无色素沉着，两者有着清晰的分界。色素改变区内常伴发脉络膜硬化和萎缩，也有时分界不清，逐渐向外转化为外观正常的眼底，有的病例在赤道也可出现色素沉着或典型的色素变性带状区。患者视力和色觉在病程早期即受损，中心视力严重受损。视野常有中心暗点或距中心固视很近的部分或完全的环形暗点。ERG 显示视杆细胞和视锥细胞反应均降低或丧失。偶见 ERG 相对正常，提示病变局限于黄斑区。

【鉴别诊断】

视锥-视杆细胞营养不良：表现为视锥细胞和视杆细胞均进行性受累的视网膜变性疾病，其中视锥细胞受累的程度比视杆细胞要严重，ERG 改变主要表现为明视和暗视反应均异常，其中视锥细胞反应比视杆细胞反应降低的更严重，即呈锥-杆型 ERG 反应，这与视网膜色素变性表现的杆-锥型 ERG 反应不同，后者为视杆细胞反应降低程度比视锥细胞反应更明显。

【相关基因】

关于中心性 RP 的遗传学研究报道非常少。Grøndahl 等[22]对 12 个挪威常染色体显性遗传家系进行了 RHO、RDS、RP1 和 IMPDH1 基因突变筛查，12 个家系中 7 个家系为典型的 RP，其中 2 个家系在 RHO 基因上检测到 1003delG 缺失突变和 V345M 突变；4 个家系为旁中心性 RP，其中两个家系患者 RHO 基因上检测到 A164V 和 I179F 突变。1 个家系诊断为中心和旁中心 RP，在 4 个基因上没有发现致病性突变。

六、白点状视网膜色素变性

【典型病例 19】

患儿，女，11 岁。

主诉：自幼夜盲。

家族史：父母否认近亲结婚家族史，其弟弟有相同的眼部症状。家系系谱图如图 3-1-9A

眼部检查：

视力：右眼 0.8，左眼 0.8。

色觉：正常。

眼压：右眼 14mmHg，左眼 16mmHg。

裂隙灯：晶状体透明。

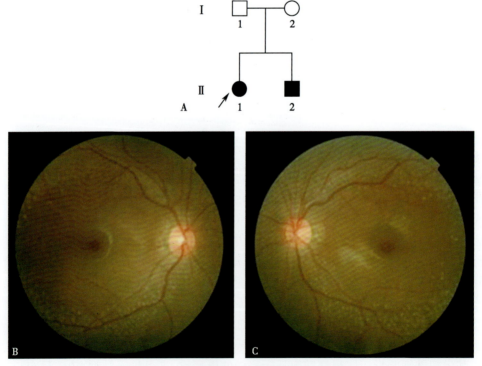

图 3-1-9　先证者彩色眼底像及家系系谱图

A、B. 彩色眼底像：双眼视网膜有广泛散布的黄白色小圆形或卵圆形点，白点的大小一致，形状和边界比较清晰，黄斑区未受侵犯；C. 白点状视网膜色素变性家系系谱图

眼底检查：双眼视网膜有广泛散布的黄白色小圆形或卵圆形点，白点的大小一致，形状和边界比较清楚，黄斑区未受侵犯（图3-1-9B、C）。

黄斑OCT：与白点相一致的RPE表面点状高反射。

视野：全视野光敏度值一致性下降。

全视野ERG：双眼暗视视杆细胞反应b波降低，视锥细胞反应b波轻度降低。

诊断：双眼白点状视网膜色素变性（retinitis punctata albescens）。

【典型病例20】

患者，男，43岁（图3-1-10，Ⅱ：1）。

主诉：双眼视力下降6年，自幼夜盲。

家族史：父母否认近亲结婚家族史。

眼部检查：

视力：右眼0.2，矫正0.6（-2.00DS/-0.50DC×10），左眼0.3，矫正0.5（-1.50DS/-0.75DC×110）。

色觉：正常。

裂隙灯：晶状体透明。

眼底检查：视盘颜色变淡，血管较细，网膜有广泛散布的黄白色小圆形或卵圆形点，并骨细胞样色素沉着（图3-1-11A、B）。

黄斑OCT：神经上皮变薄，ELM和椭圆体带不连续（图3-1-11C、D）。

全视野ERG：双眼暗视视杆细胞反应b波重度降低，视锥细胞反应b波中度降低。

基因检测：*GUCA1A*基因检测到一个新的杂合错义突变c.466T>C：p.F156L。

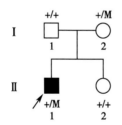

图3-1-10　白点状视网膜色素变性家系系谱图

【概述】

白点状视网膜变性（retinitis punctata albescens，RPA），是一种以眼底圆形或卵圆形的黄白色点状视网膜改变为主要特征的常染色体隐性遗传性疾病，同时伴有进行性夜盲和视野缩小[23]。该病发病率较低，具有家族遗传性，也有散发病例的存在。患者多在幼年时发病，双眼对称病变，可伴有RP，即同时一患者两眼分别患这两种眼病或在同一患眼中兼有这两种变性。随着病情的进展，患眼视野缓慢地向心性缩窄，视觉电生理检测ERG显示a、b波的振幅降低或熄灭，EOG显示波形平坦等视网膜功能受损的表现[24-25]。

【临床特点】

1. 视力　患者多在幼年发病，常主诉夜盲，中心视力一般在早期无明显损害，病程晚期可有下降。

第三章 视网膜、脉络膜和视神经疾病

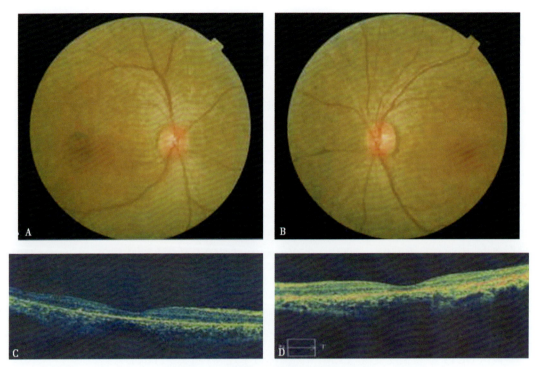

图 3-1-11 患者彩色眼底像和黄斑 OCT

A、B. 彩色眼底像：双眼视盘颜色变淡，血管较细，网膜广泛散布的黄白色小圆形或卵圆形点，并骨细胞样色素沉着；C、D. 黄斑 OCT：示神经上皮变薄，ELM 和椭圆体带不连续

2. 色觉障碍和视敏度下降。

3. 视野缺损　随着病情的进展，视野里向心性缩窄，于暗光下更为明显，直至晚期患眼视野缩窄可成管状。

4. 眼底改变　视网膜广泛散布的黄白色小圆形或卵圆形点，白点的大小一致，形状和边界比较清晰，分布密集且均匀。白点可位于视网膜血管的浅层、深层或同一平面；分布区域主要在后极部和赤道部，黄斑区多不受侵犯，周边部分布渐稀疏。至病程晚期，视网膜可混杂有不规整的黑色素变性外观，视盘颜色变淡，视网膜血管变细[26-27]。

5. 辅助检查

（1）相干光断层扫描（OCT）：黄斑区视网膜，尤其是视网膜外核层弥漫性变薄，光感受器细胞层的分界线模糊不清，RPE 形态正常，可见到与白点相一致的 RPE 表面点状高反射。

（2）荧光素眼底血管造影：可见双眼视盘边界清楚，眼底暴露脉络膜大血管，可见弥漫性的透见荧光以及斑块状的脉络膜毛细血管无灌注区，黄斑中心凹未被累及，黄斑中心凹周围荧光增强，后期可因无灌注周围毛细血管渗漏至其中而形成斑片状渗漏荧光区，黄斑周围有荧光积存。

（3）暗适应检查及电生理：即使延长暗适应时间，也不能达到正常的视杆阈值，ERG 显示 a、b 波的振幅降低或熄灭，EOG 表现波形平坦等视网膜功能损害的表现。

【鉴别诊断】

1. 家族性玻璃膜疣　该病是常染色体显性遗传，基因位于 2P16，表现为比较均匀的视

网膜下病灶，玻璃膜疣主要分布在后极部，尤其以黄斑颞侧多见。患者无夜盲主诉，部分患者可能提示 AMD 的改变。

2. 黄色斑点眼底 这是一种与 Stargardt 病相同的视网膜异常疾病，FFA 显示典型的黄斑部牛眼样改变及脉络膜湮灭征，视力缓慢进行性下降，无夜盲症状。

3. 白点状眼底 白点状视网膜变性在眼底表现上与白点状眼底非常相近，后者属于先天性静止性夜盲，病情一般稳定，而且色觉及视野也基本保持不变，而前者恰好相反，其临床表现与 RP 一致，ERG 严重异常，视功能均进行性下降。

【相关基因】

RPA 具有遗传异质性和临床异质性，其分子遗传学机制较复杂。已经确定的相关致病基因定位于 6p21.1。目前已经证实 RPA 的发病与视黄醛结合蛋白（retinaldehyde-binding protein 1，*RLBP1*）基因、视紫红质（rhodopsin，*RHO*）基因、盘膜边缘蛋白 /RDS 基因等的突变有关。

（李自立　郭慧青　刘雅妮　马　莉）

参 考 文 献

[1] Arthur M B, John M C, Jeffrey K T, et al. Mutations in the pre-mRNA splicing factor gene PRPC8 in autosomal dominant retinitis pigmentosa (RP13). Hum Mol Genet, 2001, 15(10): 1555-1562.

[2] Bundey S, Crews S J. A study of retinitis pigmentosa in the City of Birmingham. I Prevalence. J Med Genet, 1984, 21(6): 417-420.

[3] Bunker C H, Berson E L, Bromley W C, et al. Prevalence of retinitis pigmentosa in Maine. Am J Ophthalmol, 1984, 97(3): 357-365.

[4] Grøndahl J. Estimation of prognosis and prevalence of retinitis pigmentosa and Usher syndrome in Norway. Clin Genet, 1987, 31(4): 255-264.

[5] Haim M. Epidemiology of retinitis pigmentosa in Denmark. Acta ophthalmologica Scandinavica Supplement. 2002, 80(233): 1-34.

[6] Peterlin B, Canki-Klain N, Morela V, et al. Prevalence of retinitis pigmentosa in Slovenia. Clin Genet, 1992, 42(3): 122-123.

[7] Al-Merjan J I, Pandova M G, Al-Ghanim M, et al. Registered blindness and low vision in Kuwait. Ophthalmic Epidemiol, 2005, 12(4): 251-257.

[8] Ostergaard E, Duno M, Batbayli M, et al. A novel MERTK deletion is a common founder mutation in the Faroe Islands and is responsible for a high proportion of retinitis pigmentosa cases. Mol Vis, 2011, 17(167): 1485-1492.

[9] Hu D N. Prevalence and mode of inheritance of major genetic eye diseases in China. J Med Genet, 1987, 24(10): 584-588.

[10] Xu L, Hu L, Ma K, et al. Prevalence of retinitis pigmentosa in urban and rural adult Chinese: The Beijing Eye Study. Eur J Ophthalmol, 2006, 16(6): 865-866.

[11] Hartong D T, Berson E L, Dryja T P. Retinitis pigmentosa. Lance, 2006, 368: 1795-1809.

[12] Hims M M, Diager S P, Inglehearn C F. Retinitis pigmentosa: Genes, Proteins and Prospects. Dev Opthalmol, Basel, Karge, 2003, 37(37): 109-125.

[13] Williams L L, Wolinsky J S, Cao S N, et al. Antibody response to rubella virus antigen and structural proteins

in retinitis pigmentosa. J Infect Dis, 1992, 166 (3): 525-530.

[14] Williams L L, Lew H M, Shannon B T, et al. Activated retinitis pigmentosa peripheral lymphocytes adhere to and alter cultured human retinal pigment epithelial cells. Invest Ophthalmol Vis Sci, 1992, 33 (10): 2848-2860.

[15] 刘雅妮, 盛迅伦. 宁夏地区 137 例原发性视网膜色素变性的遗传类型及临床表型分析. 中华眼底病杂志, 2011, 27 (5): 431-434.

[16] 容维宁, 盛迅伦, 刘雅妮. 近亲结婚的视网膜色素变性患者遗传类型和临床表型分析. 中华眼科杂志, 2012, 48 (10): 893-897.

[17] Bietti G B. Uber familiares Vorkommen von "Retinitis punctata albescens" (verbunden mit "Dystrophia marginalis Cristallinea corneae"). Glitzern des Glaskoerpers und anderen degeneration Augenveranderungen. Klin Monatsbl Augenheilkd, 1937, 99 (3): 737-757.

[18] Yanagi Y, Tamaki Y, Takahashi H, et al. Clinical and functional findings in crystalline retinopathy. Retina, 2004, 24 (2): 267-274.

[19] 许菲, 睢瑞芳, 董方田. 结晶样视网膜色素变性分子遗传学研究进展. 中华眼科杂志, 2012, 48 (10): 948-951.

[20] Jiao X, Munier F L, Iwata F, et al. Genetic linkage of Bietti crystalline corneoretinal dystrophy to chromosome 4q35. Am J Hum Genet, 2000, 67 (5): 1309-1313.

[21] Li A, Jiao X, Munier F L, et al. Bietti crystalline corneoretinal dystrophy is caused by mutations in the novel gene CYP4V2, Am J Hum Genet, 2004, 74 (5): 817-826.

[22] Mataftsi A, Zografos L, Milla E, et al. Bietti'S crystalline corneoretinal dystrophy: a cross-sectional study. Retina, 2004, 24 (3): 416-426.

[23] Grøndahl J, Riise R, Heiberg A, et al. RAutosomaldominantretinitis pigmentosa in Norway: a 20-year clinical follow-up study with molecular genetic analysis. Two novel rhodopsin mutations: 1003delG and I179F. Acta Ophthalmol Scand, 2007, 85 (3): 287-297.

[24] Paul J, Botelho M D, Kevin J, et al. Familial occurrence of retinitis punctata albescens and congenital sensorineural deafness. American journal of ophthalmology, 1999, 128 (2): 246-247.

[25] Cour M L, Tezel T. The Retinal Pigment Epithelium[J]. Advances in Organ Biology, 2005, 10 (1): 253-272.

[26] Carr RE. Abnormalities of cone and rod function. In: Ryan SJ. Retina voi I. 2nd ed. St Louis: Mosby, 199450 (1): 2-511.

[27] Kajiwara K, Sandberg M A, Berson E L, et al. A null mutation in the human peripherin/RDS gene in a family with autosomal dominant retinitis punctata albescens. Nature Genet, 1993, 3 (3): 208-212.

第二节 先天性静止性夜盲

先天性静止性夜盲（congenital stationary nightblindness, CSNB）是一种少见的具有遗传性、非进展性的视网膜病变。主要以视杆细胞功能异常为特征，临床表现为先天性非进行性夜盲、视野基本正常，伴或不伴有眼球震颤、斜视和屈光不正等。根据眼底表现不同可将 CSNB 分为两大类，即眼底正常的 CSNB 和眼底异常的 CSNB。眼底异常的 CSNB 主要包括小口病、白点状眼底和 Kandofi 视网膜斑[1]。而根据孟德尔遗传方式，CSNB 又可分为：AD 型 CSNB（autosomal dominant，AD）、AR 型 CSNB（autosomal recessive，AR）和 XL 型

CSNB（x-linked recessive，XL）。比利时眼科医生 Cunier 于 1838 年首次报道了法国南部城市一个名叫 Nougaret 的 AD 型 CSNB 家系，共 10 代 135 名患者，1850 年 Donders 报道了 XL 型 CSNB 家系，1925 年 Gassler 报道首例 AR 型 CSNB 患者[2]。不同遗传方式的 CSNB 临床表现有一定差异，但功能上均以视网膜感光系统中视杆细胞功能严重受损为特征。

【典型病例 21】

主诉：先证者就诊时诉自幼夜盲，无进行性加重。家系中共收集到患者 3 名，均为女性，正常家庭成员 2 名（图 3-2-1）。

眼部检查：

视力和屈光状态见表 3-2-1；色觉正常。

眼底：先证者眼底豹纹状改变，视盘颞侧萎缩弧，黄斑区结构未见异常（图 3-2-2），先证者姐姐眼底正常；先证者妹妹眼底豹纹状眼底改变，视盘颞侧萎缩弧。

黄斑 OCT：先证者黄斑中心凹厚度右眼 186μm、左眼 189μm，先证者姐姐黄斑中心凹厚度右眼 219μm、左眼 197μm，先证者妹妹黄斑中心凹厚度右眼 206μm、左眼 237μm，结构均未见明显异常。

视野：3 名患者视野检查均正常。

电生理：3 名患者 EOG 检查均正常；先证者 ERG 检查结果见表 3-2-2。

基因检测：所有患者 TRPM1 基因上检测到一个纯合错义突变 c.3552A>T: p.R1025L。

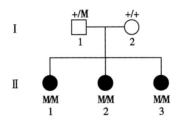

图 3-2-1　CSNB 家系系谱图

表 3-2-1　CSNB 家系 3 名患者临床资料

患者编号	性别	年龄	屈光状态		裸眼视力		矫正视力	
			右眼	左眼	右眼	左眼	右眼	左眼
1	女	25	−2.75DC×45	−1.50DC×35	0.2	0.1	0.6	0.4
2	女	24	−6.00DS/−1.50DC×45	−5.00DS/−2.50DC×55	0.1	0.1	0.3	0.5
3	女	22	−8.50DS/−2.50DC×10	−6.25DS/−3.25DC×70	0.04	0.04	0.5	0.5

诊断：AR 型先天性静止性夜盲。

病例分析：患者家系呈常染色体隐性遗传方式，三位患者的最佳矫正视力在 0.3~0.6 之间，全视野 ERG 表现为暗视 a 波正常、b 波显著降低，其余检查未见明显异常。基因检测显示为 AR 遗传相关致病基因——TRPM1 基因的纯合错义突变 p.R1025L。根据临床表现、遗传方式及基因检测结果诊断明确。

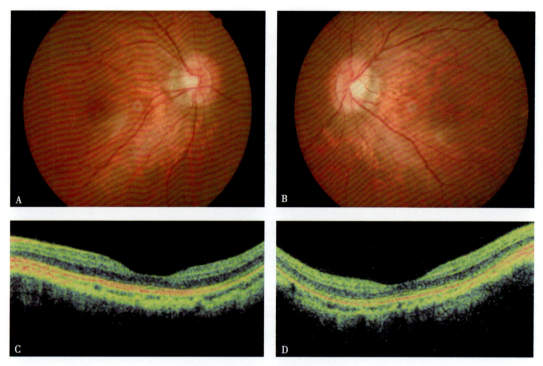

图 3-2-2　先证者临床检查资料

A、B. 眼底照片；双眼底豹纹状改变，视盘颞侧萎缩弧；C、D. 黄斑 OCT；黄斑区结构未见明显异常

表 3-2-2　CSNB 家系先证者 ERG 结果

眼别	暗适应 0.01ERG	暗适应 3.0ERG		暗适应 3.0 震荡电位 ERG	明适应 3.0ERG		明适应 3.0 闪烁光 ERG
		a 波	b 波		a 波	b 波	
右眼	10.1μV	172μV	126μV	30.6μV	48.3μV	88.7μV	81.7μV
左眼	30.2μV	161μV	112μV	36μV	52.2μV	88.8μV	100μV
下降幅度	重度下降	正常	重度下降	中度下降	正常	正常	正常

【临床特点】

（一）眼底正常的 CSNB

大部分患者初诊早期主诉视物模糊，少数患者主诉夜盲。患者有无夜盲的主诉非常重要。由于患者眼底正常，又无夜盲的主诉，医师很可能忽略了 CSNB，而不会选择进行视网膜电图检查，因此很难作出正确的诊断。

1. 遗传学分型和临床表现　AD 型 CSNB 患者表现为视力正常、色觉、明适应 ERG 和视野正常或轻度异常。AR 型和 XL 型 CSNB 患者常因伴有近视而出现视力下降，也可合并眼球震颤或斜视。AR 型 CSNB 患者最佳矫正视力多为 0.2～0.5。XL 型 CSNB 患者可出现豹纹状眼底、视盘倾斜及视盘周围萎缩，该型患者最佳矫正视力通常为 0.4～0.5，也可为 0.1～0.8。

该病具有诊断价值的特征性改变是暗适应曲线和全视野 ERG 的异常。多数患者暗适应曲线为锥体单相曲线伴或不伴锥体阈值升高；少数表现为双相曲线但视杆细胞阈值明显升高。全视野 ERG 表现为暗视 a 波和 b 波下降，甚至无波，或 a 波正常、b 波降低甚至出现负波反应。部分患者明视 ERG 也表现异常，表明锥体系统功能也受累。

2. 视觉电生理分型及临床表现　根据 CSNB 的 ERG 波形中是否出现负相波又将其分为 Schubert-Bomschein 型和 Riggs 型。

Schubert-Bornschein 型患者暗视白光 ERG 的 a 波正常或接近正常，b 波振幅显著下降低于基线甚至消失，b 波和 a 波的振幅比 <1，又称为负相波。随着刺激光强度增加，a 波振幅增加而 b 波振幅无变化。1952 年 Schubert 和 Bornschein 首先报告该现象，所以又称为 Schubert-Bornschein 型。该型最常见，大多数 AR 型和 XL 型 CSNB 患者和个别 AD 型 CSNB 患者均为此型。根据 ERG 改变可推测其病变部位在视网膜双极细胞区靠近外丛状层。该型患者 EOG 正常。这些患者又可根据视杆细胞受损情况进一步分为两个亚型，即视杆系统无功能的完全型和视杆系统保留有一定功能的不完全型[3]。完全型 CSNB，视锥细胞 ERG 和 30Hz 闪烁光 ERG b 波振幅正常或轻度降低；不完全型 CSNB 视锥细胞 ERG 和 30Hz 闪烁光 ERG 则显著降低（表 3-2-3）。完全型 CSNB 患者常合并中到高度近视，视力常明显下降；不完全型 CSNB 患者可伴远视或中度近视。

Riggs 型表现为暗视白光刺激的 ERG a 波和 b 波振幅均下降，但是 b 波的振幅通常大于 a 波的振幅，不呈"负相波"。Riggs 型患者虽然暗视 ERG 异常，但明视 ERG 基本正常，此型较少，患者视力正常或接近正常。推测其病变部位同时累及视网膜双极细胞层和光感受器内段。Riggs 型的严重型为无波型，表现为暗视白光和蓝光刺激下均无可记录的 ERG 波形，此型最少。其视杆细胞系统不仅受到严重损害，锥体系统也同时受累。该型 EOG 光峰值也下降。

表 3-2-3　完全型和不完全型 CSNB 的视觉电生理特征

参数	完全型	不完全型
明视 ERG	振幅下降	振幅严重下降
视杆细胞反应	无波形	振幅下降
30Hz 闪烁光 ERG	相对正常	振幅低
Ops	多数消失	常可记录到
明适应闪烁光 ERG	无变化	10 分钟内振幅增加 1~2 倍，出现双峰
长闪光	ON 双极细胞缺陷	ON 和 OFF 双极细胞缺陷

（二）眼底异常的 CSNB

1. 小口病（Oquchi's disease）　在遗传方式上属常染色体隐性遗传。临床表现为先天静止性夜盲，中心视力一般正常。眼底表现特殊：后极部呈现光亮不均匀的黄灰色、金黄色或黑灰色区，其边界不清，有时整个眼底均显灰白色，偶有稍带黄色。有水尾（Mizuo）现象即：在明处眼底可以观察到金黄色或灰白色，黑暗中或用绷带包扎 2~3 小时后眼底呈现正常状态。回到明处 30~40 分钟后，眼底又恢复到原来的灰白色，因眼底有特征性的改变，又有相应的突变基因，属 CSNB 的特殊类型。暗适应表现为正常的视锥反应和延长的视杆反应，在 4 个小时的暗适应后视杆反应的阈值可达正常，同时 ERG 显示在给予第一次闪光可获得正常的 ERG，而第二次以后的闪光就记录不到正常 ERG，直到再过 4 小时或 4 小时以上的时间才恢复。视锥细胞反应波幅和潜伏期正常[4]。

2. 白点状眼底　该病的特征是眼底有很多白色或灰黄色的小点在眼底中周部或后极部最为密集。一般情况下，黄斑中心凹或旁中心凹或者整个黄斑区均不受累，典型患者眼底白点沉积的形态和位置双眼对称。荧光素眼底血管造影中白点状病灶不显影或成遮蔽荧光，可见于白点状病变非对应的轻度弥漫强荧光，CSNB 白点状眼底的患者通常仅有夜盲，视力和视野不受影响，属于常染色体隐性遗传。本病最具特征性的 ERG 表现是暗适应延迟，用常规方法即暗适应 30 分钟后检查暗适应 ERG，显示为 b 波振幅异常，但给予足够长时间的暗适应后，可达到正常振幅。弥漫性分布于视网膜的白点在 40 岁或 50 岁左右均可消失，维生素 A 缺乏患者眼底也可有类似的小点。暗适应阈值曲线视杆支和视锥支在时间上均延长，阈值无变化，视锥支从暗适应开始到杆锥破裂约需 2 小时，而视杆支也约需 2 小时才达到正常水平。ERG 显示在暗适应 45 分钟后，视锥和视杆的波幅均明显下降，但经过很长时间的暗适应后可以获得正常的 ERG[5]。

3. Kandori 斑点　眼底可见少量不规则较大的黄色斑点，视功能特点与白点状眼底相同。属于常染色体隐性遗传。

【诊断要点】

1. 初诊主诉　多数主诉视物模糊，少数诉夜盲。

2. 视力和屈光不正　视力范围可在 0.1~1.0 之间。完全型的 CSNB 患者多有中度到高度近视，而不完全型 CSNB 患者则为轻度近视或远视。

3. 眼底两种类型的 CSNB 眼底基本正常，完全型 CSNB 患者常常伴有高度近视，显示视盘倾斜、颞侧变淡，视盘边萎缩弧等高度近视眼眼底改变。

4. 全视野 ERG 负波形 ERG，正常的 EOG。完全型 CSNB，明视 ERG 和 30Hz 闪烁光 ERG 接近正常；不完全型 CSNB 明视 ERG 和 30Hz 闪烁光 ERG 则显著降低。这是具有高度特征性的鉴别诊断要点。

【鉴别诊断】

1. 无色素性视网膜色素变性（retinitis pigmentosa sine pigmento，RPSP）　是原发性 RP 的非典型表现，除无骨细胞样色素沉着外，具有典型的夜盲症状、伴有进行性视野缺损、视网膜 ERG 显著异常或无波形。

2. 结晶样视网膜变性（crystalloid degeneration of the retina，或称 Biettis 病）主要症状为夜盲、视力减退及视野缩小。该病的特征性改变为眼底后极部散在结晶样颗粒，附于视网膜表面或深层。晚期患者可见骨细胞样或不规则形的色素沉着，眼底呈豹纹状，显示晦暗灰绿或灰褐色调等改变。

3. 白点状视网膜变性（albescent punctuate degeneration of the retina）　该病主要表现为夜盲，但中心视力多正常。眼底可见特征性的多数小白点颗粒沉着，边界清楚、大小一致、分布均匀，主要分布于后极部和赤道部，黄斑区多不受侵犯。视野可进行性缩窄，严重者发展为管状视野。

【遗传学】

目前为止，已报道有 13 个基因和 CSNB 发病相关，它们是 *NYX*、*CACNA1F*、*GNAT1*、*PDE6B*、*RHO*、*GRM6*、*TRPM1*、*CABP4*、*SLC24A1*、*CACNA2D4*、*SAG*、*GRK1*、*RDH5* 基因。其中：

1. XL 型 CSNB 相关基因包括 *NYX* 和 *CACNA1F* 完全型 XL 型 CSNB 的致病基因是

NYX 基因（nyctalopin on chromosome X, MIM: 300278），位于 Xpll.4，编码了由 481 个氨基酸组成的富含亮氨酸重复序列的蛋白。该蛋白在人视网膜光感受器内段、外核层、内核层和神经节细胞层均有发现。分子遗传学结合视觉电生理研究发现[6]：NYX 突变主要破坏了视杆 ON 双极细胞的信号传递，而视锥细胞通过视杆-视锥缝隙连接及 OFF 双极细胞的信号传递仍存在。因此推测夜盲蛋白对于建立和维持视杆细胞光感受器与其突触后神经元（包括双极细胞和无长突细胞）的功能联系可能是非常重要的。NYX 基因被认为是引起 X 连锁完全型 CSNB 的主要突变基因。NYX 突变所致的 CSNB 患者都伴有中、高度近视（而且绝大部分为高度近视）。

不完全型 XL 型 CSNB 相关基因是 *CACNA1F*（电压依赖钙离子通道 α1f 亚基），位于 Xpll.23，编码的是视网膜特异性 L 型钙离子通道 α1 亚单位。CACNA1F 包括 48 个外显子，编码的蛋白含 1966 个氨基酸。CACNA1F 只在视网膜有表达，其中内、外核层强表达，神经节细胞层弱表达。钙离子通道的 α1 亚基和以 α2-、β1-、β2、γ- 及 δ- 亚基共同构成钙离子通道。其中 α1 亚基的功能是钙离子通道的小孔和电压感受器。α1 亚单位分子的异常会影响 Ca^{2+} 的内流，光感受器细胞释放神经递质谷氨酸盐也将受到影响。这将导致由光感受器传递到 ON 双极细胞的信号减弱。因此，ON 双极细胞处于相对去极化或"光适应"状态。双极细胞之间 Müller 细胞也呈去极化。ERG 的 b 波起源于 Müller 细胞和 ON 双极细胞，所以不完全型 XL 型 CSNB 患者表现出 b 波振幅下降和夜盲[7]。CACNA1F 编码的钙离子 α1 亚单位是钙调控的发育所依赖的，此通路的异常可能是不完全型 XL 型 CSNB 患者常合并近视、眼球震颤和斜视的病理基础。CACNA1F 突变也影响视杆-双极细胞通路和视锥-ON 双极细胞通路，并且视锥-OFF 双极细胞通路也明显受累（d 波）。CACNA1F 突变可导致视网膜神经传导过程中突触连接发生递质释放功能障碍，产生视觉信号转导缺陷[8]。

2. AD 型 CSNB 的相关基因包括：*RHO*、*PDE6B* 和 *GNAT*。

视紫红质基因（rhodopsin, RHO）基因定位于 3q21-q24，目前已发现 Gly90Asp、Thr94Ile、Ala292Glu 和 Ala295Val 突变与 AD 型 CSNB 有关。基因全长 6 706bp，包含有 4 个内含子和 5 个外显子，其编码产物为由 348 个氨基酸组成的视紫红质，其蛋白产物是视杆细胞的感光色素[9]。视紫红质是具有 7 个螺旋结构的视杆细胞外节盘膜蛋白，它受到光刺激后启动视觉循环。突变后的 RHO 异常持续激活 transducin，影响视觉循环，导致夜盲。

cGMP 磷酸二酯酶 β 亚基（PDE6B）基因定位于 4p16.3，基因全长 45 170bp，有 21 个内含子和 22 个外显子，其编码产物为由 854 个氨基酸组成的磷酸二脂酶 β 亚单位。该蛋白属于光感受器视觉光电转导系统中的膜效应器，调节细胞内的第二信使环鸟苷酸（cGMP）的浓度，目前仅发现 His258Asn 突变。光感受器 cGMP 磷酸二酯酶（PDE6B）受到光刺激被激活后能够水解细胞内的 cGMP，引起 cGMP 控制的通道关闭和光感受器细胞膜超极化，使视觉循环的第二次信号放大。视杆细胞 PDE6B 是由 α 和 β 亚基组成的具有催化功能的异二聚体，并且和抑制性 γ 亚基结合。PDE6B 活性丧失引起细胞内 cGMP 水平增高，从而导致视感受器变性。CSNB 患者 *PDE6B* 基因 His258Asn 突变没有使视杆细胞 PDE6B 的功能丧失，而是改变了其功能，视杆细胞失去了感受性，因此临床表现为非进行性夜盲，不同于视网膜色素变性。

transducin α 亚基（GNAT1）基因定位于 3p21，基因全长 4 907bp，有 8 个内含子和 9 个外显子。Transducin 是由 3 个不同亚基组成的异三聚体：具有催化作用的 α 亚基和具有调节功

能的 β 亚基和 γ 亚基。Transducin 的产物是 GTP 结合蛋白（G 蛋白）家族成员，通过 α 亚基将不同感受器和其第二信使连接。GNAT1 基因编码的是将视紫红质连接到 cGMP-磷酸二酯酶（PDE）G 蛋白，在视觉循环中起重要作用。GNAT1 发生错异突变 Gly38Asp 后不能和 PDE6γ 亚单位结合，使其失去效应器功能。自 1996 年 Dryja 首次发现 Gly38Asp 突变以来，到目前仅发现这 1 例突变。

3. AR 型 CSNB 非常少见，其相关基因有：GRM6、TRPM1、CABP4、SLC24A1、CACNA2D4。

GRM6 基因（metabotropic glutamate receptor 6，OMIM 604096）位于 5q35，包括 10 个外显子，编码有 877 个氨基酸残基的代谢型谷氨酸受体 6（MGLUR6）。GRM6 特异性在视网膜 ON 双极细胞表达。GRM6 突变会导致常染色体隐性先天性静止性夜盲，视觉电生理变化为 Schubert-Bornschein 型并与 NYX 突变患者的视觉电生理变化相同、但与其他类型先天型静止型夜盲不同。GRM6 突变所致先天性静止性夜盲患者常伴中高度近视。Nyctalopin 和 MGLUR6 有许多共同点：都可以在视网膜双极细胞表达，都参与视网膜 ON 信号通路，突变均导致先天性静止性夜盲并多伴近视，视觉电生理改变相同[10]。

TRPM1 属于瞬时性感受器电位（transient receptor potential，TRP）通路家族的成员，这一通路使得 Ca^{2+} 进入超极化的细胞中，从而产生由磷脂酰肌醇及蛋白激酶 C 信号转导介导的胞内反应，此基因可能改变视网膜 ON 双极细胞中细胞质内的游离 Ca^{2+} 水平，从而在视网膜神经传递中起作用。ON 双极细胞中的 mGluR6 蛋白与 G 蛋白以及 TRPM1 偶联，因此 TRPM1 可能做为阳离子通路在 ON 双极细胞中下调 G 蛋白的水平[11]。

CAPB4 基因具有 6 个外显子，定位于 11q13.1，其编码钙结合蛋白 4，此蛋白含有 275 个氨基酸，特异性的位于光感受器突触末端，其与 Cav1.4 α 亚基的 C 末端区域直接联系并且激活 Cav1.4 为超极化状态[12]。

SLC24A1 基因位于 15q22，其作用机制不是十分明确。

CACNA2D4 基因位于 12p.13.33，该基因被发现在临床表现为不完全型 CSNB 的患者。

4. 小口病与 SAG、GRK1 基因的改变有关，白点状眼底与 RDH5 突变有关。

【治疗】

该病目前无有效治疗方法。

（刘雅妮）

参 考 文 献

[1] 睢瑞芳，赵家良. 先天性静止性夜盲. 中华眼科杂志，2006，42（5）：472-475.

[2] EliasI. Traboulsi: Genetic Disease of the eye. Oxford University Press.2012，476.

[3] EliasI. Traboulsi: Genetic Disease of the eye. Oxford University Press.2012，476-477.

[4] 李序，刘晓玲. 先天性静止性夜盲研究进展. 国外医学眼科学分册，2004，28（6）：397-400.

[5] Liden M，Romert A，Tryggvason K，et al. Biochemical defects in 11-cis-retinol dehydrogenase mutants associated with fundus albipunctatus. J Biol Chem，2001，276（52）：49251-49257.

[6] 睢瑞芳，李风荣，赵家良，等. 中华眼底病杂志，2007，23（3）：184-188.

[7] Suri M. Genetic diseases of the eye，edited by Elias I Traboulsi. American Journal of Medical Genetics，2000，93（1）：78-79.

[8] McRory J E，Hamid J，Doering C J，et al. The CACNA1F gene encodes an L-type calcium channel with

unique biophysical properties and tissue distribution. J Neurosci, 2004, 24(7): 1707-1718.

[9] Bosch-Presegue L, larriccio L, Aguila M, et al. Hydrophobic amino acids at the cytoplasmic ends of helices 3 and 6 of rhodopsin conjointly modulate transducin activation. Arch Biochem Biophys, 2011, 506: 142-149.

[10] Zeitz C, van Genderen M, Neidhardt J, et al. Mutations in GRM6 cause autosomal recessive congenital stationary night blindness with a distinctive scotopic 15-Hz flicker electroretinogram. Invest Ophthalmol Vis Sci, 2005, 46(11): 4328-4335.

[11] Audo I, Kohl S, Leroy B P, et al. TRPM1 is mutated in patients with autosomal-recessive complete congenital stationary night blindness. Am J Hum Genet, 2009, 85(5): 720-729.

[12] Zeitz C, Kloeckener-Gruissem B, Forster U, et al. Mutations in CABP4, the gene encoding the Ca2+-binding protein 4, cause autosomal recessive night blindness. Am JHum Genet, 2006, 79(4): 657-667.

第三节　Leber 先天性黑矇

Leber 先天性黑矇（Leber congenital amaurosis, LCA）是一种严重致盲性遗传性视网膜疾病，出生时或出生后一年内双眼锥杆细胞功能完全丧失，导致婴幼儿先天性盲。1869 年由 Theodor Leber 首先报道，故又名 Leber 先天性黑矇[1]。LCA 占遗传性视网膜病变的 5% 以上[2]，是导致儿童先天性盲的主要疾病（占 10%~20%）[2]。多呈常染色体隐性遗传，偶有显性遗传，其父母或祖代多有近亲联姻史。临床上以眼球震颤、固视障碍、畏光、指压眼球为特征。眼底检查早期多为正常，随着病变进行性进展，数年后可见眼底椒盐样色素沉着、骨细胞样色素、视网膜血管狭窄、广泛视网膜色素上皮和脉络膜萎缩。视网膜电图表现为 a、b 波平坦，甚至消失[3]。可伴有圆锥角膜、远视、发育迟缓和神经系统异常等。

本病为单基因遗传眼病，各种视网膜功能相关基因突变引起蛋白、细胞结构功能异常而导致视功能严重丧失[4]。临床表现分为婴儿型和少年型。患儿出生时或出生不久至 5~6 岁即已失明，不能注视、追光，有指压征，眼球凹陷、眼球震颤、瞳孔反射迟钝等。ERG 表现为 a、b 波平坦甚至消失，具有诊断意义[5]。目前已发现 18 个与 LCA 相关的致病基因，主要包括 *RPE65*、*GUCY2D*、*CRX*、*RPGRIP1*、*CRB1* 和 *AIPL1* 等。

【典型病例 22】

先证者男，5 岁。

代诉：出生后不久即发现患儿不能注视。

家族史：否认近亲结婚家族史。

眼部检查：

双眼球明显后退，指压征阳性（图 3-3-1）。

视力：无注视，无追随反应。

裂隙灯检查：角膜、晶状体透明。

眼底检查：检眼镜检查视盘界清、色淡红，黄斑区萎缩、色素紊乱，周边视网膜可见少量散在骨细胞样色素沉着。

基因检测：在患者的 *CRB1* 基因上检测到复合杂合性剪切突变（c.3934-2A>T, c.70+2T>A），在该家系中呈现共分离。

诊断：Leber 先天性黑矇。

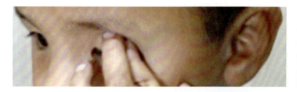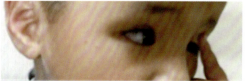

图 3-3-1 先证者外观

双眼球明显后退,患儿用手指按压眼球(指压征)

【典型病例 23】

先证者男,8 岁。

代诉:出生后不久即发现患儿视力差。

家族史:否认近亲结婚家族史。

眼部检查:

视力:右眼 0.04 矫正 0.05;左眼 0.1 矫正不提高。

裂隙灯检查:角膜、晶状体透明。

眼底检查:视盘颜色淡,后极部及周边视网膜钱币样色系沉着(图 3-3-2A~F)。

基因检测:在患者的 *CRB1* 基因上检测到复合性杂合突变(c.2822T>C: p.M941T 和 c.2207T>C: p.F736S)(图 3-3-2G)。父亲携带有 *CRB1* 基因的杂合性错义突变(c.2822T>C: p.M941T),母亲携带有 *CRB1* 基因的杂合性错义突变(c.2207T>C: p.F736S)。根据基因检测结果确定该家系的遗传方式为常染色体隐性遗传(图 3-3-2H)。

诊断:Leber 先天性黑矇。

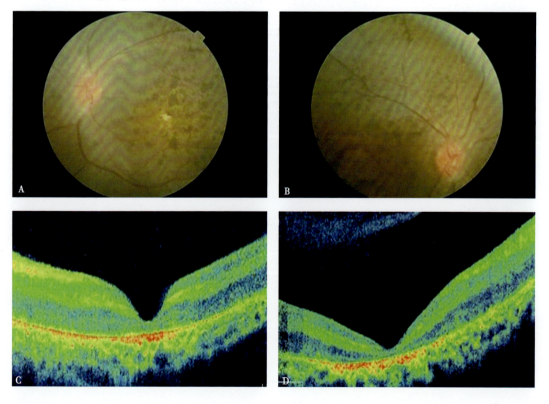

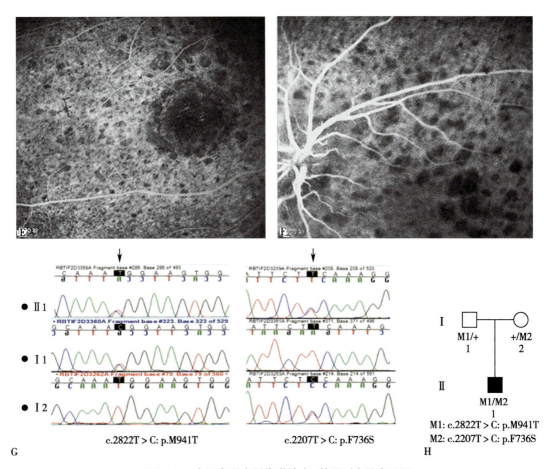

图 3-3-2　先证者眼底影像学检查、基因测序及家系图

A、B. 彩色眼底照相：视盘色淡、后极部及周边视网膜钱币样色素沉着，黄斑萎缩；C、D. 黄斑 OCT 检查：黄斑中心凹加深扩大，神经上皮变薄，层次模糊，椭圆体带消失；E、F. 荧光素眼底血管造影：黄斑区早期可见散在点状背景荧光遮蔽，周边部透见强荧光，晚期可见荧光着染；G、H. 测序图及家系图：在患者 *CRB1* 基因检测到复合杂合性突变（p.M941T 和 p.F736S）

【典型病例 24】

先证者男（Ⅱ-6），6 岁。

代诉：半岁时发现不能注视物体。

家族史：近亲结婚（二级表兄妹婚配）家系，共 8 名家庭成员，其中（Ⅱ-6，Ⅱ-3）为 LCA 患者（图 3-3-3A、B）。

眼部检查：

双眼球凹陷，指压征阳性（图 3-3-3E）。不能注视，无追随反应。播放音乐时患儿停止哭闹，提示有一定的视力。

裂隙灯检查：角膜、晶状体透明。

眼底检查：视盘苍白，视网膜血管细，黄斑区视网膜脉络膜萎缩，可见色素沉着（图 3-3-2C、D）。

全身检查：患者Ⅱ-6：体重 9kg（正常两周岁男童体重为 11.8kg），身高 80cm（正常两周

第三章 视网膜、脉络膜和视神经疾病

岁男童身高为 85.14cm），神经系统反应迟钝，肌腱反射亢进（+++），心脏彩超示二尖瓣、三尖瓣、肺动脉瓣微量反流，肺心隔未见明确异常，甲状腺激素 T3、T4 值正常，生长激素 GH 值低于正常，FSH、PRGE、PRL、LH、TSTO 值均降低，提示性腺功能减退。患者Ⅱ-3：体重 14kg（正常 11 岁女童体重为 31kg），身高 104cm（正常 11 岁女童身高为 154cm），神经系统反应迟钝，肌腱反射亢进（+），心脏彩超示二尖瓣、三尖瓣、肺动脉瓣微量反流，影像学报告示：

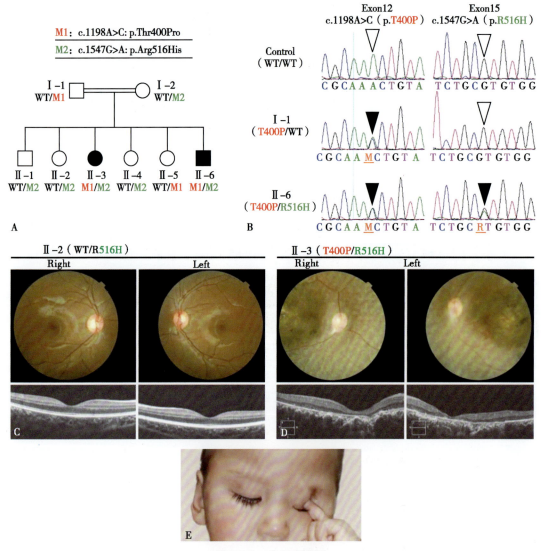

图 3-3-3　先证者资料

A. 近亲结婚家系图和全外显子测序发现 *CCT2* 基因复合杂合性突变（c.1198A>G：p.Thr400Pro 和 c.1547G>A：p.Arg516His）；B. *CCT2* 基因突变和编码的氨基酸改变。在 *CCT2* 基因的第 12 外显子（c.1198A>C）和第 15 外显子（c.1547G>A）发现两个点突变，突变导致编码的氨基酸发生改变（T400P and R516H）；C. 正常家庭成员Ⅱ-2 的临床评估，上图：彩色眼底像示正常视网膜；下图：OCT 检查示黄斑区视网膜结构正常；D. 患者Ⅱ-3 的临床评估，上图：彩色眼底像示严重的视网膜变性改变。视盘苍白，视网膜血管细，黄斑区视网膜脉络膜萎缩，可见色素沉着；下图：OCT 检查示黄斑区变薄，结构紊乱；两名同时携带 c.1198A>C（突变 1，红色）和 c.1547G>A（突变 2，绿色）突变的患者（Ⅱ-3 和Ⅱ-6）均有视网膜营养不良和黄斑变性的临床表型；E. 面部和行为特征：Ⅱ-6 患者指压征（eye poking）和眼球凹陷（enophthalmos）

双侧髋关节发育不良、先天性右髋脱位,甲状腺激素 T3、T4 值正常,生长激素 GH 值低于正常,FSH、PRGE、PRL、LH、TSTO 值均降低,提示性腺功能减退。

基因检测:全外显子测序发现 CCT2 基因复合杂合性突变(c.1198A>G: p.Thr400Pro 和 c.1547G>A: p.Arg516His);CCT2 基因突变和 CCTβ 蛋白的改变:在 CCT2 基因的第 12 外显子(c.1198A>C)和第 15 外显子(c.1547G>A)发现两个点突变,突变导致编码的氨基酸发生改变(T400P and R516H)(图 3-3-3B)。

诊断:Leber 先天性黑矇。

【临床特点】

根据临床表现可以分婴儿型和少年型。

(一)婴儿型

1. 症状　患儿出生时或出生后不久即已失明。

2. 体征

(1)视力:无注视和追随反应。

(2)指压征:将手指或指节深深按压眼球。

(3)眼球凹陷:可致患儿眶周脂肪萎缩,眼球凹陷。

(4)眼球震颤:可伴有钟摆样震颤。

(5)瞳孔对光反射迟钝:又称黑矇性瞳孔。

(6)眼底改变:眼底表现可正常,也可有轻度的血管扭曲、假性视盘水肿、黄斑萎缩、缺损,黄斑色素沉着(骨细胞样、椒盐样等)、周边黄色融合病灶、白色点状病变、大理石样眼底等。LCA 患者存在一定的基因型-表型相关性[6],这些相关性主要表现在眼底形态和视力变化方面[7]。

(7)其他:本病可伴有圆锥角膜,表现为非炎症性退行性角膜变薄、隆起,导致视力进一步下降。也可伴有发育迟缓及神经系统异常等[8]。

3. 辅助检查　ERG 表现为熄灭型或者严重降低。

(二)少年型

1. 症状　患儿 5～6 岁时视力严重下降,30 岁左右完全失明,常伴有夜盲或畏光等表现。

2. 体征

(1)眼球凹陷:成年患者指压征可消失,但常遗留有眼球凹陷。

(2)眼球震颤:可伴有钟摆样、水平样、徘徊样震颤。

(3)瞳孔对光反射迟钝:因视网膜功能严重异常,瞳孔对光反射往往迟钝甚至消失。

(4)屈光改变:多数 LCA 患者存在屈光不正(远视或近视),多为高度远视[9],原因可能是先天黑矇影响了眼球的正视化,也可能是致病基因与眼球发育的大小有关。

(5)眼底改变:眼底表现多样,可完全正常,也可表现为视盘水肿,黄斑牛眼状病变,黄斑缺损,后极部灰白色斑点以及无特征性眼底改变。多数病例周边部视网膜有椒盐样改变,少数病例直到病变晚期眼底仍保持正常外观。

3. 辅助检查　ERG 表现为熄灭型或者严重降低,具有诊断意义。

【诊断要点】

1. 一般在出生 6 个月内发病,严重的视力丧失,不能注视,可伴有眼球震颤、畏光等。

2. 指压征　指压征为用手指使劲反复按压眼球,没有基因特异性。其具体的分子机制还不明确,可能与此动作产生的幻视及闪光感使患者得到安全感有关。这种持续推压眼球的运动会导致眶脂肪萎缩,进而引起眼窝凹陷。

3. 眼底表现　多样,可完全正常,也可表现为视盘水肿,黄斑牛眼状病变,黄斑缺损,后极部灰白色斑点以及无特征性眼底改变。多数病例周边部视网膜有椒盐样改变,少数病例直到病变晚期眼底仍保持正常外观。

4. ERG 表现为熄灭型或者视锥视杆细胞反应严重降低,具有诊断意义。

【鉴别诊断】

LCA 的临床表现复杂,症状及体征特异性不强,其他综合征或非综合征眼病也可有相似表现,容易漏诊或误诊[10],而那些疾病的病理机制、视力预后、遗传方式以及将来的治疗都与 LCA 不同,因此迅速而准确的临床诊断非常重要。临床上容易误诊的疾病包括全色盲、不完全色盲、先天性静止性夜盲、白化病和视神经发育不全等。

1. 全色盲(achromatopsia,ACHM)　是一种静止性视网膜病变,患者往往视力下降较早,但多数能达到 0.1,色觉丧失,眼底表现正常[11],可伴有眼球震颤及畏光。在出生后 6 周如不行 ERG 检测,很难与 LCA 鉴别。全色盲 ERG 表现为视锥细胞反应减弱或消失,视杆细胞反应正常。LCA 的 ERG 表现为视锥和视杆细胞反应均严重降低或无波形。但是 4 岁以下儿童行 ERG 检查困难,给正确诊断带来一定困难。

2. 先天性静止性夜盲(congenital stationary night blindness,CSNB)　是一种较常见的静止性视网膜退行性疾病,病情稳定,表现为夜盲、视力下降及眼球震颤,多为高度近视,ERG 检查视杆细胞反应消失,但视锥细胞反应正常[12]。

3. 白化病　是一种非进行性的 X 连锁视网膜退行性疾病,患者在出生后 6 周即表现为视力低下、眼球震颤。白化病的临床表现还包括头发、皮肤及眼部的色素脱失、眼底视网膜色素缺失可透见脉络膜大、中血管[13]。白化病可以通过 ERG 与 LCA 鉴别,白化病的患者 ERG 基本正常,而 LCA 患者 ERG 严重降低或无波形。

4. 视神经发育不良(optic nerve hypoplasia,ONH)　是儿童视力低下的重要原因。ONH 的主要致病机制是神经节细胞轴突的退行性变。该病相对常见,表现为先天视力低下、眼球震颤、眼底正常、视盘小。大部分 ONH 患者 ERG 正常[14]。

5. 早发型视网膜色素变性(retinitis pigmentosa,RP)　患儿在 2 岁时已经出现 RP 症状和体征,ERG 波形减弱或消失。此类 RP 很难与 LCA 鉴别。

【遗传学】

目前为止,已经发现 18 个基因和 LCA 有关[15],主要有 *GUCY2D*、*RPE65*、*CEP290*、*CRX*、*AIPL1*、*RPGRIP1*、*CRB1*、*RDH12*、*LRAT*、*IMPDH1*、*LCA5*、*TULP1*、*MERTK* 等。这些基因突变可以解释 LCA 病因的 70%。2016 年盛迅伦等发现一个导致 LCA 的新基因 *CCT2*,是一个涉及光感受器连接纤毛转运过程的基因[16]。

(一)涉及视网膜光电信号传导的基因

1. 芳香烃受体样蛋白1(aryl hydrocarbon receptor protein-like 1,*AIPL1*)　基因位于 17p13.1,表达于视锥和视杆细胞,对光感受器细胞的生存发育非常重要,编码芳香烃受体样蛋白1。编码的蛋白包含 384 个氨基酸,与人类芳香烃受体相关蛋白具有 49% 的一致性。AIPL 蛋白的功能就如分子支架一样介导蛋白间的相互作用。在人 AIPL1 的 C 端存在一个灵长类动物所特有的富含多聚脯氨酸的序列,由 56 个氨基酸构成,具体功能尚不明确。

2. 鸟苷酸环化酶 2D（guanylate cyclase 2D, GUCY2D） GUCY2D 基因位于 17p13.1，编码鸟苷酸环化酶，由 1 103 个氨基酸（120 kD）构成，以跨膜蛋白的形式存在于光感受器细胞外节，可催化 GTP 转变为 cGMP，使 cGMP 门控离子通道开放，Ca^{2+}、Na^+ 细胞内流。这一过程对于光照射后恢复暗态是必需的。在体外对 LCA 突变的功能性分析显示在催化区的错义突变可导致 GTP 水解为 cGMP 的过程完全打断[17]。而在胞外域的一些错义突变则不会影响催化活性，但可能会导致突变蛋白的错误折叠以及内质网的降解[17]。然而，影响起始密码子的错义突变，会使得催化酶活性下降[18]。

（二）涉及维甲酸循环的基因

1. 视黄醇脱氢酶 12（retinol dehydrogenase 12, RDH12） RDH12 属于短链视黄醇脱氢酶家族，位于 14q24.1，编码 316 个氨基酸组成的多肽（35kD），在光感受器的内节和视网膜外核层中表达[19]。RDH12 是光感受器特异的脱氢酶，参与全反视黄醇和顺式视黄醛转化。在视锥细胞视色素的再生中，RDH12 可能是 11- 顺式视黄醇转化为 11- 顺式视黄醛的关键酶。RDH12 基因突变会导致视黄醇脱氢酶 12 表达减少，活性降低，影响 11- 顺式视黄酸的合成，导致早发或进行性的视网膜退行性变。

2. 卵磷脂视黄醇酰基转移酶（lecithin retinol acyltransferase, LRAT） LRAT 是一个由 230 个氨基酸组成的多肽（26kD），可催化视黄酯的合成，并从循环中获得视黄醛储存于肝星状细胞以及 RPE 中[20]。LRAT 位于内质网上，具有一个单跨膜拓扑结构，N 端位于胞浆内、C 端位于腔内。在真核细胞中，C 端的跨膜区对于 LRAT 的活性和内质网膜靶向性都十分重要。

3. 视网膜色素上皮特异性 65kD 蛋白（retinal pigment epithelial cells 65, 分子量 65kDa，在视网膜色素上皮表面广泛表达[21]。是催化全反视黄酯转变成 11- 顺视黄醇的异构酶之一，后者再经过一系列代谢转变成视紫红质，参与光信号的传导过程，RPE65 突变可导致视网膜中视紫红质含量降低。

（三）涉及视网膜光感受器细胞分化和发育的基因

1. Crumbs 同系物 1（crumbs homolog 1, CRB1） CRB1 基因定位于 1q31.3，与果蝇 crumbs 蛋白同源，参与胚胎上皮，尤其是上皮间粘着小带的形成，包括光感受器细胞间粘着小带的整合和细胞柱状形态的构成。在人类，CRB1 主要在脑和视网膜表达，该基因的无义突变和移码突变会导致多种视网膜退行性疾病。不同的表型取决于 CRB1 的残余功能以及光感受器细胞与 muller 细胞之间的粘合程度。

2. 视锥 - 视杆细胞同源盒基因（cone-rod homeobox, CRX） CRX 定位于 19q13.3，编码一个由 299 个氨基酸（32kDa）构成的同源盒转录因子。CRX 在视网膜组织中特异表达，而在其他组织中无表达，在光感受器细胞的分化和发育中起重要，参与光感受器细胞外节的延伸和光传导通路，通过编码视网膜神经上皮层亮氨酸拉链子（NRL），加强其他光感受器细胞特异性基因表达和视紫红质的转录。

（四）涉及光感受器连接纤毛转运过程的基因

1. Tubby 样蛋白 1（tubby like protein 1, TULP1） TULP1 位于 6p21.3，由 542 个氨基酸（61kDa）构成 TULP1 蛋白，对于视紫红质在光感受器内外节之间的转运有重要作用。TULP1 基因主要在视网膜光感受器细胞表达，内节表达最丰富。TULP1 蛋白包含一个由 240 个氨基酸构成的 C 端，与一个磷脂酰肌醇连接区域，将蛋白锚钉于细胞膜。TULP1 的 N 端具有核定位信号作用和转录激活作用，并且 C 端存在 DNA 连接活性，这意味着该区域可能存在转录因子活性。

2. **RPGRIP1**　位于14ql1，编码含1 259个氨基酸的蛋白，分子量144 kDa，即视网膜色素变性鸟苷三磷酸酸调节相互作用蛋白1，是一种光感受器特异性蛋白，位于光感受器细胞间的连接纤毛上，将视网膜色素变性GTP调节酶（RPGR蛋白）固定于纤毛上，参与调节纤毛间的蛋白质转运以及感光细胞外节盘膜的脱落与更新。RPGRIP1突变可导致RPGR蛋白功能异常，影响光感受器细胞外节盘状结构的形成。

3. **CEP290**　位于12q21，大小约8.9 kb，编码一种中心体蛋白，含2 472个氨基酸，分子量290kDa。该蛋白包含13个卷曲螺旋域基序，在进化中高度保守。CEP290编码的蛋白位于分裂细胞的中心体，还位于某些细胞纤毛结构的基底部，如光感受器内外节的连接纤毛[22]。CEP290基因是到目前为止在LCA基因突变中所占比例最高的致病基因，约占15%[22]。

4. **CCT2基因**[16]　CCT主要表达在光感受器细胞，同时神经节细胞中也有表达。CCT分布于光感受器细胞基质，在内外节中也发现有密集的点，表明CCT位于基体或连接纤毛中。G1即转导蛋白1，作为主要的客户蛋白是光感受器光转导信号的二级信使。G1以盘状的形式存在于外节，同时神经节细胞显示出G1蛋白的膜定位，CCT通过调节G1蛋白维持视网膜神经节细胞和光感受器细胞生物活性。CCT基因突变会引起CCT二级结构的衰退，这些衰变会引起细胞内CCT蛋白活性及含量降低。CCT突变体还可导致CCT伴侣蛋白部分功能缺陷，而CCT伴侣蛋白的主要作用是形成肌动蛋白和微管蛋白折叠，这些对细胞增生很重要，进而影响CCT螺旋轴在其功能环中的构象。

【治疗及其研究进展】

本病尚无有效治疗方法。近年研究多集中于基因治疗，同时细胞移植及药物替代疗法也在进一步的研究中。目前研究较多、技术较为成熟的是LCA的基因替代治疗。

1. **基因治疗**　是通过向患者光感受器细胞内导入无缺陷的基因序列，来增加其细胞内正常的、有功能的蛋白质数量的一种治疗方法。目前LCA的基因治疗大多处于动物模型为治疗对象的临床前期研究阶段，少数研究则进行到了1期临床试验阶段。2008年，美国和英国的3个研究小组通过腺病毒载体将RPE65基因序列导入LCA患者的视网膜下腔，发现患者视野及暗光下视力、视觉运动等视功能得到不同程度的改善。到目前为止已经有超过30例LCA患者接受了基因治疗[23]，并且显示出良好的治疗效果。除了针对RPE65基因的研究，针对LRAT、AIPL1、GUCY2D等基因的治疗也进入了临床前期研究，在动物实验中取得了显著效果。但基因导入需在患者光感受器细胞尚未完全变性坏死、细胞尚能分化之前进行，疾病晚期进行治疗是否有效尚无定论。

2. **光感受器细胞/RPE细胞移植**　若LCA患者视网膜内层功能正常，将基因型无缺陷的光感受器细胞或RPE细胞移植到患者视网膜，则有可能修复功能异常的基因缺陷细胞。目前已有研究证实将视细胞植入RP动物视网膜下腔能够存活，但很少观察到它们与内层视网膜建立联系，且移植细胞是否能长期存活而不被排斥也是问题之一。

3. **药物替代疗法**　药物可通过多种途径对LCA进行干预，但长期疗效尚不清楚。如对RPE65基因突变所致的LCA实验动物补充缺乏的11-顺式视黄醛，可以观察到视杆细胞生理功能的改善。此外，还有补充神经营养因子以保护光感受器细胞，补充钙通道阻滞剂保护视杆细胞等，疗效有待考证。

（房心荷）

参 考 文 献

[1] Leber T. Ueber Retinitis pigmentosa und ang eborene Amaurose. Archiv Für Ophthalmologie, 15(3): 1-25.

[2] Tan M H, Mackay D S, Cowing J, et al. Leber Congenital Amaurosis Associated with AIPL1: Challenges in Ascribing Disease Causation, Clinical Findings, and Implications for Gene Therapy. P LoS One, 2012, 7(3): e32330.

[3] 睢瑞芳, 赵潺, 姜苑欣, 等. Leber 先天黑矇的临床研究. 中华眼底病杂志, 2009, 25(6): 443-446.

[4] Koenekoop R K, Lopez I, den Hollander A I, et al. Genetic testing for retinal dystrophies and dysfunctions: benefits, dilemmas and solutions. Clin Experiment Ophthalmol, 2007, 35(5): 473-485.

[5] 邹绚. Leber 先天黑矇基因型与临床表型的相关性研究. 北京协和医学院; 中国医学科学院, 2012: 1-89.

[6] Galvin J A, Fishman G A, Stone E M, et al. Evaluation of genotype-phenotype associations in leber congenital amaurosis. Retina, 2005, 25(7): 919-929.

[7] Dharmaraj S, Leroy B P, Sohocki M M, et al. The phenotype of Leber congenital amaurosis in patients with AIPL1 mutations. Arch Ophthalmol, 2004, 122(7): 1029-1037.

[8] Vaizey M J, Sanders M D, Wybar K C, et al. Neurological abnormalities in congenital amaurosis of Leber. Review of 30 cases. Arch Dis Child, 1977, 52(5): 399-402.

[9] Heher K L, Traboulsi E I, Maumenee I H. The natural history of Leber's congenital amaurosis. Age-related findings in 35 patients. Ophthalmology, 1992, 99(2): 241-245.

[10] Lambert S R, Kriss A, Taylor D, et al. Follow-up and diagnostic reappraisal of 75 patients with Leber's congenital amaurosis. Am J Ophthalmol, 1989, 107(6): 624-631.

[11] Varsanyi B, Wissinger B, Kohl S, et al. Clinical and genetic features of Hungarian achromatopsia patients. Mol Vis, 2005, 11(118-20): 996-1001.

[12] Weleber R G, Tongue A C. Congenital stationary night blindness presenting as Leber's congenital amaurosis. Arch Ophthalmol, 1987, 105(3): 360-365.

[13] Zuhlke C, Stell A, Kasmann-Kellner B. Genetics of oculocutaneous albinism. Ophthalmologe, 2007, 104(8): 674-680.

[14] Cibis G W, Fitzgerald K M. Optic nerve hypoplasia in association with brain anomalies and an abnormal electroretinogram. Doc Ophthalmol, 1994, 86(1): 11-22.

[15] Den Hollander A I, Roepman R, Koenekoop R K, et al. Leber congenital amaurosis: genes, proteins and disease mechanisms. Prog Retin Eye Res, 2008, 27(4): 391-419.

[16] Yuriko M S, Sheng X L, Kazutoshi Y, et al. CCT2 Mutations Evoke Leber Congenital Amaurosis due to Chaperone Complex Instability. Scientific Reports, 2016, 6: 33742.

[17] Rozet J M, Perrault I, Gerber S, et al. Complete abolition of the retinal-specific guanylyl cyclase (retGC-1) catalytic ability consistently leads to leber congenital amaurosis (LCA). Invest Ophthalmol Vis Sci, 2001, 42(6): 1190-1192.

[18] Tucker C L, Ramamurthy V, Pina A L, et al. Functional analyses of mutant recessive GUCY2D alleles identified in Leber congenital amaurosis patients: protein domain comparisons and dominant negative effects. Mol Vis, 2004, 10(10): 297-303.

[19] Jacobson S G, Cideciyan A V, Aleman T S, et al. RDH12 and RPE65, visual cycle genes causing leber congenital amaurosis, differ in disease expression. Invest Ophthalmol Vis Sci, 2007, 48(1): 332-338.

[20] Imanishi Y, Batten M L, Piston D W, et al. Noninvasive two-photon imaging reveals retinyl ester storage structures in the eye. J Cell Biol, 2004, 164(3): 373-383.

[21] Jin M, Li S, Moghrabi W N, et al. Rpe65 is the retinoid isomerase in bovine retinal pigment epithelium. Cell, 2005, 122(3): 449-459.

[22] Sayer J A, Otto E A, OToole J F, et al. The centrosomal protein nephrocystin-6 ismutated in Joubert syndrome and activates transcription factor ATF4. Nat Genet, 2006, 38(6): 674-681.

[23] Stieger K, Lorenz B. Gene therapy for vision loss — recent developments. Discov Med, 2010, 54(10): 425-433.

第四节 视锥细胞营养不良和视锥-视杆细胞营养不良

视锥细胞营养不良(cone dystrophy, COD)和视锥-视杆细胞营养不良(cone-rod dystrophy, CRD)是具有临床与遗传异质性的一类遗传性视网膜疾病。这类疾病首先有视锥细胞功能异常或以视锥细胞功能异常为主，随后伴有不同程度的视杆细胞功能异常，临床表型变异较大。通常在青春期和成年初期开始出现视力下降，可伴畏光、色觉异常，部分有眼球震颤。如果不早期行全视野ERG检查，在临床上很难鉴别单纯的COD和CRD。随着病情的发展，在单纯的COD病例中，常常会出现一定程度的杆细胞功能障碍。一般将具有显著锥细胞功能障碍，伴迟发或者轻微的杆细胞功能障碍的视网膜疾病称为"视锥细胞营养不良"。早发的进行性锥细胞功能障碍伴显著的杆细胞病变称为CRD。CRD的发病率为1/40 000，CRD的患病率尚不清楚，但是许多诊断为COD的年轻患者实际上是CRD的早期阶段。临床上如果没有对家系所有成员完整的临床表型进行仔细的分析，儿童及年轻患者一般被诊断COD，中老年人易被诊断为视网膜色素变性(retinitis pigmentosa, RP)。

一、视锥细胞营养不良

【典型病例25】

先证者，女，13岁。

主诉：双眼视力进行性下降10年；无夜盲。

家族史：无近亲结婚家族史。家系系谱图(图3-4-1)。

眼部检查：

视力：右眼0.1，左眼0.1，矫正不提高。

色觉：红绿色盲。

眼底影像学检查：见图3-4-2。

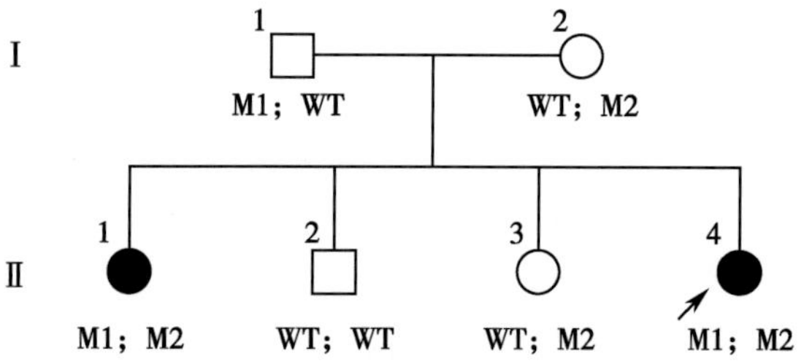

M1: *LCA5* c.634G>C: p.Ala212Pro
M2: *LCA5* c.1322A>G: p.Tyr441Cys

图3-4-1 视锥细胞营养不良家系图

ERG：暗适应0.01，b波轻度下降；明视3.0，a波、b波呈熄灭型。

基因检测：在*LCA5*基因上检测到新的双等位基因的错义突变(c.634G>c: p.Ala212 Pro和c.1322A>G: p.Tyr441cys)，为导致该家系发病的致病基因。根据基因检测结果确定遗传方式为常染色体隐性遗传。

病例分析：患者双眼视力进行性下降10年，无夜盲，色觉异常，黄斑区有靶心状色素上皮细胞脱失，黄斑萎缩呈"牛眼"样改变。全视野ERG：视锥细胞反应降低，视杆细胞反应正常或轻度降低。根据这些特征性临床表现应诊断为视锥细胞营养不良。基因检测在*LCA5*基因上检测到致病性突变，首次发现*LCA5*基因是导致视锥细胞营养不良的相关致病基因。

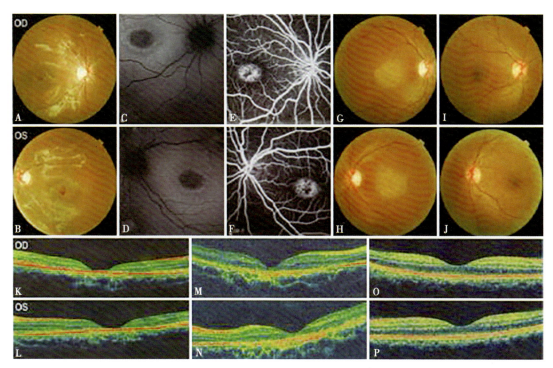

图 3-4-2 先证者眼科检查资料

A、B. YZ-Ⅱ:4 彩色眼底像:黄斑萎缩,周边视网膜正常;C、D. YZ-Ⅱ:4 自发荧光:黄斑区椭圆形低荧光;E、F. FFA:YZ-Ⅱ:4 黄斑区"牛眼状"病变,中心为正常的低荧光,外围有透见性高荧光的环包绕;K、L. YZ-Ⅱ:4 黄斑 OCT:黄斑外核层及椭圆体带消失,色素上皮层明显变薄;G、H. YZ-Ⅱ:1 彩色眼底像:黄斑萎缩,周边视网膜正常;M、N. YZ-Ⅱ:1 黄斑 OCT:黄斑外核层及椭圆体带消失;I、J. YZ-Ⅰ:2(母亲)彩色眼底像:正常;O、P. YZ-Ⅰ:2(母亲)黄斑 OCT:正常

诊断:视锥细胞营养不良。

【视锥细胞营养不良临床特征】

中心视力缓慢进行性下降,通常发生在儿童时期(10岁以内),矫正视力无明显提高。畏光,不同程度的色觉障碍,无夜盲。视野检查表现为中央暗点,周边视野正常。因此患者无夜间自主活动障碍。眼底检查正常,或黄斑区色素沉着,各种不同程度的萎缩。视盘色淡,尤其是颞侧,在乳头黄斑束神经纤维分布区域。ERG 检查视杆细胞反应正常,视锥细胞反应下降。

鉴于疾病进展和严重程度的变异,在不同年龄阶段和疾病发展的不同时期,具有明显的临床异质性。儿童 COD 视功能障碍早于眼底改变,眼球震颤较多见。多数眼底正常,少数有眼底改变但不典型,无典型的"牛眼样"黄斑改变。成人 COD 多表现视力下降,少有眼球震颤,眼底有典型的"牛眼样"改变。

【诊断要点】

1. 常见于青少年和成人,以视力下降为主,常有畏光、眼球震颤。
2. 色觉　异常。
3. 视野　中央暗点。
4. 眼底　早期正常或轻微的黄斑损害(黄斑色素改变)及视盘色淡是唯一早期体征。随着病情进展，黄斑区有靶心状色素上皮细胞脱失，黄斑萎缩呈"牛眼"样改变。

5. 全视野 ERG　视锥细胞反应明显下降或呈熄灭型，视杆细胞反应正常或轻度降低。

【鉴别诊断】

1. 视锥-视杆细胞营养不良（CRD）　COD 首先出现视锥功能障碍，且以此为主；视杆受累较晚且轻。临床表现为进行性视力下降、畏光和色觉异常，无周边视野缺损，无夜盲。眼底无周边视网膜改变。CRD 视锥功能障碍出现早，不久就出现视杆病变。患者最初表现为视力下降和色觉异常，随后出现夜盲和周边视野缺损。眼底周边视网膜弥漫性色素上皮萎缩及骨细胞状色素沉着。对 COD 和 CORD 的鉴别诊断主要靠全视野 ERG，COD 的 ERG 视锥细胞反应缺乏或明显异常、而视杆细胞反应正常。CRD 的 ERG 视锥杆细胞反应均异常，但视锥细胞反应异常较视杆细胞反应异常要明显。

2. Stargardt 病　COD 和 Stargardt 病均会出现进行性视力减退，色觉异常，双眼黄斑部呈对称的圆形或椭圆形萎缩性病变。COD 畏光并喜暗光下活动，后天获得性眼球震颤；黄斑区有靶心状色素上皮细胞脱失。ERG：视锥细胞反应重度下降，视杆细胞反应轻度下降。Stargardt 病无畏光和眼球震颤，黄斑椭圆形萎缩区周围视网膜可见黄色斑点沉着。眼底荧光血管造影时由于视网膜色素上皮内过量的脂褐质遮蔽脉络膜荧光而出现"脉络膜淹没症"，即在造影过程中始终无脉络膜背景荧光。大多数 ERG 检查正常或轻度异常；a 波损害明显大于 b 波损害。

【遗传学】

目前已发现 7 个与 COD 发病相关的致病基因，其中与常染色体隐性遗传 COD 有关的基因包括 *CNGB3*、*KCNV2*、*PDE6C*、*CACNA2D4* 和 *RDH5*；与常染色体显性遗传 COD 有关的基因为 *GUCA1A* 和 *RCD1*。

二、视锥-视杆细胞营养不良

【典型病例26】

先证者：王某（Ⅱ：1），女，26 岁。

主诉：双眼视力下降 16 年。

家族史：否认近亲结婚家族史。家系图谱见图 3-4-3。

眼部检查：

视力：右眼 0.15，左眼 0.15。

矫正视力：右眼 0.15，左眼 0.15。

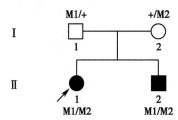

M1：c.5512C>T: p.H1838Y　　M2：c.1761-2A>G: p.H1838Y

注：□示正常男性　○示正常女性　↗示先证者　■示患病男性　●示患病女性

图 3-4-3　WX 家系图及基因突变

色觉：绿色盲，红色弱。

眼球震颤：无。

眼压：右眼 13mmHg；左眼 15mmHg。

裂隙灯：角膜清亮，晶状体透明。

眼底影像学检查：见图 3-4-4。

视野：双眼视野向心性缩小。

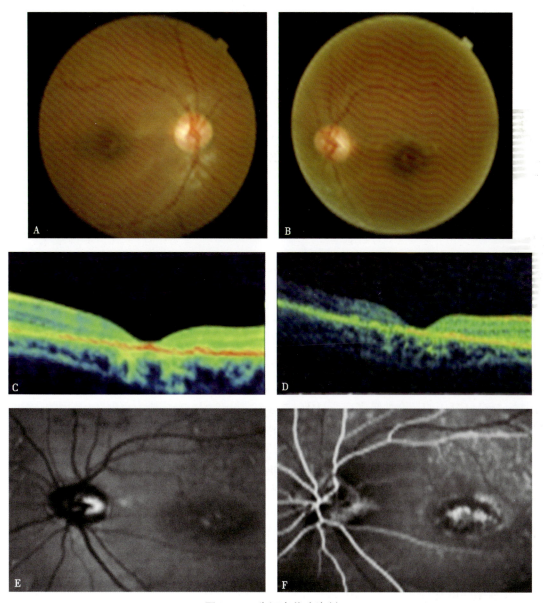

图 3-4-4　先证者临床资料

A、B. 彩色眼底像：黄斑区可见牛眼样萎缩病灶。上方视网膜可见碎石样、椒盐样萎缩病灶，色素沉着；C、D. 黄斑 OCT：黄斑区有靶心状色素上皮细胞脱失。中心凹变薄，层次模糊；E、F. FFA 动静脉期黄斑中心凹萎缩区透见荧光，晚期着染

ERG 检查：暗适应 0.01ERG，b 波中度下降；暗视 3.0ERG：a 波、b 波重度下降，b/a 0.15；明视 3.0ERG：a 波和 b 波重度下降。

先证者的弟弟：王某（Ⅱ：2）（图 3-4-3），男，22 岁。无视力下降及夜盲。
眼部检查：
裸眼视力：右眼 1.0；左眼 1.0。
色觉：绿色盲，红色弱。
裂隙灯：角膜清亮，晶状体透明。
眼底检查：正常。
黄斑 OCT：见图 3-4-5。
视野：正常。
ERG 检查：暗适应 0.01ERG，正常；暗视 3.0ERG：a 波、b 波正常；明视 3.0ERG：a 波和 b 波下降。

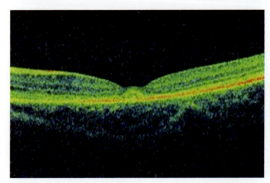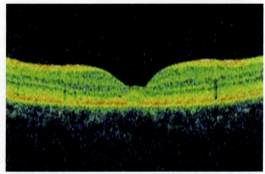

图 3-4-5　黄斑 OCT 检查
黄斑中心凹变薄，椭圆体隆起，外界膜中断

基因检测：在先证者（Ⅱ：1）检测到 *ABCA4* 基因的复合性杂合突变（c.5512C>T: p.H1838Y 和 c.1761-2A>G）。先证者弟弟（Ⅱ：2）也检测到同患者一样的突变位点。其父亲（Ⅰ：1）携带有 *ABCA4* 基因的杂合性错义突变（c.5512C>T），母亲（Ⅰ：2）携带有 *ABCA4* 基因的杂合性剪切突变 c.1761-2A>G。根据基因检测结果确定该家系的遗传方式为常染色体隐性遗传。

病例分析：先证者首发症状为视力下降，无夜盲，眼底表现为双眼黄斑区牛眼样萎缩病灶，属于 CRD 的早期阶段，在这个阶段，如果不对临床表型进行仔细的分析，不行 ERG 检查，很容易误诊为视锥细胞营养不良。先证者弟弟尚无视力下降，眼底检查正常，基因检测发现携带与先证者同样的 *ABCA4* 基因突变位点，因而行黄斑 OCT 检查发现黄斑区结构改变，ERG 检查发现视锥细胞反应明显下降。提示基因分析技术能检测到"无症状正常人"所携带的异常基因，在疾病发生前对遗传病进行症状前诊断。

诊断：视锥-视杆细胞营养不良。

【典型病例 27】
先证者（Ⅱ：3），男，16 岁。
家族史：其姐姐 2 年前诊断为"视网膜色素变性"，否认近亲结婚家族史。家系图谱见图 3-4-6。

主诉：双眼视力下降10年；无夜盲，2年前诊断为"视锥细胞营养不良"。
眼部检查：
视力：右眼0.25，左眼0.25，双眼矫正不提高。
色觉：红绿色盲。
眼底影像学检查：见图3-4-7。
ERG：暗适应0.01，b波中度下降；暗适应3.0反应a波和b波振幅均明显降低；明视3.0，a波重度下降，b波呈熄灭型；明适应30Hz闪烁反应振幅重度降低。

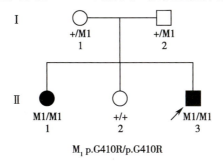

图3-4-6　MX家系系谱图

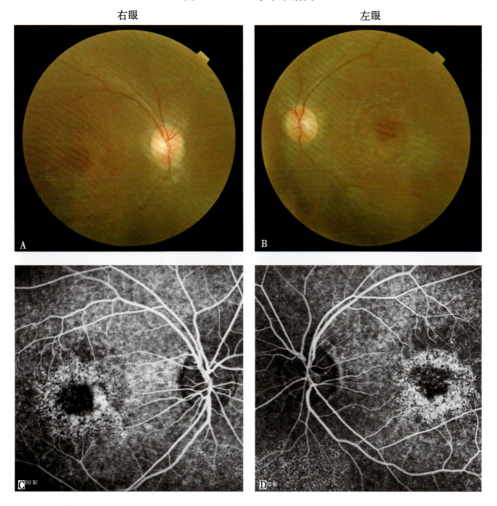

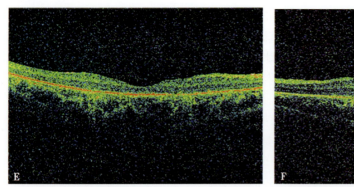
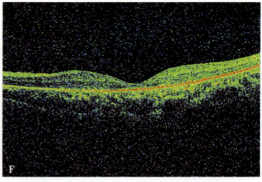

图 3-4-7　先证者临床资料

A、B. 彩色眼底像，黄斑区可见牛眼样萎缩病灶；C、D. 荧光素眼底血管造影，黄斑区"牛眼状"病变，中心为正常的低荧光，外围有透见性高荧光的环包绕；E、F. 黄斑 OCT，黄斑中心凹变薄，外层视网膜结构层次模糊，椭圆体带不完整

先证者姐姐：马某某（Ⅱ：1），女，30 岁。家系图谱见图 3-4-6。

主诉：双眼视物不清 17 年；夜盲 2 年。2 年前诊断为"视网膜色素变性"。

家族史：否认近亲结婚家族史。家系图谱见图 3-4-6。

视力：双眼手动，双眼视力矫正不提高。

色觉：红绿色盲。

眼底：视盘色稍淡，中周部视网膜大量骨细胞样色素沉着（图 3-4-8）。

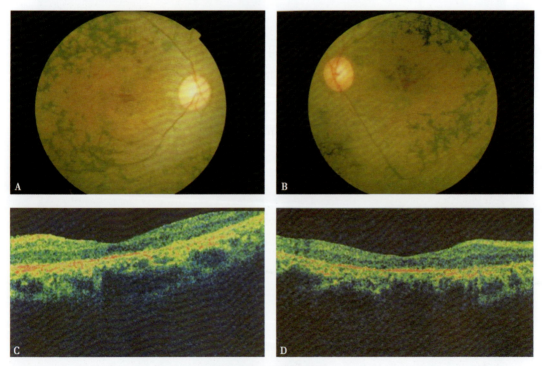

图 3-4-8　先证者资料

A、B. 彩色眼底像，视盘色稍淡，中周部视网膜大量骨细胞样色素沉着；C、D. 双眼黄斑 OCT 黄斑中心凹变薄，外层视网膜结构层次模糊，外界膜及椭圆体带不完整

ERG：暗适应 0.01，b 波呈熄灭型；明视 3.0，a，b 波呈熄灭型。

基因检测：先证者（Ⅱ：2）检测到 *RIMS1* 基因纯合性突变（*p.G410R/ p.G410R*），先证者姐姐（Ⅱ：1）也检测到同患者同样突变位点。其父母均携带有 *RIMS1* 基因的杂合性突变（*p.G410R*）。根据基因检测结果确定该家系的遗传方式为常染色体隐性遗传。

病例分析：先证者首发症状为视力下降，无夜盲。因此在首诊时被诊断为"视锥细胞营养不良"。2 年后到宁夏眼科医院就诊发现双眼低视力，红绿色盲，黄斑区可见牛眼样萎缩病灶，荧光素血管造影黄斑区"牛眼状"病变，中心为正常的低荧光，外围有透见性高荧光的环包绕。ERG 检查视锥细胞反应明显下降或呈熄灭型，视杆细胞反应相对视锥细胞反应下降较轻。先证者姐姐首发症状为视力下降，较晚出现夜盲。由于就诊时间较晚，眼底表现为典型的视网膜色素变性。ERG 视锥细胞和视杆细胞反应均呈熄灭型。这个病例提示：先证者初诊诊断为 COD 实际上是 CORD 的早期阶段。在临床上，如果没有对家系所有成员完整的临床表型进行仔细的分析，没有行 ERG 检查，年轻患者一般容易被误诊为 COD，年长者容易被误诊为 RP。

诊断：视锥 - 视杆细胞营养不良。

【视锥 - 视杆细胞营养不良临床特征】

CRD 在疾病的发展过程中可以分为两个阶段：第一阶段主要症状是视力下降，通常发生在儿童时期（10 岁以内），矫正视力无明显提高。患者常有旁中心注视，将光线投射在视网膜损害较轻的旁中心凹区域。严重的畏光和不同程度的色觉障碍。患者一般无夜盲主诉，即使有也不如视力下降明显。视野检查表现为中央暗点，周边视野正常。因此，患者无夜间自主活动障碍。眼底检查黄斑区色素沉着，各种不同程度的萎缩。视网膜血管正常或轻度变细。视盘色淡，尤其是乳头黄斑束神经纤维分布区域。第二阶段出现夜盲，周边视野缺损加重，因此患者有夜间自主活动障碍（困难）。中心视力继续下降，常有眼球震颤。但即使视力检查低于 0.1，周边视野大部分仍然保持正常。

【诊断要点】

1. 最早出现的症状是视力下降，常有畏光和色觉异常，夜盲出现的较晚，可有眼球震颤。
2. 视野 首先出现中央暗点，之后逐渐出现周边视野的部分缺失。
3. 眼底 早期正常或轻微的黄斑损害及视盘色淡是唯一早期体征。随着病情进展，黄斑区可见色素沉着类似骨细胞样色素沉着，视盘蜡黄色，视网膜血管变细，各种不同程度的视网膜萎缩改变。
4. ERG 主要表现视锥细胞反应明显下降或呈熄灭型，视杆细胞反应相对视锥细胞反应下降的比较轻微。30Hz 闪烁光 a 波和 b 波的潜伏期，明适应 a 波和 b 波的潜伏期延迟早于波幅的降低。

常见于青少年和成人，以视力下降为主，常有畏光，色觉异常和黄斑区色素上皮病变，可有眼球震颤及周边视网膜病变。

【鉴别诊断】

1. 锥细胞营养不良（COD） 在 CRD 发病的早期需要与 COD 鉴别。COD 和 CRD 两种疾病首先有视锥细胞功能异常或以视锥细胞功能异常为主，随后伴有不同程度的视杆细胞功能异常。COD 临床表现为进行性锥细胞功能障碍伴迟发或者轻微的杆细胞功能障碍。其临床特点为首先出现视锥功能障碍，且以此为主，视杆受累较晚且轻。很少出现周边视野缺损,也不会出现夜盲。ERG 检查视锥细胞反应重度下降,视杆细胞反应正常或轻度下降。CRD 首先于黄斑区出现视网膜外层的光感受器萎缩,随着年龄增长,病变范围扩大,可累及周边部甚至全视网膜,在临床表现为进行性锥细胞功能障碍伴显著的杆细胞病变。其临床特点为视锥功能障碍出现早,不久就出现视杆病变。患者最初表现为视力下降和色觉异常,随后出现夜盲和周边视野缺损。ERG 检查视锥细胞反应明显下降或呈熄灭型,视杆细胞反应相对视锥细胞反应下降的比较轻微。COD 的发病率尚不清楚,但是临床上许多诊断为 COD 的年轻患者实际上是 CORD 的早期阶段。在临床上,如果没有对家系所有成员完整的临床表型进行仔细的分析,没有行 ERG 检查,年轻患者一般易被诊断为 COD,年长者易被诊断为 RP。

2. Stargardt 病 在 CRD 发病的第一阶段还需要与 Stargardt 病鉴别。Stargardt 病在疾病的早期眼底可表现正常,随时间推移,黄斑出现萎缩性改变及视网膜黄色斑点,黄色斑点可遍布整个眼底。荧光素眼底血管造影(FFA)表现为脉络膜背景荧光的缺乏,或称为"脉络膜荧光淹没",即使在眼底中周部也没有脉络膜背景荧光,萎缩性的黄斑区病变呈透见性高荧光,呈"牛眼样"。而 CRD 脉络膜充盈正常,黄斑中心凹可见透见性高荧光,呈"牛眼样",在视网膜上可见斑驳状高荧光,中周部更明显。ERG 检查 CRD 视锥细胞反应重度下降,视杆细胞反应轻度下降。Stargardt 病大多数 ERG 检查正常或轻度异常;a 波损害明显大于 b 波损害。

3. 视网膜色素变性(retinitis pigmentosa,RP) CRD 发病的晚期需要与 RP 鉴别。典型的 RP 首发症状是夜盲,该症状可以独立存在多年而中心视力完全正常,色素沉着出现在眼底周边部。ERG 检查视锥细胞和视杆细胞反应均重度下降。CRD 出现夜盲的时间较晚,出现严重中心视力丧失早于 RP。ERG 表现为视锥细胞反应明显下降或呈熄灭型,视杆细胞反应相对视锥细胞反应下降的比较轻微。

非典型 RP 如中心性或旁中心性视网膜色素变性,较罕见,色素沉着开始于黄斑部,周边视网膜无色素变化。患者视力和色觉在病程早期即受损,视野常有中心暗点或距中心固视很近的部分或完全的环形暗点。ERG 表现为视杆细胞和视锥细胞反应明显下降或呈熄灭型。

4. Leber 先天性黑矇(Leber's congenital amaurosis,LCA) LCA 为视锥细胞和视杆细胞两者均明显受损的疾病。通常发生在 1 岁以内的婴儿,表现为严重视力障碍伴眼球震颤,视力低于 0.1,瞳孔对光反应差。ERG 表现为视杆细胞和视锥细胞反应呈熄灭型。早发的 CRD 与 LCA 具有同样的临床体征,难以鉴别。但 CRD 视力下降持续许多年后才出现严重视力障碍,这一点可以与 LCA 鉴别。

【遗传学】

视锥-视杆细胞营养不良具有明显的遗传异质性,遗传方式有常染色体显性遗传、常染色体隐性遗传、X 连锁遗传及散发病例。目前已发现 30 个与 CRD 发病相关的基因,12 个不同基因的缺陷可导致常染色体显性遗传 CRD 的发生,18 个不同基因的缺陷可导致常染色体隐性遗传 CRD 的发生。这些基因分为几种类型。

第一种类型包括了与大多数 CRD 发病有关的基因。其中主要的一个编码同源框蛋白质的 *CRX* 基因,控制视杆和视锥光感受器分化和生存。5%~10% 的常染色体显性 CRD 由 *CRX* 基因突变所致[1-2]。*CRX* 基因突变还可以导致常染色体显性遗传 LCA 和 RP。其他 2 个基因 *RIM1* 和 *HRG4* 可导致常染色体显性遗传 CRD。

第二种类型的基因多数发现于黄斑营养不良的病例。如被广泛研究的导致 Stargardt 病的 *ABCA4* 基因突变可导致 30%～60% 的常染色体隐性遗传 CRD。在一些 CRD 病例，发病初期表现如 Stargardt 黄斑营养不良，但很快病变累及周边视网膜；而另一些 CRD 病例最初表现为弥漫视网膜病变，但主要累及黄斑部。与 CRD 有关的 *ABCA4* 基因突变常为发生在两个等位基因的截短突变，而与 Stargardt 病有关 *ABCA4* 基因突变常常为氨基酸变化的突变。提示危害性更大的截短突变与更严重的疾病如 CRD 有关。另一个与 COD 有关的基因 *GUCA1A*，可导致常染色体显性遗传 CRD。

第三种类型的基因包括 2 个最常出现于 RP 病例中的基因。1 个为常染色体显性遗传 RP 的致病基因 *RDS*，该基因突变可导致常染色体显性遗传 CRD；另 1 个为 X- 连锁遗传 RP 的致病基因 *RPGR*，该基因突变可导致 X- 连锁遗传 CRD。除此之外，还有一个与 X- 连锁遗传先天性静止性夜盲有关的基因 *CACNA1F*，据文献报道该基因突变导致一个法国家系发生 CRD。

【治疗】

目前尚无有效治疗方法，试用助视器可提高阅读及书写能力。随着生物学的发展，基因技术逐渐展露出了治疗遗传性眼病的无限潜力。常规的基因疗法治疗策略是利用经过改造的病毒，即病毒载体，将正常的基因转入相关基因已经发生突变的患者体内相关细胞，并利用这些正常基因表达的蛋白功能弥补因基因突变而失去的相应蛋白功能，从而达到从根本上纠正发病原因，在早期达到治愈疾病的目的。目前一些遗传性眼病的基因治疗已进入临床研究阶段，如将正常的 *RPE65* 基因引入患者体内，让患者相应细胞能生成具有正常功能的 RPE65 这种酶，治疗雷柏先天性黑矇 2 型患者及治疗由 *RPE65* 基因突变引起的其他眼疾，如早发性视网膜色素变性，进而恢复或改善患者视力。未来，将直接针对视锥细胞营养不良和视锥 - 视杆细胞营养不良患者各种不同基因突变，真正作出弥补或矫正突变基因的传统意义上的基因替代疗法，恢复和提高患者的视力。

（盛迅伦）

参 考 文 献

[1] Freund C L, Gregory-Evans C Y, Furukawa T, et al. Cone-rod dystrophy due to mutations in a novel photoreceptor-specific homeobox gene（CRX）essential for maintenance of the photoreceptor. *Cell*, 1997, 91（4）: 543-553.

[2] Swain P K, Chen S, Wang Q L, et al. Mutations in the cone-rod homeobox gene are associated with the cone-rod dystrophy photoreceptor degeneration. *Neuron*, 1997, 19（6）: 1329-1336.

第五节　Best 病

Best 病是（Best disease）一组由 *BEST1* 基因突变导致的遗传性视网膜营养不良（hereditary retinal dystrophies，HRDs）。Best 卵黄样黄斑营养不良（Best vitelliform macula dystrophy，BVMD）是首个被发现由 *BEST1* 基因突变引起的遗传性视网膜疾病。后来发现 *BEST1* 基因突变也可引起常染色体显性遗传玻璃体视网膜脉络膜病（autosomal dominantvitreo-retino-choroidopathy，ADVIRC）和常染色体隐性遗传 Best 病（autosomal recessive Best disease，ARB）。三种疾病的主要病理机制是原发病变位于视网膜色素上皮层（RPE），进而影响光感受器细胞。因此，将这三种疾病统称为"BEST 病"。在 ARB 和 ADVIRC 中，BEST1 基因突变不仅导致视网膜病变，同时也潜在影响整个眼球的发育[1]。

BEST1 基因（以前称 VMD2 基因）位于 11q13，约 980kb，含有 11 个外显子，编码一个有 585 个氨基酸构成的跨通道转运蛋白。主要在 RPE 细胞膜上表达，在肾脏、脑、脊髓也有表达。BEST1 基因编码的 Bestrophin-1 蛋白定位于 RPE 细胞基底外侧膜上，该蛋白可形成钙激活的氯离子通道，并与电压依赖性钙通道的调控相关。推测 BEST1 基因突变可能引起通道功能障碍，从而导致 RPE 细胞膜上液体及离子的转运异常，引起视网膜营养不良的发生。此外，该蛋白与眼的发生发育相关。当 BEST1 基因发生突变时，Bestrophin-1 蛋白出现功能障碍，可导致一系列临床表现。迄今，已发现 246 个不同的 BEST1 基因突变，也形成了众多的表型，除上述的 Best 病外，还可导致小角膜 - 杆锥细胞营养不良 - 白内障 - 后巩膜葡萄肿综合征等（microcornea-rod-cone dystrophy-cataract- posterior staphyloma，MRCS）。

一、Best 卵黄样黄斑营养不良

Best 卵黄样黄斑营养不良（Best vitelliform macula dystrophy，BVMD），也称青少年型卵黄样黄斑变性（juvenile vitelliform macular dystrophy）。1883 年英国眼科医师 Adams 曾在"黄斑特异变化病例"的题名下首次描述一例卵黄样变性患者的临床表型。1896 年 Batton 也报道过一家两兄弟有类似表现的黄斑病变。1905 年德国眼科医师 FrederichBest 首先较详细地报道了该病，他在一常染色体显性遗传家系的 59 名成员中发现 8 人患特殊表现的黄斑变性，并以他的名字命名为 Best 病。典型的 BVMD 眼底表现为黄斑区黄色、卵圆形微隆起病灶，大小为 1/3～1 个视盘直径（Disc diameter，DD），边界清楚，部分病例在病灶旁可见小的黄色斑点和 / 或病灶中心色素点。其遗传方式为常染色体显性遗传。BSEST1 基因突变的类型为杂合型突变，多为错义突变。

【典型病例 28】

患者，女，20 岁。

主诉：双眼疼痛 7 天。家族中有无同样患者无法确定。

眼部检查：

视力：右眼 1.0，左眼 1.0。

眼压：右眼 13mmHg；左眼 12mmHg。

双外眼及眼前段正常，玻璃体正常。

眼底：右眼黄斑区稍外侧视网膜深层有一卵圆形病灶，边界清楚约 1PD 大小，外观呈典型的鸡蛋黄样改变，视盘、周边部视网膜及血管无明显异常（图 3-5-1-A）。左眼黄斑区稍外侧视网膜深层有一颜色不均匀圆盘状病灶，约 0.75PD 大小，视盘、周边部视网膜及血管无明显异常（图 3-5-1-B）。

荧光素眼底血管造影：（图 3-5-1-C、D）。

相干光断层扫描（OCT）：双眼黄斑结构紊乱（图 3-5-1-E、F）。

EOG：光峰 / 暗谷（L/D）（Arden 比值）右：1.50；左：1.43。

视野：双眼不典型的中心暗点。

Amsler 表检查：无异常。

诊断：Best 卵黄样黄斑营养不良。

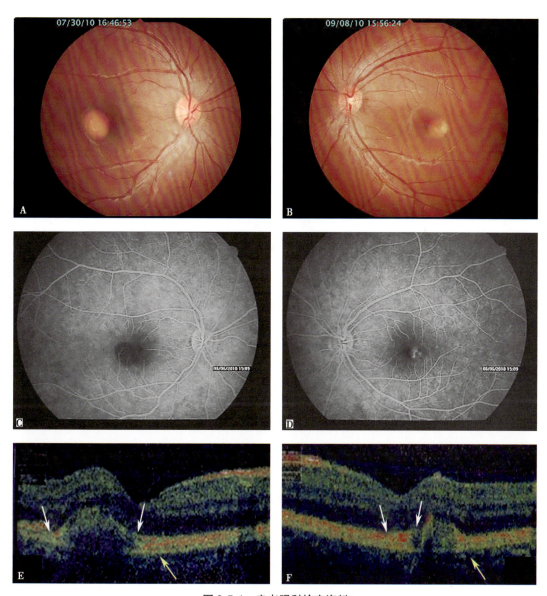

图 3-5-1 患者眼科检查资料

A、B. 彩色眼底像，双眼黄斑部卵黄样病灶；C、D. 荧光素眼底血管造影，右眼黄斑部病变处荧光遮蔽；左眼早期黄斑区透见荧光，晚期未见荧光渗漏；E、F. OCT 右眼黄斑中心凹抬高，可分辨椭圆体带（白箭头）与 RPE（黄箭头）光带，两光带之间呈强反射区，遮蔽其下组织反射，并可见 RPE 光带不连续，部分缺损，脉络膜反射光带消失。左眼可分辨椭圆体带（白箭头）与 RPE（黄箭头）光带，两光带之间呈强反射区，部分遮蔽其下组织反射，RPE 光带反射变弱呈断续状，脉络膜反射光带部分消失

【临床特征】

1. 发病年龄　通常在学龄前或青少年阶段发病，但大多数患者于 40 岁以后开始出现视力下降。就诊时间取决于卵黄样损害的出现时间和状态。

2. 视力　双眼中心视力逐渐下降伴或不伴视物变形。视力变化多样，但视力相对较好，视力下降速度较慢，绝大多数患者至少单眼可以终身保留阅读视力。

3. 色觉　正常,可能会有红色色觉的异常。

4. 眼底改变　黄斑区可见一卵黄色圆形病灶,由于其形状和色泽等特点如卵黄,因此,这种疾病就被称为青少年型卵黄样黄斑变性。在疾病的自然发展过程中卵黄样的典型损害只存在于一个有限的阶段中,大多数病例这些卵黄样缺损随着时间推移逐渐萎缩或者形成瘢痕。同一家系不同患者的临床表型也大不相同,从正常眼底、典型的卵黄样病变到多病灶的BVMD都会出现,眼底正常或者有轻微改变的患者病情一般比较稳定。根据检眼镜检查将疾病的进展分为以下7个阶段:①眼底正常,眼电图(EOG)异常;②卵黄前期,伴RPE改变和/或中心凹处一个黄色圆点;③卵黄样或蛋黄样缺损;④假性蓄脓期;⑤卵黄破碎期;⑥萎缩期,RPE层萎缩;⑦瘢痕期,伴或不伴脉络膜萎缩。

随着疾病的发展,可出现一种少见(发病率不到10%)但严重的并发症,黄斑区视网膜下新生血管(CNV)的形成。

5. 眼底影像特征　荧光素眼底血管造影在疾病不同的分期有不同表现,在卵黄期时,造影早期病变部位遮挡脉络膜背景荧光,造影晚期卵黄病变表现为无荧光或淡荧光;在随后的病程变化过程中,当黄色物质崩溃,荧光造影显示病变内部片状的高荧光,晚期荧光素着染;萎缩期时可见萎缩区域内脉络膜的大血管。

眼底自发荧光:卵黄样物质呈现高荧光。萎缩期呈自发低荧光。检眼镜不能辨别出轻微的病变,但眼底自发荧光图像可以辨别出轻微的损害,并可证明病变的存在。

红外光(infrared ray,IR):病灶区为低荧光,当出现浆液性视网膜脱离时,病灶区内不均匀的弱高荧光灶。

吲哚青绿血管造影:吲哚青绿对鉴别视网膜下出血和渗出是否是由视网膜下新生血管引起的有一定的帮助。

6. 相干光断层扫描(OCT)　卵黄样物质沉着于视网膜神经感觉层下,光感受器(视锥细胞)IS/OS复合体与RPE层之间,常伴有视网膜神经感觉层浆液性脱离。RPE下可见脉络膜小疣样物。此外,很多患者可见RPE层下纤维小结。由于RPE的异常,在BVMD萎缩期,视网膜全层变薄[2]。然而,当一些病例伴有视网膜神经感觉层浆液性脱离时,由于光感受器和RPE轻度萎缩,在BVMD萎缩期,内层视网膜仍然保留较正常的厚度。

7. 电生理　全视野ERG在BVMD各个阶段都是正常的,少数患者ERGs暗适应和30Hz闪光异常。大多数BVMD患者黄斑区多焦ERG异常,中央区N1和P1波的反应振幅和时间均受到影响。EOG表现为Arden比指数显著下降。光峰/暗谷(L/D)通常≤1.5[3]。EOG光峰反应下降反映RPE层功能的异常。本病携带者的EOG光峰/暗谷比通常也低于正常。

8. 自适应光学激光共焦扫描检眼镜(adaptive optics scanning laser ophthalmoscopy,AOSLO)　AOSLO细胞成像可直接显示BVMD患者光感受器损害的程度。视力良好的BVMD患者,即使在明显萎缩的病灶中,光感受器结构仍可存在。而光感受器细胞结构的存在可以解释患者视力较好的原因。与以前认为BVMD患者光感受器外段弥漫性异常的研究结果不同,在正常的视网膜区域光感受器结构是正常的。OCT和AOSLO结合检查可作为一种检测光感受器结构更灵敏的方法。

9. BVMD还可能伴有前节异常(浅前房、窄房角和闭角型青光眼)。因此,BVMD患者应进一步进行眼压和房角镜检查。

【诊断要点】

双眼视力逐渐下降，色觉正常，黄斑区有对称的圆形病变，且有视网膜下的沉积物。荧光素眼底血管造影，在卵黄期造影早期病变部位遮挡脉络膜背景荧光，造影晚期，卵黄病变表现为无荧光或淡荧光。眼电图 Arden 指数异常。

【鉴别诊断】

1. 视锥细胞营养不良（cone dystrophies，COD）　BVMD 患者视力缓慢下降，色觉正常，全视野 ERG 正常，眼电图 Arden 指数异常。而 COD 患者则表现为进行性视力减退、喜暗光下活动、后天获得性眼球震颤、色觉障碍、全视野 ERG 视杆细胞反应正常，视锥细胞反应下降。眼电图检查正常。

2. Stargardt 病　BVMD 和 Stargardt 病患者晚期萎缩病灶表现相似。眼电图检查可以用来鉴别这两种疾病，BVMD 眼电图检查异常，Stargardt 病眼电图检查正常。

3. 蝶形视网膜色素上皮营养不良（butterfly-shaped pigment dystrophy of the fovea，BSPDF）　BSPDF 为罕见的常染色体显性遗传病。其特点为双眼黄斑中心凹对称性色素沉积，呈蝶形。BSPDF 与 BVMD 有许多相似之处，如遗传方式、视力、色觉、视野、荧光血管照影、ERG、EOG 等。BSPDF 眼底黄斑部可见蝶形色素沉积，但在普通检眼镜下色素颗粒的排列形态往往不是很清晰。因此，荧光素眼底血管造影对鉴别两种疾病很有帮助。BSPDF 原发损害位于中心凹色素上皮，当细胞退变时，胞浆内色素脱失，游离的色素颗粒重新排列，构成蝴蝶形。荧光素眼底血管造影的动脉期即可见到黄斑中央有弱荧光色素条纹与色素脱失透见荧光共同组成蝶形图案，非常突出，晚期无渗漏。

4. 北卡罗来纳黄斑营养不良　其特点是中心视力逐渐下降，眼底有玻璃膜疣样改变，黄斑区盘状萎缩性改变与 BVMD 晚期萎缩病灶极为相似。可根据 BVMD 眼电图异常进行鉴别。

5. Sorsby 黄斑营养不良（Sorsby's fundus dystrophy，SFD）　SFD 又称为假炎性黄斑营养不良。特征性眼底表现为后极部视网膜黄白色玻璃膜疣样沉积，随着病变进展，可见黄斑水肿、出血和 CNV 形成的大片盘形或蝶形萎缩斑，与 BVMD 晚期萎缩病灶相似。两者的鉴别点为：① SFD 常发生于 40～60 岁，比 BVMD 晚 30～40 年；② SFD 的致病基因是 TIMP-3 基因突变，BVMD 的致病基因是 *BEST1* 基因。

6. 基底膜层状玻璃膜疣（basal laminar drusen，BLD）　BLD 常见于 4～60 岁人群，通常双眼发病，由于 RPE 逐渐萎缩退化而出现的基底膜层状物质。高密度积聚的基底膜玻璃膜疣可能表现为卵黄样病灶和假性积脓，也可发生萎缩，与 BVMD 相似。而且 BLD 的一个特征性眼底表现是卵黄样黄斑脱离，在 OCT 图像上显示为椭圆体带与 RPE 层分离，也与 BVMD 相似。可通过 EOG 正常与 BVMD 鉴别。

【组织病理学】

BVMD 患者视网膜色素上皮层脂褐质物质沉积。视网膜色素上皮细胞变扁平，顶端细胞代替了胞核，弥漫的异常脂褐质物质和多晶黑色颗粒的沉积。在退化的光感受器细胞和 Muller 内发现细颗粒物质，异常视网膜色素细胞下有纤维物质存在。伴随着黄斑区视网膜色素上皮层损害，外核层也变薄。

【遗传学】

BVMD 是由 *BEST1* 基因杂合型突变引起的。在 BVMD 家族患者和散发患者中已发现

100多种 *BEST1* 基因突变，其中大部分都是错义突变，也有少量其他类型的突变，如碱基缺失（p.ile295del，c.1574delCA）导致的移码突变。*BEST1* 基因编码 bestrophin-1 蛋白，此蛋白位于视网膜色素上皮层的基底外侧，（可能形成 4～5 个跨膜区域钙离子通道的低聚物）。不同的 *BEST1* 基因突变对 bestrophin 蛋白的定位有不同的影响，但突变的最终结果均可抑制氯离子通道活性。离子通道活性的抑制是由于质膜上缺少 bestrophin 蛋白而引起的。Bestrophin-1 蛋白功能损害还有可能抑制电压依赖性 Ca^{2+} 通道或 HCO_3^- 通道。视网膜上 bestrophin 蛋白的表达在区域上有所不同，视网膜周边要比黄斑区的多，这种表达的不同可能会导致黄斑区此蛋白功能的缺失更加明显，这可以解释为什么 BVMD 患者主要影响黄斑区的功能。

根据 Kramer 等报道，在 BVMD 家族患者中 *BEST1* 基因突变的检出率为 96%，散发的患者中检出率为 69%。*BEST1* 基因突变位点多集中在 4 个特定的区域，即第 2、4、6 和 8 外显子序列。

【发病机制】

Spaide[4] 曾提出一种有关 BVMD 发病机制的假设：视网膜下液体移出不足导致光感受细胞器从 RPE 层脱离。RPE 细胞层外节盘脱落，吞噬作用消失而导致视网膜神经层外部脂褐质逐渐沉积。随着疾病的发展，光感受器逐渐萎缩、沉积脂褐质物质逐渐变薄。

BVMD 患者为什么会出现视网膜下液体和脂褐质逐渐沉积？Marmorsteinde 等[5] 提出了一个有趣的假设：H_2O 和 CO_2 是感受器细胞呼吸的副产品，其产生主要是依赖于环境光照度水平。这些呼吸废物和被吞噬掉的外界盘膜通过视网膜色素上皮转运到脉络膜。Marmorsteinde 和同事们认为 *BEST1* 基因可能对控制细胞内钙离子和 pH 稳态有一定的作用。由于 CO_2/HCO_3^- 需要从光感受器细胞运输到脉络膜，那么 pH 需要调节 NA/H^+ 交换来适应细胞内 HCO_3^- 的改变。H_2O 的交换是由 G^- 蛋白偶联受体调控，调控信号是钙离子。钙离子聚集和 pH 对外节盘膜的吞噬作用和液体转运有重要作用。因此，BVMD 发病机制可总结为：由于 *BEST1* 基因突变，Bestrophin-1 蛋白功能异常，导致 RPE 细胞离子运输和 pH 的改变，液体通过 RPE 转运的功能受损和外节盘膜变性。结果出现 RPE 层和视网膜神经感觉层之间脂褐质物质沉积，进一步导致视网膜神经感觉层脱离。

【治疗】

黄斑区视网膜下新生血管的形成通常会导致视力急剧下降，激光光凝和光动力治疗对新生血管均有较好的疗效。此外，玻璃体内注射抗 VEGF 药对于这类患者也能够得到很好的疗效。出血吸收后，视力会明显提高。

二、常染色体隐性遗传 Best 病

常染色体隐性遗传 Best 病（autosomal recessive bestrophinopathies，ARB）是 2008 年由 Burgess 等首次报道的一种视网膜营养不良疾病。其典型的临床特征黄斑区近周边部视网膜可见较多黄白色斑点样沉着物[6-7]。黄斑 OCT 检查可见黄斑区视网膜神经上皮层脱离，神经上皮层内多个液性暗区（囊腔）。眼电图的光峰/暗谷比值（Arden 比）明显下降，常伴有闭角型青光眼。Burgess[8] 曾报道 5 个 ARB 家系（7 例患者），所有患者均有远视，其中 3 例有闭角型青光眼。其遗传方式为常染色体隐性遗传。*BSEST1* 基因突变的类型为纯合性突变或复合杂合性突变（双等位基因突变）。

【典型病例29】

先证者,男,35岁。

主诉:双眼视力下降5年,左眼胀痛1年。

家族史:先证者的父母为近亲结婚,一级表兄妹(亲表兄妹)婚配。家系中共有患者5名,见图3-5-2。

系谱图:常染色体隐性遗传四代家系图(图3-5-2),一级表兄妹婚配。

眼部检查:

视力:裸眼视力,右眼0.15,左眼0.1;OD+2.75DS,OS+3.50DS,矫正视力不提高。

眼压:右眼13.8mmHg,左眼44.1mmHg。

房角镜:双眼房角关闭>270°。

晶状体:右眼:明显混浊,左眼:轻度混浊。

影像学检查:见图3-5-3。

EOG:该家系中患者的暗谷电位和光峰电位的幅值均明显降低,值得注意的是在光亮照明下光峰电位的幅值的上升值极低(表3-5-1)。

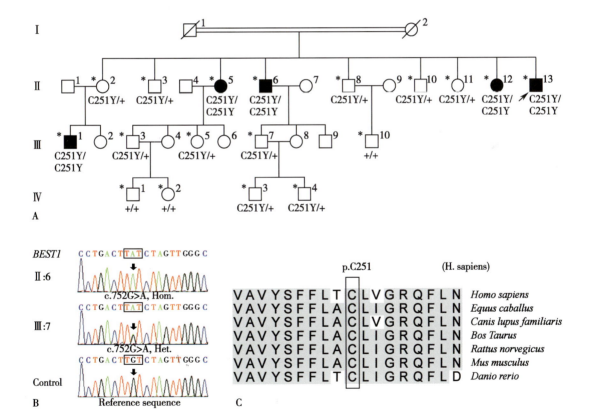

图3-5-2 常染色体隐性遗传Best病一家系图谱和BEST1基因测序结果

A. 近亲结婚常染色体隐性遗传隐性系谱。患者5人,基因型用星号标出;B. 测序图示Ⅱ:6(患者)BEST1基因第251密码子纯合性突变 c.752 G>A:p.C251Y(上图),他的儿子Ⅲ:7正常,(中图)对照(下图). Hom (homozygou)纯合性突变;Het.(heterozygous)杂合性突变;C. 图7个物种BEST1基因p.C251残端(黑框)的保守性分析。分析致病基因突变位点在进化过程中不同物种之间序列的保守性

基因检测：所有患者的 *BEST1* 基因上均检测到第 251 密码子纯合性突变 c.752G＞A：p.C251Y（图 3-5-2）。

诊断：常染色体隐性遗传 BEST 病。

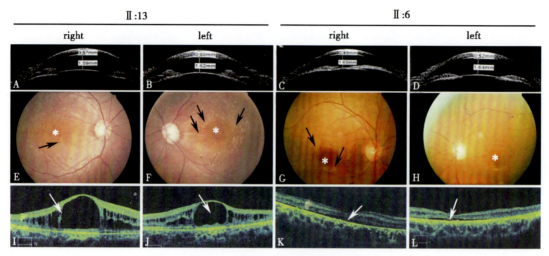

图 3-5-3　两名患者的影像学检查

A、B. 先证者（Ⅱ：13，图 3-5-2A）：UBM 检查示双眼浅前房及房角关闭；E、F. 眼底彩照示双眼视盘苍白，杯盘比 0.9；黄斑部可见不规则黄色沉着物（黑色箭头）；I、J. 黄斑 OCT 示黄斑区囊样水肿；C、D. 先证者哥哥（Ⅱ：6，图 3-5-2A）：UBM 检查示双眼浅前房及房角关闭；G、H. 眼底彩照示左眼视盘苍白，杯盘比 0.8；双眼后极部及黄斑区可见较多不规则黄色斑点样沉着物（黑色箭头）；K、L. 黄斑 OCT 示黄斑区神经上皮层脱离、变薄，神经上皮和色素上皮之间可见液性暗区

表 3-5-1　EOG 检查

		右眼			左眼		
		暗谷电位（μV）	光峰电位（μV）	ArdenRatio	暗谷电位（μV）	光峰电位（μV）	ArdenRatio
患者	Ⅱ：6（52y）	59.6	16.4	2.7	70.1	181.2	2.6
	Ⅱ：12（39y）	42.0	157.2	3.7	53.7	244.6	4.6
	Ⅱ：13（37y）	144.5	407.2	2.8	146.5	322.3	2.2
	Ⅲ：1	178.8	418.3	2.3	169.5	455.2	2.7
正常	Ⅱ：10	572.3	1 500.0	2.6	460.9μV	1 300.0	2.8
	Ⅱ：11	757.8μV	4 000.0	5.2	780.3μV	4 000.0	5.1

【典型病例 30】

先证者，男，12 岁。

主诉：左眼视力下降 1 年。

家族史：否认近亲结婚家族史。

系谱图：见图 3-5-4。

眼部检查：

视力：右眼 1.0，左眼 0.6；左眼矫正视力不提高。

眼压：右眼 16mmhg，左眼 15mmHg。

色觉正常。

眼底影像学检查：见图 3-5-5。

电生理检查：

EOG：光峰/暗谷（L/D）(Arden 比值) 右眼 5.5，左眼 1.3。

全视野 ERG：双眼视杆细胞反应，最大混合反应，视锥细胞反应，30Hz 闪烁光 ERG，均正常。

多焦 ERG：三维图像显示反应峰降低（见图 3-5-6）。

基因检测：在患者 BEST1 基因上检测到复合性杂合突变，一个为错义突变（c.404C＞T：p.A135V）另一个为剪切位点的突变 c.247＋1G＞A。其父亲 BEST1 基因上检测到一个杂合性错义突变 p.A135V，其母亲 BEST1 基因上检测到一个剪切位点的突变 c.247＋1G＞A（图 3-5-4）。

诊断：常染色体隐性遗传 BEST 病（BVMD 表型）。

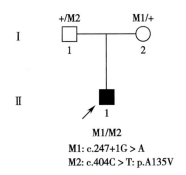

图 3-5-4　常染色体隐性遗传 BEST 病家系图

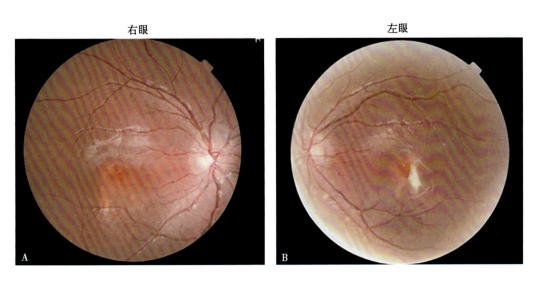

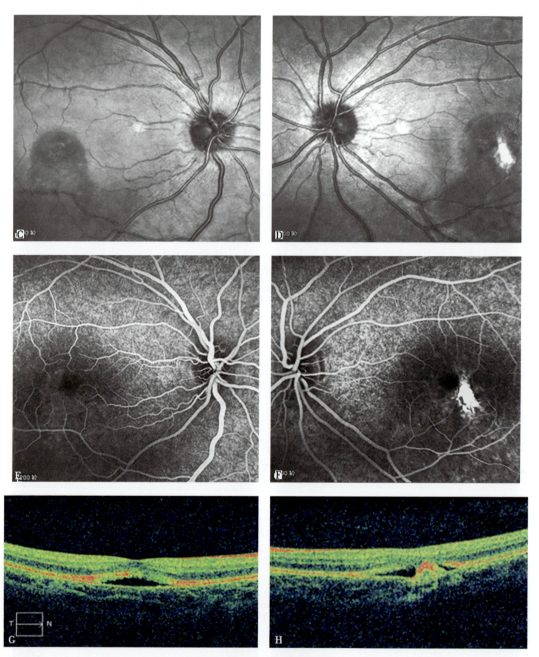

图 3-5-5 先证者影像检查

A、B. 彩色眼底像，右眼黄斑区可见黄色点状沉积物，左眼黄斑区可见黄白色机化的视网膜下沉积物；C、D. 红外光眼底像，右眼病灶区为低荧光，浆液性视网膜神经感觉层脱离区边界清楚，病灶区内不均匀的弱、高荧光灶，边界模糊不清。左眼浆液性视网膜神经感觉层脱离区边界清楚，病灶区内不均匀条块状高荧光灶；E、F. 荧光素眼底血管造影，右眼造影早期黄斑及下方血管弓处见散在弱高荧光，晚期无明显变化。左眼早期黄斑及下方血管弓处散在弱高荧光，晚期中心凹颞下方可见荧光染色；G、H. OCT 检查，右眼黄斑中心凹至下方血管弓淡黄色病变范围内视网膜神经感觉层浆液性脱离，椭圆体带完整，RPE 内侧反射带消失，外侧反射带有断裂，左眼黄斑区淡黄色病变范围内神经上皮浆液性脱离，椭圆体带及 RPE/Bruch 膜联合体不完整，RPE 反射带消失，中心凹颞下方可见强反光带

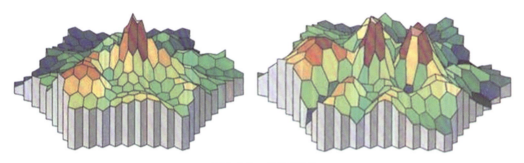

图 3-5-6　多焦 ERG

右眼 mfERG 一阶反应同心环第 1 环 P1 波振幅密度尚可,潜伏期明显延长;颞上(Q1)及颞下(Q4)区域 P1 波之振幅密度明显降低;左眼 mfERG 一阶反应同心环第 1,2 环 P1 波振幅密度明显降低,潜伏期延长;颞上(Q1)及颞下(Q4)区域 P1 波之振幅密度降低

【典型病例 31】

先证者,男,64 岁。

主诉:双眼视物变形 8 年。

家族史:否认近亲结婚家族史。

系谱图:见图 3-5-7K。

眼部检查:

视力:右眼 0.15,矫正 0.5(+1.00DS/-1.50DC×70);左眼 0.12,矫正 0.25(+1.50DS/-1.75DC×90)。

眼压:右眼 20mmHg,左眼 21mmHg。

影像学检查:黄斑区视网膜深层有一卵圆形病灶,外观呈典型的鸡蛋黄样改变,见图 3-5-7(A～J)。

EOG:光峰电位的幅值轻度降低。

基因检测:在 *BEST1* 基因上检测到复合杂合性突变(c.140G＞A:p.R47H,c.389G＞A:p.R130H)。其父亲携带 c.389G＞A:p.R130H 突变,母亲携带 c.140G＞A:p.R47H 突变。

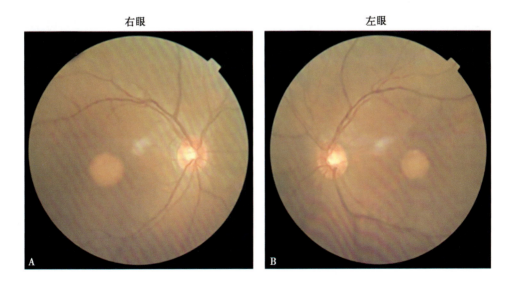

第三章 视网膜、脉络膜和视神经疾病

右眼　　　　　　　　　　　　左眼

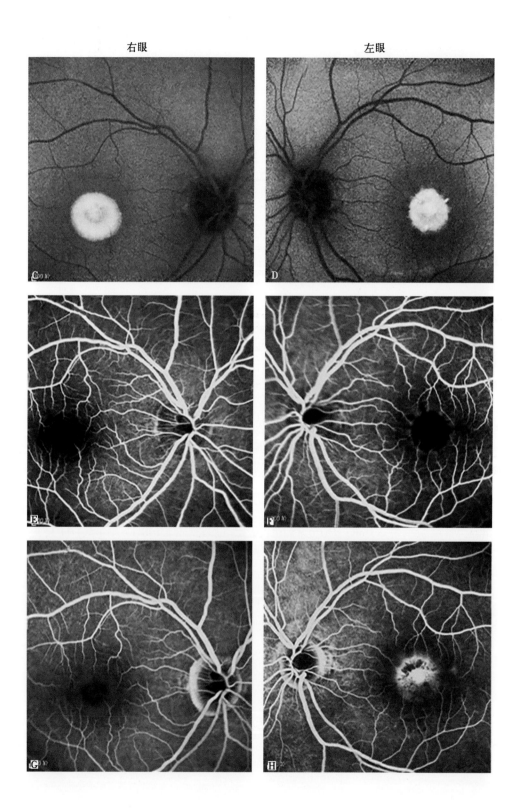

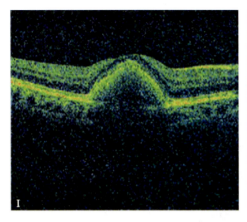
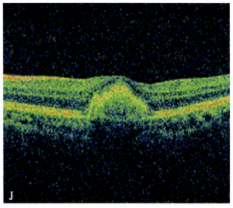
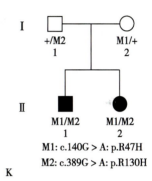

图 3-5-7　先证者影像学检查

A、B. 彩色眼底像，双眼黄斑部卵黄样病灶；C、D. 眼底自发荧光，黄斑中心凹部呈边界清晰的高自发荧光；E、F. 荧光素眼底血管造影：早期双眼黄斑部病变处荧光遮蔽；G、H. 晚期荧光素着染，右眼呈淡荧光，左眼呈高荧光；I、J. OCT 右眼黄斑中心凹抬高，但可分辨椭圆体带与 RPE 光带，及两光带之间呈强反射区，遮蔽其下组织反射，RPE 光带不连续，部分缺损，脉络膜反射光带消失。左眼可分辨椭圆体带与 RPE 光带，及两光带之间呈强反射区，部分遮蔽其下组织反射，RPE 光带反射变弱呈断续状，脉络膜反射光带部分消失；K. 家系图谱

病例分析：Best 卵黄样黄斑营养不良（BVMD）多发于青少年（5～18 岁）。本例 56 岁发病，病情进展缓慢，EOG 轻度异常，考虑为成人型 Best 卵黄样黄斑营养不良（adult-onset vitelliform macula dystrophy, AVMD）。AVMD 被认为是 BVMD 在成人发病的一种变异，遗传方式为常染色体显性遗传，但本例患者携带与常染色体隐性遗传相符的 *BEST1* 基因突变，因此应诊断为常染色体隐性遗传 Best 病（AVMD 表型）。

诊断：常染色体隐性遗传 Best 病（AVMD 表型）。

【临床特点】

1. 发病年龄 4～40 岁。
2. 中心视力缓慢下降，最佳矫正视力在 0.1～1.0 之间。
3. 屈光状态　所报道病例均为远视。
4. 眼底影像学检查　黄斑区和赤道部视网膜内和视网膜下可见黄白色斑点样沉积物。自发荧光成像中表现自发高荧光。荧光素眼底血管造影：视网膜色素上皮萎缩区显示斑块状高荧光。
5. OCT　黄斑区视网膜神经上皮层脱离，神经上皮层内多个液性暗区（囊腔）。视网膜光感受器细胞层伸长、增厚。
6. 电生理　EOG 光反应降低，光峰/暗谷比值降低。全视野 ERG 振幅降低和/或反应时间延迟。多焦 ERG 黄斑区 ERG 的 P50 和 N95 均异常，说明中心和中心周围敏感度丧失。
7. 常伴有闭角型青光眼。

【诊断要点】

双眼中心视力缓慢下降，黄斑区及周边部视网膜可见黄白色斑点样沉着物，呈自发高荧光。黄斑区视网膜神经上皮层脱离，神经上皮层内多个液性暗区（囊腔）；EOG 的光峰/暗谷比值（Arden 比）明显下降。常伴有亚急性闭角型青光眼。遗传方式为常染色体隐性遗传，*BSEST1* 基因突变的类型为纯合性突变或复合性突变，包括复合杂合性突变和双等位基因突变。

【遗传学】

Black、Webster 和 Leroy 将这种疾病称为常染色体隐性遗传 Best 病（autosomal recessive bestrophinopathy, ARB）是因为该病是由 *BEST1* 基因复合杂合性突变或纯合性突变所致。Burgess 和他的同事（2008 年）首次报道的 5 个 ARB 家系（7 例患者）是由 BEST1 基因复合杂合子突变引起的。目前已发现至少 35 种复合杂合性突变和纯合性突变可导致 ARB，其中复合杂合性突变占多数。大多数为错义突变，少数为同义突变、无义突变或碱基缺失。但是，*BEST1* 基因突变所致的表型有高度的异质性，从 ARB、非典型 BVMD 到 RP 均可出现。表型的严重程度与纯合性状态有关。纯合性突变会导致典型的 ARB 表型，复合杂合子突变则导致非典型 BVMD（BVMD 表型，AVMD 表型）。这种变异可能受外界环境影响，也可能是双等位基因上不同突变之间的相互作用所导致。

盛迅伦等[9]报道的一个近亲结婚 ARB 家系，共有患者 5 名，所有患者均表现为远视、双眼慢性闭角型青光眼、白内障。由于白内障在既往报道的 ARB 家系中比较罕见，该研究同时运用微卫星标记法对该纯合突变所在的 11 号染色体附近区域的其他可能致病基因进行了排查，但在该家系中只发现 BEST1 基因第 251 密码子纯合性突变，而在 11 号染色体纯合区域上有两个与眼的异常发育有关的基因 *TMEM138*、*TMEM216* 均无突变。*BEST1* 基因上 p.C251Y 纯合性突变很可能是导致所有这些临床表型的原因。

【发病机制】

Johnson 等[10]研究 ARB，发现 7 种不同 *BEST1* 基因突变均对氯离子通道活性产生较大的影响，大多数 ARB 患者 *BEST1* 基因突变导致产生的蛋白质能迅速被蛋白体酶降解。已发现少数 ARB 患者 *BEST1* 基因出现无义突变，造成多肽链合成的提前终止，肽链长度缩短是产生无功能的蛋白质，也有关于 *BEST1* 基因移码突变（c.521-522ddel，c.1100＋1G＞A）导致 ARB 的报道。

BEST 病患者可能出现眼前节异常、眼轴短和闭角型青光眼[11]。引起这些改变的原因还不确定，有可能是因为 bestrophin-1 蛋白不只是表达在视网膜，还表达于眼球结构的发育。已发现大约有 50%ARB 患者伴发闭角型青光眼。据推断 ARB 患者前节发育不全从而影响小梁网结构。

ETTER 还报道了有关 ARB 患者伴发高褶型虹膜的研究，其中 5/10 的患者有高褶型虹膜征，且认为是一种不完全外显的常染色体显性遗传疾病。

【治疗】

ARB 进展缓慢，视功能逐渐下降，目前尚无有效地治疗方法。对伴有闭角型青光眼患者可采用滤过手术，如小梁切除术。

三、常染色体显性遗传玻璃体视网膜脉络膜病

常染色体显性遗传玻璃体视网膜脉络膜病（autosomal dominant vitreo-retino-choroidopathy,

ADVIRC）是一种少见的常染色体显性遗传疾病。Kaufman[12]首次报道这种疾病。但是在1958年，这种疾病被Hermann描述为"小眼球-视网膜色素变性青光眼综合征"。这种疾病是一种特殊的视网膜损害伴眼球发育异常、亚急性闭角型青光眼[13]。ADVIRC的临床表型与BVMD完全不同。由*BSEST1*基因杂合型突变引起，突变类型为错义突变或移码突变。

【临床特点】

1. 视力变化从光感到1.0，大多数患者可达到0.5以上。视力一般可保持稳定或者逐渐下降。

2. 典型的临床特征是周边视网膜360°从赤道到锯齿缘大量的色素沉着，呈条带样分布与正常网膜有明显的分界。其他特征包括视网膜前或视网膜内白色点状混浊，玻璃体纤维凝缩，晚期有时出现视网膜神经上皮脱离、视网膜脉络膜萎缩、视网膜新生血管。可伴有眼的发育异常，如小角膜、浅前房、闭角型青光眼、虹膜发育异常、视盘发育异常、真性小眼球、发育性白内障。

3. 视野缺失与ERG测得的周边视网膜功能缺失有关。大多数患者疾病早期EOG的光反应降低，说明损害是在视网膜色素上皮层。全视野ERG反映了玻璃体视网膜萎缩，比EOG受影响晚。大约40%的患者ERG正常。当ERG反应振幅减弱反映了视锥视杆细胞异常。不到10%的患者ERG呈熄灭型[14]。

【组织病理学】

Goldberg[15]和Han[16]报道两例ADVIRC患者去世后视网膜病理检查：1例为88岁男性，1例为26岁女性。证实周边视网膜结构显著排列紊乱，视网膜上皮严重受损。大量周边视网膜色素上皮层迁移、呈现多层性，这些RPE层细胞膜遮蔽周边视网膜血管。说明视网膜周边损害会在早期出现，但进展缓慢[16]。

【遗传学】

ADVIRC是常染色体遗传性疾病。有两篇报道认为这种疾病原发病变是视网膜色素上皮层的损害。Lafaut用连锁分析法分析了一个大的家系表明这种疾病致病基因是位于11号常染色体1区3带。报道4个ADVIRC家系*BEST1*基因上发生剪切位点突变，影响外显子剪切或可能是改变前信使RNA的剪切导致ADVIRC的发生。ADVIRC的临床表现即使在同一家系不同患者中可能各不相同，推测与不同突变位点突变本身所具有的特性有关。这些突变包括错义突变导致所编码的氨基酸和蛋白质发生改变、或移码突变导致DNA编码框架全部改变。为什么这种特殊的突变会引起360°周边网膜过度色素沉着带，而不是像BVMD患者的黄斑缺损，具体机制仍然不清楚。

【治疗和预后】

半数患者视网膜损害是稳定的或者缓慢进展，少数患者比较严重，在20～30岁之间视网膜功能急剧下降。

伴有闭角型青光眼的患者可行YAG激光或小梁切除，伴有先天性白内障的患者可行晶状体吸出术。视网膜新生血管的形成可采用全视网膜激光光凝法治疗。

（盛迅伦）

参 考 文 献

[1] Jay W M. Genetic Diseases of the Eye. Neuro-Ophthalmology, 2012, 36(4): 174-174.

[2] Kay D B, Land M E, Cooper R F, et al. Outer retinal structure in best vitelliform macular dystrophy. JAMA Ophthalmol, 2013, 131(9): 1207-1215.

[3] Besch D, Rudolph G. Genetic diseases of the eye. Klin Monbl Augenheilkd, 2005, 222(12): 955-971.

[4] Spaide R. Autofluorescence form the outer retina and subretinal space: hypothesis and review. Retina, 2008, 28(5): 35.

[5] Alan D, Marmorstein, Harold E, et al. Functional roles of bestrophins in ocular epithelia. Progress in retinal and eye research, 2009, 28(3): 206-226.

[6] Preising M N, Pasquay C, Friedburg C, et al. Autosomal recessive bestrophinopathy (ARB): a clinical and molecular description of two patients at childhood. KlinMonblAugenheilkd, 2012, 229(10): 1009-1017.

[7] Cascavilla M L, Querques G, Stenirri S, et al. Unilateral vitelliform phenotype in autosomal recessive bestrophinopathy. Ophthalmic Res, 2012, 48(3): 146-150.

[8] Rosemary Burgess. Biallelic Mutation of BEST1 Causes a Distinct Retinopathy in Humans. Am J Hum Genet, 2008, 82(1): 19-31.

[9] Sheng X L, Chen X J, Zhao K X, et al. A Novel Homozygous BEST1 Mutation Correlates with Complex Ocular Phenotypes. Ophthalmology, 2013, 120(7): 1511-1512.

[10] Johnson A A, Lee Y S, Stanton J B, et al. Differential effects of Best disease causing missense mutations on bestrophin-1 trafficking. Hum Mol Genet, 2013, 23(22): 4688-4697.

[11] Crowley C, Paterson R, Lamey T, et al. Autosomal recessive bestrophinopathy associated with angle-closure glaucoma. Doc Ophthalmol, 2014, 129(1): 57-63.

[12] Kaufman S J, Goldberg M F, Orth D H, et al. Autosomal dominant vitreoretinochoroidopathy. Archives of ophthalmology(Chicago, Ill.: 1960), 1982, 100(2): 272-278.

[13] Kellner U, Jandeck C, Kraus H, et al. Autosomal dominant vitreoretinochoroidopathy with normal electrooculogram in a German family. Graefes Arch Clin Exp Ophthalmol, 1998, 236(2): 109-114.

[14] Goldberg M F, Lee F L, Tso M O, et al. Histopathologic study of autosomal dominant vitreoretinochoroidopathy. Peripheral annular pigmentary dystrophy of the retina. Ophthalmology, 1989, 96(12): 1736-1746.

[15] Han D P, Burke J M, Blair J R, et al. Histopathologic study of autosomal dominant vitreoretinochoroidopathy in a 26-year-old woman.[J].Archives of ophthalmology(Chicago, Ill.: 1960), 1995, 113(12): 1561-1566.

[16] Lafaut B A, Loeys B, Leroy B P, et al. Clinical and electrophysiological findings in autosomal dominant vitreoretinochoroidopathy: report of a new pedigree. Graefes Arch Clin Exp Ophthalmol, 2001, 239(8): 575-582.

第六节　隐匿性黄斑营养不良

隐匿性黄斑营养不良（occult macular dystrophy，OMD），又称 Miyake 病。由 Miyake 和他的同事于 1989 年首次报道的一种少见的遗传性黄斑营养不良性疾病[1]。临床表现为正常的眼底表现和正常的荧光素眼底血管造影，但随着年龄增长会出现进行性视力下降。诊断主要依据全视野 ERG 视锥细胞和视杆细胞反应正常，但局部 ERG 视锥细胞反应异常及黄斑 OCT 椭圆体带和外界膜光带连续性破坏。

【典型病例 32】

患者，男，27 岁。

主诉：双眼视物模糊3年。家族中有无同样患者无法确定。

家族史：否认近亲结婚家族史及遗传性眼病家族史。

眼部检查：

视力：右眼0.15，矫正0.25（-0.75DC×30）；左眼0.15，矫正0.25（-0.50DC×165）。

眼压：右眼13mmHg，左眼12mmHg。

色觉：红绿色觉异常。

双外眼及眼前段正常，玻璃体正常。

眼底：未见明显异常（图3-6-1A、B）。

眼底自发荧光：无异常荧光（图3-6-1C、D）。

荧光素眼底血管造影：无异常荧光（图3-6-1E、F）。

相干光断层扫描（OCT）：黄斑区椭圆体带和外界膜光带不连续（连续性中断），部分缺损（图3-6-1G、H）。

电生理检查：

全视野ERG：正常。

多焦视网膜电图（multifocal ERG，mfERG）：103区域反应曲线呈中心凹和黄斑区P1波振幅降低，反应密度减低，黄斑外区反应正常。三维图像显示反应峰消失。

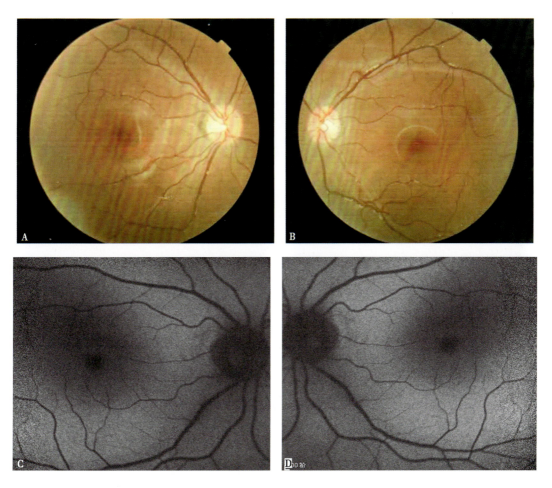

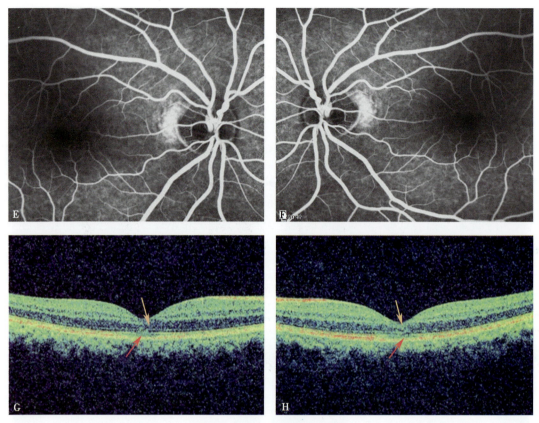

图 3-6-1 先证者影像学检查

A、B. 彩色眼底像，双眼底正常；C、D. 眼底自发荧光，无异常自发荧光；E、F. 荧光素眼底血管造影，无异常荧光；G、H. 黄斑 OCT，黄斑区椭圆体带（红色箭头）和外界膜光带不连续（连续性中断）部分缺损（黄色箭头）

EOG：光峰/暗谷（L/D）（Arden 比值）右：2.0，左：1.9。

病例分析：患者进行性视力下降，眼底像、自发荧光和荧光素眼底血管造影正常。全视野 ERG 正常，局部 ERG 视锥细胞反应异常，黄斑 OCT 椭圆体带和外界膜连续性中断。依据以上临床表现和电生理检查特点考虑为隐匿性黄斑营养不良。

基因检测：应用外显子捕获结合第二代测序技术对目前已知的 232 个视网膜疾病相关基因进行筛查，未发现致病性突变。表明还有其他导致隐匿性黄斑营养不良的相关基因尚未发现。

诊断：隐匿性黄斑营养不良。

【临床特征】

1. 进行性双眼视力下降。
2. 眼底和荧光素眼底血管造影正常。
3. 眼底自发荧光正常。
4. 黄斑 OCT　黄斑区椭圆体带和外界膜光带连续性中断，部分缺损。
5. 电生理　全视野 ERG 正常，局部 ERG 视锥细胞反应异常，多焦 ERG 异常。

【诊断要点】

进行性视力下降，眼底正常，荧光素眼底血管造影正常。诊断主要依据全视野ERG视锥细胞和视杆细胞反应正常，局部ERG视锥细胞反应异常及黄斑OCT椭圆体带和外界膜连续性中断。

【鉴别诊断】

OMD易被误诊为心源性眼病、视神经疾病、中枢神经系统疾病或弱视等。多焦ERG黄斑区锥细胞反应的降低可以很好地与弱视、视神经疾病以及非器质性视力丧失鉴别。黄斑OCT椭圆体带和外界膜连续性中断是与以上所述疾病重要的鉴别要点。

【遗传学】

Miyake和他的同事报道了13个OMD家系和散发病例，家系均为常染色体显性遗传。发现除了年龄最大的一位65岁患者伴有牛眼黄斑病变外，其他患者眼底均正常，视力从20/20～20/200。所有患者均有色觉异常（红绿色觉或者蓝黄色觉异常）。年轻患者的黄斑区锥细胞敏感度降低，老年患者则表现为黄斑区锥细胞和杆细胞敏感度均降低。Miyake和他的同事认为这是一种中心性锥细胞营养不良[2]。

2011年王敏等报道一个中国OMD家系的3名患者，包括母亲和2个女儿，为常染色体显性遗传。Akahori等[3]在2010年报道了4个日本常染色体显性遗传OMD家系，发现*RP1L1*（retinitis pigmentosa 1-like 1）基因突变导致常染色体显性遗传OMD。*RP1L1*基因的主要功能是维持光感受器小纤毛的微管组合和稳定，在人类锥细胞功能中发挥着重要作用。目前已发现*RP1L1*基因的突变类型有2个单个碱基的替换c.3107T＞C：p.Trp960Arg和c.362C＞T：p.Arg45Trp、1个错义突变*c.3596 OG*（第4外显子），1个插入突变*c.325insT*（第2外显子）[4-6]。2012年Connie等报道了一个白种人OMD家系和一名散发患者，没有发现*RP1L1*基因突变，表明还有其他导致OMD的相关基因尚未发现，提示OMD是一个具有遗传异质性的遗传性眼病。或者这个家系是常染色体隐性遗传OMD。迄今为止，在常染色体隐性遗传OMD家系尚未发现*RP1L1*基因突变。

（盛迅伦）

参 考 文 献

[1] Miyake Y, Ichikawa K, Shiose Y, et al. Hereditary macular dystrophy without visible fundus abnormality. American journal of ophthalmology, 1989, 108(3): 292-9.

[2] Miyake Y, Horiguchi M, Tomita N, et al. Occult macular dystrophy. American journal of ophthalmology, 1996, 122(5): 644-53.

[3] Akahori M, Tsunoda K, Miyake Y, et al. Dominant Mutations in *RP1L1* Are Responsible for Occult Macular Dystrophy. Am J Hum Genet, 2010, 87(3): 424-429.

[4] Puterka G J, Glenn D M, Sekutowski D G, et al. Progress toward liquid formulations of particle films for insect and disease control in pear. Environmental Entomology, 2000, 29(2): 329-339.

[5] Seong Joon, Ahn Sung, Im Cho, et al. Clinical and genetic characteristics of Korean occult macular dystrophy patients. Investigative ophthalmology & visual science, 2013, 54(7): 4856-4863.

[6] Takenori, K H. A new mutation in the RP1L1 gene in a patient with occult macular dystrophy associated with a depolarizing pattern of focal macular electroretinograms. Molecular vision, 2012, 18(108-109): 1031-1039.

第七节　Stargardt 病

Stargardt 病（Stargardt disease，STGD）是一类严重危害青少年视功能、导致不可逆盲的先天性视网膜变性疾病。Stargardt 病于 1909 年被德国医生 Karl Stargardt 首次报道而命名，世界范围内发病率约为 1/10 000[1]，大多于青少年时期发病，平均发病年龄为 15.2 岁[2-3]。临床表现主要为中心视力进行性下降，双侧进行性的黄斑视网膜色素上皮和神经上皮萎缩，视力多在 0.1 或以下。由于 STGD 主要损害中心视力和视野，并且发病年龄小，因此它对于视功能的损害是毁灭性的，严重影响患者的日常生活[4]。

STGD 绝大多数属常染色体隐性遗传，也有呈现为常染色体显性遗传[5-6]，但出现频率不及隐性遗传的 1/50[7]（图 3-7-1）。既往利用不同的检测手段对不同种族和人群的 STGD 患者进行基因突变检测分析发现 *ABCA4* 基因是 Stargardt 病最常见的致病基因[8-16]，有报道中国人群中大约 57.6%STGD 疾病的发生也是由 *ABCA4* 基因突变导致的[17]。*ABCA4* 基因编码视网膜上感光细胞特异的 ATP 结合转运蛋白，全长约 8kb，含 50 个外显子，cDNA 长度为 6 705bp，编码 2 235 个氨基酸，表达于视锥和视杆细胞外节盘膜中，承担视网膜内信息的跨膜传递和转换。其他基因 *PRPH2*、*VMD2*、*ELOVL4* 和 *PROM1* 的突变也会引起部分的 STGD 或临床表型类似 STGD 的眼病（Stargardt-like disease）[8, 18-19]。

【典型病例 33】

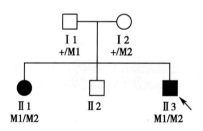

图 3-7-1　Stargardt 病家系图

先证者男，37 岁。

主诉：双眼视力下降，家族中患者的姐姐具有同样的症状。

眼部检查：

视力：右眼 0.05，矫正 0.1（-2.50DS/-0.75DC×85）；左眼 0.05，矫正 0.12（-2.50DS/-0.75DC×90）。

色觉：异常。

眼压：右眼 15mmHg，左眼 17mmHg。

双眼外眼及眼前段均正常，玻璃体正常。

眼底检查：先证者眼底影像学检查（图 3-7-2）。

诊断：双眼 Stargardt 病。

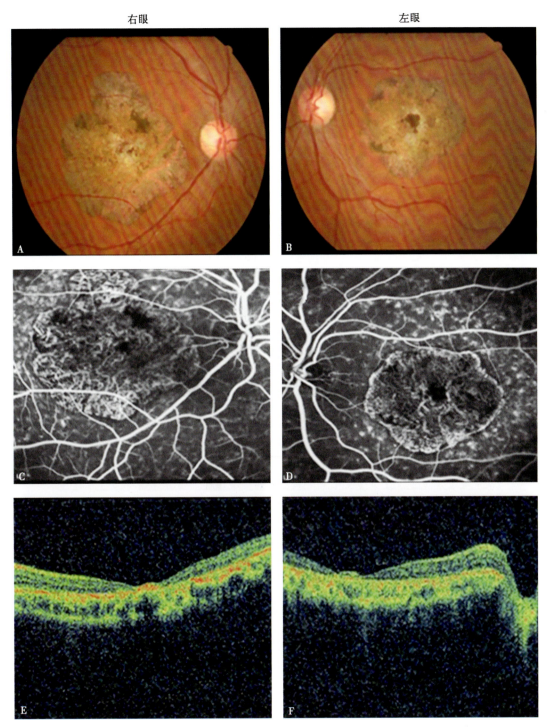

图 3-7-2 先证者影像学检查

A、B. 彩色眼底像：黄斑区可见黄白色斑点，呈地图样萎缩改变；C、D. 荧光素眼底血管造影：黄斑中心凹旁窗样荧光缺损合并脉络膜背景荧光变暗，呈现特征性的牛眼样表现；E、F. 黄斑相干光断层扫描：黄斑区神经上皮层弥漫性变薄，光感受器层反射消失，RPE/CC 层反射不均匀，黄斑区中心凹厚度明显变薄（右眼 102μm，左眼 54μm）

基因诊断：利用外显子结合目标区域捕获测序芯片技术对该家系进行突变基因位点检测，该家系的两名患者均携带有 ABCA4 基因的复合杂合突变 c.4793C>A：p.A1598D 和 c.983A>T：p.E328V（图 3-7-3），而该家系的其他正常成员携带其中一个或不携带有突变。

病例分析：通过先证者的家族史、临床表现、眼科相关检查的特征性改变可以初步诊断，而对患者家系的基因检测则更有利地明确到了诊断。基因检测中 ABCA4 基因突变位点 A1598D 目前只在一个隐性遗传的锥杆细胞营养不良家系中患者被检测出来[20]，该突变位点在 Stargardt 病家系中系首次报道。E328V 突变首次报道与 STGD 发病相关是在一个德国的 STGD 家系。A1598D 和 E328V 这两个突变位点均位于细胞外基质的拓扑域（extracellular topological domains，ECD）[21]，而 ECD 在不同物种之间具有高度的保守性，在蛋白的折叠加工中具有重要的作用。

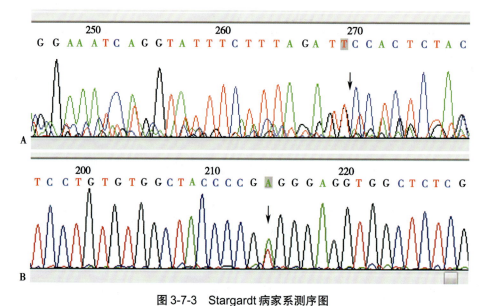

图 3-7-3 Stargardt 病家系测序图
A. ABCA4 基因 c.4793C>A（p.A1598D）杂合突变（反向测序）；B. ABCA4 基因 c.983A>T（p.E328V）杂合突变（正向测序）

【临床特征】

1．发病年龄　多于青少年时期发病，平均发病年龄为 15.2 岁。

2．视力　中心视力在初期即有明显下降，进行期及晚期视力急剧下降，患者无夜盲而有不同程度的昼盲现象。视野检查在初期已可发现中心暗点。

3．色觉　初期即可检出异常，以后逐渐加剧。

4．眼底改变　初期眼底完全正常，进行期最早的眼底改变是黄斑中心凹反光消失，继而在黄斑旁见到灰黄色小斑点并逐渐形成一个境界清楚的萎缩区。病程中萎缩区周围又出现黄色斑点，萎缩区又扩大，如此缓慢不断发展，可侵及整个后极部，但一般不超出上下颞侧视网膜中央动静脉所环绕的范围，更不会到达赤道部。

5．荧光素眼底血管造影特征　荧光素眼底血管造影对眼底未见改变的早期病例诊断很有帮助。此时往往可以见到中央区色素上皮早期萎缩的斑点状透见荧光。此外，在病情进展的早期阶段，很可能由于色素上皮细胞内有异常物质的弥漫性沉积，使脉络膜荧光受阻挡，导致背景荧光普遍减弱。在暗弱的背景下，视网膜的毛细血管则显得比平常更加清晰，这种现象称为"脉络膜荧光淹没"。但这种现象只能在病情的某一个阶段见到，即通常在黄斑萎缩区周围的色素上皮尚未有改变的时期出现。至周围区有多量黄色斑点散布和弥漫性色素脱失时，则背景荧光呈现普遍增强，而不是减弱。视网膜黄色斑点在浓厚时，表现为遮蔽荧光小点，当其吸收变淡，则呈透见荧光小点。造影时还可见到黄色斑点与斑点之间的色素上皮，呈透见荧光，说明后期色素上皮出现了弥漫性萎缩现象。晚期病例黄斑部"靶心"状色素上皮萎缩区可以合并脉络膜毛细血管萎缩，在其中显露脉络膜的粗大血管。

6. 相干光断层扫描（OCT） 黄斑区神经上皮层弥漫性变薄，尤其中心凹处明显变薄；光感受器层反射消失；色素上皮/脉络膜毛细血管层反射不均匀，甚至变薄。

7. Stargardt病的4种亚型（表3-7-1）。

表3-7-1　Stargardt病的4种亚型

临床特征	STGD1	STGD2	STGD3	STGD4
遗传方式	AR	AD	ADA	ADA
染色体	1p21-p22.1	13q34	6q14	4p
致病基因	ABCA4	不详	ELOVL4	不详
主要症状	视力下降	视力下降	视力下降	视力下降
病程	20岁是50%视力在20/40，之后进行性下降	20岁时视力低于20/40	20岁时视力低于20/40，但在20/200处维持相对稳定	不详
黄斑	斑点样萎缩损伤	萎缩性损伤	萎缩性损伤	萎缩性损伤
色觉	非专一性变化	正常	随着视力减退，色觉出现异常	不详
ERG	波形形成，早期正常，后期振幅降低	波形形成，大龄患者出现振幅降低	波形形成，大龄患者出现振幅中度降低	锥杆反应的振幅均降低

【诊断要点】

青少年时期发病，双眼中心视力下降，常有中心暗点，可有轻度的色觉障碍，FFA检查呈现特征性的脉络膜背景荧光变弱或消失、与梭形斑点不能精确对应的多发性不规则高荧光斑，黄斑的"牛眼"样窗样缺损状高荧光，ERG通常正常。

【鉴别诊断】

1. 中心性晕轮状视网膜脉络膜萎缩（central areolar retinochoroidal atrophy） 本病是常染色体显性遗传病，双眼黄斑部有对称性边界清晰的视网膜脉络膜萎缩区，病变周围眼底正常。荧光素眼底血管造影黄斑部有大的脉络膜血管透见荧光，晚期可见巩膜着色。暗适应检查视锥细胞部分异常，但视杆细胞正常。色觉检查为红绿色盲。

2. 视锥细胞营养不良或视锥细胞变性（cone dystrophy or cone degeneration） 该病为常染色体显性遗传病，是一种少见的先天性黄斑变性疾病。早期中心视力下降、畏光、眼球震颤。眼底检查黄斑区有牛眼或靶心状色素上皮细胞脱失，荧光素眼底血管造影在脱色素区有强荧光如靶心状。电生理显示明视ERG异常、暗视ERG正常。EOG亦正常。色觉检查为红蓝或全色盲。

【病理学】

病理学研究显示 Stargardt 病的发生是由于脂褐质在视网膜色素上皮细胞层沉积最终导致感光细胞的丢失和死亡。

【遗传学】

Stargardt 病存在明显的遗传异质性,发病机制复杂。目前,发现与 STGD 发病相关的致病基因包括:*ABCA4*,*ELOVL4*,*PROM1*,*PRPH2* 和 *VMD2*。其中 ABCA4 为最早发现的常染色体隐性遗传 STGD1 的致病基因,*ELOVL4* 基因可导致常染色体显性遗传 STGD3 的发病。ELOVL 家族参与多种不饱和脂肪酸碳链延长的生化过程[22-23],而 *ELOVL4* 基因突变的 STGD3 小鼠视网膜中的 C32-C36 酰基磷脂酰胆碱的水平下降[24],因此推测 ELOVL4 可能是 C≥28 的超长链脂肪酸的延伸酶,而 STGD3 的致病可能与视网膜中是 C≥28 的超长链脂肪酸的代谢有关。

人类 *ABCA4* 基因定位于视网膜的视椎和视杆细胞中,含有 50 个外显子,编码长 2 273 个氨基酸、分子量约为 220Kda 的 ABCR 蛋白,又称为 RmP,该蛋白几乎只表达于视网膜的视椎细胞和视杆细胞的外节盘膜上。RmP 是一种跨膜蛋白,具有翻转酶的活性,以全反式视黄醛和磷脂酰乙胺醇(PE)生成的 N-亚视黄基磷脂酰乙胺醇作为底物,将其从感光细胞片层的腔面翻转至细胞质面。ABCA4 的突变可以导致 RmP 酶活性的障碍,进而使 N-亚视黄基磷脂酰乙胺醇堆积在感光细胞层,随着感光细胞外节盘膜被 RPE 细胞吞噬,N-亚视黄基磷脂酰乙胺醇在水解酶作用下生成 N-亚视黄基-N-视黄基-乙胺醇。它是脂褐素的主要荧光成分,极难降解,堆积于视网膜 RPE,导致 RPE 细胞的死亡和继发性的感光细胞次级丧失,从而导致疾病的发生。

【治疗】

目前针对 STGD 尚无有效的治疗手段,如果能够早期诊断疾病,可以给患者提供相应的延缓视力损害的措施,如减少阳光照射,低视力康复咨询,阻止不必要的过量维生素 A 摄入等。

应用基因替代疗法治疗 STGD 已进入临床试验阶段,如利用马传染性贫血病毒载体治疗 STGD,同时,胚胎干细胞来源的 RPE 细胞移植也已应用于 STGD 的临床试验研究。对于 STGD,明确患者的遗传和临床诊断是实施基因或干细胞治疗的首要前提,致病基因的确认是开展 STGD 治疗的基础,因此分子遗传学研究成为首要的关注焦点,它不但可以指导婚育,提早预防,帮助产前诊断、临床早期诊断和鉴别诊断,还可以揭示疾病的病理生理机制,更为即将到来的基因或干细胞治疗提供科学的理论依据。

(容维宁)

参 考 文 献

[1] Walia S,Fishman G A. Natural History of Phenotypic Changes in Stargardt Macular Dystrophy. Ophthalmic Genet,2009,30(2):63-68.

[2] Lewis R A,Shroyer N F,Singh N,et al. Genotype/phenotypeanalysis of a photoreceptor-specific ATP-binding cassettetransporter gene,ABCR,in Stargardt disease. Am J Hum Genet,1999,64(2):422-434.

[3] Stargardt K. Überfamiliäre,progressive Degeneration in der Maculagegend des Auges. Albrecht Von Graefes Arch Clin Exp Ophthalmol,1909,71:534-550.

[4] Molday R S, Zhang K. Defective lipid transport and biosynthesis in recessive and dominant Stargardt macular degeneration. Prog Lipid Res, 2010, 49(4): 476-492.

[5] Yi J, Li S, Jia X, et al. Evaluation of the ELOVL4, PRPH2 and ABCA4 genes inpatients with Stargardt macular degeneration. Mol Med Rep, 2012, 6(5): 1045-1049.

[6] Yang Z, Chen Y, Lillo C, et al. Mutant prominin 1 found in patients withmacular degeneration disrupts photoreceptor disk morphogenesis in mice. J Clin Invest, 2008, 118(8): 2908-2916.

[7] Edwards A O, Miedziak A, Vrabec T, et al. Autosomal dominant Stargardt-like macular dystrophy: Ⅰ Clinical characterization, longitudinal follow-up, and evidence for a common ancestry in families linked to chromosome 6q14. Am J Ophthalmol, 1999, 127(4): 426-435.

[8] Strom S P, Gao Y Q, Martinez A, et al. Molecular diagnosis of putativeStargardt Disease probands by exome sequencing. BMC Med Genet, 2012, 13(3): 67.

[9] Zaneveld J, Siddiqui S, Li H, et al. Comprehensive analysis of patients withStargardt macular dystrophy reveals newgenotype-phenotype correlations and unexpected diagnosticrevisions. Genet Med, 2015, 17(4): 262-270.

[10] Zhang X, Ge X, Shi W, et al. Molecular diagnosis of putative Stargardt disease by capture next generation sequencing. PLoS one, 2014, 9(4): e95528.

[11] Fujinami K, Zernant J, Chana R K, et al. ABCA4 gene screening bynext-generation sequencing in a British cohort. Invest Ophthalmol Vis Sci, 2013, 54(10): 6662-6674.

[12] Chacon-Camacho O F, Granillo-Alvarez M, Ayala-Ramirez R, et al. ABCA4 mutational spectrum in Mexican patients with Stargardt disease: Identification of 12 novel mutations and evidence of a founder effect for the common p.A1773V mutation. Exp Eye Res, 2013, 109: 77-82.

[13] Maia-Lopes S, Aguirre-Lamban J, Castelo-Branco M, et al. ABCA4 mutations in Portuguese Stargardt patients: identification of new mutations and their phenotypic analysis. Mol Vis, 2009, 15: 584-591.

[14] Oldani M, Marchi S, Giani A, et al. Clinical and molecular genetic study of 12 Italian families with autosomal recessive Stargardt disease. Genet Mol Res, 2012, 11(4): 4342-4350.

[15] Hargitai J, Zernant J, Somfai G M, et al. Correlation of clinical andgenetic findings in Hungarian patients with Stargardt disease. Invest Ophthalmol Vis Sci, 2005, 46(12): 4402-4408.

[16] Utz V M, Chappelow A V, Marino M J, et al. Identification ofthree ABCA4 sequence variations exclusive to African American patients in a cohort of patients withStargardt disease. Am J Ophthalmol, 2013, 156(6): 1220-1227.

[17] Xin W, Xiao X, Li S, et al. Identification of Genetic Defects in 33Probands with Stargardt Disease by WES-Based Bioinformatics Gene Panel Analysis. PLoS one, 2015, 10(7): e0132635.

[18] Zernant J, Schubert C, Im K M, et al. Analysis of the ABCA4 Gene by Next-Generation sequencing. Invest Ophthalmol Vis Sci, 2011, 52(11): 8479-8487.

[19] Fujinami K, Lois N, Davidson A E, et al. A longitudinal study of stargardt disease: clinical and electrophysiologic assessment, progression, and genotype correlations. Am J Ophthalmology, 2013, 155(6): 1075-1088.

[20] Maugeri A, Klevering B J, Rohrschneider K, et al. Mutations in the ABCA4 (ABCR) gene are the major cause of autosomal recessive cone-rod dystrophy. Am J Hum Genet, 2000, 67(4): 960-966.

[21] Bungert S, Molday L L, Molday R S. Membrane Topology of the ATP Binding Cassette Transporter ABCR and Its Relationship to ABC1 and Related ABCA Transporters. J Biol Chem, 2001, 276(26): 23539-23546.

[22] Guillou H, Zadravec D, Martin P G, et al. The key roles of elongases and desaturases in mammalian fatty

acid metabolism: Insights from transgenic mice. Prog Lipid Res, 2010, 49(2): 186-189.

[23] Harkewicz R, Du H, Tong Z, et al. Essential role of ELOVL4 protein in very long chain fatty acid synthesis and retinal function. J Biol Chem, 2012, 287(14): 11469-11480.

[24] McMahon A, Jackson S N, Woods A S, et al. A Stargardt disease-3 mutation in the mouse ELOVL4 gene causes retinal deficiency of C32-C36 acyl phosphatidylcholines. FEBS Lett, 2007, 581(28): 5459-5463.

第八节　遗传性视网膜劈裂

遗传性视网膜劈裂即先天性视网膜劈裂（congenital retinoschisis），又称 X- 连锁视网膜劈裂（X-linked retinoschisis，XLRS），是一种遗传性、退行性病变。致病基因位于 X 染色体的短臂末端，以视网膜神经纤维层劈裂为临床特征。发病率约为 1:120 000。本病多为男性患病，双侧发病，常侵犯颞下象限，并可延伸至两个以上象限。少数病例的病损局限于黄斑或后极部，偶伴有自发性玻璃体积血。

【典型病例 34】

先证者男，6 岁。主诉：自幼双眼视力差。

眼部检查：

视力：右眼 0.2，矫正 0.2（-0.50DS/+1.00DC×115）；左眼 0.2，矫正 0.2（-0.75DS/+1.50DC×80）。

色觉：红绿色盲。

眼压：右眼 14mmHg；左眼 20mmHg。

双外眼及眼前段正常，玻璃体正常。

眼底检查如图 3-8-1A、B；黄斑 OCT 检查如图 3-8-1C、D；荧光素眼底血管造影检查如图 3-8-1E、F。

基因测序：在先证者的 *RS1* 基因第 6 号外显子检测到纯合错义突变（c.608C>T：p.P203L）（图 3-8-1G），为导致该家系发病的致病基因，突变来自于其母亲。根据基因检测结果确定遗传方式为 X 连锁遗传（图 3-8-1H）。

诊断：遗传性视网膜劈裂（congenital retinoschisis）。

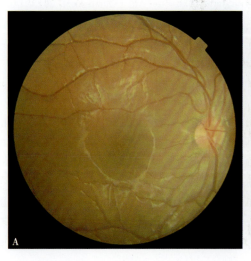
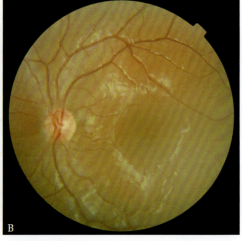

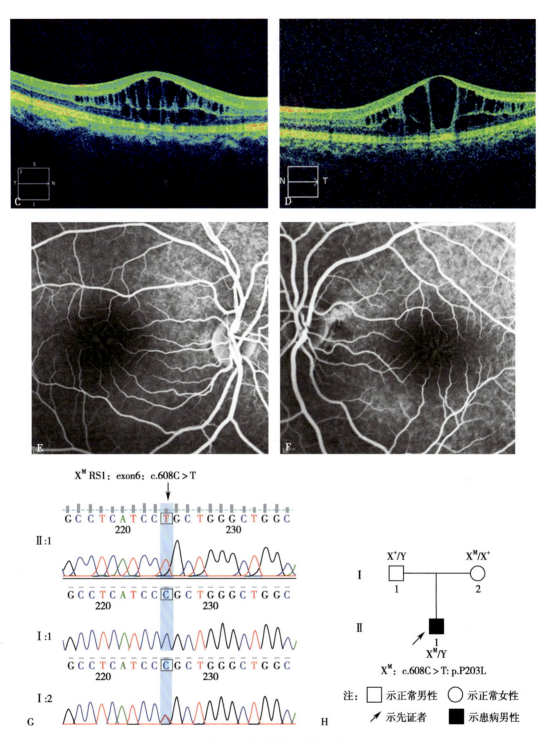

图 3-8-1 先证者影像学检查、基因测序及家系图

A、B. 可见双眼视盘边界清,色淡红,黄斑部水肿,中心凹反光消失,伴周围放射状皱褶,周边部视网膜及视网膜血管无明显异常;C、D. 可见双眼中心凹囊样扩张,视网膜神经上皮层间的分离,见柱样连接分割小囊腔;E、F. 示造影晚期:清楚的显示黄斑区呈花瓣样高荧光,劈裂腔内无荧光染料积存;G、H. 基因测序图及家系图

【临床特点】

1. 症状　一般发生较早，或出生时已经存在。多数患儿中心视力差，因检查欠合作，故常难于早期发现。

2. 体征　多因斜视、眼球震颤就诊或入学后学习困难被发现。劈裂常双眼发生，严重程度有不同，一般是一眼较重，另一眼较轻。劈裂好发于下方视网膜，特别是颞下方，一般同时伴有黄斑区蜂窝样劈裂。早期仅见黄斑区反光消失和中周视网膜乳白色反光，可以是一个象限或全周。较大的劈裂从赤道部到全周呈巨大的囊样隆起，后极接近黄斑区，时常伴有内层或外层裂孔，劈裂周围可见渗出病灶。

3. 荧光素眼底血管造影（FFA）　可以清楚的显示劈裂的范围和大小、以及劈裂表面的视网膜血管走行，劈裂腔内无荧光染料积存。FFA早期可见黄斑中心凹有扩张的毛细血管和透见荧光斑点，表明此处色素上皮有萎缩，晚期无渗漏，不同于囊样黄斑水肿。在周边视网膜劈裂与正常视网膜交界处可见显著的毛细血管扩张，末梢血管卷曲和异常的血管交通。这些扩张的和异常的血管有明显的荧光素渗漏，使局部形成强荧光。

4. 相干光断层扫描检查（OCT）　对视网膜劈裂症具有较高诊断价值的，可以清晰地显示视网膜神经上皮间的分离。病变早期表现为病变区域视网膜反射信号降低，视网膜内囊腔可出现在视网膜不同层次，包括神经纤维层、节细胞层、内核层、外丛状层及外核层等，常可见柱样连接分割小囊腔，晚期则表现为黄斑区神经上皮萎缩及色素上皮改变。

5. 视野改变。

6. 电生理检查　遗传性视网膜劈裂的ERG具有特征性的改变，有助于本病的诊断。典型的ERG表现为a波振幅正常或轻度降低，b波振幅显著下降，使b波与a波比值下降。用白光刺激b波振幅可低于基线。病变进展期表现为b波严重降低或者熄灭，只能记录小a波，病变晚期a波也熄灭，ERG完全无法记录a波和b波。多焦ERG研究表明，锥细胞介导的视网膜电反应在中心凹区比周边部更弱，提示视网膜除了Muller细胞功能异常外，其锥细胞系统也存在广泛的功能障碍。

【诊断要点】

根据可能存在的家族史阳性以及患者发病年龄小、双眼发病、眼底视网膜黄斑劈裂的特征性表现、电生理检查ERG有特征b波降低等，可以明确诊断遗传性视网膜劈裂。

【鉴别诊断】

1. 黄斑囊样水肿　遗传性视网膜劈裂累及黄斑时眼底改变和黄斑囊样水肿难以鉴别，OCT均表现为视网膜内的多发小囊腔。FFA可以作为鉴别诊断的依据，黄斑囊样水肿FFA有典型的多囊样荧光染料积存，晚期高荧光，边界不清楚；视网膜劈裂FFA中无晚期高荧光渗漏表现。此外，黄斑囊样水肿常有全身基础疾病，视网膜劈裂ERG有特征b波降低的波形。

2. 视网膜脱离　遗传性视网膜劈裂的周边部劈裂表现为劈裂内层菲薄，常伴有圆形或椭圆形裂孔，一般仅能见到裂孔的内侧缘，容易误诊为锯齿缘离断引起的视网膜脱离。但是详细询问病史，患者无视力突然下降或视野缺损。

【遗传学】

1898年，德国眼科医生Hass[1]首次描述此种疾病，临床表现是双眼视力下降和黄斑劈裂。1997年Sauer[2]采用定位克隆的方法首次确定了遗传性视网膜劈裂的致病基因是视网膜劈裂蛋白（RSI）定位于 Xp22.1-p22.2 区段，其包含了 6 个外显子，在光感受器细胞和双极细胞中表达[2]，编码视网膜劈裂蛋白（RSI），这是一种分泌型蛋白，包括一个盘状结构域，该结构与细胞黏附和细胞间相互作用有关。据人类基因突变数据库统计，LRS1 基因突变类型包括错义突变、缺失突变、无义突变、插入突变、剪接位点突变等，突变多发生于编码环状区域的 4～6 外显子，约 100 余种，占 87%。且其中多数为错义突变，这可能与该盘状结构域在进化过程中的高度保守有关，即使在该区域很小的改变，也可以引起功能的改变[2]，虽然突变数量很多，但是国际视网膜劈裂协会数据库仅列出 5 种良性基因多态性，这也再次反映了盘状结构域的高度保守性。遗传性视网膜劈裂表型的多样性与突变类型的关系尚不明确[3]，国际视网膜劈裂协会[4]于 1998 年对 234 例 RS1 基因突变的分析发现在 1、2、3 外显子突变发生较少，若此部位突变大多导致蛋白翻译缩短；4、5、6 外显子则易发生大量的错义突变，因为 4、5、6 外显子编码的结构为盘状结构域，说明 4、5、6 外显子的错义突变对于视网膜劈裂蛋白的功能有重要的影响。

【病因学及发病机制】

遗传性视网膜劈裂发病机制尚未完全明确，有玻璃体异常学说、Muller 细胞缺陷学说及视网膜血管异常学说。玻璃体异常学说认为本病起于内层视网膜和玻璃体[5]，病理性玻璃体对内层视网膜产生不正常牵拉，导致神经纤维层的分裂。

遗传性视网膜劈裂常为 X-连锁遗传。其可能的发病机制是 RSI 基因突变导致了 Muller 细胞发育异常[6]，使得视网膜内层 Muller 细胞功能降低，视网膜内界膜异常变薄，同时玻璃体的牵拉又促进了劈裂腔的形成[7]。由于视网膜最内层先天异常，特别是附着于内界膜 Muller 细胞内端存在一定遗传缺陷，或为玻璃体皮质异常，视网膜受其牵拉，导致神经纤维层的分裂。这种牵拉在正常发育眼球中可能是由于玻璃体生长的不足，在围生期由于玻璃体增厚与收缩，而在胚胎期则是由于部分原始玻璃体与眼杯的内壁粘连，当原始玻璃体收缩时视网膜内层被牵拉，而视网膜颞下部分在胚胎晚期才开始发育，并且周边血管发育较晚，分布较少，一旦视网膜内层受到牵拉，则易在颞侧周边出现劈裂。

【治疗及关于治疗的研究进展】

1. 药物治疗　局部使用碳酸酐酶抑制剂具有减轻遗传性视网膜劈裂引起的黄斑囊样水肿，视功能也有不同程度的改变[8]。

2. 激光　进行性劈裂危及黄斑时，劈裂内壁破裂成圆孔，使用氩激光在劈裂后缘尚未隆起的视网膜做两排预防性堤坝[9-10]。

3. 视网膜脱离外路手术　对于无明显 PVR 的孔源性视网膜脱离的患者，裂孔位于周边或赤道前，可以考虑巩膜加压术[11]。

4. 玻璃体手术　先天性视网膜劈裂发生玻璃体积血、牵拉性或孔源性视网膜脱离，周边劈裂腔进展累积黄斑等并发症时需要玻璃体手术[12]。

（哈少平　王晓光）

参 考 文 献

[1] Tantri A, Vrabec T R, Cu-Unjieng A, et al. X-linked retinoschisis: a clinical and molecular genetic review. Survey of ophthalmology, 2004, 49(2): 214-230.

[2] Sauer C G, Gehrig A, Warneke-Wittstock R, et al. Positional cloning of the gene associated with X-linked

juvenile retinoschisis. Nature genetics, 1997, 17(2): 164-170.

[3] Eksandh L C, Ponjavic V, Ayyagari R, et al. Phenotypic expression of juvenile X-linked retinoschisis in Swedish families with different mutations in the XLRS1 gene. Archives of ophthalmology(Chicago, Ill: 1960), 2000, 118(8): 1098-1104.

[4] The Retinoschisis Consortium. Functional implications of the spectrum of mutations found in 234 cases with X-linked juvenile retinoschisis. Human molecular genetics, 1998, 7(7): 1185-1192.

[5] Sergeev Y V, Caruso R C, Meltzer M R, et al. Molecular modeling of retinoschisin with functional analysis of pathogenic mutations from human X-linked retinoschisis. Human molecular genetics, 2010, 19(7): 1302-1313.

[6] Wang T, Zhou A, Waters C T, et al. Molecular pathology of X linked retinoschisis: mutations interfere with retinoschisin secretion and oligomerisation. The British journal of ophthalmolog, 2006, 90(1): 81-86.

[7] Kellner U, Brummer S, Foerster M H, et al. X-linked congenital retinoschisis. Graefes arch clin Exp Ophthalmol, 1990, 228(5): 432-437.

[8] Walia S, Fishman G A, Molday R S, et al. Relation of response to treatment with dorzolamide in X-linked retinoschisis to the mechanism of functional loss in retinoschisin. American journal of ophthalmology, 2009, 147(1): 111-115.

[9] Gopal L, Shanmugam M P, Battu R R, et al. Congenital retinoschisis: successful collapse with photocoagulation. Indian journal of ophthalmology, 2001, 49(4): 265-266.

[10] Brockhurst R J. Photocoagulation in congenital retinoschisis. Archives of ophthalmology(Chicago, Ill: 1960). 1970, 84(2): 158-165.

[11] Ferrone P J, Trese M T, Lewis H. Vitreoretinal surgery for complications of congenital retinoschisis. American journal of ophthalmology, 1997, 123(6): 742-747.

[12] Avitabile T, Ortisi E, Scott IU, et al. Scleral buckle for progressive symptomatic retinal detachment complicating retinoschisis versus primary rhegmatogenous retinal detachment. Can J Ophthalmol, 2010, 45(2): 161-165.

第九节　全　色　盲

全色盲（achromatopsta），又称为视杆细胞单色视（rod monochromacy OMIM216900），是一种罕见的常染色体隐性遗传锥细胞营养不良性疾病。Dawbenry Turbervile 于 1684 年首先描述了其特征，随后 1688 年 Robert Boyle 报道了 1 例女性全色盲患者。直到 19 世纪 80 年代末，才有文献较详细地报道本病[1]。全色盲发病率约为 1/30 000[2]。它是色觉障碍中最严重的一种，属于完全性视锥细胞功能障碍。婴幼儿时发病，与夜盲（视杆细胞功能障碍）恰好相反，患者尤喜暗、畏光，表现为昼盲。七彩世界在其眼中是一片灰暗，如同观黑白电视一般，仅有明暗之分，而无颜色差别。而且所见红色发暗、蓝色光亮。全色盲包括完全型全色盲（complete achromatopsia）和不完全型全色盲（incomplete achromatopsia）两种类型。完全型全色盲的特征表现为患者通常从幼年起就表现眼球震颤，视力下降以及严重的畏光，色觉的完全丧失或严重障碍，三种原色均不能辨认，自幼视力低下，且终身变化不大[2]。最初的临床病例报道是一位 20 岁女性的全色盲患者，同时伴有身材矮小、发育迟缓、小手小足、性早熟等特征，因此考虑全色盲的遗传基因座位于第 14 号染色体。随后对该患者的基因检测显示 CNGB3 基因上的一个纯合性突变 c.1148delC：p.T383fsX[3]。1997 年，Arbour 等在一个近亲结婚的伊朗 - 犹太人家系，确定了一个新的与全色盲有关的基因位于第二号染色体（2q11）。进一步对该区域的纯合性突变进行排查，发现 CNGA3 突变，首次确定了导致完全性全色盲的致病基因[4-7]。目前，已发现 5 个与全色盲相关的致病基因，分别是 *CNGA3*、*CNGB3*、*GNAT2*、*PDE6C* 和 *PDE6H*，这些基因均在视锥细胞中表达，其中约 25% 的全色盲源于 *CNGA3* 基因突变，40%～50% 源于 *CNGB3* 基因突变[8-13]。

【典型病例 35】

先证者（图 3-9-1A Ⅱ：1），女，12 岁。

主诉：双眼视物不清，畏光 8 年。

家族史：否认近亲结婚家族史，及遗传性眼病家族史。

眼部检查：室外呈现明显的畏光，在诊室畏光减轻，拉上窗帘，可以睁眼（图 3-9-1B、C）。

视力：右眼 0.1，矫正 0.1（-6.25DS/-1.00DC×180）；左眼 0.1，矫正 0.1（-6.25DS/-1.25DC×175）。

色觉：全色盲。

眼球震颤：微小，水平型。

眼轴长：右眼 23.06mm，左眼 23.12mm。

眼压：右眼 16mmHg，左眼 15mmHg。

裂隙灯：角膜清亮，晶状体透明。

眼底：正常（图 3-9-1D、E）。

黄斑 OCT：正常（图 3-9-1 F、G）。

先证者妹妹（图 3-9-1A Ⅱ：2），女，12 岁。

主诉：双眼视物不清，畏光 8 年。

眼部检查：暗室内双眼可以睁开，如打开灯光，双眼畏光，不能睁眼。

视力：右眼 0.1，矫正 0.12（-7.00DS/-1.00DC×180）；左眼 0.1，矫正 0.12（-7.00DS/-1.00DC×175）。

色觉：全色盲。

眼球震颤：微小，水平型。

眼轴长：右眼 23.85mm，左眼 23.55mm。

眼压：右眼 16mmHg，左眼 15mmHg。

裂隙灯：角膜清亮，晶状体透明。

眼底：正常（图 3-9-1D、E）。

OCT：正常（图 3-9-1F、G）。

全视野 ERG：暗适应 0.01ERG 正常；暗视 3.0ERG：a 波轻度下降，b 波中度下降；明视 ERG：a 波和 b 波重度下降。

基因检测：在两位患者 *PDE6C* 基因检测到复合杂合性突变（c.305G＞A：p.R102Q，c.1413＋1G＞C），其母亲（c.1413＋1G＞C）与父亲（c.305G＞A：p.R102Q）各自携带一个突变位点。遗传方式为常染色体隐性遗传。

病例分析：这两个患者是一对同卵双生子。追溯其父母祖辈三代均无同样眼病史，双生子外貌、性情、体质及眼部症状均相似。查看以往5年的门诊病历，近视屈光度进行性增加，但视力无改变，眼底正常。经过3年的随访，视功能无改变，眼底正常。表明这对双生子患有静止型锥细胞功能障碍。

诊断：全色盲（视杆细胞单色视）。

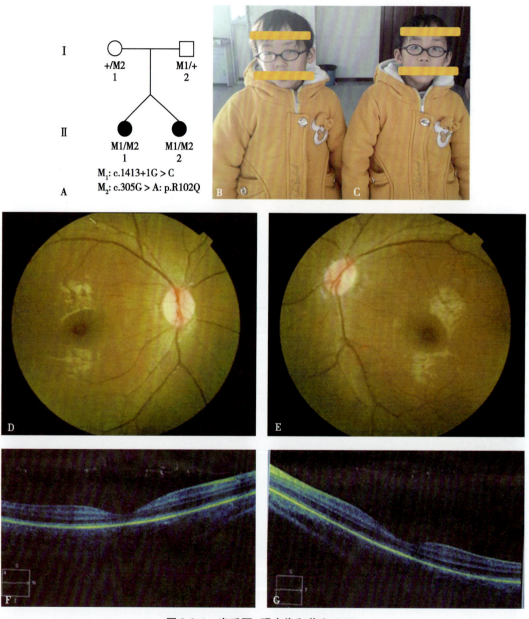

图 3-9-1　家系图、眼底像和黄斑 OCT

A. 家系图；B、C. 姐妹俩室内拉上窗帘后的照片，畏光减轻，可以睁眼；D、E. Ⅱ:1 彩色眼底像，正常眼底；F、G. Ⅱ:1 黄斑 OCT，各层结构正常

【典型病例36】

先证者，男，5岁。

家长发现患儿双眼视力差2年，曾在外院诊断弱视。

家族史：父母为一级表兄妹近亲婚配。

眼部检查：

视力：右眼0.3，矫正0.3（+1.25D）；左眼0.4，矫正0.4（+1.50D）。

色觉：红绿色盲。

眼球震颤：无。

畏光与昼盲：无。

裂隙灯：角膜清亮，晶状体透明。

眼底：正常（图3-9-2A、B）。

黄斑OCT：正常（图3-9-2C、D）。

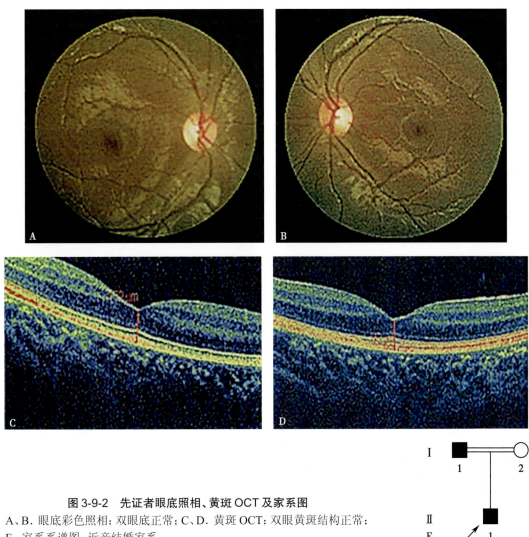

图3-9-2 先证者眼底照相、黄斑OCT及家系图

A、B. 眼底彩色照相：双眼底正常；C、D. 黄斑OCT：双眼黄斑结构正常；

E. 家系系谱图：近亲结婚家系

先证者父亲,男,31岁。

主诉:自幼视力较差。

家族史:否认近亲结婚家族史,及遗传性眼病家族史。

眼部检查:

视力:右眼0.3,矫正0.3(-0.50D);左眼0.3,矫正0.4(-0.75D)。

色觉:红绿色盲。

眼球震颤:无。

畏光与昼盲:无。

裂隙灯:角膜清亮,晶状体透明。

眼底:正常(图3-9-3A、B)。

黄斑OCT:正常(图3-9-3C、D)。

全视野ERG:暗适应0.01ERG正常;暗视3.0ERG:b/a比2.7;明视ERG:a波轻度下降,b波正常;30Hz闪烁光ERG中度下降。

病例分析:先证者最佳矫正视力0.3～0.4,红绿色盲,眼底正常。经过3年的随访,视功能无改变,眼底正常。其父亲自幼视力较差,到宁夏眼科医院就诊时31岁最佳矫正视力

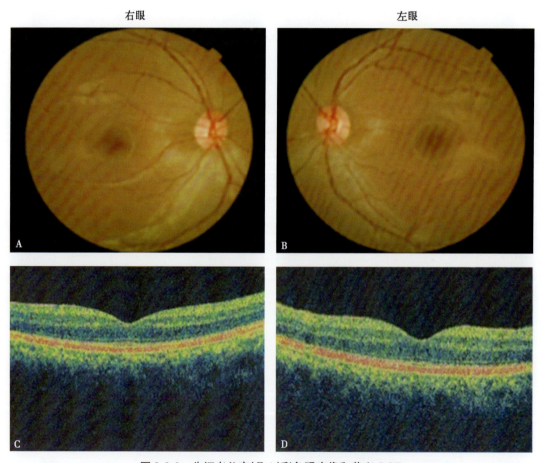

图3-9-3 先证者父亲(Ⅱ:1)彩色眼底像和黄斑OCT
A、B. 彩色眼底像:双眼底正常;C、D. 黄斑OCT:双眼黄斑结构正常

0.3～0.4，全视野 ERG 锥细胞功能中度下降，杆细胞功能正常，经过 3 年的随访，视功能无改变，眼底正常，表明患有静止型锥细胞功能障碍。

诊断：不完全性全色盲。

【临床特征】

1. 视力　视力差通常小于或等于 0.1，且终身变化不大。多有屈光不正，以近视居多，矫正不能提高。患者在清晨和傍晚，或在暗淡的照明下，视力较白天好。

2. 眼球震颤　出生后数周即可出现，方向分为水平型、垂直型、旋转型等，以水平型钟摆式为常见。部分患者的眼球震颤可在年长时减轻，甚至完全好转。

3. 畏光与昼盲　出生后数周即可出现，患者尤喜暗、畏光，表现为昼盲。在明室或在室外呈现明显的畏光，在暗室中能睁眼。

4. 全色盲　三种原色均不能辨认，患者只有黑白对比，没有辨别色彩的能力。不完全型患者表现为不同程度的色觉障碍，或仅有轻微的异常。

5. 眼底　一般两种类型的全色盲眼底检查和荧光素眼底血管造影是正常的，有时可出现黄斑区或旁黄斑区色素上皮紊乱。

6. 视野　周边视野大都正常，部分患者可有中心暗点。

7. 全视野 ERG　锥细胞功能严重下降或缺失，而杆细胞功能正常。

8. 应用带有适应性光学仪器（adaptive optics，AO）的检眼镜检查，发现与正常人相比，全色盲患者的黄斑区和旁黄斑区视锥细胞的数量和密度明显下降。

不完全型全色盲又称非典型全色盲，临床症状较完全型全色盲轻，有部分辨色能力，畏光和视力损害程度较完全型全色盲轻，患者视力通常为 0.1～0.3。

【诊断要点】

1. 严重视力障碍。
2. 畏光和昼盲。
3. 色觉　严重色觉障碍或全色盲。
4. 钟摆型眼球震颤。
5. 全视野 ERG 锥细胞反应重度下降或缺失，而杆细胞反应正常。

【鉴别诊断】

本病在临床上易误诊为眼球震颤，弱视，视锥细胞营养不良等。但只要注意到本病的临床特征，例如畏光、眼球震颤、全色盲、视力低下及全视野 ERG 的特征性改变，常可以与这些疾病鉴别。

1. 先天性眼球震颤（congenital nystagmus，CN）　全色盲最容易与 CN 混淆，因为全色盲的眼球震颤也是自幼开始，而且是双眼球震颤，其眼底检查一般正常，但其明显的畏光和严重色觉障碍等是与 CN 的主要鉴别点。CN 患者无明显畏光表现，而全色盲患者在日光下或普通亮度的情况下（如白天在室内）即表现明显畏光，睁不开眼睛或仅能轻微睁开一条细缝，但在暗光下，如到暗室或在夜晚，则双眼睁大如常，这一表现与 CN 明显不同；再者，CN 患者的色觉正常，而全色盲患者的色觉严重障碍或为全色盲。

2. 弱视　弱视是视觉发育期由于单眼斜视、未矫正的屈光参差、高度屈光不正及形觉剥夺引起的单眼或双眼最佳矫正视力低于相应年龄的视力标准。不论何种原因引起的弱视，均无畏光和严重色觉障碍，这两点是与全色盲的主要鉴别点。

3. 视锥细胞营养不良（cone dystrophy，COD） 全色盲最容易与 COD 混淆，因为 COD 患者也有明显的畏光并喜暗光下活动，眼球震颤；全视野 ERG 出现视锥细胞反应重度下降，视杆细胞反应轻度下降。而且儿童 COD 视功能障碍早于眼底改变，眼球震颤较多见。多数眼底正常，少数有眼底改变但不典型，无典型的"牛眼样"黄斑改变，所以容易与全色盲混淆。COD 多为红绿色盲或红绿色弱，而全色盲病三种原色均不能辨认。全色盲眼底正常。COD 早期眼底正常或有轻微的黄斑损害及视盘色淡。随着病情进展，黄斑区可见色素沉着，视盘色淡，尤其是颞侧，在视盘黄斑神经纤维分布区域，各种不同程度的萎缩改变。成人 COD 多表现视力下降，少有眼球震颤，眼底有典型的"牛眼样"改变。比较容易鉴别。

【组织学】

完全型全色盲的眼组织学检查显示，黄斑中心凹外的视锥细胞较正常数量减少 5%～10%，且中心凹视锥细胞的结构异常[14]。

【遗传学】

全色盲的遗传方式为常染色体隐性遗传。目前已发现有 5 个基因突变与全色盲发病相关：分别为环核苷酸门控（cyclic nucleotide-gated，CNG）通道 α3（CNGA3，MIM600053）、CNGB3（MIM605080）、鸟嘌呤结合蛋白 α 转导活性肽 2（guanine nucleotide binding protein alpha transduction active peptide 2，GNAT2，MIMI39340）、磷酸二酯酶 6C（phospho-diesterase 6C，PDE6C，MIM613093）和 PDE6H（MIM610024）基因。

CNGA3、*CNGB3* 和 *GNAT2* 这 3 个基因编码的蛋白在视锥细胞的光传导通路中发挥重要作用。绝大多数全色盲是由 CNGA3 和 CNGB3 突变引起的，分别约占全色盲基因突变的 25% 和 50%[15]。而 GNAT2 或 PDE6C 却罕见报道，仅在少数家系中出现[16-20]。

环核苷酸门控通道（CNG）是由环核苷酸活化的离子通道，位于光感受器细胞外节盘膜上，位于光级联传导通路的末端。该通道直接被环鸟核苷酸（cyclic guanosine monophosphate，cGMP）激活，控制光感受器细胞外节质膜的离子流，在光激发红、绿、蓝敏感的视锥细胞产生的电反应方面发挥重要作用。CNG 通道属于电压门控离子通道超蛋白家族成员，其蛋白由 6 个不同基因编码，包含 4 个 A 亚单位（A1～A4）和 2 个 B 亚单位（B1 和 B3），其中 *CNGA3* 和 *CNGB3* 基因突变与全色盲发病相关。*CNGA3* 基因编码锥细胞 CNG 阳离子通道的 α 亚单位，*CNGB3* 基因编码 β 亚单位。α 亚单位与离子传导有关，而 β 亚单位主要参与功能调节。与 CNGB3 相比，CNGA3 对于维持 CNG 通道的正常功能更为重要。当 CNCA3 单独表达时，可以形成有功能的 CNG 通道；但是当 CNGB3 单独表达时，却不能形成有功能的 CNG 通道[21]。

CNGA3 位于 2q11，由 8 个外显子组成，编码 694 个氨基酸，在所有 *CNGA3* 等位基因突变中，有 P.R277C、P.R283W、P.R435W、P.F547L 4 个热点突变，约占总突变人数的 40%[21]。Wissinger 等[20]在 258 个家系的全色盲患者中检测 *CNGA3* 基因突变，发现了 46 个致病性突变，包括 39 个错义突变、4 个无义突变、2 个 1bp 插入突变和 1 个 3bp 缺失突变。多数错义突变影响 CNG 通道的保守氨基酸残基，成簇分布在跨膜区的细胞膜内侧和 cGMP 结合区。Trankner 等[22]研究发现，*CNGA3* 基因突变不仅可以引起完全型全色盲，也可引起不完全型全色盲。现已报道 19 种突变类型都为错义突变，其中 Arg427Cys，Arg563His 和 Thr565Met 这三种错义突变仅导致不完全型全色盲。因此对多数不完全型全色盲患者来说，修饰基因或者环境影响同样是发病因素。与完全型全色盲比较，不完全型全色盲患者临床表现较轻，可能是一些错义突变仍然保留一定程度的原有通道功能。

CNGB3 定位于 8q21-22，由 18 个外显子组成，编码 809 个氨基酸。大多数 CNGB3 突变导致了蛋白的截短。无义突变和缺失突变所产生的移码导致蛋白的 cGMP 位点缺失，最终导致离子通道功能丧失。剪切突变的产物也成为无功能的蛋白质。在欧洲和美国人群中，CNGB3 突变主要为 1bp 缺失突变，如 C.1148delC 突变在 CNGB3 突变中约占 70%。携带 CNGB3 杂合突变 P.T383fsX 的全色盲患者视力较好，可以分辨颜色[21]。

GNAT2 基因编码锥细胞特异性转导蛋白 α 亚单位。转导素介导视觉传导的第一步，环单磷酸鸟苷（cyclicguanosine monophosphate，cGMP）通道 CNGA3 和 CNGB3 调节级联的最后步骤。PDE6C 编码锥细胞 cGMP 磷酸二酯酶的 α 亚单位，它使得 cGMP 转化为 5′-GMP。对锥细胞的视觉传导起重要作用。GNAT2 定位于 1p13，由 8 个外显子组成，编码 354 个氨基酸。目前发现的大多数 GNAT2 突变引起 GNAT2 蛋白 C 端翻译提前终止和蛋白的截短。在同源的视杆细胞光感受器中，发现 GNAT2 蛋白 C 端存在多个与活化的视杆感光色素相互作用的位点。在所有的全色盲患者中，不足 2% 是由 GNAT2 突变引起的。一巴基斯坦的近亲 3 代全色盲家系 6 例患者中均检测到了 GNAT2 移码突变（M280fsX291）。体外功能实验发现，GNAT2 剪切突变（c.461+24G>A）的产物仅有少量是正确的转录本，因此该突变引起的表型较轻，表现为不完全型全色盲或寡视锥三原色视[21]。

PDE6C 定位于 10q24，由 22 个外显子组成，编码 858 个氨基酸。体外功能实验显示，PDE6C 错义突变导致 PDE 活性显著降低，甚至完全丧失。Grau 等研究发现，突变 P.E790K 和 P.Y323N 显著降低了 PDE 活性（分别降低了 60% 和 80%）。突变 P.Y323N 位于 GAFa 结构域上游的 N 端，影响了一个非常保守的氨基酸，而这个氨基酸对于脊椎动物的感光系统非常重要。Thiadens 等分别在 2 个全色盲家系患者中发现了 *PDE6C* 基因 P.R29W 和 P.Y323N 纯合突变[21]。

PDE6H 定位于 12p13，由 4 个外显子组成，编码 2 948 个氨基酸。PDE6H 是最近发现的与不完全型全色盲相关的致病基因。Kohl 等首先在一荷兰男性全色盲患者中检测到了 *PDE6H* 基因纯合无义突变 S12X，并在 2 例来自于比利时曾被诊断为视锥视杆细胞营养不良患者中也检测到了同样的纯合突变[21]。

【治疗】

目前尚无有效疗法，可戴有色眼镜或变色镜以减轻畏光症状，试用助视器可提高阅读及书写能力。

【基因治疗的前景】

在全色盲的患者，虽然视锥细胞没有功能，但视锥细胞结构是完整的。因而，是基因治疗的理想靶向。Alexander 等[23] 采用一种由于 *GNAT2* 基因纯合性突变导致视锥细胞的光感受器无功能的全色盲大鼠动物模型进行研究，在研究中将载有正常 *GNAT2* 基因的病毒载体（adeno-associated virus，AAV）注射到大鼠的视网膜下，随后几个月中，大鼠视锥细胞功能恢复。ERG 检查发现接收基因治疗后的大鼠的视锥细胞功能接近正常，视力也接近正常，并且该治疗方法的安全性也得到验证。

GNAT2 基因特异性表达的调控序列由 500 个碱基的启动子和 1.5kb 的上游区域组成，包括长波长视蛋白（L 型视蛋白）和中波长视蛋白（M 型视蛋白）基因控制区的位点。在 *CNGB* 基因突变导致的全色盲的小鼠[24] 和狗[25] 身上，进行同样的研究，也取得了成功。腺相关病毒载体介导的基因治疗已经在 *CNGA3* 和 *CNGB3* 基因缺陷动物体内取得成功，这意

味着全色盲基因治疗具有较好的应用前景。最新研究表明,全色盲基因治疗的临床前研究也已经取得了实质性进展,这是继 Leber 先天性黑矇之后又一个即将进入 I 期临床试验的视网膜遗传病。对预防出生缺陷和提高中国人口质量具有重要的科学意义。

(盛迅伦)

参 考 文 献

[1] Hess R F,Mullen K T,Sharpe L T,et al. The photoreceptors in atypical achromatopsia.[J]. The Journal of Physiology,1989,417(1):123-149.

[2] Traboulsi E I. Genetic diseases of the eye. Second Edition. New York:Oxford University Press,2012.

[3] Wiszniewski W,Lewis R A,Lupski J R. Achromatopsia:the CNGB3 p.T383fsX mutation results from a founder effect and is responsible for the visual phenotype in the original report of uniparental disomy 14. Hun. Genet,2007,121(3-4):433-439.

[4] Wissinger Bernd. Human Rod Monochromacy:Linkage Analysis and Mapping of a Cone Photoreceptor Expressed Candidate Gene on Chromosome 2q11. Genomics,1998,51(3):0-331.

[5] Wissinger B,Müller F,Weyand I,et al. Cloning,chromosomal localization and functional expression of the gene encoding the alpha-subunit of the cGMP-gated channel in human cone photoreceptors.[J]. European Journal of Neuroscience,2010,9(12):2512-2521.

[6] Wissinger B. Neue Erkenntnisse zur genetischen Ursache der kompletten Achromatopsie(kompletten Farbenblindheit). Z prakt Augenheikd,1998,19(3):467-472.

[7] Kohl S,Marx T,Giddings I,et al. Total colour blindness is caused by mutations in the gene encoding the alpha-subunit of the cone photoreceptor cGMP-gated cation channel. Nat Genet,1998,19(3):257-259.

[8] Johnson S. Achromatopsia caused by novel mutations in both CNGA3 and CNGB3. Journal of Medical Genetics,2004,41(2):20e-20.

[9] Kohl S,Varsanyi B,Antunes G A,et al. CNGB3 mutations account for 50%of all cases with autosomal recessive achromatopsia J 1. Eur J Hum Gene,2005,13(3):302-308.

[10] Kohl S,Britta,et al. Mutations in the cone photoreceptor G-protein alpha-subunit gene GNAT2 in patients with achromatopsia. American journal of human genetics,2002,71(2):422-425.

[11] Chang TJ. A homologous genetic basis of the murine cpfl1 mutant and human achromatopsia linked to mutations in the PDE6C gene. Proceedings of the National Academy of Sciences of the United States of America,2009,106(46):19581-19586.

[12] Kohl S. A nonsense mutation in PDE6H causes autosomal-recessive incomplete achromatopsia. American journal of human genetics,2012,91(3):527-532.

[13] Sharpe L T,Stockman A,Jagle H,et al. M and L-M hybrid cone photopigments in man:deriving lambda max from flicker photometric spectral sensitivities. Vision Research,1999,39(21):3513-3525.

[14] Falls H F,Wolter J R,Alpern M. Typical total monochromacy. A histological and psychophysical study. Archives of ophthalmology(Chicago,Ill:1960),1965,74(5):610-616.

[15] Wojciech W,Richard A. Lupski. Achromatopsia:the CNGB3 p.T383fsX mutation results from a founder effect and is responsible for the visual phenotype in the original report of uniparental disomy 14. Human genetics,2007,121(3-4):433-9.

[16] Kohl S,Baumann B,Broghammer M,et al. Mutations in the CNGB3 gene encoding the beta-subunit of the

cone photoreceptor cGMP-gated channel are responsible for achromatopsia（ACHM3）linked to chromosome 8q21. Human molecular genetics，2000，9（14）：2107-2116.

[17] Aligianis I A，Fotshew T，Johnmm S，et al，Mapping of a novel Locus for achromatopsia（ACHM4）to 1 P and identification of a germline mutation in the alpha subunit of cone transducin（GNAT2）. J Met Genet，2002，39：656-660.

[18] Chang Bo，Grau T J. A homologous genetic basis of the murine cpfl1 mutant and human achromatopsia linked to mutations in the PDE6C gene. Proceedings of the National Academy of Sciences of the United States of America，2009，106（46）：19581-15986.

[19] Alberta A H J，Thiadens A I. Homozygosity mapping reveals PDE6C mutations in patients with early-onset cone photoreceptor disorders. American journal of human genetics，2009，85（2）：240-247.

[20] Wissinger B，Gamer D，Jägle H，et al. CNGA3 Mutations in Hereditary Cone Photoreceptor Disorders[J]. American Journal of Human Genetics，2001，69（4）：722-737.

[21] 梁小芳. 全色盲遗传学研究. 中华实验眼科杂志，2015，33（8）：764-767.

[22] Trankner D，Jagle H，Kohl S，et al. Molecular basis of of an inherited form of incomplete achromatopsia. J Neurosci，2004，24（1）：138-147.

[23] Alexander J J，Umino Y，Everhart D，et al. Restoration of cone vision in a mouse model of achromatopsia. Nat Med，2007，13（6）：685-687.

[24] Petit L，Lhériteau E，Weber M. Restoration of Cone Vision in the CNGA3-/- Mouse Model of Congenital Complete Lack of Cone Photoreceptor Function. Molecular Therapy，2010，18（12）：2057-2063.

[25] Alexander J J，Rowland J S，Garcia M M，et al. Gene therapy rescues cone function in congenital achromatopsia. Hum Mol Gene，2010，19（13）：2581-2593.

第十节 色觉异常

色觉（color vision）是区分不同波长光线的视觉功能。人类的三原色（红、绿、蓝）感觉是由视锥细胞的光敏色素决定，正常人有三种视锥细胞，分别含有三种光敏色素（红敏色素、绿敏色素、蓝敏色素），三种视锥细胞分别对 560nm、530nm、450nm 的光波最为敏感，因此被称作长波敏感视锥细胞（long wave-sensitive cone，L-cone）、中波敏感视锥细胞（medium wave-sensitive cone，M-cone）、短波敏感视锥细胞（short wave-sensitive cone，S-cone）[1]。色觉异常包括先天性和后天性，先天性色觉异常与遗传有关，先天性色盲是一类遗传性疾病。人眼红敏色素和绿敏色素的视蛋白基因位于 X 染色体的长臂上，蓝敏色素的视蛋白基因位于第 7 对染色体上[2-3]。后天性色盲多继发于一些眼底疾病，如某些视神经、视网膜疾病，故又称获得性色盲。单眼色觉障碍常见于中央性视网膜变性或视神经病，视觉受累明显，色觉相应受累。双眼色觉障碍也可由药物中毒引起。屈光间质混浊如角膜白斑和白内障都可引起辨色力低下。

【色觉理论】

如何感受颜色的问题是感官生理学长期以来感兴趣和争论的问题之一，对于颜色感觉心理现象的系统理论解释，主要有下列两种学说：

1. 三色说 是英国物理学家扬（T.Young）于 1801 年提出，后为亥姆霍兹（Helmholtz，1860）所发展，合称为扬 - 亥姆霍兹三色说（Young.Helmholtz trichromatic theory）。

1801 年英国生理学家和物理学家扬（Thomas Young）提出了他感受颜色的学说。他的色觉学说认为红、黄、蓝是三原色，其他的颜色可以从混合不同比例的原色的单色光得到。他假定有感受原色的分离机构，而其他色觉来自这些机构不同程度的兴奋。但他的学说并未受到重视。1850 年亥姆霍兹对扬（Thomas Young）学说进行了修正。按照扬 - 亥姆霍兹的色觉学说，红、黄、绿是三种基本的颜色，与之相对应，在眼的视网膜中有三种感受颜色的视锥细胞，含有三种不同的感光色素，每种感光色素主要对一种基本颜色的刺激产生反应，引起兴奋，对其他颜色的光线刺激虽也有反应但程度较弱。各种感光色素的感色范围有一部分是重叠的。单独一种视锥细胞的兴奋引起相应的基本色觉，三种视锥细胞都受同等的刺激，就会产生白色感觉，三种视锥细胞不同程度地受到刺激可以产生一切其他的颜色。三色学说虽然受到了比较广泛的支持，但是直接的证据直到 1964 年才得到。1964 年，W.B.Mmarks 首先在金鱼视网膜的单个视锥细胞上测定了颜色吸收光谱，他发现有三类视锥细胞相应于三种感光色素，每一类具有一个最大的吸收波长。在对人和灵长类动物作了相似的测定后得到了相同的结果。人视网膜中三种视锥细胞，吸收光谱分别约为 450nm（蓝）、530nm（绿）、560nm（红）。光化学有一原理，不同波长的光按照每一波长被吸收的比例来促进光化学反应，一个光子没有被吸收就不会对色素分子起作用。一旦被吸收，则光子转移一部分能量给色素分子。因此一个感光细胞的色素吸收哪些波长的光谱，就会相应地被那些波长的光所兴奋。通过记录视锥细胞的电位变化也能区分出三类细胞分别对三种不同波长的光发生的最大反应，这与三类视锥细胞的吸收光谱类似。因此扬 - 亥姆霍兹的色觉学说在获得实验证据后，再次修正如下：①视网膜中有三类视锥细胞，每一类细胞中含有一种感光色素，分别对蓝、绿、红光最敏感；②每类细胞发生电反应的大小取决于兴奋感光色素的光子数；③颜色感觉由这三类视锥细胞神经信号的比例所引起。例如，吸收蓝光的视锥细胞单独兴奋引起"蓝"的感觉，如果同时还有吸收红光的视锥细胞部分兴奋则将产生"紫"的感觉。

三色说从红、绿、蓝三原色按不同比例混合可以产生各种色调及灰色这一事实出发，是假定在视网膜上红、绿、蓝三种神经纤维的兴奋都能引起一种原色的感觉。三种神经纤维对光谱的每一波长都有其特有的兴奋水平，其峰值见图 3-10-1。当光刺激同时引起三种纤维不同程度的兴奋时，便按相应的比率产生各种色觉。例如，当光刺激同时引起三种纤维同样强烈的兴奋时，便产生白色或无彩色的感觉。

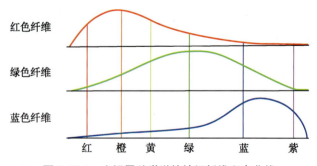

图 3-10-1　亥姆霍兹学说的神经纤维兴奋曲线

2. 拮抗过程说　色觉的拮抗过程说（opponent process theory）是 Hering 于 1878 年提出的[4]。他假定视网膜中有三对拮抗的视素：白 - 黑视素、红 - 绿视素、黄 - 蓝视素，这三对视素的同化和异化过程就产生各种颜色。光刺激下异化白-黑视素引起的神经冲动产生白色感觉；没有光刺激时，白-黑视素起同化作用，引起的神经冲动产生黑色感觉。红光刺激下异化红-绿视素，产生红色感觉；绿光刺激则同化红-绿视素，产生绿色感觉。黄光刺激下异化黄-蓝视素，产生黄色感觉；蓝光刺激同化黄-蓝视素，产生蓝色感觉。由于各种颜色都含有一定的白色成分，因此每一种颜色除了影响其本身的视素活动外，还影响白-黑视素的活动。图 3-10-2 表示三对视素的同化和异化作用：XX' 线以上表示异化作用，以下表示同化作用。a、b、c 三条曲线分别表示白-黑视素、黄-蓝视素和红-绿视素的异化作用和同化作用。曲线 a 的形状表明光谱饱和色的明度成分，从曲线 a 可见黄绿色是光谱中最明亮的颜色。各种色觉就取决于这三种视素活动相对幅度的大小。Hering 的理论认为视锥细胞能感受红、绿、黄、蓝四种颜色，因而也称为视觉四色说（tetrachromatism）。

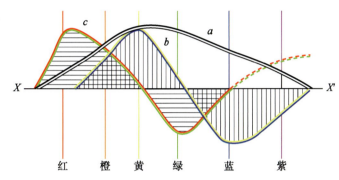

图 3-10-2　Hering 学说的视素代谢作用

上述两种学说都能解释许多色觉现象，但也都有不足之处。扬-亥姆霍兹三色说虽能圆满地解释颜色混合现象，但不能满意地解释色盲。因为根据三色说，色盲是由于缺乏一种或几种神经纤维而造成的，三种神经纤维同时以同等强度的兴奋才能产生白色或灰色感觉。色盲的人既然缺乏一种或几种神经纤维，就不应该有白色或灰色的感觉，但事实并非如此。所有色盲的人都有白、灰、黑的感觉。Hering 的拮抗过程说也能解释许多色觉现象，但不能解释用三原色混合能产生光谱中的一切颜色这种现象。这两种学说曾长期对立、争论不休，似乎很难统一。

现代神经生理学研究表明，在视网膜中确实存在三种视锥细胞，分别对 530nm、560nm 和 450nm 光谱很敏感。同时，在视觉通路中还发现对白-黑、绿-红、蓝-黄三类反应起拮抗作用的神经细胞。赫维奇和詹姆森（Hurvich&Jameson，1974）把现代神经生理学的研究成果概括为图 3-10-3[5]。从中可见，色觉的信息加工可分为两个阶段：第一阶段，视网膜有 α、β、γ 三种视锥细胞分别对 450nm、530nm、560nm 最为敏感。它们有选择地吸收光谱不同波长的辐射，同时又可单独产生白-黑反应；第二阶段，在神经兴奋由视锥细胞向视觉中枢传导过程中，这三种反应又重新组

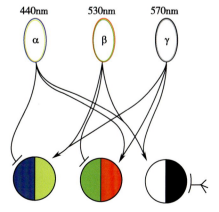

图 3-10-3　色觉的信息加工过程

合，最后形成三对拮抗的神经反应，即蓝 - 黄、绿 - 红和白 - 黑反应。总之，色觉信息是按层次加工的，在视网膜水平上是按扬 - 亥姆霍兹三原色发生；冲动在视觉通路上的编码传递过程是按 Hering 的拮抗过程说进行的。色觉神经机制的最后阶段发生在大脑皮质视区，目前这方面我们仍知道得很少。

人类色觉的产生主要涉及屈光间质对色光的滤过、视网膜视锥细胞及神经节细胞对色觉信号的初步编码及视中枢对色觉信号的再编码与解码等过程[6]。首先光线通过屈光介质（角膜、晶状体、玻璃体）到达视网膜视锥细胞感受器引起兴奋，由于 L-cone 与 M-cone 敏感光波波长仅相差 30nm，且均和 S-cone 的光谱敏感曲线有较大范围的交叉，所以所有光线刺激均可引起三种视锥细胞兴奋。根据光线波长组成的不同，引起三种视锥细胞感受器的兴奋性不同，由此实现色觉信息的初步编码。随后，视锥细胞产生的色觉信号通过视网膜神经节细胞处理并被传递到外侧膝状体，此时出现了色觉拮抗现象，即通过两类视锥拮抗细胞（对比 L-cone 与 M-cone 兴奋性的红 - 绿细胞和对比 L-cone、M-cone 与 S-cone 兴奋性的蓝 - 黄细胞）形成有关色觉波长与强度的信号。最后外侧膝状体向大脑的视皮质发出视觉投射，由大脑神经元细胞对高度编码的色觉信息分层次解码，形成对色调的精细辨别，同时通过与形觉、光觉信号的联系产生了颜色对比等现象[7]。

【色觉异常分类和发病率】

色觉形成过程中的任一环节发生问题都可引起色觉异常，例如屈光介质功能的损害或改变[8]，视网膜视锥细胞功能暂时或永久损害[9]，视神经的损害等[10]。

色觉异常本身极为复杂，目前尚无完善的分类方法。按其程度不同可分为色盲及色弱；按容易混淆的颜色可分为红绿色觉异常、黄蓝色觉异常。根据三原色学说，可见光谱内任何颜色都是由红、绿、蓝三色组成。正常色觉者的三种光敏色素比例正常，能辨认三原色，称三色视；如果只有两种光敏色素正常者，有一种原色不能辨认，称为两色视，主要为红色盲（protanope，P）与绿色盲（deuteranope，D）；仅有感受蓝光的锥细胞功能的人非常罕见。如果三种光敏色素均异常，三原色均不能辨认者，称为单色视。辨认任何一种颜色的能力降低者称色弱，主要有红色弱和绿色弱。异常三色视者和两色视者不合并视力下降。单色视又称为全色盲，患者不能辨认颜色，同时有视力下降，眼球震颤（表 3-10-1）。8%~10% 的欧洲裔男性和 5% 的世界其他地方的男性有色觉缺陷。

表 3-10-1 色觉异常分类和发病率

	类型	遗传方式	发病率	症状
红绿色觉异常	红色盲	X 连锁隐性遗传	~1%	严重的红绿颜色混淆
	绿色盲		~1%	严重的红绿颜色混淆
	红色弱		~1%	轻度的红绿颜色混淆
	绿色弱		~5%	轻度的红绿颜色混淆
蓝黄色觉异常	蓝色盲	常染色体显性遗传	~0.2%	严重的蓝黄色觉混淆
	蓝色弱			轻度的蓝黄色觉混淆
	蓝锥细胞单色视	X 连锁隐性遗传	罕见	眼球震颤，晚期部分患者黄斑区发生萎缩性改变
	全色盲（典型视杆细胞单色视）	常染色体隐性遗传	~0.003%	婴儿期发病，畏光，眼球震颤，视力低下

人类有一种轻微的色觉异常-异常三原色色觉,这种色觉异常在欧洲男性的发病率为5%。全色盲属于完全性视锥细胞功能障碍,它是色觉障碍中最严重的一种,患者罕见。

【临床特点及典型病例】

(一)蓝锥细胞单色盲

仅有感受蓝光的锥细胞功能的人非常罕见,归类为单色视又称全色盲(achromatopsia)。全色盲属于完全性视锥细胞功能障碍,色觉的完全丧失或严重降低,伴有视力差、畏光、钟摆样眼球震颤等症状。与夜盲(视杆细胞功能障碍)恰好相反,患者尤喜暗、畏光,表现为昼盲。七彩世界在其眼中是一片灰暗,如同观看黑白电视一般,仅有明暗之分,而无颜色差别,而且所见红色发暗、蓝色光亮,它是色觉障碍中最严重的一种。患者较少见,婴幼儿时发病,有三种类型:①典型的完全性全色盲(typical complete achromatopsia):为常染色体隐性遗传,黄斑区和旁黄斑区视锥细胞的数量和密度明显下降(详见第3章第9节);②非典型的完全性全色盲(atypical rod monochromacy):为常染色体隐性遗传,患者有锥细胞感光色素(cone pigments),但无功能(详见第3章第9节);③蓝锥细胞单色视(blue cone monochromacy,BCM)或X-连锁遗传不完全性全色盲(X-linked incomplete achromotopsia):红和绿锥细胞均无功能,而保留了蓝锥细胞的功能。许多患有这种锥细胞营养不良的患者,全视野ERG明适应反应异常,伴有夜盲。

蓝锥细胞单色视是一种X连锁遗传不完全性全色盲,发病率小于/100 000[11]。BCM是由于L-cone和M-cone视锥细胞功能丧失,而S-cone视锥细胞和杆体细胞功能正常。BCM典型临床表现为:幼年起视力下降,钟摆型眼球震颤,畏光以及正常眼底。眼震会随着时间减弱,视力在0.1~0.25。患者常有旁中心注视及近视性屈光不正。ERG和心理物理学检查可以显著区分BCM和全色盲(视杆细胞单色视,rod monochromatism):明视ERG反应在两者均有明显降低,但是BCM中S视锥细胞(蓝锥细胞)反应仍然存在[12]。通过家系调查也可以区分两者:BCM是X连锁隐性遗传,全色盲是常染色体隐性遗传。另外一个用于临床上区分两者的方法是色觉测试,残留蓝色觉提示BCM。尽管BCM被认为是静止性病变,但是对BCM患者追踪调查,会出现黄斑萎缩、视力轻微下降、色觉障碍、黄斑中心凹色素缺失等。

【典型病例37】

先证者(图3-10-4 Ⅱ:2),男,6岁。

主诉:双眼视物不清8年。

家族史:父母无遗传性眼病。其哥哥为红绿色盲。

眼部检查:

视力:右眼0.2,矫正0.3(−3.5DS/−1.00DC×170);左眼0.3,矫正0.4(−2.25DS/−1.5DC×172)。

色觉:红绿色觉异常,蓝色觉正常。

眼球震颤:水平型。

眼压:右眼16mmHg,左眼15mmHg。

裂隙灯:角膜清亮,晶状体透明。

眼底:正常(图3-10-5A、B)。

黄斑OCT:正常(图3-10-5C、D)。

ERG:视杆细胞反应基本正常,明视ERG无波形。

诊断：蓝锥细胞单色视。

先证者哥哥（图 3-10-4 Ⅱ：1），男，21 岁。
主诉：双眼视物不清 15 年。
家族史：父母无遗传性眼病。其弟弟红绿色盲。
眼部检查：
视力：右眼 0.1，矫正 0.25（-4.5DS/-0.75DC×160）；左眼 0.1，矫正 0.3（-4.25DS/-0.5DC×170）。
色觉：红绿色觉异常，蓝色觉正常。

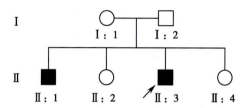

图 3-10-4　蓝锥细胞单色视的家系图谱
箭头表示先证者；黑方块表示患病者

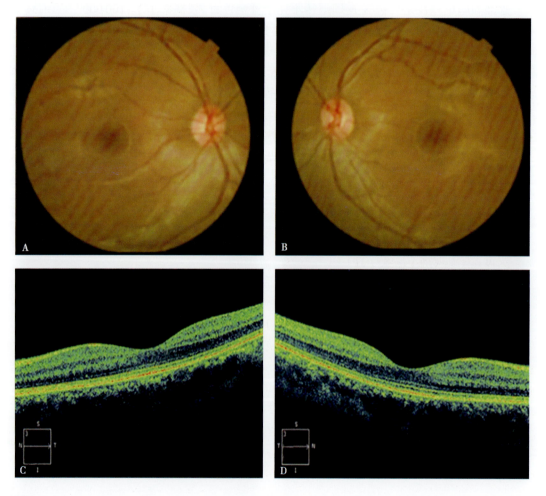

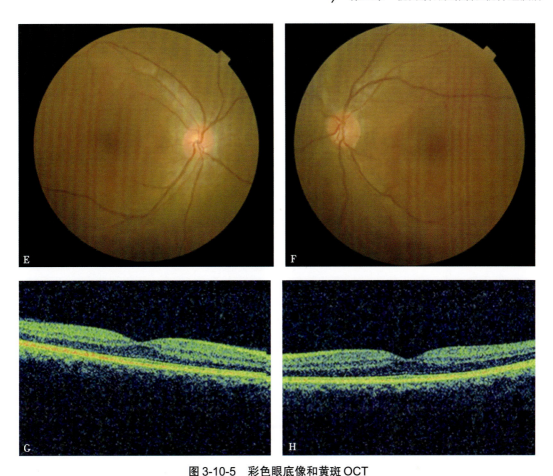

图 3-10-5 彩色眼底像和黄斑 OCT
A、B. Ⅱ:3 眼底正常；C、D. Ⅱ:3 黄斑 OCT 正常；E、F. Ⅱ:1 眼底正常；G、H. Ⅱ:1 黄斑 OCT 正常

眼球震颤：水平型。

眼压：右眼 18mmHg，左眼 16mmHg。

裂隙灯：角膜清亮，晶状体透明。

眼底：见图 3-10-5E、F。

黄斑相干光断层扫描（OCT）：见图 3-10-5G、H。

ERG：视杆细胞反应基本正常，明视 ERG 无波形。

诊断：蓝锥细胞单色视。

（二）两色视

两色视（Dichromacy）者为一种视锥细胞视色素缺失：红敏色素缺失者为红色盲，绿敏色素缺失者为绿色盲，蓝敏色素缺失者为蓝色盲。按照三原色色觉理论，色觉正常的人能完成通过混合三种原色如红、绿和蓝任何波长组成的光学测试；或混合两种原色，然后加第三种原色到测试光的检查，被称为具有三原色色觉。如果感受红光/绿光的锥细胞功能缺陷，感受蓝光的锥细胞功能正常，分别称为红色盲（protanope，P）/绿色盲（deuteranope，D）。红/绿色盲者能够识别两种原色混合的色觉测试，因而称为两色视（Dichromacy）。约有 2% 的男性白种人为两色视。两色视是非灵长类哺乳动物非常常见的色觉形式。仅有感受蓝光的锥细胞功能的人非常罕见，归类为单色视（Monochromatic vision）。

红色盲是指不能辨红色者。又称第一色盲（protanopia），患者的"红"视锥中填充的是"绿"视锥蛋白，对红色与深绿色、蓝色与紫红色以及紫色不能分辨。常把绿色视为黄色，紫色看成蓝色，将绿色和蓝色相混为白色。

绿色盲又称第二色盲，患者不能分辨淡绿色与深红色、紫色与青蓝色、紫红色与灰色。把绿色视为灰色或暗黑色。临床上把红色盲与绿色盲统称为红绿色盲，患者较常见。我们平常说的色盲一般就是指红绿色盲。

典型的双眼绿色盲患者看彩虹大部分为黄色、蓝色及微弱的红色条带。另一方面，两色视红色盲比绿色盲更为严重。红色盲患者不仅像绿色盲一样混淆红色、黄色和绿色，而且不能分辨深红色、深棕色甚至黑色，尤其是不能分辨红色。红色盲看一个成熟的红色水果，认为是黑色的。

对不明原因的仅出现一只眼色觉缺陷的患者进行研究发现，一位健康女性左眼是绿色盲，右眼色觉检查正常。她色觉异常的眼仅可分辨三种颜色（灰色，黄色和蓝色），而不能辨别红色和绿色。这种两色视绿色盲大体符合绿色盲类型。异常三色视者辨别颜色的缺陷较二色视轻，可分辨红绿，但颜色的强度（即颜色的鲜艳程度）不足。色觉异常的人包括两色视者一般可以说出颜色的名字，他们有足够的色觉去辨别老师和父母教给他们的适当的色觉符号。一些趣闻轶事证实有色觉缺陷的人识别伪装物体的能力优于正常人，这种优势在军事情况下非常有用，可能在色觉的进化过程中发挥了作用。一项研究表明事实上在实验条件下两色视者辨别色彩伪装纹理的能力优于正常三色视者[13]。

【典型病例38】

先证者（图3-10-6 Ⅱ：4），男，8岁。

代诉：发现患儿不能识别红色和绿色。

家族史：父母无遗传性眼病。

眼部检查：

视力：右眼1.0，左眼1.0。

色觉：红色盲。

眼压：右眼16mmHg，左眼15mmHg。

裂隙灯：角膜清亮，晶状体透明。

眼底：正常（图3-10-7A、B）。

黄斑OCT：正常（图3-10-7C、D）。

ERG：视杆细胞反应正常，明视ERG正常。

诊断：红色盲。

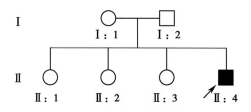

图3-10-6　红色盲的家系图谱

箭头表示先证者；黑方块表示患者

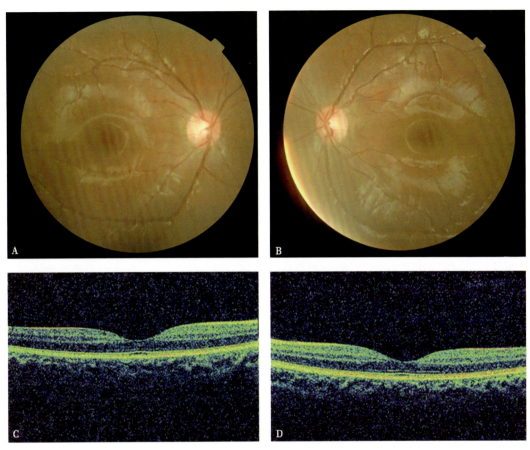

图 3-10-7　彩色眼底像和黄斑 OCT
A、B. 先证者（Ⅱ：4）眼底正常；C、D. 黄斑 OCT 正常

（三）异常三色视

异常三色视是光敏色素以异常的数量进行比配，又称色弱。红色弱需要更多的红色进行比配，绿色弱需要更多的绿色，蓝色弱需要更多的蓝色。异常三原色患者有三种光感受器，其中一种具有异常的光谱灵敏度曲线。男性红色弱（protanomalous，PA）患者（约占 1%）有敏感性正常的感受蓝光和绿光的锥细胞及敏感性异常的感受红光的锥细胞，其光谱灵敏度曲线有显著统计学意义的向感受绿光锥细胞的灵敏度偏移。男性绿色弱（deuteranomalous，DA）患者（约占 5%）有敏感性正常的感受蓝光和红光的锥细胞及敏感性异常的感受绿光的锥细胞，其光谱灵敏度曲线有显著统计学意义的向感受红光锥细胞的灵敏度偏移。有趣的是日本男性红绿色觉缺陷性疾病的发病率（incidence）是 4.9%（与白种人相比，其发病率相对较低主要是因为日本绿色弱（约占 2%）发病率较低。

色觉对一些职业非常重要。通过问卷调查研究色觉缺陷者是否可以意识到自己存在的缺陷，是否在白天对涉及到颜色的工作中感到困难，大约 90% 的两色视者及三分之二的三色视异常者报告有困难，50% 的两色视不能辨别交通信号灯的颜色，三分之一辨别交通信号灯与街灯困难，五分之一不能察觉后刹车灯。值得注意的是，红色盲司机由于不能识别红色警示灯，发生追尾比较常见，尤其是在低能见度的情况下。虽然两色视者存在辨别交通信号灯的问题,不能识别红色停止标识,但他们可以辨别绿色和黄色,前者好像是白色,后者是黄色。黄色信号灯似乎是深黄色。

【色觉检查】

临床常用的色觉检查有以下几类:

(一)视觉心理物理学检查

1. 假同色图测验(色盲本)操作方法是要求受试者说出所看图片中的图案、数字等,依靠的是选取的图形的亮度、色调等。由于该测验方便携带,检查方式易被患者理解等诸多优点,被临床广泛应用筛查色盲或色弱,然而由于该测验不能精确判断色觉异常的类型和程度,较难应用于要求严格的科学研究。

2. 色相排列测验　要求受试者将一组颜色的样品(如带颜色的棋子等)按照色调顺序排列,从而反映异常者在各颜色区域的色调辨别缺陷。色相测验可作为反映视网膜视锥细胞功能的检查方法,其检查结果可作为形态学检查及电生理检查结果的补充,从而更加全面地分析视网膜疾病的病因、影响因素及功能状态。

3. 色盲镜　是一种采用色光辨别的方法,通过特殊的颜色匹配从而判断色觉缺陷类型的仪器。被检查者从色觉镜观察孔中所见视野被分为两部分,一部分为有一定波长的某色光;另一部分为其他两色的混色。一定波长的色光仅有亮度变化,两色的混合比率是可变的。混合两色使之与一定波长的光的色调相等,根据受试者所要求的两色成分,对比正常人的成分,即可确定其色觉正常或异常。

(二)视觉电生理检查

1. 视网膜电图(electro retina gram,ERG)是记录光线刺激视网膜引起的电反应的仪器,检查结果是电反应曲线,其主要成分是a,b,c波,依据其各波段对应的生理过程,可以反映相应视网膜细胞的功能态。Langwińska-Wosko 等[14]通过 ERG 监测视锥细胞营养不良患者的视功能,证实 ERG 是早期视锥细胞营养不良患者诊断与鉴别诊断的最有效检查技术。Vandenbroucke[15]等采用 ERG 研究 Stargardts 疾病中色觉异常的类型与严重程度,并将色觉检查结果与最佳矫正视力相比较,结果表明 Stargardts 疾病患者 20% 存在色觉异常,以红/绿色觉异常多见,随着最佳矫正视力下降,色觉异常加重。以上结果均显示 ERG 作为客观检查,结果可靠,可准确反应视锥细胞功能[16]。

2. 颜色视觉诱发电位(chromatic visual evoked potential,CVEP)采用颜色光刺激引起视网膜红绿蓝通道反应,已广泛用于先天性色觉异常、青光眼、视神经疾病等的早期发现、诊断和鉴别。当应用亮度不同颜色的棋盘方格进行翻转刺激时,正常人可以感受到色调的差异,引出正常的 VEP 图形;色觉异常患者部分或完全不能感受到颜色刺激的变化,因此 VEP 波形会出现潜伏期延长、波幅下降或消失。颜色光图形 VEP 还可用于区分绿色盲和绿色弱等疾病,Taukanoto[17]等分别用红色棋盘格和绿红色棋盘格刺激绿色盲患者,其 VEP 的 P100 潜伏期显著延长,波幅明显下降;而绿色弱者仅对红色图形 VEP 刺激表现出 P100 潜伏期延长,波幅降低。颜色光图形 VEP 可以客观检测绿色觉的异常[18]。

3. 自适应光学(optics adaptive,OA)技术　人视网膜中感受红光、蓝光以及绿光的三种视锥细胞随机分布在视网膜中央。三种视锥细胞的比例和排列对特殊视力和色觉都非常关键。感受蓝光的视锥细胞稀少(约 10%),随机分布在除黄斑中心凹外的视网膜,而感受红光和绿光的视锥细胞在色觉正常的个体中存在很大差异。以前,蓝和(红+绿)视锥细胞马赛克分布图是依据心理物理学、ERG、免疫组织化学（immunohistochemistry）和原位杂交技术（in situ hybridization）在视网膜上很小的区域确定的。但用这些方法无法鉴别感受红光和绿光的视锥细胞，因为感受红光和绿光的mRNA基因序列和其编码的色素蛋白具有高度的同源性（homology）。最近应用自适应性光学仪器和测光密度技术在正常色觉的男性活体上获得了第一个高分辨率的视锥细胞马赛克分布图，结果表明正常色觉男性感受红光和绿光的视锥细胞的比率有很大变异（1∶1～16∶1）。这个结果证实了以前在大量色觉正常的男性中应用mRNA分析和闪光ERG明视视锥细胞反应所评估的L/M视锥细胞的比率。出乎意料的是，在一个由于X染色体的失活而携带有红色盲基因缺陷的女性中，没有发现红或绿锥细胞聚集。这个发现提示无锥细胞的聚集可能是由于在黄斑中心凹的发育过程中锥细胞发生迁徙。

【遗传学】

先天性色盲是一类遗传性疾病。人眼红敏色素和绿敏色素的视蛋白基因位于X染色体的长臂上，蓝敏色素的视蛋白基因位于第7对染色体上[2-3]。编码红光敏色素、绿光敏色素的基因是由基因座控制区（locus control region，LCR）决定的[19]。红、绿光敏色素基因突变会导致红、绿色盲，仅存蓝光敏色素。研究发现40%的蓝锥细胞单色盲是由基因座控制区缺失导致的；其余60%BCM是由光敏色素基因突变导致的[20]。

色觉障碍有多种类型，最常见的是红绿色盲。红绿色盲的遗传方式有规律可循，共分为5种方式：

1. 父亲色盲，母亲正常　所生男孩正常，女孩均为基因携带者。
2. 父亲正常，母亲为基因携带者　所生男孩一半色盲，女孩一半为基因携带者；如果仅一男一女则可能都正常，也可能男为色盲，女为基因携带者。
3. 父亲正常，母亲色盲　所生男孩全为色盲，女孩全为基因携带者。
4. 父亲色盲，母亲为基因携带者　所生男孩一半色盲，女孩一半色盲一半基因携带者。
5. 父亲、母亲都色盲　所生子女均为色盲。

（房心荷）

参 考 文 献

[1] Kinoshita M，Arikawa K. Color and polarization vision in foraging Papilio. J Comp Physiol A Neuroethol Sens Neural Behav Physiol，2014，200（6）：513-526.

[2] Nathans J. Molecular genetics of human color vision: the genes encoding blue, green and red pigments. Science，1986，232（4747）：193-202.

[3] Nathans J. Molecular genetics of inherited variation in human color vision. Science，1986，232（4747）：203-210.

[4] 阎洪禄，于秀敏. 眼生理学. 北京：人民卫生出版社，2001.

[5] 苊疆. 色觉与色盲. 北京：人民卫生出版社，1989.

[6] Hempel de Ibarra N，Vorobyev M，Menzel R. Mechanisms, Functions and ecology of colour vision in the honeybee. J Comp Physiol A Neuroethol Sens Neural Behav Physiol，2014，200（6）：411-433.

[7] 苏捷，敖明昕，王薇. 色觉检查在常见眼底病诊疗中的应用. 国际眼科杂志，2016，16（8）：487-491.

[8] Ni W，Li X，Hou Z，et al. Impact of cataract surgery on vision-related life performances: the usefulness of

Real-Life Vision Test for cataract surgery outcomes evaluation. Eye (Lond), 2015, 29 (12): 1545-1554.
[9] Ladewig M, Kraus H, Foerster M H, et al. Cone dysfunction inpatients with late-onset cone dystrophy and age-related macular degeneration. Arch Ophthalmol, 2003, 121 (11): 1557-1561.
[10] Jass C M, Bohringer D, Erb C, et al. Risk factors in the results of the colour vision test Roth 28-hue (E) desaturated in glaucoma patients. Klin Monbl Augenheilkd, 2013, 230 (11): 1125-1129.
[11] 苌疆. 先天性全色盲一例报告. 中华医学杂志, 1982, 62 (4): 173.
[12] Luo X, Cideciyan A V, Iannaccone A, et al. Blue cone monochromacy: visual function and efficacy outcome measures for clinical trials. PLoS One, 2015, 10 (4): e0125700. doi: 10.1371/journal.pone.0125700. eCollection 2015.
[13] Melamud A, Simpson E, Traboulsi E I. Introducing a new computer—based test for the clinical evaluation of color discrimination. Am J Ophthalmol, 2006, 142 (6): 953-960.
[14] Langwinska-Wosko E, Szulborski K, Broniek-Kowalik K. Late onset cone dystrophy. Ophthalmol, 2010, 120 (3): 215-218.
[15] Vandenbroucke T, Buyl R, De Zaeytijd J, et al. Colour Vision in Stargardt Disease. Ophthalmic Res, 2015, 54 (4): 181-194.
[16] 苏捷, 敖明昕, 王薇. 色觉检查在常见眼底病诊疗中的应用. 国际眼科杂志, 2016, 16 (8): 1487-1491.
[17] Taukanoto M, KakisuY, Adachi-Usami E. Evaluation of color pattern VE CPindeutan. NipponGankaGakkai Zasshi, 1989, 93 (10): 993-1001.
[18] 安晶. 色觉异常疾病的视觉电生理评价. 眼科研究, 2010, 28 (11): 1091-1096.
[19] 贾春平. 基因座控制区元件 HS2、HS3 对 β- 珠蛋白基因表达调控的研究 [D]. 上海第二医科大学; 上海交通大学医学院; 上海交通大学, 2002.
[20] Asenjo A B. Molecular Determinants of Human Red/Green Color Discriminatin. Neuron, 1994, 12 (5): 1131-1138.

第十一节 中心性晕轮状脉络膜营养不良

中心性晕轮状脉络膜营养不良（central areolar choroidal dystrophy，CACD）于 1884 年由 Nettleship 最先报道，并命名为中心性老年性晕轮状脉络膜萎缩，1939 年 Sorsby 称此病为中心性晕轮状脉络膜硬化，但他所指的硬化只是根据检眼镜所见，而并非病理检查证明。1953 年 Ashton 经病理组织学检查提出脉络膜血管改变是萎缩而不是硬化。最后 Wandenburg（1961）、Carr（1965）及 Noble（1977）均称此病为中心性晕轮状脉络膜营养不良[1]。

CACD 是一类少见的以视网膜色素上皮细胞（retinal pigment epithelium，RPE）和脉络膜毛细血管层萎缩为特征的特殊类型的遗传性黄斑营养不良性疾病[2]。多数是常染色体显性遗传[3]，也有常染色体隐性遗传的报道[4]。临床上 CACD 通常分为 4 期[2, 4-6]，简言之，Ⅰ期为通过检眼镜检查可以观察到黄斑中心凹周围的细微色素改变；Ⅱ期为黄斑中心凹周围的色素改变明显，并且形成椭圆形或圆形的中度萎缩的色素脱失区，通过自发荧光检查（photography fundus autofluorescence，FAF）可见该区域的斑驳样自发荧光改变；Ⅲ期为黄斑中心凹周围的一个或多个斑块样的 RPE 和脉络膜毛细血管层的萎缩，使得脉络膜血管层的暴露；Ⅳ期为典型的边界清楚的黄斑区的外核层（outer nuclear layer，ONL）、RPE 和脉络膜毛细血管层的萎缩，导致中心视力的显著下降。但由于早期 CACD 的临床表型和其他类型的黄斑疾病可以相互重叠,因此临床诊断有时候会面临挑战,然而到了晚期,其典型的眼底特征性改变(边界清楚的RPE层和脉络膜毛细血管层的萎缩缺失)[4-5],则很容易明确诊断。近年来虽然对于CACD的临床发展过程已有很清楚的描述,但光感受器、RPE及脉络膜毛细血管层在该病发展中的相互生物学作用还没能被很好地阐述,而且关键问题是疾病最初损害的是哪层组织,同时这个有缺陷的组织最终又是如何去影响邻近的组织,从而导致萎缩的过程还不清楚。

家系的CACD通常表现为常染色体显性遗传的方式[4],目前已明确两个基因可以导致CACD的发生,它们是编码外周蛋白-2的*PRPH2*基因(MIM:179605)和编码鸟苷酸环化酶2D的*GUCY2D*基因(MIM:600179)[5,7-9]。这两个基因都只在光感受器上表达,并且它们的突变在其他的遗传性视网膜不良疾病中都有发现,包括锥细胞营养不良(cone dystrophy,COD),锥杆细胞营养不良(cone-rod dystroy,CRD),视网膜色素变性(RP)和Laber先天性黑矇(LCA),所有这些疾病的初始缺陷都表现在光感受器上。然而这两个基因的突变导致CACD发生的机制还不太清楚。

【典型病例39】

一个五代的CACD家系,包括18个CACD患者和18个正常家庭成员(图3-11-1)。

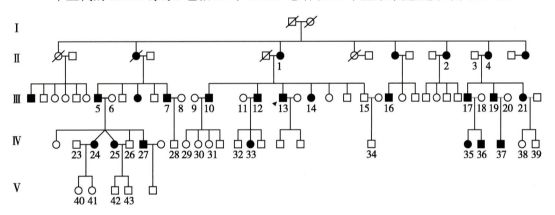

图3-11-1 CACD家系图

18个患者中的16位都存在进行性的视力下降和色觉异常,但所有患者都没有畏光或夜盲病史。通过眼底及眼底荧光造影(FFA)检查发现这18个患者表现为CACD的不同分期。根据前期文献定义的分类方法,收集的36眼中8眼为Ⅰ期,6眼为Ⅱ期,15眼为Ⅲ期,7眼为Ⅳ期,所有患者的眼底表现及分期见图3-11-2和表3-11-1。

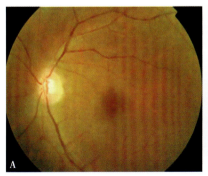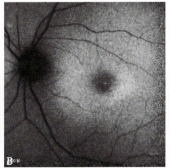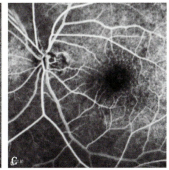

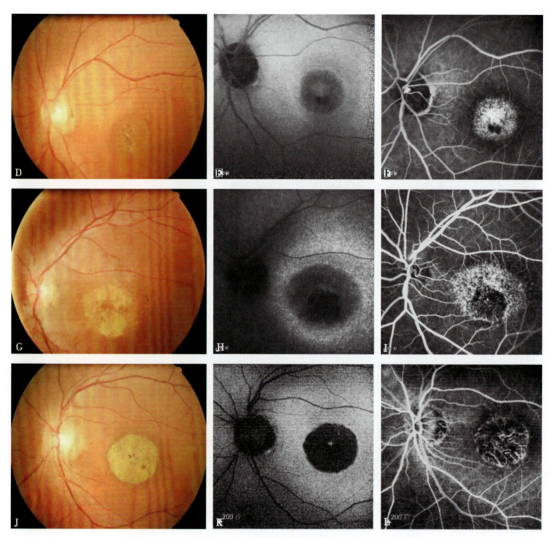

图 3-11-2　家系中 CACD 患者不同分期的影像学检查结果

A、D、G、J 为彩色眼底像；B、E、H、K 为眼底自发荧光像（FAF）；C、F、I、L 为荧光素眼底血管眼底造影像（fundus fluorescein angiography，FFA）。A～C. 患者 DC-Ⅳ：10，CACD Ⅰ期，眼底表现为黄斑中心凹周围的轻度色素减退（A）；相应区域增强的自发荧光（B）；FFA 表现为黄斑中心凹周围的高荧光（C）。D～F. 患者 DC-Ⅲ：16，CACD Ⅱ期，眼底表现为黄斑中心凹周围的色素紊乱（D）；FAF 和 FFA 上表现为圆形区域的高荧光和点状斑驳样增强的自发荧光（E、F）。G～I. 患者 DC-Ⅲ：14，CACD Ⅲ期，眼底表现为黄斑中心凹外的局限性片状脉络膜视网膜的萎缩（G）；这个区域表现为严重的自发荧光的降低（H）；FFA 显示可见的脉络膜血管（I）。J～L. 患者 DC-Ⅲ：18，CACD Ⅳ期，眼底表现为界限清楚的累积黄斑区的脉络膜视网膜萎缩（J）；相应区域的自发荧光缺失（K）；FFA 显示边界清楚的脉络膜视网膜的萎缩和可见的大的脉络膜血管（L）

相干光断层扫描（OCT）检查还会发现外核层及光感受器层的变薄，这也就表明光感受器的丢失在该病的发病机制上发挥着作用（图 3-11-3）。

基因检测：在所有患者 *GUCA1A* 基因上检测到缺失和插入杂合性突变 c.359360delinsTT：p.R120L。

表 3-11-1 患者临床数据

患者	年龄/岁/性别	BCVA		屈光矫正		CACD临床分期	
		OD	OS	OD	OS	OD	OS
DC-Ⅱ:6	70/F	FC	FC	+2.25DS/+0.75DC×15	+1.25DS/+1.20DC×75	Ⅳ	Ⅳ
DC-Ⅱ:11	66/F	0.12	0.1	+0.25DS/+0.50DC×85	+1.75DS/-2.00DC×165	Ⅲ	Ⅳ
DC-Ⅱ:13	60/F	FC	FC	+0.75DS/-0.75DC×40	+0.25DS/-1.00DC×5	Ⅲ	Ⅲ
DC-Ⅲ:7	60/M	FC	FC	+0.75DS/-1.75DC×100	+0.25DS/+0.75DC×175	Ⅳ	Ⅳ
DC-Ⅲ:12	49/M	0.12	0.1	+1.00DS/-0.50DC×5	+0.50DS/+0.75DC×125	Ⅲ	Ⅲ
DC-Ⅲ:14	57/M	0.1	FC	+1.50DS/-1.50DC×85	-0.25DS/+0.75DC×180	Ⅲ	Ⅲ
DC-Ⅲ:16	55/F	0.12	0.12	+1.25DS/-1.75DC×15	+0.25DS/-1.00DC×95	Ⅱ	Ⅱ
DC-Ⅲ:18	53/M	0.1	0.08	+0.25DS/-0.50DC×85	+0.25DS/-0.50DC×85	Ⅳ	Ⅳ
DC-Ⅲ:20	50/F	0.5	0.4	+0.50DS/-1.00DC×20	+1.50DS/-1.00DC×90	Ⅱ	Ⅱ
DC-Ⅲ:31	43/M	0.15	0.15	-1.00DS	-1.00DS/-0.50DC×125	Ⅰ	Ⅰ
DC-Ⅲ:33	41/M	0.12	0.2	+1.25DS/-0.50DC×25	+0.25DS/-1.50DC×95	Ⅲ	Ⅲ
DC-Ⅳ:3	35/F	0.12	0.12	-0.25DS	-0.50DC×50	Ⅲ	Ⅲ
DC-Ⅳ:5	35/F	0.12	0.15	+0.25DS/-0.25DC×110	-0.50DC×80	Ⅲ	Ⅲ
DC-Ⅳ:6	31/M	0.1	0.3	-0.75DS/-0.50DC×110	-1.25DS/-0.50DC×130	Ⅰ	Ⅰ
DC-Ⅳ:10	33/F	1.0	1.0	-0.75DS/-0.25DC×95	-0.25DS/-0.50DC×105	Ⅰ	Ⅰ
DC-Ⅳ:13	31/F	0.5	0.25	-1.75DS/-0.50DC×120	-2.50DS/-0.50DC×180	Ⅲ	Ⅲ
DC-Ⅳ:19	18/M	0.5	0.4	-2.50DS/-0.25DC×175	-1.75DS/-0.50DC×90	Ⅱ	Ⅱ
DC-Ⅴ:3	13/M	0.8	1.0	-0.50DS/-0.25DC×130	-1.25DS	Ⅰ	Ⅰ

备注：BCVA：最佳矫正视力；OD 右眼、OS 左眼；FC：指数/眼前；F：女性；M：男性

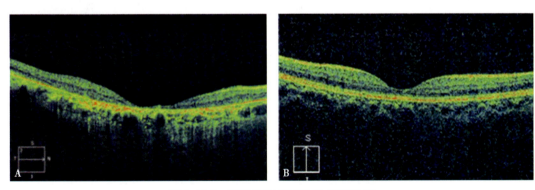

图 3-11-3 不同分期 CACD 的 OCT 表现

A.Ⅳ期患者表现为神经上皮层明显变薄，RPE 及脉络膜毛细血管层萎缩，巩膜全部暴露，反射增强；B.Ⅱ期患者 ERG 表现为早期正常或轻度异常，晚期存在轻、中度视锥、视杆细胞反应异常

病情分析：这个家系的临床特征是所有的患者都有进行性的中心视力丢失，但不伴有夜盲和畏光，OCT 检查显示 RPE 及脉络膜毛细血管层明显萎缩变薄，FFA 检查显示脉络膜萎缩，大血管暴露。ERG 显示为中度的视锥、视杆反应异常，符合中心性晕轮状视网膜脉络膜营养不良的诊断。

【诊断要点】

中心性晕轮状脉络膜营养不良大多数是常染色体显性遗传性疾病，多为双眼对称性发病，但也有单眼发病者[10]。该病早期症状为旁中心暗点、暗适应功能和视力下降、阅读困难及眩光[11]。眼底病变早期特征性的表现为细小的、斑驳样的黄斑中心凹周围的RPE层脱色素，于20~50岁之间可以观察到明显的眼底改变。随着时间推移，这种RPE层脱色素会逐渐扩大直到形成双侧、对称性并且边界清楚的累及黄斑的萎缩性改变，病变区内仅见脉络膜大血管[2, 4, 12-14]。FFA特征表现为病灶边缘清楚染色的强荧光环，病灶内可呈现斑点状透见荧光、并可透见粗大的脉络膜血管，后期病灶处巩膜染色呈强荧光[15]。组织病理学表现为受累区纤维瘢痕形成，RPE、光感受器以及脉络膜毛细血管萎缩。病灶外视网膜与脉络膜正常。这种由于黄斑部光感受器的功能障碍引起的中心视力下降通常发生于30~60岁之间[2, 13, 16]。早期ERG正常，随病程进展，当脉络膜和继发的RPE、神经上皮层萎缩时，ERG可表现为轻、中度视锥、视杆反应异常。根据RPE受累程度，EOG可表现正常或轻度异常。

有关CACD合并疾病的报道较少，有研究发现，其可合并听力损害、脱发及盘周性脉络膜萎缩[17-19]。郑志涌曾报道了一例合并右眼视网膜脱离的CACD病例，推测两者并存可能是一种巧合，但在这例患者中作者发现其左眼矫正视力可达1.0[20]。说明对于CACD的患者，即使视网膜脉络膜萎缩已累及黄斑中心凹，只要RPE及脉络膜毛细血管保留一定厚度，仍然可以维持较好的视力[21]。

【鉴别诊断】

1. CACD一直以来被认为是遗传性视网膜变性性疾病的一个特殊类型，疾病主要影响黄斑部，并且在疾病的晚期表现为特征性的边界清楚的RPE层和脉络膜毛细血管层的萎缩。因此CACD的鉴别诊断主要包括和COD、Stargardt病以及AMD的鉴别。

CACD和COD：COD以常染色显性遗传为主，从儿童早期至中年均可发病，病变早期眼底检查可以完全正常，随病情进展黄斑区出现"牛眼"征或地图状萎缩，ERG检查在视力降低之前即可显示视锥细胞功能严重受损，而视杆反应相对正常或仅晚期受累。COD临床表现为双眼视力下降、畏光和色觉障碍，视力损害多出现在典型黄斑改变之前。晚期COD和CACD可能会有同样的临床表现，但COD临床症状出现的时间会比CACD更年轻一些[14]。畏光和昼盲通常是COD的突出症状，但在CACD中是不存在的。而且COD的色觉障碍在很早就表现出来，并且ERG显示早期锥细胞反应降低[22]。

2. CACD和年龄相关性黄斑变性（age related macular degeneration，AMD）：CACD和与RDS基因相关的黄斑营养不良包括萎缩性AMD有着相同的临床特征，比如说地图样萎缩和玻璃膜疣样沉积物[23-26]。Camiel团队关于CACD的研究中显示了CACD和萎缩性AMD在发病年龄上有着重叠，对于年龄较大的或者是晚发的CACD患者往往容易和伴有地图样萎缩性改变的AMD相混淆，尤其是对于那些低外显率的患者。他们的研究中发现曾诊断为早期AMD的21个患者中有3名患者是携带有RDS基因p.Arg142Trp位点突变而被重新确诊为CACD患者[4]。但是仍有一些特征能帮助我们区分这两个疾病，CACD早期黄斑部可以看到椭圆形的色素脱失区域，相反早期的AMD患者通常则表现为散在的硬性或是软性的玻璃膜疣（drusen）成簇的聚集在黄斑区或是中心凹周围的网状色素沉着区[4]。AMD的地图样萎缩通常是来源于大的、融合的玻璃膜疣（drusen）或是中心凹周围的色素沉着[25]，这些病例的萎缩性区周围通常可以看到剩余没有融合的drusen或是小的卫星样色素沉着区域，不像CACD。自发荧光上，地图样萎缩发展的速度对于萎缩性AMD患者表现为中等度的扩大，每年约1.52mm²[27]，显著高于每18个月0.61mm²的CACD患者的发展[4]。玻璃膜疣样改变在少数CACD患者中也可以观察到，尤其是在CACD病变的周边，表现为增强的自发荧光，而由CFH基因突变引起的片状drusen和AMD的drusen则不表现为强的自发荧光[28-29]。尽管检眼镜下两者表面上有着相似性，但其实反映了两者不同的发病机制，以及玻璃膜疣样损害病灶区域的组成成分不一样。脉络膜的新生血管在CACD中很少见[4]。

3. CACD和Stargardt病：Stargardt病大多数在6～20岁发病，多数在15岁以前发病，双眼病变对称，多为椭圆形，边界不清的色素上皮萎缩区；晚期虽也有脉络膜毛细血管萎缩区，但中、小血管不会萎缩，且周边还有散在的眼底黄色斑点。

【遗传学】

常染色体显性遗传的CACD具有遗传异质性[7, 30]，但外周蛋白peripherin/RDS基因（PRPH2或是peripherin-2）的突变是CACD的最常见致病原因[31-32]。超过90个该基因位点的突变被报道与广泛的眼底改变病变相关。迄今有7个不同位点的突变被认为导致CACD表型的发生[31, 33-37]，5个不同突变引起常染色体显性遗传的CACD，它们是：p.Arg142Trp[30]，p.Arg172Trp[6, 16, 38]，p.Arg172Gln[16, 39]，p.Arg195Leu[37]和p.Leu307fsX83[23]。密码子172的突变最初被报道为完全外显并且有一致的临床表现和体征[6, 16, 39]，在另一项英国人群的研究中由于奠基者效应的作用导致p.Arg172Trp的高频率突变发生[32]，而荷兰东南部一个特殊地域的CACD患者还发现了该基因另一个位点突变p.Arg142Trp也会表现为完全外显和高度一致的临床表现[2, 30]。

1997年，GUCY2D基因的外显子突变被认为与CACD家系的发病有关，但限于当时的测序技术并没有发现V933A位点的突变。2012年Anne E.Hughes团队的研究证实了V933A位点的突变引起了CACD家系的发病[40]，GUCY2D基因突变可以引起LCA、COD/CORD和CACD，因此需要进一步的分子生物学和临床研究才能更好地全面理解这些突变，明确突变在这组疾病中的临床表型和基因型的关系及发病机制，这将是从根本上成为阻止视力丧失的个性化治疗的基础。

和导致CACD的两个已知基因（PRPH2和GUCY2D）一样，GUCA1A基因已经被认为与显性的COD/CORD以及黄斑营养不良有关[41-43]。GUCA1A基因编码鸟苷酸环化酶激活蛋白1（GCAP1），在哺乳类动物中GCAP1是光感受器的特异性蛋白，更多的在锥细胞的内/外节层（IS/OS）表达而不是杆细胞层[44]，并且在光传导级联过程中是一个关键性的组成部分。和GUCA1A基因一样，PRPH2和GUCY2D基因都主要是在光感受器上表达[5, 7-9]，而在CACD的临床发展过程中又可以观察到典型的光感受器外核层的变薄或完全丢失[5, 45]，因此有学者推测临床上关于CACD的认识尽管主要聚焦于RPE层和脉络膜毛细血管层的萎缩，但实际上这种变化可能是继发于光感受器的营养不良，该推测并在由于GUCA1A基因p.Arg120Leu导致的斑马鱼动物模型中得到证实，然而这种光感受器的变性改变又是如何影响RPE层和脉络膜毛细血管层还需要进一步的研究，但是这项研究从CACD的发病机制上提出了新的理论[46]。

【治疗及关于治疗的研究进展】

基因治疗在不久的将来可能会是该类疾病的一个选择。

（庄文娟）

参 考 文 献

[1] 陈家彝. 中心性晕轮状视网膜脉络膜萎缩. 中国实用眼科杂志, 1997 (11): 674-675.

[2] Deutman A F. The development of central areolar choroidal dystrophy. Graefes Archive for Clinical & Experimental Ophthalmology, 1996, 234 (2): 87-93.

[3] Iannaccone A. Genotype-phenotype correlations and differential diagnosis in autosomal dominant macular disease. Doc Ophthalmology, 2001, 102 (3): 197-236.

[4] Boon C J, Klevering B J, Cremers F P, et al. Central areolar choroidal dystrophy. Ophthalmology, 2009, 116 (4): 771-782.

[5] Smailhodzic D, Fleckenstein M, Theelen T, et al. Central areolar choroidal dystrophy (CACD) and age-related macular degeneration (AMD): differentiating characteristics in multimodal imaging. Invest Ophthalmology Vis Sci, 2011, 52 (12): 8908-8918.

[6] Piguet B, Heon E, Munier F L, et al. Full characterization of the maculopathy associated with an Arg–172–Trp mutation in the RDS/peripherin gene. Ophthalmic Genet, 1996, 17 (4): 175-186.

[7] Hughes A E, Lotery A J, Silvestri G. Fine localisation of the gene for central areolar choroidal dystrophy on chromosome 17p. J Med Genet, 1998, 35 (9): 770-772.

[8] Reig C, Serra A, Gean E, et al. A point mutation in the RDS-peripherin gene in a Spanish family with central areolar choroidal dystrophy. Ophthalmic Genet, 1995, 16 (2): 39-44.

[9] Hughes A E, Meng W, Lotery A J, et al. A novel GUCY2D mutation, V933A, causes central areolar choroidal dystrophy. Invest Ophthalmology Vis Sci, 2012, 53 (8): 4748-4753.

[10] 王雨生, 陈松, 聂爱光. 中心性晕轮状脉络膜营养不良 // 李凤鸣, 谢立信. 中华眼科学. 第3版. 北京: 人民卫生出版社, 2014: 2152-2153.

[11] 陈彭, 赵明威, 张承芬. 视网膜脉络膜变性类疾病 // 张承芬. 眼底病学. 第2版. 北京: 人民卫生出版社, 2010: 523.

[12] Nagasaka K, Horiguchi M, Shimada Y, et al. Multifocal electroretinograms in cases of central areolar choroidal dystrophy. Invest Ophthalmology Vis Sci, 2003, 44 (4): 1673-1679.

[13] Keilhauer C N, Meigen T, Weber B H. Clinical findings in a multigeneration family with autosomal dominant central areolar choroidal dystrophy associated with an Arg195Leu mutation in the peripherin/RDS gene. Arch Ophthalmology, 2006, 124 (7): 1020-1027.

[14] Lotery A J, Silvestri G, Collins A D. Electrophysiology findings in a large family with central areolar choroidal dystrophy. Doc Ophthalmology, 1998, 97 (2): 103-119.

[15] 赵英杰, 唐健, 严密, 等. 中心性晕轮状视网膜脉络膜萎缩的荧光索眼底血管造影. 华西医学, 2002, 17 (2): 228-229.

[16] Downes S M, Fitzke F W, Holder G E, et al. Clinical features of codon 172 RDS macular dystrophy: similar phenotype in 12 families. Arch Ophthalmology, 1999, 117 (10): 1373-1383.

[17] Hoyng C B, van Rijn P M, Deutman A F. Central areolar choroidal dystrophy and slowly progressive sensorineural hearing loss. Acta 0phthalmol Scand, 1996, 74 (6): 639-641.

[18] Brydak-Godowska J, Ewa Dróbecka-Brydak, Maria Paćkowska, et al. Central aleolar choroidal dystrophy in siblings coexisting with alopecia. Klinika Oczna, 2007, 109 (1-3): 49.

[19] 付建平. 中心性轮纹状合并盘周性脉络膜萎缩一例报告. 眼科研究, 1987, 5 (3): 185.

[20] 郑志涌,蔡善君,潘乐,等. 中心性晕轮状视网膜脉络膜营养不良合并视网膜脱离一例. 中华眼底病杂志,2015,31(2):188-189.

[21] Okuno T,Oku H,Sugasawa J,et al. The ocular features in a father and a son with central areolar choroidal dystrophy. Nippon Ganka Gakkai Zasshi,2008,112(8):688.

[22] Voo I,Small K W. Update on the genetics of macular dystrophies. Retina,2004,24(4):591-601.

[23] Keilhauer C N,Meigen T,Stohr H,et al. Late-onset central areolar choroidal dystrophy caused by a heterozygous frame-shift mutation affecting codon 307 of the peripherin/RDS gene. Ophthalmic Genet,2006,27(4):139-144.

[24] Klevering B J,van Driel M,van Hogerwou A J,et al. Central areolar choroidal dystrophy associated with dominantly inherited drusen. Br J Ophthalmology,2002,86(1):91-96.

[25] Gold B,Merriam J E,Zernant J,et al. Variation in factor B(BF)and complement component 2(C2)genes is associated with age-related macular degeneration.[J]. Nature Genetics,2006,38(4):458-462.

[26] Khani S C,Karoukis A J,Young J E,et al. Late-onset autosomal dominant macular dystrophy with choroidal neovascularization and nonexudative maculopathy associated with mutation in the RDS gene. Invest Ophthalmology Vis Sci,2003,44(8):3570-3577.

[27] Holz F G,Bindewald-Wittich A,Fleckenstein M,et al. FAM Study Group. Progression of geographic atrophy and impact of fundus autofluorescence patterns in age-related macular degeneration. Am J Ophthalmology,2007,143(3):463-472.

[28] Boon C J F,Klevering B J,Hoyng C B,et al. Basal laminar drusen caused by compound heterozygous variants in the CFH gene. Am J Hum Genet,2008,82(2):516-523.

[29] Midena E,Vujosevic S,Convento E,et al. Microperimetry and fundus autofluorescence in patients with early age-related macular degeneration. British Journal of Ophthalmology,2007,91(11):1499-1503.

[30] Hoyng C B,Heutink P,Testers L,et al. Autosomal dominant central areolar choroidal dystrophy caused by a mutation in codon 142 in the peripherin/RDS gene. Am J Ophthalmology,1996,121(6):623-629.

[31] Gamundi M J,Hernan I,Muntanyola M,et al. High prevalence of mutations in peripherin/RDS in autosomal dominant macular dystrophies in a Spanish population. Mol Vis,2007,13(110-12):1031-1037.

[32] Payne A M,Downes S M,Bessant D A,et al. Founder effect,seen in the British population,of the 172 peripherin/RDS mutation-and further refinement of genetic positioning of the peripherin/RDS gene. Am J Hum Genet,1998,62(1):192-195.

[33] Kohl S,Christ-Adler M,Apfelstedt-Sylla E,et al. RDS/peripherin gene mutations are frequent causes of central retinal dystrophies. J Med Genet,1997,34(8):620-626.

[34] Nichols B E,Sheffield V C,Vandenburgh K,et al. Butterfly-shaped pigment dystrophy of the fovea caused by a point mutation in codon 167 of the RDS gene. Nat Genet,1993,3(3):202-207.

[35] Schatz H. Diagnostic and therapeutic challenges. Retina,2003,23(6):530-535.

[36] Trujillo M J,Bueno J,Osorio A,et al. Three novel RDS-peripherin mutations(689delT,857del17,G208D)in Spanish families affected with autosomal dominant retinal degenerations:mutations in brief no 147 online. Hum Mutat,1998,12(1):70.

[37] Yanagihashi S,Nakazawa M,Kurotaki J,et al. Autosomal dominant central areolar choroidal dystrophy and a novel Arg195Leu mutation in the peripherin/RDS gene. Arch Ophthalmology,2003,121(10):1458-1461.

[38] Nakazawa M,Wada Y,Tamai M. Macular dystrophy associated with monogenic Arg172Trp mutation of the peripherin/RDS gene in a Japanese family. Retina,1995,15(6):518-523.

[39] Wroblewski J J, Wells J A III, Eckstein A, et al. Macular dystrophy associated with mutations at codon 172 in the human retinal degeneration slow gene. Ophthalmology, 1994, 101(1): 12-22.

[40] Hughes A E, Meng W H. A Novel GUCY2D Mutation, V933A, Causes Central Areolar Choroidal Dystrophy. IVOS, 2012, 53(8): 4748-4753.

[41] Payne A M, Downes S M, Bessant D A, et al. A mutation in guanylate cyclase activator 1A (GUCA1A) in an autosomal dominant cone dystrophy pedigree mapping to a new locus on chromosome 6p21.1. Hum Mol Genet, 1998, 7(2): 273-277.

[42] Wilkie S E, Newbold R J, Deery E, et al. Functional characterization of missense mutations at codon 838 in retinal guanylate cyclase correlates with disease severity in patients with autosomal dominant cone-rod dystrophy. Hum Mol Genet, 2000, 20(9): 3065-3073.

[43] Michaelides M, Wilkie S E, Jenkins S, et al. Mutation in the gene GUCA1A, encoding guanylate cyclase-activating protein 1, causes cone, cone-rod, and macular dystrophy. (Translated from eng) Ophthalmology, 2005, 112(8): 1442-1447.

[44] Cuenca N, Lopez S, Howes K, et al. The localization of guanylyl cyclase-activating proteins in the mammalian retina. Invest Ophthalmology Vis Sci, 1998, 39(7): 1243-1250.

[45] Ashton N. Central areolar choroidal sclerosis; a histo-pathological study. Br J Ophthalmology, 1953, 37(3): 140-147.

[46] Chen X, Sheng X, Zhuang W, et al. GUCA1A mutation causes maculopathy in a five-generation family with a wide spectrum of severity. Genet Med, 2017.

第十二节 无脉络膜症

无脉络膜症（choroideremia，CHM）是一种 X 连锁隐性遗传的视网膜营养不良性疾病，以进行性的光感受器、视网膜及脉络膜毛细血管的萎缩为特征。全世界发病率为 1/50 000～1/100 000[1]。因其为 X 连锁隐性遗传病，因此男性因唯一一条 X 染色体携带突变而表现为患者，而只有一条 X 染色体存在突变的女性则为携带者。1872 年 Mauthner 首次描述该病并命名为先天性无脉络膜症[2]。Mann[3] 认为此病可能是由睫状动脉区的血管或者视盘处的视网膜色素上皮发育不良引起。随后，Pameryer 等[4] 对 33 名男性患者和 55 名女性携带者的临床表现进行详细分析，修正了先天性脉络膜发育不良的概念，首次准确描述了其进行性进展的特征，并将无脉络膜症从视网膜色素变性中分离出来。

【临床特点】

1. 男性患者的临床特点

（1）发病年龄：一般在 10～20 岁之间发病，该病通常影响男性。

（2）视力：早期患者会出现夜盲和周边视力逐渐丧失，通常在 35 岁左右男性患者会出现周边视野严重缺损；到 50～70 岁之间，中心视力受损。Flynn Roberts 等[5] 对 115 名无脉络膜症患者进行调查，60 岁以下的患者中有 80% 的患者视力≥0.5，但随着年龄增长视力会逐渐下降，并且周边视野缺损会加重（改变程度与 RP 相似）。

（3）眼底改变：早期眼底赤道部可出现点片状的脉络膜萎缩以及对应区域的色素脱失，病变从周边逐渐向后极部发展，脉络膜毛细血管层和 RPE 层萎缩范围也逐渐扩大，可见暴露的脉络膜大血管；晚期 RPE 层完全被破坏，脉络膜血管萎缩并消失，眼底可呈现巩膜白色反光。在出现夜盲数十年后，病变可逐渐累及黄斑，最终导致黄斑完全萎缩。

（4）相干光断层扫描（optical coherence tomograph, OCT）显示：早期可能由于 Muller 活化、过度增大导致视网膜变厚但层次正常，其后视网膜神经纤维层厚度逐渐变薄；63% 的无脉络膜症患者可有黄斑囊样水肿，出现黄斑囊样水肿的原因可能是由于血 - 视网膜屏障的破坏而引起的[6]。

（5）视野：首先出现环状暗点，随后视野缺损逐渐扩大，晚期仅有中心视野存在。

（6）电生理：视网膜电图（electroretinogram, ERG）早期可完全正常，随着年龄增长视锥、视杆细胞功能逐渐下降。大多数 20～30 岁患者明视反应中度至重度下降，暗视反应严重下降，暗适应反应的 a 波和 b 波振幅下降，b 波潜伏期延长；最终 ERG 呈熄灭型。有少数男性患者 ERG 可呈"负相波"[7]。

（7）荧光素眼底血管造影（fundus fluorescein angiography, FFA）：早期 RPE 出现斑点状的色素缺失，可透过受累区域观察到脉络膜荧光，随着病变进展出现弥漫性大面积色素脱失，因而显露出清晰的 RPE 层下脉络膜的血管形态；病变进展至晚期的患者残留的"岛状"强荧光多位于黄斑区和视盘，其余部分仅见脉络膜大血管显影。

【典型病例 40】

患者，男，8 岁。

代诉：夜视力差。

家族史：家族中有无同样患者无法确定。

眼部检查：

视力：裸眼右眼 0.5，矫正（+1.50DS/+0.50DC×95），左眼 0.6，矫正 0.6（+1.75DS/+1.0DC×90）。

眼压：右眼 14mmHg，左眼 15mmHg。

裂隙灯：双外眼及眼前节正常，玻璃体正常。

眼底：双眼视盘界不清，色略淡，视盘周边视网膜脉络膜萎缩，可见白色巩膜暴露，视网膜青灰色、污秽，呈斑驳样改变，透见脉络膜大血管，视网膜动静脉管径细，黄斑区结构略不清（图 3-12-1）。

黄斑 OCT：双眼黄斑中心凹变平、基线消失，视网膜神经纤维层变薄。

基因检测：采用外显子捕获测序技术未检测出致病性突变位点。

诊断：无脉络膜症。

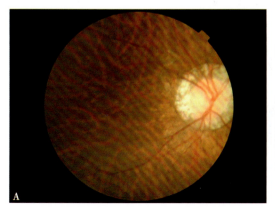
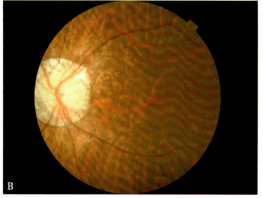

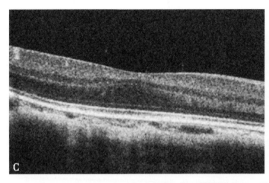
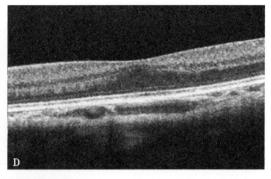

图 3-12-1　先证者影像检查

A、B. 彩色眼底像：双眼视盘界不清，色略淡，视网膜青灰色、污秽，呈斑驳样改变，透见脉络膜大血管，视网膜动静脉管径细，黄斑区结构略不清，视盘周边可见白色巩膜暴露；C、D. 相干光断层扫描：双眼黄斑中心凹变平，基线消失，视网膜神经纤维层变薄

2. 女性携带者的临床特点　据研究，无脉络膜症女性携带者的临床症状可能与里昂化作用的程度有关，即与组织内表达致病 X 染色体的细胞含量有着密切的关系。Lyon 研究雌性哺乳类细胞中两条 X 染色体其中一条失去活性的现象，称为里昂化作用[8]。

（1）视力：一般来说女性携带者视力无异常，或视力轻度减退。

（2）眼底改变：由于表达致病 X 染色体的细胞与表达正常 X 染色体的细胞混在一起，因此女性携带者的眼底呈现特征性的蚕食样的色素改变。

（3）黄斑 OCT：可见黄斑区外的片状视网膜色素上皮异常。

（4）视野：一般不会有视野损害，可能会出现相对孤立的视野暗点或盲点的相对扩大。

（5）电生理：大部分女性携带者 ERG 没有异常，也有老年女性携带者可有 ERG 各波形的轻度下降。Sieving 等[9] 报道 26 名女性携带者的蓝色闪光 ERG、暗适应闪光 ERG 和 30Hz 闪光 ERG 均正常。Lachapelle 等[10] 报道有些女性携带者的明适应 ERG 延迟，但最后可达到正常，且振荡电位改变最为明显的是 OP_4。多焦 ERG：视网膜受累部位可见异常。Pinckers 等[11] 提出女性携带者随着年龄增加，EOG 可能会出现 Arden 比值下降。相反，YAN 等[12] 对 17 名 25～61 岁的女性携带者进行研究，并未发现 Arden 比值有下降。

（6）荧光素眼底血管造影检查：为女性携带者提供诊断依据的一种重要方法，可见特征性的颗粒状高荧光和点状低荧光，Forsius 等[13] 研究发现女性携带者可出现脉络膜循环障碍、脉络膜循环延迟以至于出现视网膜循环和脉络膜循环同时充盈；在临床表现较严重的女性携带者中，甚至可出现视网膜循环充盈早于脉络膜充盈。

3. 伴随疾病

（1）眼部伴随疾病：可并发白内障、黄斑囊样水肿、近视、葡萄膜炎。男性患者近视的发病率要高于正常人群。

（2）其他组织病变：Bosch 曾报道荷兰一名无脉络膜症患者合并智力缺陷、疣状肢端角化症和周期性的支气管和皮肤感染；也有报道一名女性携带者合并垂体功能减退症、早发卵巢衰竭、混合性传导性和感觉神经性耳聋。据推断这些伴随疾病很可能是由于 X 染色体上邻近基因缺失所造成的[14]。

【诊断要点】

1. X 连锁隐性遗传病，通常影响男性。

2. 视力逐渐下降。

3. 散瞳后眼底检查可见弥漫性视网膜色素上皮（RPE）和脉络膜毛细血管组织萎缩，脉络膜大血管和巩膜暴露。

【鉴别诊断】

1. X-连锁遗传视网膜色素变性（XLRP） XLRP 从遗传方式上来讲虽然也表现为男性患病，女性仅为携带者的特点，但从疾病特征及眼科检查两者是很容易区分开来的。RP 是以视网膜光感受器细胞（视杆细胞和视锥细胞）及 RPE 细胞的变性、外层视网膜功能的进行性受损为特征。其主要临床特征为：早期出现夜盲，随后周边视野呈进行性缩小，后期由于变性累及黄斑区视锥细胞而导致中心视力丧失。早期眼底可以正常或轻微改变；可以有典型的骨细胞样、椒盐样色素沉积、周边视网膜萎缩，黄斑区相对正常，但周围出现脱色素环，视网膜血管退化；晚期可有遍布视网膜的色素沉积，视网膜血管变细，视盘颜色蜡黄或苍白。ERG 呈无反应型，尤其 b 波消失是本病的典型改变，其改变常早于眼底改变的出现。

2. 回旋状视网膜脉络膜萎缩（gyrate atrophy of choroid and retina, GA） GA 是由于先天性代谢障碍引起的一种罕见的隐性遗传性脉络膜视网膜萎缩性疾病，该病是由于线粒体基质酶（鸟氨酸转氨酶）的全身性缺乏所致。幼年表现为眼底中周部界限清楚的花环状脉络膜视网膜萎缩带。黄斑区通常较晚受累。在病变晚期可出现视盘苍白、玻璃体混浊和视网膜血管狭窄。大部分患者有高度近视、夜盲以及伴随眼底改变的周边视野缩窄。早期全视野 ERG 即降低，无正常的 ERG 记录。

3. 高度近视（high myopia, HM） HM 可出现视盘周围脉络膜视网膜萎缩，还可出现黄斑萎缩，而无脉络膜症近视患者通常无黄斑的明显改变。

【组织病理学】

光镜下发现视网膜外层和中层出现含有色素的巨噬细胞，巨噬细胞吞噬色素和光感受器外节，在吞噬的色素中有关蛋白质可能引起过敏反应，使脉络膜间质崩解，脉络膜毛细血管缺失。

【分子遗传学】

无脉络膜症的致病基因为 *CHM* 基因，又称 *REP-1*（*rab escort protein 1*）基因，定位于 Xq21.2，包含 15 个外显子，编码一个含有 653 个氨基酸的蛋白。迄今为止，已报道与该病的相关突变有 148 种，大部分突变可导致患者失去整个基因产物 REP 蛋白。突变方式有缺失、插入、重复、易位、移码、错义、无义和剪接位点的突变。其中无义突变大约占 30%（可导致编码过早的终止），缺失占 25%~50%，缺失的片段大小也从几 Kb 到几个外显子甚至于整个 *CHM* 基因缺失不等，结果产生单倍体剂量不足（haplo insufficiency）而致病。单倍体剂量不足指一个等位基因突变后，另一个等位基因能正常表达，但只有正常水平 50% 的蛋白质不足以维持细胞正常的生理功能。

REP 对于 Rab 蛋白家族（Ras.associated binding proteins）的活化至关重要。Rabs 控制胞内囊泡转运，包括胞吞、胞泌过程。而 REP 的作用是从胞浆中捕获游离的 Rab，并把它呈递给 Rab geranyl.geranyl 转移酶（RabGGTase），同时其自身也成为 RabGGTase 的一部分，最终目的是给 Rab 增加两个 geranyl.geranyl 基团。经过这个修饰作用，Rab 才有能力完成之后的囊泡转运过程。目前，已有关于 2 个错义突变的发病机制报道，c.1679T>C: p.L550P 突变被认为是破坏了患者细胞内 b 结构和三级结构的稳定性，从而导致 REP1 的缺失；c.1520A>G: p.H507R 突变被认为是影响了 REP1 的活化，使其不能与 Rab geranyl.geranyl 转移酶发生反应[15]。

目前报道的 *CHM* 基因突变都导致 REP-1 完全缺失或者无功能。为什么 CHM 患者 REP-1 缺乏只表现眼部症状？经研究 CHM 患者的淋巴母细胞中，RabGGTase 的活性有所减少但仍然可以检测到，这便意味存在着另外一种功能相似的蛋白作为 REP-1 的替代。Cremers 等[16]研究发现 *CHML*（*CHM-like*）基因的一种产物，REP-2（rab escort protein 2），位于 lq42-qter。REP-1 和 REP-2，两者有 75% 的氨基酸序列是保守的，广泛分布于很多组织，包括脉络膜、视网膜、RPE、淋巴细胞等，推断 CHM 患者仅表现出眼部症状，有可能是因为在眼部 REP-2 不能完全代替 REP-1 的功能缺失。

动物模型的建立为研究人类疾病的发病机制和观察疾病过程提供一定的依据。Hurk 等[17]在制作鼠 *CHM* 基因杂合突变模型时发现，杂合子的携带者并不会把致病基因传到下一代雄性鼠，可能是由于鼠类的 *Rep-1* 基因在胚外膜优先父本 X- 失活。但在人类女性携带者是可以将致病基因传到下一代的。

目前 CHM 患者到底是哪种解剖结构首先发生退化尚不是很清楚。MacDonald 等[18]研究认为脉络膜和 RPE 层的退化可能先于光感受器层发生。但 Jacobson 等通过 OCT 检查发现该病患者早期就出现了光感受器层和外核层的退化，与 MacDonald 等的研究结果不符。而 Syed 等[19]研究发现 *CHM* 基因主要在视杆细胞及 RPE 层表达，而视锥细胞中基本没有 *CHM* 基因的存在。这提示视杆细胞及 RPE 层可能是主要的退化部位。这一结果与 Pon-javic 等的结果一致，他们通过 ERG 检查亦发现 CHM 的男性患者中视杆细胞功能出现严重异常。Tolmachova 等[20]制作了仅在 RPE 层或光感受器层基因敲除鼠模型，避免了 *CHM* 基因缺失对其他系统产生相关影响，如果 RPE 层 *CHM* 基因缺失，则只引起 RPE 层细胞退化；或者光感受器细胞层 *CHM* 基因缺失，则只引起光感受器层细胞退化，表明视网膜各层之间的退化是独立的，而不是互相影响的，且发现鼠类 *REP-1* 基因的突变比人类无脉络膜症临床表现更严重。

使用免疫定位技术研究发现，CHM/REP-1 和 CHM/REP-2 广泛表达，在胚胎发育时期呈弥散性分布，REP-1 存在于成年鼠的多种视网膜细胞当中，包括神经节细胞和无长突细胞的细胞核，视锥细胞核、视杆细胞的内节，视网膜色素细胞和脉络膜等。Keiser 等[21]对猴视网膜的研究中发现 *CHM* 基因在视锥和视杆细胞中的表达水平没有差异。在成年携带者的视网膜中发现视杆细胞和无长突细胞有大量 REP-1，其他的细胞含量很少。这说明在不同的哺乳动物，REP-1 具有一定的细胞特异性。目前具体的病理生理过程还没有得到明确阐述，至今为止仍未发现合适的动物模型，为了更好地研究人类的无脉络膜疾病，我们需要寻找遗传方式、临床表现与人类都相同的动物模型来进一步探讨其发病机制。

【治疗及关于治疗的研究进展】

目前对于 CHM 的治疗方法很有限。患者和家族成员首先应定期随诊，评价视功能、屈光度，必要时做低视力评估以便提高生活质量。多吃水果、绿色多叶蔬菜，或口服补充叶黄素被报道可能有某些干预作用。

另外，基因治疗以及视网膜移植是近年来被提出的最新治疗策略。2003 年，Anand 提出利用腺病毒传递正常的 *REP-1* 基因以补充缺少的基因产物，近期对于 CHM 的基因治疗已经进入临床试验阶段。另一治疗策略，移植 RPE 细胞或 RPE 衍生因子也已取得重大进展，但移植过程中的安全风险仍是需解决的问题。

早期干预可减少视网膜、脉络膜损害，改善预后。

（郭慧青）

参 考 文 献

[1] lmaehova T, Anders R, Abrink M, et al. Independent degeneration of photoreceptors and retinal pigment epithelium in conditional knockout mouse models of choroideremia. J Clin Invest, 2006, 116(2): 386-394.

[2] Maunther H. Ein fall von choroideremie. Ber Naturw med Ver Innsbruck, 1872, 71(2): 191-197.

[3] Mann I. Developmental Abnormalities of eye. London: Cambridge University Press, 19379: 196.

[4] Waardenburg P J. Chorioideremie als erbmerkmal. Acta Ophthalmologica, 2010, 20(3-4), 235-274.

[5] Flynn Roberts M, Fishman G A. Retrospective, longitudinal, and cross sectional study of visual acuity impairment in choroideremia. Br J Ophthalmol, 2002, 86(6): 658-662.

[6] Sawa M, Tamaki Y, Klancnik J M, et al. Intraretinal foveal neovascularization in choroideremia. Retina, 2006, 26(5): 585-588.

[7] Renner A B, Kellner U, Cropp E, et al. Choroideremia: variability of clinical electrophysiological characteristics and first report of a negative electroretinogram. Ophthalmology, 2006, 113(11): 2066-2073.

[8] Lyon M F. X-chromosome inactivation as a system of gene dosage compensation to regulate gene expression. Prog Nucleic Acid Res Mol Biol, 1989, 36(36): 119-130.

[9] Sieving P A, Niffenegger J H, Berson E L. Electroretinographic findings in selected pedigrees with choroideremia. Am J Ophthyalmol, 1986, 101(3): 361-367.

[10] Renner A B, Kellner U, Cropp E, et al. Choroideremia: Variability of Clinical and Electrophysiological Characteristics and First Report of a Negative Electroretinogram[J]. Ophthalmology, 2006, 113(11): 2066-2073.e2.

[11] Pinckers A, van Aarem A, Brink H. The electrooculogram in heterozygote carriers of Usher syndrome, retinitis pigmentosa, neuronal ceroid lipofuscinosis, Senior syndrome and choroideremia. Ophthalinic Genet, 1994, 15(1): 25-30.

[12] Yau R J, Sereda C A, McTaggart K E, et al. Choroideremia carriers maintain a normal EOG. Doc Ophthalmol, 2007, 114(3): 147-151.

[13] Forsius H, Hyvarinen L, Nieminen H, et al. Fluorescein and indocyanine green fluorescence angiography in study of effected males and in female carriers with choroideremia. A preliminary report. Acta Ophthyalmol, 1977, 55(3): 459-470.

[14] Lorda-Sanchez I J, Ibanez A J, Sanz R J, et al. Choroideremia, sensorineural deafness, and primary ovarian failure in a woman with a balanced X-4translocation. Ophthyalmic Genet, 2000, 21(3): 185-189.

[15] Monika Köhnke, Christine Delon, Marcus L. Hastie, et al. Rab GTPase Prenylation Hierarchy and Its Potential Role in Choroideremia Disease. PLo S One, 2013, 8(12): e81758.

[16] Cremers F P M, Armstrong S A, Seabra M C, et al. REP-2, a Rab esciot protein encoded by the choroideremia-like gene. J Biol Chem, 1994, 269(3): 2111-2117.

[17] Van den Hurk J A J M, Hendriks W, van de Pol D J R, et al. Mouse choroideremia gene mutation causes photoreceptor cell degeneration and is not transmitted through the female germline. Hum Mol Genet, 1997, 6(6): 851-858.

[18] MacDonald I M, Mah D Y, Ho Y K, et al. A practical diagnostic test for choroideremia. Ophthyalmol, 1998, 105(9): 1637-1640.

[19] Syed N, Smith J E, John S K, et al. Evaluation of retinal photoreceptors and pigment epthelium in a female carriers of choroideremia. Ophthyalmol, 2001, 108(4): 711-720.

[20] Tomachova T, Anders R, Abrink M, et al. Independent degeneration of photoreceptors ang retina pigment epithelium in conditional knockout mouse models of choroideremia. J Clin Invest, 2006, 116(2): 386-394.
[21] Keiser N W, Tang W, Wei Z, et al. Spatial and temporal expression patterns of the choroideremia gene in the mouse retinal. Mol Vision, 2005, 11(123-24): 1052-1060.

第十三节　家族性渗出性玻璃体视网膜病变

家族性渗出性玻璃体视网膜病变（familial exudative vitreoretinopathy，FEVR）由 Criswick，Schepens[1] 于 1969 年首次提出并予以命名，它是一种遗传性视网膜血管发育异常造成的玻璃体视网膜疾病，占儿童致盲性眼病的 13%～16%，主要病理机制是视网膜血管的发育不完全。本病临床表现多样，大部分患者双眼患病，眼底的特征性表现为周边视网膜无灌注和新生血管生成，这种眼底改变与早产儿视网膜病变（retinopathy of prematurity，ROP）相似，但其发生于足月顺产新生儿、无吸氧史、无低体重，且绝大多数是常染色体显性遗传。目前分子遗传学研究发现 6 个相关致病基因，分别是 *FZD4*、*LRP5*、*NDP*、*TSPAN12*、*ZNF408* 和 *KIF11*[2-5]，其编码的蛋白质均为视网膜血管发育通路上的关键蛋白。致病基因的突变，导致视网膜血管不完全血管化，周边视网膜存在无灌注区，无灌注区的视网膜可产生血管内皮生长因子（VEGF）及其他因子形成新生血管并渗漏、出血、机化，继而收缩和牵拉，出现各种临床变化。FEVR 是单基因遗传性疾病，遗传方式可以是常染色体显性遗传、常染色体隐性遗传，X 连锁隐性遗传，也有散发病例，因此不一定有阳性家族史。

【典型病例 41】
患者，男，18 岁，主诉：双眼视物模糊 13 年。
家族史：无近亲结婚家族史。
眼部检查：
矫正视力：右眼 0.8（-4.50DS/-3.00DC×10）；左眼 0.04（-9.75DS/-3.50DC×175）
眼压：
右眼：15.0mmHg，左眼：15.0mmHg。
色觉：轻度红绿色盲。
玻璃体：双眼玻璃体混浊，左眼较右眼稍重。
眼底检查：双眼眼底视盘界清，色淡红，C/D 约 0.3，视网膜呈豹纹状改变，黄斑中心凹反光存在，右眼后极部血管走行异常，左眼黄斑颞侧 2 处灰白色病灶，两者尖端相对，形成"V"形区域（图 3-13-1A、B）。
三面镜检查：右眼赤道前可见干孔，黄斑颞侧玻璃体牵拉；左眼赤道前可见干孔，下方玻璃体牵拉，黄斑颞侧见多发干孔及视网膜浅脱离（图 3-13-1C、D）。
黄斑相干光断层扫描（OCT）：双眼黄斑结构未见明显异常（图 3-13-1E、F）。
荧光素眼底血管造影：双眼血管在赤道部附近终止，无血管区和血管化的视网膜有明显的分界形成，视网膜血管分支繁多，呈柳树枝状，末端血管动静脉异常吻合，新生血管形成，可见视网膜下渗出病灶（图 3-13-2）。
ERG 检查：双眼明视视锥细胞反应 b 波幅值降低，30Hz 闪烁光反应幅值降低。暗视视杆细胞反应 b 波幅值降低，暗视网膜最大混合反应 b 波幅值降低。

第三章　视网膜、脉络膜和视神经疾病

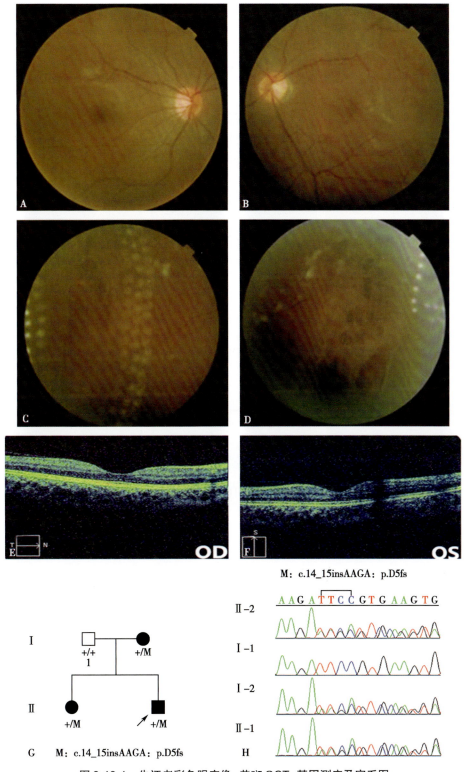

图 3-13-1　先证者彩色眼底像、黄斑 OCT、基因测序及家系图

A、B. 右眼后极部血管走行异常，左眼黄斑颞侧 2 处灰白色病灶，两者尖端相对，形成"V"形区域；C、D. 双眼颞侧视网膜脱离，伴视网膜下硬性渗出；E、F. 双眼黄斑结构未见明显异常；G. 家系图；H. 基因检测结果

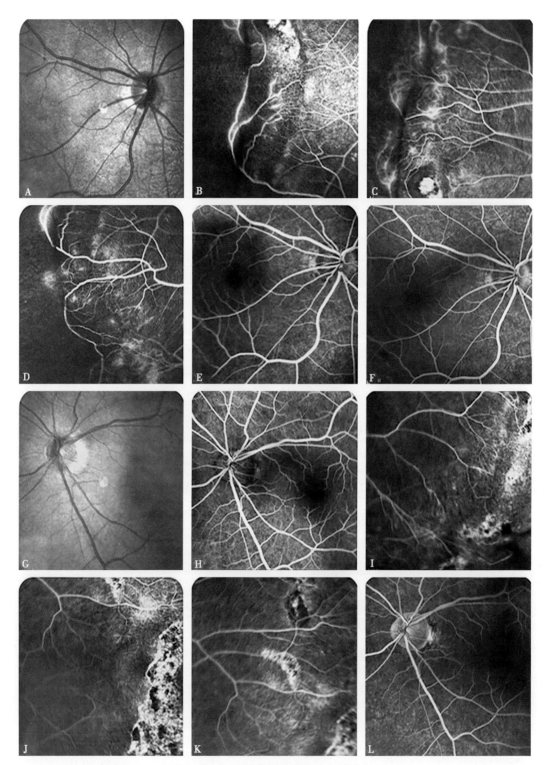

图 3-13-2　先证者荧光素眼底血管造影

双眼血管在赤道部附近终止，无血管区和血管化的视网膜有明显的分界形成，中间表现嵴样分界，视网膜血管分支繁多，呈柳树枝状，越靠近周边越多，在上、下血管弓之间向颞侧偏斜，黄斑向颞下移位，血管颞侧牵拉明显，末端血管动静脉异常吻合，有新生血管形成，视网膜下渗出病灶（A～F 右眼，G～L 左眼）

基因检测：先证者(Ⅱ-2)及其母亲(Ⅰ-2)、姐姐(Ⅱ-1)均检测到TSPAN12基因杂合性突变(c.14_15insAAGA：p.D5fs)，父亲(Ⅰ-1)未检测到该突变。遗传方式为常染色体显性遗传。(图3-13-1G、H)

诊断：家族性渗出性玻璃体视网膜病变。

【典型病例42】

患儿，女，4岁，代诉：发现左眼视物偏斜、视力低下1年余。

家族史：无近亲结婚家族史。

眼部检查：

视力：右眼裸眼0.12，矫正0.3(-3.00DS/-2.75DC×155)；左眼裸眼0.01，矫正0.02(-1.00DS/-3.00DC×25)。

眼底检查：双眼眼底视盘界清，色淡红，C/D约0.3，可见视盘颞侧白色条状血管束从视盘向周边延伸(图3-13-3A、B)。

黄斑相干光断层扫描(OCT)：右眼黄斑结构未见明显异常(图3-13-3C)；左眼黄斑区受周围纤维血管组织收缩牵拉，形成黄斑区的视网膜皱折(图3-13-3D)。

荧光素眼底血管造影：左眼染料灌注及回流时间正常，视盘颞侧血管变直，向颞侧牵拉；颞侧周边静脉分支增多，血管走行变直，末端见少量荧光渗漏(图3-13-4)。

基因检测结果：先证者(Ⅲ-1)、胞妹(Ⅲ-2)、父亲(Ⅱ-1)及奶奶(Ⅰ-2)检测到TSPAN12基因杂合性突变(c.543C>G：p.C181W)，爷爷(Ⅰ-1)及母亲(Ⅱ-2)未检测到该突变。遗传方式为常染色体显性遗传(图3-13-3E、F)。

诊断：家族性渗出性玻璃体视网膜病变。

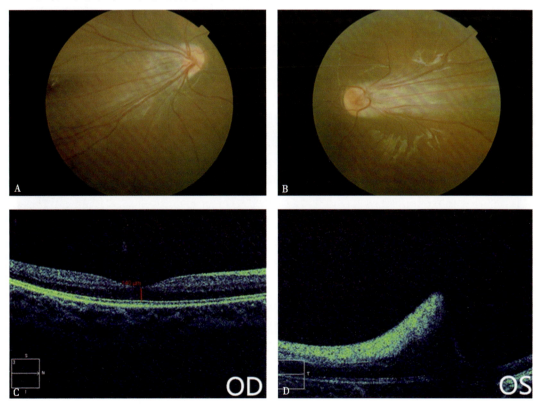

第三章 视网膜、脉络膜和视神经疾病

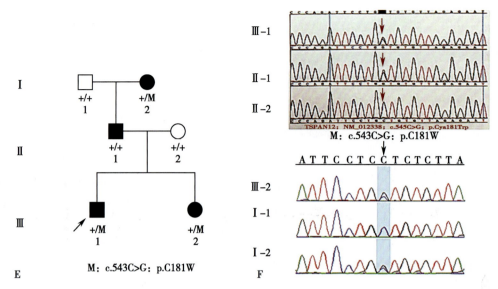

图 3-13-3 先证者彩色眼底像、黄斑 OCT、基因测序及家系图

A、B. 双眼眼底视盘界清，色淡红，C/D 约 0.3，可见视盘颞侧白色条状血管束从视盘向周边延伸；C. 右眼黄斑结构未见明显异常；D. 左眼黄斑区受周围纤维血管组织收缩牵拉，形成黄斑区的视网膜皱折；E. 家系图；F. 基因检测结果

【临床特征】

1. 发病年龄　本病可在任何年龄起病，发病年龄越早，病情越重，预后越差。3 岁内发病者预后较差，而 1 岁内发病者多表现为白瞳、斜视、眼球震颤。

2. 症状　一般由于出现斜视或白瞳症而被家长发现，或常规做眼部检查发现视力不好或视网膜脱离就诊。有些患者尽管有周边血管异常，但不出现并发症，也可终生无任何症状；有些患者经过一段较长的静止期后病变进展，出现临床症状，表现视力下降和视网膜脱离。

3. 眼前节表现　严重的颞侧周边增生形成睫状膜，除牵拉视网膜脱离外，可致瞳孔后粘连、瞳孔膜闭、前房消失、并发性白内障、角膜白斑等，最后出现眼球萎缩。

4. 眼底改变

（1）视网膜血管改变：部分患者大血管分支增多，周边视网膜的无灌注区及血管异常是 FEVR 的特征性表现。病变轻者仅有颞侧视网膜周边无血管区，也可为 360° 周边视网膜的无血管区。无血管区内的视网膜往往变薄，或出现大片格子样改变，继而发生视网膜裂孔，引起视网膜脱离。在血管化和无血管区的交界处可见到一种或多种异常血管，表现为周边血管分支异常增多、行径异常、动静脉短路，毛细血管扩张或闭塞的血管呈白线状，微血管瘤和新生血管生长，部分可见到不规则的灰白色的渗出灶，荧光素眼底血管造影可显示这些异常血管。血管改变以颞侧周边最典型和最为常见，有些在颞侧形成尖端朝向视盘的三角形血管改变。周边严重牵拉患者可有后极部血管改变，颞侧周边增生牵拉使得大血管行径较直。

（2）视网膜脱离：较严重病例可表现视网膜内或视网膜下黄白色脂质渗出、出血，继发牵拉性、渗出性、甚至孔源性视网膜脱离。其中较典型的表现是"镰状视网膜皱襞"，是周边纤维血管组织收缩牵拉视网膜，形成视盘至周边视网膜或赤道部的视网膜皱襞或脱离，周边增生牵拉常导致黄斑异位。

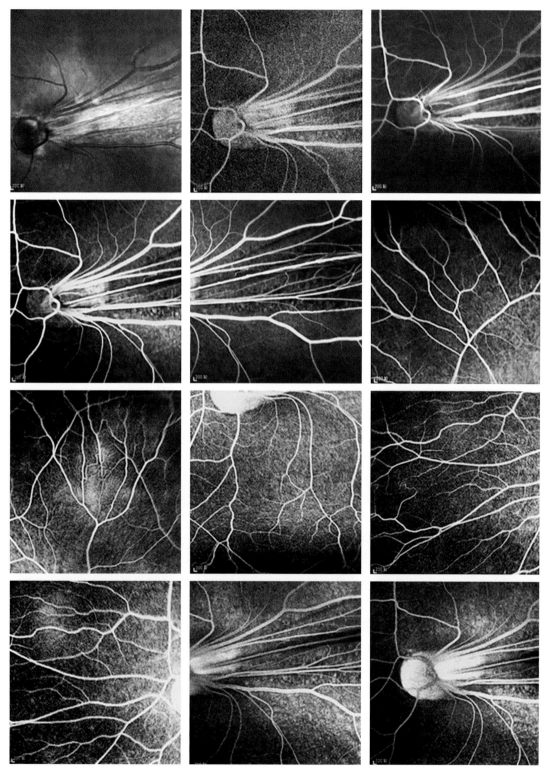

图 3-13-4　先证者荧光素眼底血管造影（左眼）

染料灌注及回流时间正常，视盘颞侧血管变直，向颞侧牵拉；颞侧周边静脉分支增多，血管走行变直，末端见少量荧光渗漏

根据眼底改变可分为五期：第一期周边部视网膜存在无血管区，但未出现新生血管；第二期周边部视网膜同时存在无血管区和新生血管形成，可伴有或不伴有渗出；第三期未累及黄斑部的次全视网膜脱离，可为渗出性或牵拉性；第四期累及黄斑部的次全视网膜脱离，可为渗出性或牵拉性；第五期全视网膜脱离，呈开漏斗形或闭漏斗形。

【诊断要点】

1．双眼患病[6]、有家族史[8-10]、但无早产吸氧史。特殊的检眼镜下和荧光素眼底血管造影（FFA）检查所见，是本病诊断的重要依据，而FFA[7]是临床诊断FEVR的主要标准，特征性表现是周边视网膜血管中断，有无灌注区形成。FFA可清晰的显示无血管区的范围，大多数在颞侧，也有累及360°的。靠近无血管区视网膜小血管呈网状或毛刷状，有动静脉短路或血管白鞘形成；部分患者黄斑周围毛细血管被拉向颞侧，有些表现为视网膜血管分支异常增多，周边部血管密集，呈柳树枝样，血管分支间角度变小，有些几乎平行。此外，还可发现视盘偏小，视盘至黄斑距离拉长，后极部血管向颞侧弯曲，黄斑向颞下移位等。早期患者FFA的特征性表现可作为临床诊断的依据。但渗出严重以及晚期视网膜脱离者在FFA中就缺乏特异表现，不具诊断价值。

2．其他眼科特殊检查　ERG、EOG、超声生物显微镜、视野检查和色觉检查等在无症状的轻型患者中基本正常，晚期患者所有检查均显异常，即无特殊诊断意义。

【鉴别诊断】

1．早产儿视网膜病变（retinopathy of prematurity，ROP）　FEVR和ROP在临床上均表现为视网膜发育不完全，且后期的发展演变也极相似。鉴别要点主要是ROP有明确的早产史和/或出生时的低体重史，但无家族遗传史。FEVR多是足月产、正常体重的患儿，可有家族遗传史。此外，ROP少有视网膜下的渗出，FEVR则很常见；FEVR视网膜血管一般均有走行和分布的异常，而ROP少见。目前基因研究发现FZD4基因突变与严重ROP有关。

2．Norrie病　此病多见于男孩，可伴神经性耳聋、生长发育迟缓等神经系统和其他系统的病变，预后差。眼部特征性表现是严重的视网膜血管发育不完全。目前基因研究发现部分患者可因NDP基因突变造成。全身情况特别是神经系统发育异常有助于鉴别诊断。

3．Cotas病　FEVR渗出严重时与Cotas病的眼底表现难以区分。Cotas病多见于男孩，单眼发病，眼底见视网膜毛细血管扩张、微血管瘤或灯泡样血管，大量视网膜内或视网膜下黄白色渗出是其特征。有时可见视网膜下胆固醇结晶或出血。FEVR多双眼发病，眼底周边视网膜有无血管区。对眼发病及FFA检查在鉴别上具有重要价值。

4．永存原始玻璃体增生症（persistent hyperplastic primary vitreous，PHPV）　眼底视网膜皱襞与FEVR相似，但80%单眼发病，无家族史。患眼常较小。前部型患者可见被拉长的睫状突；后部型和混合型可有眼底视盘发育异常。UBM和FFA的特征性表现及家族遗传史等可帮助鉴别。目前基因研究显示FEVR致病基因FZD4在一些PHPV动物模型中有突变表现。玻璃体手术中发现PHPV患者的视网膜血管已发育到周边部，这是重要的鉴别点。

【遗传学】

目前研究发现与FEVR相关的基因有6个，分别为：NDP（MIM 300658，位于染色体11q11.3），与性连锁隐性遗传FEVR有关；FZD4[11]（MIM 604579，位于染色体11q14.2），以常染色体显性遗传FEVR为主；LRP5（MIM 603506，位于染色体11q13.2），和常染色体显性或隐性遗传FEVR有关；TSPAN12[12]（MIM 613138，位于染色体7q31.31），与常染色体显性遗传 FEVR 有关；*ZNF408* 基因位于染色体 11p11.2，包含 5 个外显子，编码 720 个氨基酸，为锌指蛋白转录因子家族成员，在眼部发育过程中发挥重要作用；*KIF11* 基因定位于染色体 10q24.1，KIF11 编码的蛋白属于驱动蛋白家族的一员，而驱动蛋白与恶性肿瘤和新生血管的发生及形成有关，因此 KIF11 可以导致 FEVR 的发生。然而，以上 6 种基因也仅能解释约 50% 的 FEVR 患者，仍有近一半的患者致病基因未明确。

【治疗】

目前临床上只能在一定程度上控制疾病的发展，治疗 FEVR 的并发症。因此多数学者认为需早期诊断并终身随访。原则是当视网膜有血管与无血管交界处出现新生血管时，对婴幼儿可能提示病情将迅速发展，适当的光凝或冷冻治疗可能缓解病情。出现视网膜脱离时巩膜环扎术或玻璃体切除术可以挽救部分视功能。疾病晚期只能对症处理挽救眼球。

1. 冷冻和光凝治疗　治疗的目的是控制视网膜周边新生血管的发展。

2. 巩膜环扎术　适应证是并发孔源性视网膜脱离者。孔源性视网膜脱离常见于 10～20 岁的 FEVR 患者，但也有发生在 50 岁时，手术效果一般较好。

3. 玻璃体切除术　除非玻璃体牵引严重者，否则不需行玻璃体切除手术。玻璃体手术失败的原因可能是无血管区存在异常的玻璃体视网膜粘连。

4. 抗 VEGF 药物眼内注射[13]　对于活动期新生血管和渗出严重者，可用抗 VEGF 药物来抑制新生血管、减少渗出以提高视力，如同时联合玻璃体手术可解除玻璃体对视网膜的牵拉缓解病情。

（哈少平　綦　瑞）

参 考 文 献

[1] Criswick V G, Schepens C L. Familial Exudative Vitreoretinopathy. American Journal of Ophthalmology, 1969, 68(4): 578-594.

[2] Chamney S, Mcloone E, Willoughby C E. A mutation in the Norrie disease gene(NDP)associated with familial exudative vitreoretinopathy. Eye, 2011, 25(12): 1658-1658.

[3] Huang X F, Huang F, Wu K C, et al. Genotype-phenotype correlation and mutation spectrum in a large cohort of patients with inherited retinal dystrophy revealed by next-generation sequencing. Genetics in Medicine, 2015, 17(4): 271-278.

[4] Churchill J D, Bowne S J, Sullivan L S, et al. Mutations in the X-linked retinitis pigmentosa genes RPGR and RP2 found in 8.5% of families with a provisional diagnosis of autosomal dominant retinitis pigmentosa. Invest Ophthalmol Vis Sci, 2013, 54(2): 1411-1416.

[5] Wang F, Wang H, Tuan H F, et al. Next generation sequencing-based molecular diagnosis of retinitis pigmentosa: Identification of a novel genotype-phenotype correlation and clinical refinements. Human Genetics, 2013, 133(3): 331-345.

[6] Pendergast S D, Trese M T. Familial exudative vitreoretinopathy. Results of surgical management. Ophthalmology, 1998, 105(6): 1015-1023.

[7] Slusher M M, Hutton W E. Familial Exudative Vitreoretinopathy. American Journal of Ophthalmology, 1979, 87(2): 152-156.

[8] Boonstra F N, Van Nouhuys C E, Schuil J, et al. Clinical and Molecular Evaluation of Probands and Family Members with Familial Exudative Vitreoretinopathy. Investigative Opthalmology & Visual Science, 2009, 50(9): 4379.

[9] Shukla D, Singh J, Sudheer G, et al. Familial exudative vitreoretinopathy(FEVER). Clinical profile and management. Indian Journal of Ophthalmology, 2003, 51(4): 323.

[10] Qin M, Hayashi H, Oshima K, et al. Complexity of the genotype-phenotype correlation in familial exudative vitreoretinopathy with mutations in the LRP5 and/or FZD4 genes. Human Mutation, 2010, 26(2): 104-112.

[11] Ells A, Guernsey D L, Wallace K, et al. Severe retinopathy of prematurity associated with FZD4 mutations. Ophthalmic Paediatrics and Genetics, 2010, 31(1): 7.

[12] Poulter J A, Ali M, Gilmour D F, et al. Mutations in TSPAN12 Cause Autosomal-Dominant Familial Exudative Vitreoretinopathy. American Journal of Human Genetics, 2010, 86(2): 248-253.

[13] Quiram P A, Drenser K A, Lai M M, et al. Treatment of vascularly active familial exudative vitreoretinopathy with pegaptanib sodium(macugen). Retina, 2008, 28(Supplement): 8-12.

第十四节　回旋状脉络膜视网膜萎缩

回旋状脉络膜视网膜萎缩(gyrate atrophy, GA)是一种罕见的常染色体隐性遗传疾病,其特点是进行性、代谢性视网膜脉络膜变性,主要由鸟氨酸转氨酶(ornithine aminotransferase, OAT)缺乏引起,具有特征性的眼底回旋状病损和高鸟氨酸血症[1]。最初 Jacobson 于 1888 年和 Cutler 于 1895 年将 GA 描述为不典型视网膜色素变性。1896 年,Fuchs 命名为回旋状脉络膜视网膜萎缩。1908 年,Garrod 提出 GA 是源于先天代谢异常的原发性视网膜变性,1973 年 Simell 和 Takki 报道了 GA 患者有高鸟氨酸血症和鸟氨酸尿症,从代谢和生物化学角度揭示了此病的发病机制[2],从此 GA 成为一种有可能治疗的代谢性视网膜变性疾病。世界各地不同种族中均发现有 GA 患者,到 1995 年,文献统计世界上报道了约 150 例经生化检查证实的病例,其中约 1/3 来自芬兰[3]。

【典型病例 43】

先证者(Ⅱ:2),男,9 岁。

主诉:双眼视力下降 3 年余,夜盲 1 年余。

家族史:无近亲结婚家族史,家族中无遗传性疾病,家系图如图 3-14-1。

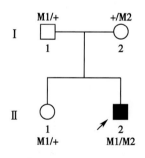

图 3-14-1　回旋状脉络膜视网膜萎缩家系图及基因突变

眼部检查:

视力:右眼 0.1,矫正 0.15(-3.00DS/-4.50DC×5);左眼 0.1,矫正 0.15(-4.00DS/-4.00DC×5)。

色觉:绿色、蓝色色盲。

眼压:OD 14.0mmHg,OS 17.0mmHg。

外眼及眼前段:双眼正常。

玻璃体：双眼轻度云雾状混浊。

眼底、黄斑OCT、荧光素眼底血管造影、视野检查如图3-14-2，视网膜电图检查如图3-14-3。

先证者全身检查结果：体重33.5kg，身高136cm，发育正常，营养良好，身材略瘦。神经系统体格检查未见阳性体征，生理反射存在，病理反射未引出。四肢神经传导和肌力检查结果正常。颅脑磁共振检查结果示左侧额叶及右侧顶叶深部白质异常信号灶，考虑小缺血灶（图3-14-4）。脑电地形图检查（EEG）结果示可见短暂节律阵发出现慢波（图3-14-5）。纯音测听阈值测定结果显示先证者右耳气导低于正常值范围，排除右耳耳垢等耳道阻塞情况（图3-14-6）。

基因检测：患者OAT基因的第4号和第10号外显子上检测到双等位基因突变（c.461G>A：p.R154H，c.1186C>T：p.R396X）。先证者的父亲携带有OAT基因的无义突变（p.R396X），母亲携带有OAT基因的错义突变（p.R154H）。结合基因检测结果分析，确定该家系的遗传方式为常染色体隐性遗传（图3-14-1）。

通过应用Sykam5-4330全自动氨基酸分析仪对患者血清进行氨基酸浓度的测定，结果显示患者血清中鸟氨酸浓度为665μmol/L（正常值范围为40~120μmol/L）。

诊断：回旋状脉络膜视网膜萎缩。

【临床特点】

1. 视力　进行性视力损害，大部分患者10岁左右出现夜盲[4]，但矫正视力正常。之后视力逐渐下降，这种因视网膜变性引起的缓慢进行性不可逆视力损害通常在40~60岁致盲。中心视力可能因黄斑囊样水肿、视网膜前膜或晚期萎缩波及黄斑而丧失[5]。少数患者因中心凹出现回旋状改变，中心视力较早就有减退。多数患者两眼视力下降程度一致。偶尔患者的一眼视力下降非常显著，与另一眼不符，可能出现较差眼的传入性瞳孔障碍和外隐斜。患者视力的损害程度取决于高鸟氨酸血症的严重程度及不同的OAT基因突变方式[1,6]。90%的病例有-6.00~-10.00D以上的高度近视和2.00D以上的散光[7]。

2. 晶状体　10~20岁常发生明显的后囊下白内障，并发展成广泛的皮质混浊[8]。

3. 睫状体和玻璃体　可见睫状突异常短小。玻璃体浓缩，常有成簇的云雾状纤维。个别患者在青春期出现反复的玻璃体积血[3]。

4. 眼底　典型表现是从较正常视网膜向脉络膜视网膜几乎完全萎缩的快速过渡。GA患者十几岁甚至婴幼儿期即可出现眼底改变[9]，早期萎缩灶为铺路石样视网膜色素上皮和脉络膜毛细血管萎缩，萎缩病变呈环状向周边和后极部扩展。在脑回状萎缩区之间的视网膜正常，萎缩区与正常视网膜之间可有色素带分开[6]，这些色素区域代表功能不正常的视网膜色素上皮，一些患者的色素分界线内可见结晶沉着。脉络膜视网膜萎缩为全层损伤，可见残留稀疏的脉络膜大血管。晚期病例正常眼底结构消失，似无脉络膜症[10]，除黄斑区有一岛屿状正常的视网膜外，整个眼底呈黄白色，视盘呈蜡黄色或淡红色，视网膜血管极细。黄斑中心凹的回旋状病损通常在晚期病例出现，很少情况在病程早期即出现，有时在出现明显的萎缩改变以前黄斑区可呈颗粒状外观。视盘周围回旋状病灶较常见，常常伴随中心视力的下降。视网膜色素上皮萎缩的区域可能见到脉络膜大血管。个别患者可出现CNV和黄斑中心凹盘状出血。

5. 荧光素眼底血管造影　回旋状病变区因色素上皮脱色素或萎缩在造影早期即呈边界清晰的强荧光，其强度变化与背景荧光一致，为透见荧光。随病变区脉络膜毛细血管丧失，

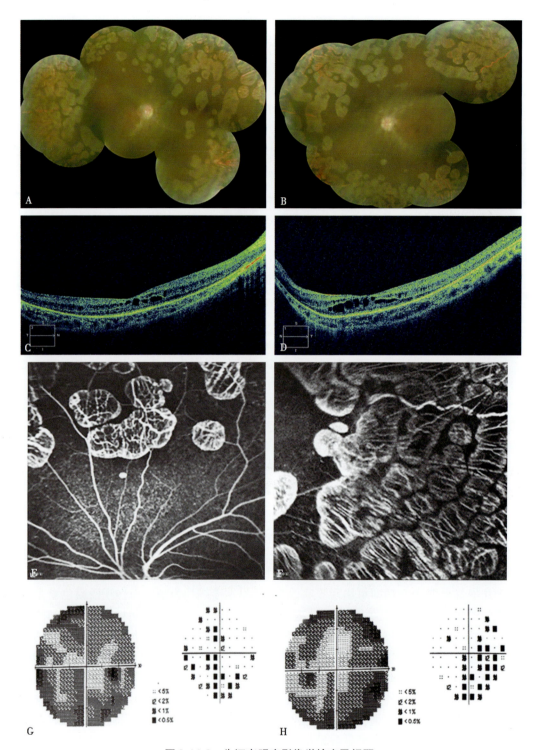

图 3-14-2　先证者眼底影像学检查及视野

A、B. 彩色眼底像：双眼视盘略小，边界欠清，周边视网膜可见大量不规则环状、鹅卵石样视网膜脉络膜萎缩灶，部分区域萎缩灶互相融合呈花环状；C、D. 黄斑相干光断层扫描（OCT）：双眼椭圆体带消失，视网膜内层可见多个囊样液性暗区；E、F. 荧光素眼底血管造影（FFA）：可见周边视网膜散在大小不一边界清晰的透见荧光区，萎缩区中间夹杂弱荧光，边缘处呈透见强荧光；G、H. 视野：双眼周边视野缩小

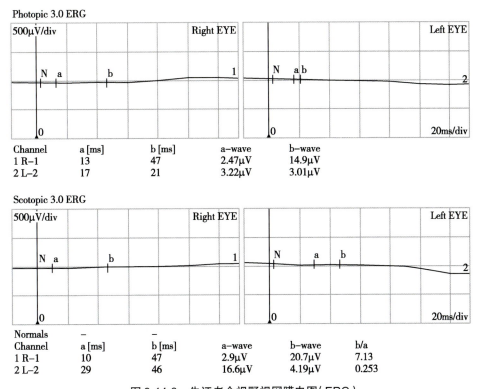

图 3-14-3　先证者全视野视网膜电图（ERG）
双眼视锥、视杆细胞的 a 波和 b 波幅值重度下降

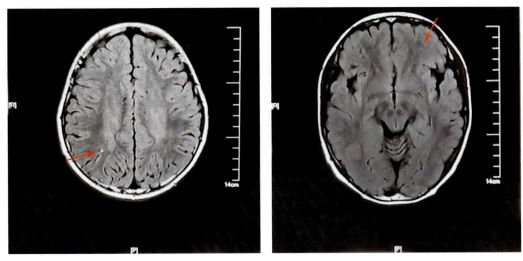

图 3-14-4　先证者头颅磁共振检查（MRI）
双侧大脑半球对称，左侧额叶及右侧顶叶深部白质可见多发点状 T_2flair 高信号灶

形成的萎缩斑表现弱荧光，其间可见残余的脉络膜大血管，毗邻回旋状病损的外观健康的视网膜边缘有轻度荧光素渗漏。造影后期，由于周围有功能的脉络膜毛细血管渗漏荧光素，使萎缩斑边缘染色。晚期病例的脉络膜全层萎缩区在造影早期为弱荧光，随时间推移后期荧光略增强，为巩膜着染的表现。视网膜血管充盈正常，检眼镜下表现正常的区域荧光素正常。

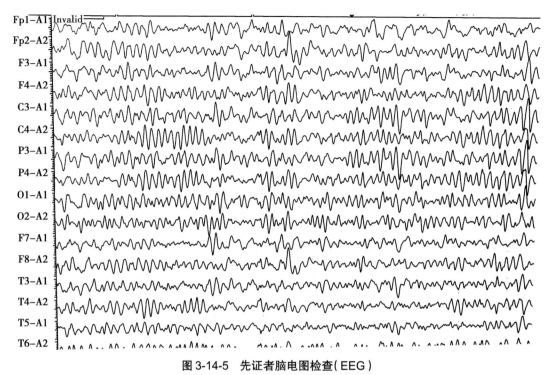

图 3-14-5　先证者脑电图检查（EEG）

慢波中各导联可见少数低 - 中波幅 3~3.5Hz δ 波及稍多低 - 中波幅 4~7Hz θ 波，两侧对称，余各导联可见中至高波幅 6~7Hz θ 波呈短暂节律阵发出现，时而右侧各导联显著

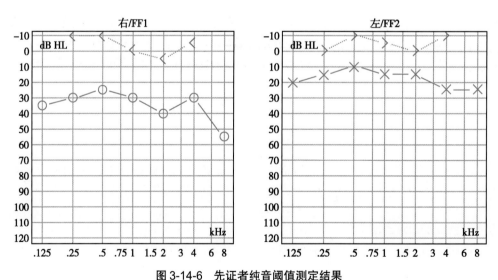

图 3-14-6　先证者纯音阈值测定结果

提示右耳气导低于正常范围，双耳骨导正常

6. 视野　表现为周边视野缺损，多数与检眼镜下所见存留的健康视网膜的范围一致。如果出现视盘周围病损，则会有相应的生理盲点扩大。功能性视野范围偶尔会比检眼镜下观察到的健康视网膜的范围小得多，通常与大的视盘周围病损有关。随着疾病的进展，出现环形暗点和周边视野缩小。最终视野严重缩小，直至完全失明。

7. 视觉电生理　在疾病早期即出现 ERG 和 EOG 的明显异常。早期全视野 ERG 即降低，没有正常的 ERG 记录。视杆细胞和视锥细胞的 a 波和 b 波波幅常严重降低（低于 10μV），甚至熄灭，提示视杆细胞和视锥细胞系统共同受损，偶尔有患者 ERG 仅降低 50%～70%（可记录到 100～300μV）。直流电 ERG 提示 c 波仅在疾病很早期能记录到，c 波在 a 波和 b 波之前消失提示病变起始于 RPE。一些患者在 30Hz 闪烁测验中潜伏期延迟。窄宽滤过器叠加技术能够检测到低于 1μV 的 ERG 变化，可客观监测病损的进展情况。暗适应曲线通常是单相延迟的，并比正常提高约 3log 单位。EOG 光峰／暗谷比显著下降，与 ERG 的降低一致。但视觉诱发电位作为视力的直接反映个体差异大。

8. 频域 OCT　显示视网膜内多发囊样腔隙和神经节细胞层高反射沉积物[8]。虽然年轻患者的后极部看上去保存尚好，但中心凹增厚[3]。

9. 眼底自发荧光　能够显示神经感觉层功能障碍的范围，并可见黄斑水肿。

10. 瞳孔外观、对光和调节反应、眼球运动、立体视、色觉、眼压通常正常[3]。

11. 化验室（生化）检查　普遍有极度的高鸟氨酸血症。所有的体液（全血、血浆、脑脊液、房水和尿）中的鸟氨酸含量均较正常水平高 10～20 倍[1]。但也有报道少数患者血浆中鸟氨酸含量正常，而眼底表现为回旋状脉络膜视网膜萎缩[11-12]，另外有文献报道部分高鸟氨酸血症患者并无回旋状脉络膜视网膜萎缩表现[13]。

12. 全身其他组织器官　本病可累及脑、周围神经系统及骨骼肌等器官和组织：①脑：普遍存在脑电图异常和临界的智力低下，两者可同时存在于同一患者。患者可出现脑白质变性病灶、早发性脑萎缩和血管周围间隙（Virchow 腔）的数量显著增加。脑部的变性、萎缩改变和异常的 EEG 可能是 GA 的临床特点之一。②周围神经系统：可见感觉运动末梢神经病变，多数是轻度无症状的神经病变，少数为有症状的周围神经病变。神经病变与眼底改变的严重程度相关，有神经病变的患者眼病情重。③骨骼肌：三角肌肌电图有非特异性异常，提示轻度到中度骨骼肌肌病。肌病的进展比脉络膜视网膜病变缓慢，但同样受到代谢缺陷的影响。腿部肌肉 CT 和 MRI 也可发现异常。④毛发：脱发[1,3,14]。

13. 临床分型　根据患者对维生素 B_6 的治疗反应（标准定为血浆中鸟氨酸水平降低 50%）可将本病分为两个亚型：维生素 B_6 敏感型和不敏感型[3]。

【诊断要点】

包括：①夜盲，双眼视力逐渐下降；②早发性后囊下白内障；③眼底特征性脉络膜和视网膜回旋状病变；④高度近视散光；⑤全视野 ERG 显示视杆细胞和视锥细胞的 a 波和 b 波波幅常常严重降低，甚至熄灭，眼电图的光峰／暗谷比值（Arden 比）明显下降；⑥高鸟氨酸血症；⑦常染色体隐性遗传；⑧基因检测：OAT 基因纯合性突变或复合杂合性突变。其中要重点考虑特征性眼底回旋状病变和高鸟氨酸血症，但鸟氨酸不会在出生后快速升高，因此对于婴儿，氨基酸筛查可能检测不出异常。综上所述，遗传方式和基因检测的综合结果更为可靠，可最终确定诊断[3,15-16]。

【鉴别诊断】

1. 无脉络膜症（choroideremia，CHM）　CHM 是 X 连锁隐性遗传疾病，患者均为男性，家族性发病，GA 为常染色体隐性遗传，发病无性别倾向。CHM 最早的眼底改变通常见于儿童期，包括非特异性色素沉积、赤道部和视盘周围细小颗粒状 RPE 萎缩，眼底呈椒盐状。赤道部脉络膜毛细血管和 RPE 萎缩向后极部进展、视盘周围萎缩向赤道部进展，形成融合的扇形区域,其间可见到散在的健康色素条带。眼底病变一般无明显边界[1, 17]。而 GA 患者十几岁甚至婴幼儿期即可出现眼底改变[9],早期萎缩灶为铺路石样 RPE 和脉络膜毛细血管萎缩,萎缩病变呈环状向周边和后极部扩展,形成特征性脑回状萎缩病灶。在脑回状萎缩区之间的视网膜正常,萎缩区与正常视网膜之间可由色素带分开[6]。CHM 患者的近视患病率较高,一般是轻度,随 CHM 进展近视度数会增加。但 90% 的 GA 病例有 −6.00~−10.00D 的高度近视和 2.00D 以上的散光[7]。10~20 岁常发生明显的后囊下型白内障,并发展成广泛的皮质混浊[8]。

2. 病理性近视　通常高于 −15.00D 的病理性近视有时会出现后极部、视盘周围或周边部簇状圆形全层脉络膜视网膜萎缩,常导致中心视力严重下降。但是与 GA 的病损形态不同。有人描述"中心性回旋状病变",可能是匐行性脉络膜萎缩的晚期表现,而非独立的遗传性脉络膜病变。大范围的铺路石样变性可与 GA 类似,通常见于下方象限周边,但 GA 不是节段性的,而是累及眼底 360°[3]。

3. 高鸟氨酸血症　不是 GA 特有的。有两种其他情况:一种综合征(未名)有高鸟氨酸血症、肾性糖尿、全氨基酸尿症、智力低下、眼部无异常;另一种是同型瓜氨酸尿综合征(HHH 综合征),这是一种罕见的常染色体隐性遗传疾病,眼部正常。杂合子没有任何眼部异常,因此对杂合子的筛查必须依靠生化或遗传学检测。鸟氨酸不会在出生后快速升高,因此对于新生儿,尿氨基酸筛查不能检测到 GA 病例。

【组织病理学】

高鸟氨酸血症是 GA 的基本特征,鸟氨酸水平是正常值的 10~20 倍,空腹晨起血浆鸟氨酸为 400~1 400μmmol/L(正常为 40~80μmmol/L)。这种代谢紊乱的最主要靶器官是眼,因此主要的病理变化发生在眼部:①眼前节:组织活检显示结膜上皮细胞和基质成纤维细胞的变化。电镜下,这些细胞内出现嗜锇颗粒(推测是脂质或脂肪滴)、高尔基体肥大伴胞内膜破裂和溶酶体堆积。角膜内皮、无色素睫状体上皮、虹膜平滑肌和睫状体细胞中的线粒体扩大、嵴断裂、并可见低电子密度的基质。②眼后节:病损区外层视网膜、RPE、脉络膜毛细血管和大多数脉络膜血管缺如。RPE 缺失的区域,光感受器与 Bruch 膜直接接触。部分患者外颗粒层中有圆管状玫瑰花样结构,名为视网膜成管现象。电镜下,光感受器内也有线粒体扩大、嵴断裂,但程度较轻。RPE 内无线粒体异常[3]。

【遗传学】

本病通常为常染色体隐性遗传,但也有极少数常染色体显性遗传病例的报道。目前致病基因已定位于染色体 10q26,编码 OAT,因缺失、插入、剪接位点碱基对改变和错义突变导致基因功能丧失。OAT 是一种依赖磷酸吡哆醛(PLP)的、核酸编码的线粒体基质酶,OAT 基因突变可导致该酶缺乏,引起相应的反应产物缺乏和继发的依赖反应或过多的底物聚集,产生毒性或促使另一个反应产生毒性产物。几乎所有维生素 B_6 不敏感的芬兰血统患者的 OAT 基因都出现复合杂合性突变(*Leu402Pro, Arg80Thr*)。少见的维生素 B_6 敏感型患者是 OAT 基因的 *Glu318SLys* 纯合性突变的或复合杂合性突变(*Val1332Met, Glu318Lys*)。

【治疗】

治疗旨在纠正代谢异常,然而究竟哪种代谢改变是病因尚未明确,因此对治疗造成很大困难。目前主要通过激活 OAT 活性、降低血中氨基酸水平以及加速鸟氨酸由肾脏排出以纠正高鸟氨酸血症来延缓组织病变进展,但效果不一。治疗策略主要是饮食营养干预[14],如饮食限制和补充维生素B_6，未来有望通过酶替代、基因疗法[1]或干细胞疗法[18-19]从根本上治愈本病。

1. 补充维生素B_6　维生素B_6是OAT的辅因子，补充维生素B_6可以激活残存的OAT活性，继而降低血清中的鸟氨酸水平，但仅对部分患者有效。治疗反应良好者较反应差者病情轻。维生素B_6敏感型和不敏感型这两种亚型可能代表了同一基因不同的等位突变。对所有新发现的GA患者要进行标准的维生素B_6反应性检测，包括体内和体外（检测体外培养的患者来源成纤维细胞的OAT活性）[3]。

2. 限制精氨酸摄入　精氨酸是鸟氨酸的前体，对维生素不敏感患者，通过限制饮食中的精氨酸含量可将体内鸟氨酸水平控制到正常或接近正常，所以限制饮食中的精氨酸是高鸟氨酸血症的一线治疗[6]。

3. 补充赖氨酸或氨基异丁酸（α-aminoisobutyric acid）　血中赖氨酸和氨基异丁酸浓度升高能够减少精氨酸和鸟氨酸在肾的重吸收，从而增加精氨酸和鸟氨酸经泌尿排泄[3]。口服赖氨酸是其他疗法的有效补充，能够增强维生素B_6补充和低蛋白饮食的效果[6]。

4. 补充脯氨酸　每天补充2~10g脯氨酸，随访2~5年中，病情进展停止或进展的程度比预想的缓慢，未报道副作用。应当注意的是，某些患者的血浆脯氨酸浓度是正常或升高的，尚不知对于这些患者，补充脯氨酸是否合适。当考虑对患者补充脯氨酸，应该测量血浆脯氨酸浓度，并且综合考虑[3]。

5. 纠正Cr缺乏　推测Cr水平降低损害了能量代谢，从而引起视网膜脉络膜萎缩和肌肉异常。对GA患者补充1.5gCr/d（正常成年人每日需要2g）5年，在治疗结束时，骨骼肌形态学（Ⅱ型肌纤维萎缩和管性聚合）有明显改善，治疗中断后肌肉萎缩复发。Cr补充并不能减缓或阻止脉络膜视网膜病变。此治疗不影响鸟氨酸水平，对神经病变无效[1, 3, 14]。

（王晓光）

参 考 文 献

[1] Tasman W, Jaeger E. Duane's ophthalmology（CD-ROM）. 2006, 25（3）: 1-27.

[2] Simell O, Takki K. Raised plasma-ornithine and gyrate atrophy of the choroid and retina. England London: Lancet, 1973, 301（7811）: 1031-1033.

[3] 陈松, 王雨生, 聂爱光. 回旋状脉络膜视网膜萎缩 // 李凤鸣, 谢立信. 中华眼科学. 第3版. 北京: 人民卫生出版社, 2014.

[4] Tanzer F, Firat M, Alagoz M, et al. Gyrate atrophy of the choroid and retina with hyperornithinemia, cystinuria and lysinuria responsive to vitamin B6. BMJ case reports, 2011, 2011（mar10 1）: 253-261.

[5] 侯慧媛, 王雨生. 无脉络膜症与回旋状脉络膜视网膜萎缩的鉴别与早期诊断. 中华眼科杂志, 2013, 49（6）: 564-567.

[6] Gaby A R. Nutritional therapies for ocular disorders: Part Three. Alternative medicine review: a journal of clinical therapeutic, 2008, 13（3）: 191-204.

[7] Buyuktortop N, Alp M N, Sivri S, et al. Gyrate atrophy of the choroid and retina: a case report. The Turkish journal of pediatrics, 2011, 53（1）: 94-96.

[8] Renner A B, Walter A, Fiebig B S, et al. Gyrate atrophy: clinical and genetic findings in a female without arginine-restricted diet during her first 39 years of life and report of a new OAT gene mutation. Doc ophthalmo Advances in ophthalmology, 2012, 125（1）: 81-89.

[9] Rigante D, Savastano M C, Leone A, et al. Occipital porencephaly in a child with gyrate atrophy of the

choroid and retina. Journal of AAPOS: the official publication of the American Association for Pediatric Ophthalmology and Strabismus, 2010, 14(5): 462-464.

[10] Javadzadeh A, Gharabaghi D. Gyrate atrophy of the choroid and retina with hyper-ornithinemia responsive to vitamin B6: a case report. Journal of medical case reports, 2007, 1(1): 27.

[11] Kellner U, Weleber R G, Kennaway N G, et al. Gyrate atrophy-like phenotype with normal plasma ornithine. Retina(Philadelphia, Pa), 1997, 17(5): 403-413.

[12] Bhakhri R, Ridder W H, 3rd. Gyrate Atrophy-Like Phenotype: Normal Plasma Ornithine and Retinal Crystals. Optometry and vision science: official publication of the American Academy of Optometry, 2016, 93(9): 1173-1180.

[13] Martinelli D, Diodato D, Ponzi E, et al. The hyperornithinemia-hyperammonemia- homocitrullinuria syndrome. Orphanet J Rare Dis, 2015, 10(1): 29.

[14] Valayannopoulos V, Boddaert N, Mention K, et al. Secondary creatine deficiency in ornithine delta-aminotransferase deficiency. Molecular genetics and metabolism, 2009, 97(2): 109-113.

[15] Koraszewska-Matuszewska B, Korzekwa M, Samochowiec-Donocik E. Gyrate atrophy of the choroid and retina in children. Klin Oczna, 2005, 107(1-3): 121-123.

[16] Guseva M R, Astasheva I B, Khatsenko I E, et al. A case of diagnosis of gyrate atrophy in infancy. Vestn Oftalmol, 2010, 126(4): 56-58.

[17] Coussa R G, Traboulsi E I. Choroideremia: a review of general findings and pathogenesis. Ophthalmic genetics, 2012, 33(2): 57-65.

[18] Meyer J S, Howden S E, Wallace K A, et al. Optic vesicle-like structures derived from human pluripotent stem cells facilitate a customized approach to retinal disease treatment. Stem cells(Dayton, Ohio), 2011, 29(8): 1206-1218.

[19] Howden S E, Gore A, Li Z, et al. Genetic correction and analysis of induced pluripotent stem cells from a patient with gyrate atrophy. Proceedings of the National Academy of Sciences of the United States of America, 2011, 108(16): 6537-6542.

第十五节 Leber 遗传性视神经病变

Leber 遗传性视神经病变（Leber hereditary optic neuropathy，LHON）由德国学者 Leber[1]于 1871 年首先报道，但直到 20 世纪 80 年代才明确该病是由线粒体 DNA 突变引起视神经退行性变性所致的母系遗传性疾病。临床表现为双眼无痛性、渐进性、急性或亚急性视力下降，可以双眼同时或先后发病，可间隔数天或数年。单眼发病罕见，多呈急性、亚急性发作，其后呈慢性逐渐发展。

LHON 发病年龄以 20~30 岁为主，发病率男性高于女性，但未见可直接遗传其后代者，女性为遗传基因携带和传递者，而其本身发病较少。大约 50% 的男性突变携带者和 10% 的女性突变携带者发病，但主要易感人群集中在 15~35 岁的青壮年男性[2]，少数可发生于 10 岁以下或 30 岁以上，有报道最小可在 5 岁，最大可在 70 岁。不同国家对 LHON 的发病率进行了统计，但得到的结果却不同，LHON 在北欧及东方亚洲人群发病率高。英格兰东北地区 LHON 的发病率约为 1/25 000[3]，荷兰的发病率为 1/39 000[4]，而芬兰发病率为 1/50 000[5]。在我国，目前尚未见流行病学调查资料。

【典型病例44】

患者,男,9岁。

代诉:发现双眼视力下降7天。其父母否认遗传眼病家族史。

眼部检查:

视力:右眼0.1;左眼0.1,双眼矫正不提高。

双眼外眼及眼前节正常,玻璃体正常。

眼底:右眼视盘颞侧色淡(图3-15-1A),左眼视盘轻度充血(图3-15-1B)。

黄斑OCT:双眼黄斑结构正常(图3-15-1C、D)。

视野:双眼视野异常(图3-15-1E、F)。

图形视觉诱发电位(P-VEP):双眼P100潜伏期延长(图3-15-1G)。

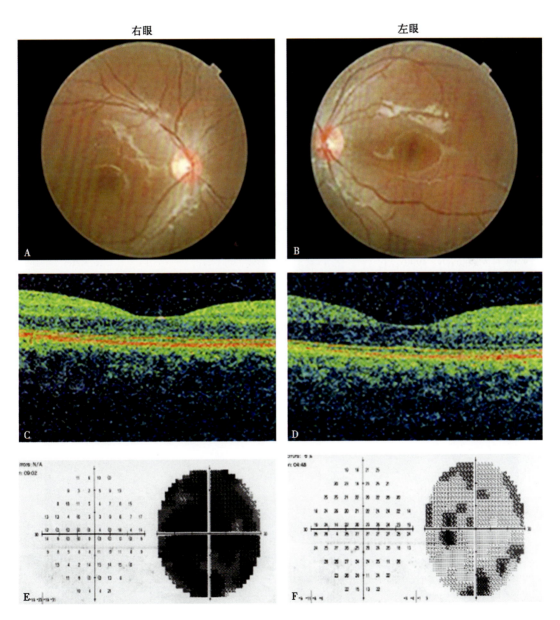

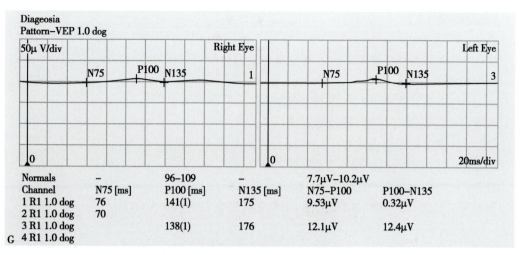

图 3-15-1 先证者临床检查结果

A、B. 眼底彩色照片：A 显示右眼视盘颞侧色淡，B 显示左眼视盘轻度充血；C、D. 黄斑相干光断层扫描：双眼黄斑未见明显异常；E、F. 视野检查：E 显示右眼全视野光敏感度一致性下降（弥漫性压陷），F 显示左眼中心暗点和多个旁中心暗点；G. P-VEP：双眼 P100 潜伏期延长，反应振幅幅值在正常范围

基因检测：mtDNA 检测发现 m.14484T>C 位点阳性。

诊断：Leber 遗传性视神经病变。

【典型病例 45】

患者，男，19 岁。

主诉：双眼视物不清 2 个月余。否认遗传眼病家族史。

眼部检查：

视力：右眼 0.1，左眼 0.1；双眼矫正不提高。

色觉检查：正常。

双眼前节：晶状体透明，玻璃体未见明显混浊，瞳孔直接对光反射略迟钝。

彩色眼底像：双眼视盘界清、色红，C/D≈0.3，视网膜 A∶V≈2∶3（图 3-15-2A、B）。

黄斑 OCT：双眼黄斑部结构正常（图 3-15-2C、D）。

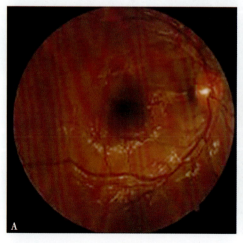
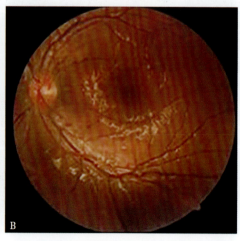

第三章 视网膜、脉络膜和视神经疾病

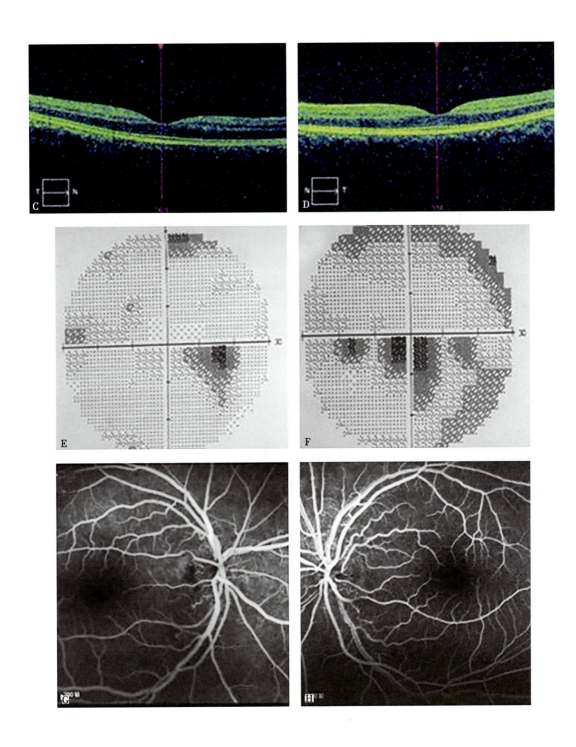

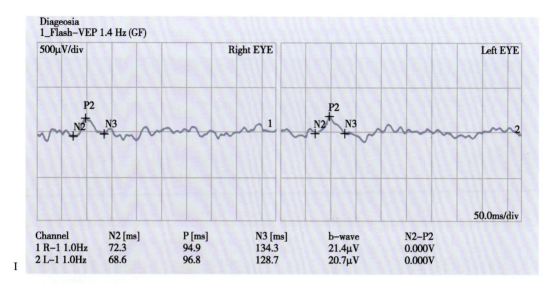

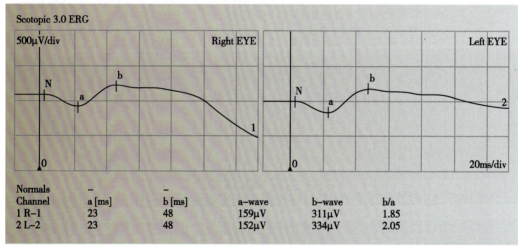

图 3-15-2　先证者临床检查结果

A、B. 眼底彩色照片：双眼视盘边界清，色红，余未见异常；C、D. 黄斑相干光断层扫描：双眼黄斑部结构大致正常；E、F. 视野：双眼中心暗点；G、H. FFA：双眼未见异常荧光渗漏；I. P-VEP：双眼峰时延迟，振幅下降，双眼视神经传导功能不良；J. F-ERG，双眼微循环功能不良

视野：双眼中心暗点（图 3-15-2E、F）。

FFA：双眼未见异常荧光渗漏、血管着染及荧光遮蔽等异常（图 3-15-2G、H）。

眼部电生理：P-VEP 示双眼峰时延迟，振幅下降，提示双眼视神经传导功能不良（图 3-15-2I）；F-ERG 大致正常（图 3-15-2J）。

基因检测：mtDNA 检测发现 m.11778G>A 位点阳性。

诊断：Leber 遗传性视神经病变。

【典型病例 46】

患者，男，4 岁零 1 个月。

代诉：右眼外伤 7 个月，发现视力下降 1 个月余。否认遗传眼病家族史。

眼部检查：

视力：右眼 0.12，左眼 0.8；双眼矫正不提高。

色觉检查：红绿色盲。

眼前节检查：双眼晶状体透明，玻璃体清，瞳孔直接对光反射迟钝，间接对光反射存在。

眼底：右眼视盘色淡，界清，视网膜 A∶V≈2∶3，黄斑中心凹反光可见（图 3-15-3A），左眼视盘色红，界清，视网膜 A∶V≈2∶3，黄斑中心凹反光可见（图 3-15-3B）。

基因检测：mtDNA 检测发现 m.11696G＞A 位点阳性。

电生理检查未能配合。

诊断：Leber 遗传性视神经病变。

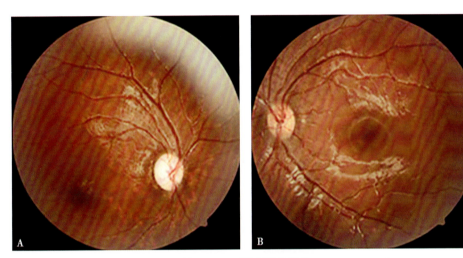

图 3-15-3　眼底彩色照片
A. 右眼视盘颜色苍白，边界清，余未见异常；B. 左眼视盘色红、边界清，余未见异常

【临床特征】

Leber 遗传性视神经病变的遗传特点为母系遗传和倾向于男性发病的性别偏好，临床上一般可分临床前期、急性期和亚急性期、慢性萎缩期。其特征为无特殊诱因的无痛性视神经病变，急性期视力可急剧下降至指数。视力虽不同程度下降，但大多数维持在 0.1 左右，很少有全盲者。但部分患者视力也可以自行恢复，特别是见于儿童期发病，并与不同位点突变有关，14484T＞C 位点突变引起的 LHON 愈后效果最好（约 37% 患者自愈），而 11778G＞A 位点突变愈后最差，自愈率只有约 4%[6-8]。

临床前期：大部分 LHON 患者此阶段没有视力的明显下降[9]，然而关于针对无症状突变携带者的大量研究数据表明，此阶段眼底可表现为视盘水肿和微血管瘤，类似于急性期改变。视盘 OCT 结果显示颞侧神经纤维层变厚，男性更加显著。

急性期：双眼常同时或者先后视力丧失，中心视力几乎完全丧失，导致中心盲点，周边视野不同程度受损。此期患者眼底表现很典型[10]，可有视盘充血，盘周有毛细血管扩张及神经纤维肿胀，视网膜动静脉不同程度迂曲扩张，视盘边界模糊，荧光素眼底血管造影无荧光渗漏，但常常不能在早期被发现。色觉障碍常以红绿色盲多见，常见为后天获得性，如果病情好转，色觉障碍也可随之好转。对家系中未发病者，如检查发现色觉障碍，视力虽无明显下降也应随访。部分患者没有呈现这些临床特征,可能是视力丧失前已经过了急性期。还有 20% 的急性期患者视神经看起来完全正常。

亚急性期:视盘充血逐渐消退,颞侧视盘颜色变淡,逐渐出现视神经萎缩征象,视盘颞侧的神经纤维层也明显变薄。

慢性期:视力通常是稳定的,大多在 0.1 以下。视盘旁毛细血管扩张消失,视盘呈现颞侧苍白征象,双眼发病患者多表现双侧对称性视神经萎缩。一些发病年龄较早的儿童和亚急性发病患者常因无法提供具体发病时间,而在慢性期前来就诊,因此多被诊断为"视神经萎缩"。而双眼不同病程患者就诊时,先发病眼视盘充血消退出现颞侧萎缩,而急性期眼则表现假性视盘水肿,此时容易被误诊为 Foster-Kennedy 综合征。其他少见眼底表现包括:盘周线状出血、黄斑水肿、视网膜条纹等。

除典型的 LHON 症状外,患者可能还会并发其他器官或组织的异常,如并发神经肌肉萎缩、多发性硬化和心脑血管异常等[11-13],这些症状在 LHON 患者中出现的频率高于正常人。由于 LHON 临床表现异质性较大,使得对有复杂症状的 LHON 患者不能及时准确地诊断。

【实验室检查】

PCR-SSCP 分析技术是目前检测 mtDNA 片段序列变化或突变的一种简单而灵敏的基因突变的筛选方法[14],并有不少改良的方法对病史已明确的 LHON 进行 mtDNA 分子遗传学检测,较易获得阳性结果,MaeⅢ识别终点的产生提高了诊断精确度,可避免假阳性或假阴性。

【其他辅助检查】

1. 荧光素眼底血管造影(fundus fluorescein angiography,FFA) 急性期视盘呈强荧光,血管高度扩张,视盘黄斑束毛细血管充盈、延缓缺损等,FFA 检查可早期发现有发病可能的患者及携带者,因此可用于遗传咨询,对无症状而有轻微血管改变者,可能在数年后发病。

2. 相干光断层扫描(OCT) 可客观定量的从视盘周围神经纤维层厚度(retinal nerve fiber layer,RNFL)和黄斑节细胞复合体厚度(ganglion cell complex,GCC)两个角度对患者进行评估。急性期由于视盘充血、毛细血管扩张,视盘周围 RNFL 增厚。亚急性和慢性期患者视盘周围 RNFL 表现出颞侧变薄趋势,为视盘黄斑束损害导致。黄斑 GCC 在急性期即可表现出明显变薄,说明该遗传性疾病存在慢性潜在性损害,但表现为急性发作的特质。但是 RNFL 和 GCC 的损害程度与 LHON 的预后不成比例,不能用于病变严重程度的评估。

3. 视野 中心暗点、旁中心暗点和与生理盲点相连的中心暗点是 LHON 另一个典型临床特征。通常未受累眼也会表现出轻微的中心暗点。在急性期视力较差时,中心视野检查未必表现对称一致的中心损害,可为双颞侧偏盲、不对称颞上象限盲。由于中心视野检查对视力要求高,无法完成的患者可以行周边视野检查,同样可以发现中心视野缺损。部分患者视力好转后视野检查可见明显改善。

4. 脑诱发电位(evoked potentials,EPS)以及头颅 CT、MRI 检查 部分病例可发现与多发性硬化相符的表现。

【遗传学】

Leber 遗传性视神经病变的病因一直未能阐明,遗传方式长期存在争议。因为该病的传递方式不符合孟德尔遗传规律,既往多认为属伴性隐性遗传。由于在受精时精子只有头部进入卵细胞,而细胞质不进入卵细胞;亦有人认为与精子进入卵子时其线粒体退化有关,所以父亲体内的线粒体不能进入受精卵而传给下一代。线粒体基因病表现为母系遗传,母亲有病子女可能得病,父亲患病与否与子女无关。至今尚未发现男性患者可将此病传递给后代,均是通过女性垂直传递的,提示本病是与母系遗传有关的细胞质遗传,但一直未找到有力的证据。直到 1988 年 Wallace[15]等首先发现该病是由于线粒体脱氧核糖核酸(mtDNA)第 11 778 核苷酸发生突变引起的,即鸟嘌呤(G)→腺嘌呤(A),此突变使呼吸链上 NADH 脱氢酶亚单位 4 中(ND4)基因编码的第 340 位氨基酸由精氨酸变为组氨酸。虽然它们均为碱性氨基酸,但这一位置的精氨酸是高度保守的。由于突变可能降低电子流动效率影响酶的活性,从而减少视神经细胞三磷酸腺苷(adenosine triphosphate,ATP)的产生,细胞功能逐渐丧失,从而导致患者视力受损。该位点突变已被国内外学者所证实。

LHON 为人类首先证实为线粒体 DNA 突变引起的疾病,称线粒体病。LHON 女性患者或突变携带者的后代均遗传了致病性突变,但并非所有后代都会发病,称为不完全外显,而且男性突变携带者的发病率高于女性,即性别偏好,单一的 mtDNA 遗传模式不能解释 LHOH 男性占优势、外显率逐渐减少以及女性患者发病年龄较晚和视神经受累等。自 1988 年 Wallace 等发现 LHON 与线粒体 DNA ND4 G11778A 突变有关以来,目前已报道有 60 多个 mtDNA 突变位点与 LHON 相关,主要分布在 13 个编码多肽的基因上,其中 ND4 G11778A、ND1 G3460A 和 ND6 T14484C 为公认的 3 个原发性突变位点,在不同人种中的突变频谱目前已很明确。

LHON 是线粒体遗传疾病的一种类型,其发病与视网膜神经节细胞的凋亡和轴突丧失有关,由于视网膜神经节细胞的组织特殊性,很难对其进行活体组织病理学研究,因此确切的发病机制尚不清楚,目前线粒体 DNA 的点突变被认为是导致 LHON 发病的致病性突变。1991 年 Haopponen 等发现 ND1 G3460A 突变,1992 年 Johns 等发现 ND6 基因编码的 T14484C 位点突变。现认为这二个位点突变与 LHON 密切相关,亦有少数 4 146 及 14 459 位点突变被认为是与 LHON 相关的主要致病性突变。国外已报道 25 个位点突变,在我国人群中携带 11778G>A 位点突变的患者所占比率显著高于欧洲 LHON 人群,可达 90.2%,而 3460G>A 和 14484T>C 位点突变在我国 LHON 患者人群中比率分别为 1.1% 和 8.7%[16-18]。这 3 个突变位点,可单独致病,未在正常人群中发现。

【发病机制】

线粒体是具有双层膜结构与细胞能量代谢密切相关的细胞器。真核生物氧化呼吸链不可缺少的还原性辅酶 I 脱氢酶(NADH)复合体位于线粒体内膜,负责电子传递而完成有氧代谢。该复合体的 3 个亚单位 ND4、ND6 和 ND1 分别由线粒体 DNA 11 778 位点、14 484 位点和 3 460 位点编码。如果上述 3 个位点出现点突变,则复合体功能受损使线粒体产生 ATP(产能)下降,不能为组织和细胞提供进行生命活动所需的能量或 ATP。组织病理学检查显示为视网膜神经节细胞凋亡和视网膜神经纤维层持续丢失而引起的视神经萎缩。因此此病发病机制一般认为是由于线粒体 DNA 点突变导致 NADH 脱氢酶活性降低,使线粒体产能下降,对需要能量较多的视神经组织损害最大,导致视神经细胞退行性变,直至萎缩。

mtDNA 的基因组为独立于核基因之外的由 16 569 个碱基对组成的双链 DNA 环,位于胞质中。其结构和编码蛋白较明确,含 37 个基因,编码 13 个结构蛋白(主要为 NADH 复合体)及少量核糖体 RNA、转录 RNA。虽然 NADH 复合体大部分结构蛋白不依赖核基因,但呼吸链中少量结构蛋白及修饰蛋白仍需要来自核基因的翻译和转录,因此一些核基因突变同样可以表现出与LHON相似的临床症状。

【诊断要点】

主要根据患者病史尤其是家族史、临床表现以及mtDNA实验室检查、辅助检查可诊断。

1. 视力双眼常同时或先后发病,多呈急性、亚急性、无痛性发作,视力下降大多数在0.1或0.1以下,其后呈慢性逐渐发展。

2. 眼底急性期视盘充血,周围毛细血管扩张、弯曲,神经纤维层肿胀,但荧光素眼底血管造影检查无荧光素渗漏,有研究认为早期可有视盘周围毛细血管扩张性微动脉血管改变、视盘周围视网膜神经纤维层肿胀和视盘无渗漏三联症,慢性期则视盘色淡或苍白,晚期视神经萎缩。

3. 视野为中心或旁中心暗点最多见。

4. 视觉诱发电位(visual evoked potential,VEP)潜伏期和振幅异常。

【鉴别诊断】

1. 显性遗传性视神经萎缩(dominant optic atrophy,DOA) 该病发病率较高,为最常见的遗传性视神经病变[19],为常染色体显性遗传,突变基因为OPA1。患者发病年龄较低,多发生于10岁以前,多数在4~6岁开始发生双眼同时、先后或仅单眼受累的中等程度视力障碍,大约40%的患者视力在0.3以上,仅15%视力损害较重,低于0.1以下。据统计未见有视力下降至手动或光感者。

该类患者外眼及眼前段多正常。眼底表现为视盘颞侧楔形苍白、视盘表面毛细血管减少及视盘弥漫性萎缩均可出现。少数视力障碍严重者,可伴有眼球震颤。视野检查可查见中心、旁中心或哑铃形暗点。利用图形及闪光VEP检查,可查出患者的VEP振幅较低,峰潜伏期延长。虽然OPA1基因不是mtDNA,但其产物间接地参与线粒体功能及维持内膜的完整性。因此DOA与LHON临床表现有相似之处,均是导致儿童视神经萎缩的主要病因[20]。

2. 隐性遗传性视神经萎缩(recessive optic atrophy) 较罕见,多在出生后或3~4岁以前发病,因此又称为先天性隐性遗传性视神经萎缩。半数以上患者父母有近亲血缘关系。患者视力多严重损害或完全失明,并有眼球震颤。如果能查视野,可见视野缩小及旁中心暗点。眼底表现视神经全部萎缩和视网膜血管变细。

3. Wolfram综合征 该少见综合征的症状包括尿崩症、糖尿病、视神经萎缩、神经性耳聋。致病基因为WSF1。

4. 神经系统其他综合征 遗传性共济失调、Friedreich共济失调、Charcot-Marie-Tooth病均有视神经萎缩的表现。诊断需要结合相应的神经系统损害定位,有针对地进行常染色体及全mtDNA检测。

5. 其他 一些隐匿起病的视网膜病变可以出现类似LHON患者的双眼对称性视力下降。黄斑病变视野检查出现中心暗点,不易与LHON乳斑束损害导致的中心视野缺损进行鉴别。部分视锥细胞营养不良患儿初诊时表现为视神经萎缩,OCT及电生理检查对疾病的鉴别诊断具有确诊意义。

【治疗】

该病目前尚无有效的预防和治疗方法,基因治疗的效果及安全性尚需观察。有报道表明有些患者虽然未经过任何治疗,视力会在发病后一段时间得到恢复,但很少能恢复到发病前水平。鉴于部分患者的视力可能自发性恢复,对任何未设对照组并长期随诊观察的治疗性报道的临床意义应谨慎评价。目前此病被作为基因治疗的重点研究对象之一。

虽然 LHON 是典型的线粒体遗传病,但其发病仍受环境因素的影响[21]。为减少对视神经的毒性损害,应告诫患者戒烟和戒酒。虽然临床有使用神经营养药物治疗的报道[22],但并无肯定的疗效。对于急性期病例,大剂量激素对预后没有帮助,使用血管扩张剂联合维生素 B_2、维生素 C、辅酶 Q10 和前列腺素类的降眼压药,旨在缩短视力恢复的时间,但治疗效果却各不相同。近期英国国会批准"三亲线粒体"替代基因治疗技术用于试管婴儿,突破性地尝试用健康女性的 mtDNA 替代受精卵中来自母亲异常 mtDNA,捐献者与受试者核基因的匹配性尚需观察。

【遗传咨询】

研究证实吸烟与 LHON 发病存在相关关系[23],吸烟者的 LHON 外显率高达93%,并且有趋势表明大量饮酒增加视力损害风险,因此,戒烟、戒酒或许有效。家族阳性病史的男性个体要注意随访,对已证实为女性携带者的应进行产前检查,以利优生。

(任英华 綦 瑞)

参 考 文 献

[1] Leber T. Ueber hereditaere and congenital angelegte Sehnervenleiden. Graefes Arch. Ophthalmol,1871,17(2):249-291.

[2] Seedorff T. The inheritance of Leber's disease. A genealogical follow-up study. Acta Ophthalmol(Copenh),1985,63(2):135-145.

[3] Man P Y W,Griffiths P G,Brown D T,et al. The epidemiology of Leber hereditary optic neuropathy in the North East of England. Am J Hum Genet,2003,72(2):333-339.

[4] Spruijt L,Kolbach D N,de Coo R F,et al. Influence of mutation type on clinical expression of Leber hereditary optic neuropathy. Dig W Core Journals,2006,141(4):676-682.

[5] Puomila A,Hamalainen P,Kivioja S,et al. Epidemiology and penetrance of Leber hereditary optic neuropathy in Finland. Eur J Hum Genet,2007,15(10):1079-1089.

[6] Yu-Wai-Man P,Griffiths P G,Hudson G,et al. Inherited mitochondrial optic neuropathies. J Med Genet,2009,46(3):145-158.

[7] Mackey D,Howell N. A variant of Leber hereditary optic neuropathy characterized by recovery of vision and by an unusual mitochondrial genetic etiology. Am J Hum Genet,1992,51(6):1218-1228.

[8] Stone E M,Newman N J,Miller N R,et al. Visual recovery in patients with Leber's hereditary optic neuropathy and the 11778 mutation. J Clin Neuroophthalmol,1992,12(1):10-14.

[9] Riordan-Eva P,Harding A E. Leber's hereditary optic neuropathy:the clinical relevance of different mitochondrial DNA mutations. J Med Genet,1995,32(2):81-87.

[10] Yen M Y,Wang A G,Wei Y H. Leber's hereditary optic neuropathy:a multifactorial disease. Prog Retin Eye Res,2006,25(4):381-396.

[11] La Morgia C,Achilli A,Iommarini L,et al. Rare mtDNA variants in Leber hereditary optic neuropathy families with recurrence of myoclonus. Neurology,2008,70(10):762-770.

[12] Jaros E,Mahad D J,Hudson G,et al. Primary spinal cord neurodegeneration in Leber hereditary optic neuropathy. Neurology,2007,69(2):214-216.

[13] Sorajja P, Sweeney M G, Chalmers R, et al. Cardiac abnormalities in patients with Leber's hereditary optic neuropathy. Heart, 2003, 89(7): 791-792.

[14] Jia X Y, Li S Q, Xiao X S, et al. Molecular epidemiology of mtDNA mutations in 903 Chinese families suspected with Leber hereditary optic neuropathy. J Hum Genet, 2006, 51(10): 851-856.

[15] Wallace D C, Singh G, Lott M T, et al. Mitochondrial DNA mutation associated with Leber's hereditary optic neuropathy. Science, 1988, 4884(242): 1427-1430.

[16] Jia X Y, Li S Q, Xiao X S, et al. Molecular epidemiology of mtDNA mutations in 903 Chinese families suspected with Leber hereditary optic neuropathy. J Hum Genet, 2006, 51(10): 851-856.

[17] Yu D D, Jia X Y, Zhang A M, et al. Mitochondrial DNA sequence variation and haplogroup distribution in Chinese patients with LHON and m.14484T>C.PLoS ONE, 2010, 10(5): e13426.

[18] Yu D, Jia X, Zhang A M, et al. Molecular characterization of six Chinese families with m.3460G>A and Leber hereditary optic neuropathy. Neurogenetics, 2010, 11(3): 349-356.

[19] Yu-Wai-Man P, Shankar S P, Biousse V, et al. Genetic screening for OPA1 and OPA3 mutations in patients with suspected inherited optic neuropathies. Ophthalmology, 2011, 118(3): 558-563.

[20] 韦企平. 应重视儿童遗传性视神经萎缩的临床研究. 中国眼耳鼻喉科杂志, 2013, 13(4): 211-221.

[21] Yu-Wai-Man P, Griffiths P G, Hudson G, et al. Inherited mitochondrial optic neuropathies. J Med Genet, 2009, 46(3): 145-158.

[22] Mashima Y, Kigasawa K, Wakakura M, et al. Do idebenone and vitamin therapy shorten the time to achieve visual recovery in Leber hereditary optic neuropathy. J Neuroophthalmol, 2000, 20(3): 166-170.

[23] Charlmers R M, Harding A E. A case-control study of Leber's hereditary optic neuropathy. Brain, 1996, 119(Pt5): 1481-1486.

第十六节　年龄相关性黄斑变性

年龄相关性黄斑变性（age related macular degeneration，AMD）也叫老年黄斑变性，是由多种因素诱发并与年龄相关的一组黄斑疾病，多发生于50岁以上人群，其共同特点是黄斑部视网膜及其下的视网膜色素上皮（retinal pigment epithelium，RPE）和脉络膜发生病变，引起玻璃膜疣、地图样萎缩、色素上皮层脱离或者新生血管，最终导致患者视功能障碍和中心视力进行性下降[1]。AMD造成视力损害的根本原因在于光感受器的进行性破坏，而其功能支持系统——RPE、Bruch膜和脉络膜血管网发生病变会促发这一过程。

1905年Oeller首先提出了"黄斑盘状变性"的概念，1926年Junius及Kuknt以"黄斑盘状变性"来描述该病，因此又叫"Junius-Kuhnt"变性；1967年Gass等根据其病变特点命名为"老年黄斑变性"[2]，1989年Sarks命名为"年龄相关性黄斑变性"。

【流行病学】

全球总的AMD患病率为8.69%[3]，是欧美国家白种人的首位致盲性眼病[4-6]。美国65~74岁之间的人群发病率为11%，而在75~85岁之间的人群发病率升至28%[7-8]，意味着每四人中就有一人是AMD患者。而随着人口老龄化的进展，预计到了2020年全球将有19.6亿AMD患者，2040年将高达28.8亿，占所有致盲原因的8.7%[3]。目前研究报道认为亚洲人群的患病率低于欧美人群[9]，但也呈上升趋势，从1990年5%的患病率升高到2010年的6.9%，是东亚地区的第三大致盲性眼病。国内统计资料表明，AMD致盲和低视力眼的比例分别为 5.1% 和 31.1%[10]，45 岁以上人群患病率为 6%~17%，65 岁以上人群患病率约为 16.8%，并呈逐年上升趋势。在美国的华人早期和晚期 AMD 患病率比国内高，男性比女性高，吸烟、体重身高指数升高、血浆纤维蛋白原水平、叶黄素缺乏、西式的饮食习惯等环境因素被认为是 AMD 的环境危险因素[11-12]。

此外 AMD 的患病类型也存在人种差异，亚洲人 AMD 的亚型 - 息肉状脉络膜病变（polypoidal choroidal vasculopathy，PCV）占渗出型 AMD 的比例为 22.3%~61.6%，远高于欧美人群的 5.9%~24.1%，由于仅依靠眼底照片很难诊断 PCV，因此基于人群的流行病学调查很少，北京眼病研究第一次揭示了 PCV 的人群患病率为 0.3%±0.1%（95% CI：0.1%~0.4%），与渗出性 AMD 相比双眼发病的比例较低[13]。多种基因的遗传多态性则对 AMD 的发生和发展及治疗效果起着至关重要的作用[12]，因此近年来 AMD 的遗传多态性成为了该病的研究热点。

【AMD 发病的遗传学与表观遗传学】

AMD 确切的发病机制目前还不清楚，存在多种假说，如炎症免疫假说、氧化应激假说、衰老假说以及新生血管化假说等。直到 1973 年 Gass 发表了一篇回顾性研究发现一个 AMD 的家系中 20% 的人存在中心视力的丧失，人们才逐渐意识到遗传在 AMD 的发病机制中的作用[14]。而 Melrose 等在 1985 年首先报告了一对同卵双生子共同患有新生血管性 AMD，从此揭开 AMD 与遗传的密切联系。2005 年 Seddon 进行了大规模的双生子研究，与异卵双生子相比，同卵双生子罹患 AMD 的风险保持高度的一致性，进一步有利地证实遗传在 AMD 发病中的重要作用[15-16]。

由于环境和遗传因素在 AMD 发病中的共同作用，因此 AMD 被定义为复杂的多基因遗传性眼病，候选基因筛选和基因关联研究是目前 AMD 遗传机制研究的两大重要方法。随着关于补体 H 因子（*CFH*）的三项独立研究结果同时在 Science 上发表，使 *CFH* 基因成为与 AMD 发病相关的一个热点区域，从此将补体系统引入了 AMD 研究的视线[17]，近年来共发现 30 多个基因变异与 AMD 的发病相关，遗传变异在 AMD 的进展中至少起了 40% 的作用[16, 18]，而且研究还证实遗传因素不仅参与 AMD 的发生和发展[19]，不同的基因型及临床表型，以及对药物的治疗反应亦有差异[16, 20]。AMD 遗传机制的研究为今后以遗传背景为指导的 AMD 的精准医疗奠定了有利基础。

那么基因多态性是如何引起 AMD 发病的呢？我们知道 RPE-Bruch 膜复合体是光感受器细胞物质输送体，同时也是血 - 视网膜屏障的主要载体，RPE 细胞维持光感受器外节盘膜循环是人类能够感光的前提。RPE-Bruch 膜复合体萎缩或功能缺陷被认为是 AMD 的始作俑者，使得大量脂类物质聚集在 RPE 与脉络膜之间形成玻璃膜疣（Drusen）。丰富的脉络膜血管负责光感受器及 RPE 细胞的营养输送及代谢，其中最内层与 RPE 细胞相连的 Bruch 膜是实现这一功能的主要桥梁。当 Bruch 膜在不同基因的多态性背景下，由不同的环境因素（如年龄、吸烟、血脂异常、光照及种族等）促发，会破坏其完整性，引起脉络膜新生血管（choroid neovascularization，CNV）和地图样萎缩（geographic atrophy，GA）的形成[9]。应激反应相关的基因如年龄相关性黄斑病变易感因子 2（*ARMS2*）和肿瘤坏死因子受体超家族成员 10A（*TNFRSF10A*）变异可导致光感受器的脂质转运和循环障碍、线粒体功能的紊乱致使大量过氧化物质的产生。脂质转运基因如 *APOE*、*LIPC* 和 *CETP* 变异可以引起 RPE 细胞吞噬、蛋白质降解和分子转运功能的缺陷，过氧化物质的产生和处理功能的下降导致 RPE 下 Drusen

的形成引起黄斑区地图样萎缩。而细胞外基质相关基因如人高温需求因子 A1（*HTRA1*），转移生长因子 β 受体 1（*TGFBR1*）和金属蛋白酶的组织抑制剂 3（*TIMP3*）等引起 Bruch 膜结构和通透功能的改变，补体通路基因如 *CFH*、*C3* 变异趋化小胶质细胞以及新生血管因子的介导脉络膜新生血管的生成 [9, 16, 21, 22]。遗传变异可以改变一些重要生理功能的平衡，尤其是局部的生理稳态，随着年龄的增长，DNA 的损伤修复功能下降和危险环境因素造成了 AMD 的患病阈值降低，三方面共同促成了 AMD 的发生。尽管目前还没有准确地描绘出 AMD 发病的分子机制框架，但是大量的研究表明细胞损伤修复、脂质转运、细胞外基质重构、补体通路、血管生长这五大通路参与了 AMD 的病理过程，但其发病机制的网络构建仍需大量的研究支持。

尽管全基因组关联分析可以锁定主要的易感基因，但是并不能完全解释复杂疾病的遗传现象。表观遗传被誉为是对基因组的共价修饰，通过 DNA 甲基化、组蛋白修饰、染色质重塑、非编码 RNA 介导的基因沉默等方式影响基因的表达，可以改变基因的结构和功能而不改变基因的序列，因此可以解释基因和环境因素相同作用下的 AMD 患者所表现出的不同表型。但由于缺乏理想的 AMD 动物模型，且用于 AMD 研究的眼部组织较难获得，因此关于 AMD 的表观遗传学研究并不是很多。

我们知道通常 DNA 甲基化会导致基因沉默，而去甲基化激活基因，但有时上下游的基因也会改变甲基化的功能。有研究表明 AMD 患者的 DNA 甲基化影响了抗氧化基因的表达，使得血清的抗氧化能力降低，而吸烟可以激活氧化应激，从而大大增加了 AMD 的发病风险 [23]。蛋白修饰是转录因子识别的标志，也被称为组蛋白密码。组蛋白去乙酰化可以抑制 RPE 细胞产生 Drusen 的重要组成成分 clusterin 蛋白，抑制缺氧诱导的新生血管的生成 [24]。因此综合应用遗传学及表观遗传学技术有助于揭示 AMD 确切的发病机制。

【AMD 基因治疗的应用】

基因治疗在 Leber 病的成功应用，为许多以前束手无策的遗传性眼病带来了一线曙光，但一般多是针对单基因遗传病，如 Stargardt 病、无脉络膜症、X 连锁的视网膜劈裂等。AMD 属于复杂的多基因遗传病，起初并不认为 AMD 的基因治疗可行，但由于 AMD 的抗新生血管治疗需反复注射，使人们产生了通过基因治疗的手段使抗新生血管药物持续表达的想法。目前以腺病毒为载体的色素上皮衍生因子和可溶性血管内皮生长因子受体 1 的基因治疗已进入了新生血管性 AMD 治疗的 I 期临床试验。因此 AMD 的遗传学机制研究有利于找到其致病的关键靶点，从而使 AMD 的基因治疗采取多靶点成为可能。

【AMD 的临床分期及分型】

2013 年中华医学会眼科学分会眼底病学组制订了"中国老年性黄斑变性临床诊断治疗路径"用于指导 AMD 的治疗。对于早、中期 AMD 患者的观察目的是降低向下一期 AMD 发展的风险，而对于进展期 AMD 患者，尤其是湿性 AMD 患者的治疗目标是积极采用本临床路径推荐的治疗原则，最大限度地抑制 CNV 形成，消除出血、水肿、渗出，最大程度地保存并改善患者中心视力 [1]。因此准确进行 AMD 的分期及分型对于治疗至关重要。

目前 AMD 主要采用美国国立眼科研究所进行的年龄相关眼病研究（age-related eye disease study，AREDS）的分期标准：

1. 无 AMD　无或仅有很小的玻璃膜疣（直径 < 63μm）。
2. 早期 AMD　同时存在多个小的玻璃膜疣，和少量中等大小的玻璃膜疣（直径为 63～

124μm），或有 RPE 异常。

3. 中期 AMD　广泛存在中等大小的玻璃膜疣，至少有一个大的玻璃膜疣（直径＞125μm），或有未涉及黄斑中心凹的地图样萎缩。

4. 晚期 AMD　同一眼具有以下一个或几个特点：

（1）累及黄斑中心凹的 RPE 和脉络膜毛细血管层的地图样萎缩。

（2）有下列表现的新生血管性病变：①脉络膜新生血管；②视网膜神经上皮或 RPE 浆液性和（或）出血性脱离；③视网膜硬性渗出（由任何来源的慢性渗漏所导致的继发现象）；④视网膜下和 RPE 下纤维血管性增生；⑤盘状瘢痕。其中早期、中期和晚期的累及黄斑区的 RPE 和脉络膜毛细血管萎缩又可归为非渗出型 AMD，渗出型 AMD 又称新生血管性 AMD，包括所有视网膜及脉络膜新生血管及最终导致的盘状瘢痕。

新生血管性 AMD 根据不同的分类标准又可分为如下类别：

1. 根据 CNV 与中心凹的距离分为三型　包括中心凹下、中心凹旁、中心凹外。

2. 根据 OCT 中 CNV 与 RPE 的位置关系分为三型　Gass I 型：CNV 在 RPE 下生长，尚未突破 RPE 层；Gass II 型：CNV 穿过 RPE 层，在视网膜神经上皮下生长；混合型。

3. 根据 FFA 表现分为四型　典型性、隐匿性、轻微典型性和混合性。

根据 ICGA 表现又对隐匿性 CNV 分类 - 焦点状 CNV、斑状 CNV、毛细血管为主型 CNV、小动脉型 CNV、混合状 CNV。根据 CNV 的活动性又分为两类：活动性 CNV 和静止性 CNV。

4. 特殊类型的"AMD"　视网膜血管瘤样增生（retinal angiomatous proliferation，RAP）及息肉状脉络膜病变（polypoidal choroidal vasculopathy，PCV）。

【非渗出性 AMD 的典型病例】

【典型病例 47】

患者，男，74 岁。

主诉：双眼视物模糊 1 年。

眼部检查：

双眼矫正视力 0.5；双外眼及眼前节正常，玻璃体正常。

眼底：双眼黄斑区约 1.5PD 范围内可见大量大小不等的 Drusen，部分融合，大于 125μm，无黄斑区萎缩病灶，可见黄斑区局灶性色素增生（图 3-16-1A）。

黄斑 OCT：见图 3-16-1B，红外光眼底像及荧光素眼底血管造影：见图 3-16-1C、D。

诊断：双眼非渗出型 AMD；双眼中期 AMD。

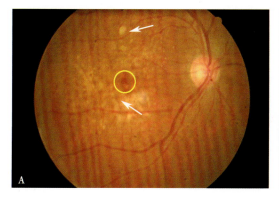
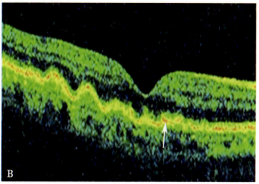

第三章 视网膜、脉络膜和视神经疾病

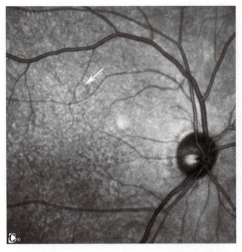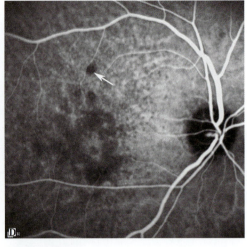

图 3-16-1 患者影像学检查

A. 彩色眼底像：右眼后极部大小不一的玻璃膜疣，部分融合，如箭头示，黄斑区可见局灶性色素增生，如图圆形区域内；B. OCT：RPE 呈锯齿样隆起，部分变薄，断裂，其下为玻璃膜疣形成的中等反射信号，椭圆体带部分仍可分辨，锯齿形的玻璃膜疣性色素上皮脱离；C. 红外光眼底相：可见大量的高反光点，为细小的玻璃膜疣；D. ICGA 造影早期可见玻璃膜疣所在部位为弱荧光，弱荧光于黄斑区融合

【典型病例 48】

患者，男，80岁。双眼视力下降 3 年。

眼部检查：

双眼矫正视力 0.2；双眼前节检查示晶状体核性混浊，玻璃体液化。

眼底：右眼黄斑中心凹反光消失，中心凹上方边界清楚的地图样萎缩，约 1PD 大小，下方可透见脉络膜中大血管，未见明显的色素增生（图 3-16-2A）。

黄斑 OCT：见图 3-16-2B，红外光眼底像及荧光素眼底血管造影：见图 3-16-2C、D、E。

诊断：双眼年龄相关性白内障，右眼非渗出型 AMD（右眼晚期 AMD-地图样萎缩）。

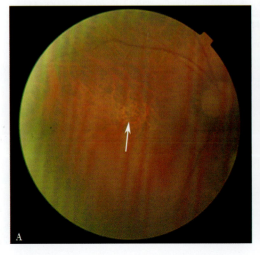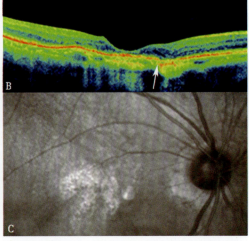

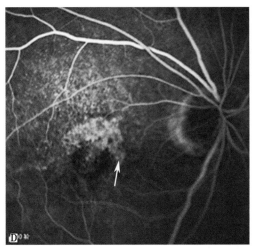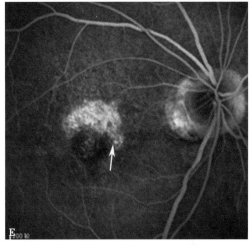

图 3-16-2　患者影像学检查

A. 右眼彩色眼底像：黄斑中心凹上方色素上皮萎缩，中心凹上可见色素上皮，表现为黄斑回避；B. 黄斑 OCT：神经上皮层变薄，椭圆体带消失，色素上皮萎缩；C. 红外光眼底像：萎缩区为高反光；D、E. FFA 造影早期透见荧光，晚期巩膜着染

【非渗出性 AMD 的临床特点】

1. 发病年龄　多发生于 50 岁以上患者。

2. 视力　早期可正常到中度下降，晚期出现严重下降。

3. 眼底改变　以黄斑区出现玻璃膜疣为特征，部分会出现局灶性的色素增生或脱色素，局灶性色素上皮萎缩融合形成地图样萎缩。但小于 63μm（相当于 1/2 盘缘静脉直径）的 Drusen 属于正常的老年性改变；按照玻璃膜疣的形态又可分为：①硬性玻璃膜疣（视网膜下的黄色圆点状沉积物），边界清楚，这一类型通常视力不会出现严重下降；②软性玻璃膜疣（视网膜下黄色的斑块状沉积物），边界模糊，较大的玻璃膜疣可出现浆液性色素上皮脱离，是形成地图样萎缩和脉络膜新生血管的危险因素；③表层玻璃膜疣（视网膜下大量的微小的圆点状黄色沉积物），FFA 显示为"星空样"改变，部分可呈簇状聚集，有发生假性卵黄样黄斑脱离的风险和脉络膜新生血管的风险；④钙化玻璃膜疣（视网膜下白而发亮的斑片状沉积物），是玻璃膜疣退化的表现，最终会消失，遗留 RPE 萎缩灶；⑤网状假性玻璃膜疣，位于视网膜下和 PRE 表面，呈网状，可向内侵蚀椭圆体带。局灶性萎缩的病灶逐渐融合形成地图样萎缩，萎缩区 RPE 及脉络膜毛细血管缺失，可透见脉络膜大血管。

4. 眼底影像特征　① FFA：硬性玻璃疣表现为早期细小边界清楚的高荧光，晚期由于色素上皮缺失出现典型的窗样缺损。软性玻璃疣早期低荧光，晚期出现玻璃疣染色呈现高荧光。② ICGA：AMD 早期无异常表现，由于萎缩区脉络膜血管缺乏，出现造影早期弱荧光，其内可见脉络膜大中血管，晚期地图状弱荧光更加明显。③ OCT：早期 RPE 和 Bruch 膜之间的均质低反射的圆锥状或低弧形隆起，锯齿状的玻璃膜疣性色素上皮脱离，可伴有 PRE 和椭圆体带的萎缩断裂。晚期视网膜神经上皮层变薄，椭圆体带和 RPE 层消失，脉络膜层变薄。

【非渗出性 AMD 的诊断要点】

早期和中期 AMD 视力可表现为正常到中度下降，眼底可见玻璃膜疣，RPE 色素脱失、萎缩或局灶色素增生。OCT 显示 RPE 和 Bruch 膜之间均质低反射的圆锥状或低弧形隆起，锯齿状的玻璃膜疣性色素上皮脱离，可伴有 PRE 和椭圆体带的萎缩断裂。FFA 表现为色素增生处为遮蔽荧光，色素脱失处为透见荧光。

发展到晚期出现地图样萎缩视力可急剧下降，眼底表现为地图样萎缩，下方可透见脉络膜血管，但由于黄斑区含有丰富的叶黄醇，很少累及黄斑中心凹，称为"中心凹回避现象"。OCT 可见黄斑萎缩区少量的玻璃膜疣性隆起，视网膜神经上皮层变薄，椭圆体带和 RPE 层消失，脉络膜层变薄。FFA 表现为斑片状的高荧光或低荧光，早期可见萎缩灶内脉络膜大血管，晚期出现巩膜着染。ICGA 因萎缩区脉络膜血管缺乏出现造影早期弱荧光，其内可见脉络膜大中血管，晚期地图状弱荧光更加明显。

【非渗出性 AMD 的鉴别诊断】

1. 视网膜内脂质沉积　多发生于视网膜血管性疾病，如糖尿病视网膜病变，渗液吸收后视网膜深层的脂质沉积，位于视网膜内层的外丛状层，而玻璃膜疣位于视网膜外层 RPE 下方。

2. Stargardt 病　此病多发生于青少年，双眼圆形境界清楚的萎缩区，眼底可见金箔样反光，周围散在视网膜深层的黄色斑点。

3. 中心晕轮状脉络膜营养不良　于 30～50 岁开始出现视力下降，双眼对称性的边界清楚的萎缩区，可见金箔样反光，病灶中散在棕黑色或黄色小点，常伴有视盘周围的脉络膜萎缩。

【非渗出性 AMD 的治疗及预后】

根据 2013 年中华医学会眼科学分会眼底病学组制订"中国老年性黄斑变性临床诊断治疗路径"，对于早、中期 AMD 患者以观察为主，目的是降低向下一期 AMD 发展的风险。

1. 早期和中期 AMD　①无症状者：6～24 个月随访进行常规检查，无需行彩色眼底像及 FFA；②有症状者：如出现视力突然下降或视物变形，立刻行彩色眼底像和 FFA 检查。中期 AMD 需要抗氧化维生素和矿物质的补充。

非渗出型 AMD 大多数不会发展为晚期 AMD，但出现玻璃膜疣融合、大片网状玻璃膜疣、表层玻璃膜疣、色素上皮增生、片状萎缩预示有发生 CNV 和地图样萎缩的风险。

2. 地图样萎缩　累及黄斑中心凹或至少疑似累及黄斑中心凹的地图样萎缩，若病变累及单眼，则需要补充抗氧化维生素和矿物质，若病变累及双眼且无症状，6～24 个月后随诊。随诊时应行常规眼科检查，包括自发荧光（AF）、彩色眼底像。

【渗出性 AMD 的典型病例】

【典型病例 49】

患者，男，80 岁。左眼视力下降伴视物变形 1 个月。

眼部检查：

左眼矫正视力 0.5。双眼前节检查示晶状体核性混浊，玻璃体液化。

眼底：左眼黄斑颞侧青灰色隆起灶，伴有色素上皮脱离（PED）及神经上皮层脱离，范围约 1PD（图 3-16-3A）。

黄斑 OCT：见图 3-16-3B、C，荧光素眼底血管造影：见图 3-16-3D、E。

诊断：双眼年龄相关性白内障，左眼渗出型 AMD（左眼典型性 CNV、左眼 Gass Ⅱ型）。

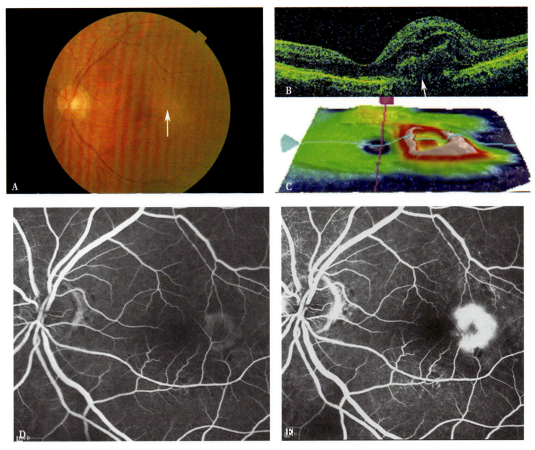

图 3-16-3　患者影像学检查

A. 彩色眼底像：左眼黄斑颞侧青灰色隆起灶，如箭头所示，伴有 PED，范围约 1PD，神经上皮层脱离；
B、C. OCT：显示 CNV 穿过 Bruch 膜进入 RPE 的上方，高反射条带位于神经上皮层下，RPE 层断裂；
D、E. FFA：造影早期出现荧光渗漏，轮廓清晰，晚期可见持续的荧光渗漏

【典型病例 50】

患者，男，76 岁。左眼视力下降伴视物变形 2 个月。

眼部检查：

左眼矫正视力 0.1。双眼前节检查示晶状体核性混浊，玻璃体液化。

眼底：左眼黄斑中心凹反光消失，鼻侧色素增生，病灶隆起，伴神经上皮层脱离（图 3-16-4A）。

黄斑 OCT：见 3-16-4B、C，荧光素眼底血管造影：见图 3-16-4D、E。

诊断：双眼年龄相关性白内障，左眼渗出型 AMD（左眼隐匿性 CNV、左眼 Gass Ⅰ型）。

第三章 视网膜、脉络膜和视神经疾病

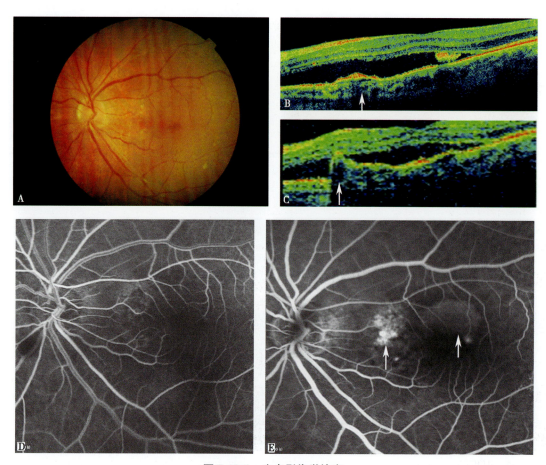

图 3-16-4 患者影像学检查

A. 彩色眼底像：左眼黄斑鼻侧色素增生，病灶隆起，伴神经上皮层脱离；B、C. OCT：显示 CNV 位于 RPE 的下方，RPE 层变形，局限性增厚如箭头所示浆液性 PED 和神经上皮层脱离；D、E. FFA：造影早期无明显渗漏，晚期出现边界不清的渗漏，其中可见不规则的高荧光，中心凹上方可见神经上皮脱离

【典型病例51】

患者，男，80岁。左眼视力下降5年。

眼部检查：

左眼视力指数/10cm。

双眼前节检查示晶状体核性混浊，玻璃体液化。

眼底：左眼黄斑区约5PD大小灰白色椭圆形病灶，可见视网膜-脉络膜血管吻合（图3-16-5A）。

黄斑OCT：见图3-16-5B、C，荧光素眼底血管造影：见图3-16-5D、E。

诊断：双眼年龄相关性白内障，左眼渗出性AMD（左眼盘状瘢痕）。

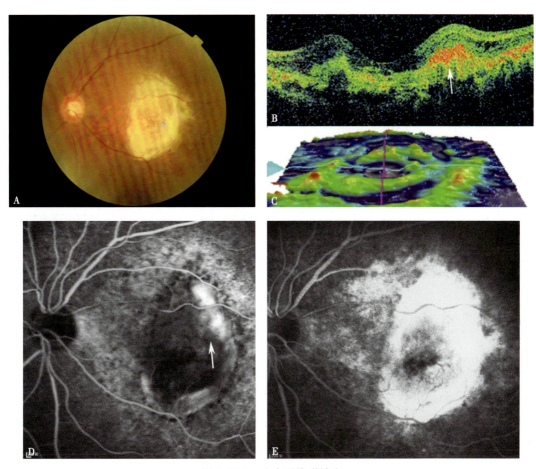

图 3-16-5 患者影像学检查

A. 彩色眼底像：左眼黄斑区约 5PD 大小灰白色椭圆形病灶，内可见视网膜 - 脉络膜血管吻合；B、C. 黄斑 OCT：黄斑色素上皮隆起，瘢痕收缩在隆起病灶中央形成凹陷，RPE 撕裂重叠，如箭头所示，外层视网膜萎缩；D、E. FFA：造影早期表现为弱荧光，RPE 撕裂呈弧形切迹，如箭头所示，晚期瘢痕组织着染

【渗出性 AMD 的临床特点】

1. 发病年龄　多发生于 50 岁以上患者。

2. 视力　根据病变累及黄斑中心凹的程度视力表现为中度下降至盲，Amsler 方格检查可发现早期症状。

3. 眼底改变　黄斑区青灰色隆起灶，因新生血管壁功能不全往往可见片状网膜下出血或 RPE 下出血、渗出和脂质沉着，或伴有 PED、神经上皮层脱离或黄斑水肿。浆液性 PED 眼底表现为一发亮的橘黄色环，偶可见 CNV 周围色素增生，病灶周围可见玻璃膜疣。也有部分会由于 CNV 导致 RPE 撕裂，RPE 卷起折叠，另一侧暴露 Bruch 膜和脉络膜毛细血管。黄斑下出血一般范围较局限。病变晚期则发展为盘状瘢痕，表现为灰白色的盘状外观，其内可见色素增生，是渗出型 AMD 的瘢痕化阶段。

4. 眼底影像特征

(1) FFA：该检查对于 CNV 的诊断和定位至关重要，可指导治疗方案的制订及随诊观察。根据 FFA 特征可分为：①典型性 CNV：造影动脉前期或动脉期出现荧光渗漏，轮廓清晰，晚期可见持续的荧光渗漏。②隐匿性 CNV：特点是荧光素渗漏出现迟且不明显，找不到新生血管，仅存在渗漏。隐匿性 CNV 又包括纤维血管性色素上皮脱离（FPED）和无源渗漏，FPED 表现为边界不清的渗漏中可见不规则的高荧光，伴有浆液性 PED 时可出现切迹样改变。而无源渗漏为再循环期出现荧光渗漏，网膜下染料积存和点状高荧光。③轻微典型性 CNV：指典型性 CNV 占病灶范围的 50% 以下。盘状瘢痕早期相对弱荧光，如有 RPE 撕裂则可出现带状强荧光，其内可有残余 CNV，晚期瘢痕组织着染。

(2) ICGA：不伴有 PED 的隐匿性 CNV，可以根据 ICGA 分型判断预后。分为焦点状（范围小于 1 个 PD 的边界清晰的强荧光）、斑块状（范围大于 1PD 的边界清楚或模糊的强荧光）、结合型（斑块状病灶内有点状高荧光）、混合型（各类型均存在）。其中焦点状的适合光凝治疗，预后较斑块状好；伴有 PED 的隐匿性 CNV 需鉴别血管性 PED 和浆液性 PED，浆液性 PED 为弱荧光，无晚期染色或隐匿性 CNV 征象，而血管性 PED 表现为强荧光和晚期染色。此外 ICGA 还可观察 CNV 的活动状态，活动性 CNV 造影早期为强荧光，晚期渗漏明显，而静止性 CNV 造影晚期才出现染色。盘状瘢痕早期弱荧光，后期可见瘢痕组织着染。

(3) 黄斑 OCT：有助于确定视网膜厚度、CNV 类型、神经上皮层脱离及 RPE 脱离的范围，并用于治疗效果的随访。典型性 CNV 在 OCT 上为 Gass Ⅱ型，是起源于脉络膜小静脉的新生血管穿过 Bruch 膜进入 RPE 的上方，可见高反射条带位于神经上皮层下；隐匿性 CNV 在 OCT 上为 Gass Ⅰ型，CNV 位于 RPE 的下方，RPE 层变形，伴有局限性的增厚。如 CNV 伴有出血性 PED 时可表现为中等强度反射遮挡下方组织；浆液性 PED 表现为无反光的囊状腔隙，可见下方组织。发展为盘状瘢痕时 OCT 上可见致密高反射机化隆起病灶，瘢痕收缩使得机化病灶中央凹陷，外层视网膜萎缩。

【渗出性 AMD 的诊断要点】

眼底黄斑部青灰色隆起，范围局限的网膜下出血，FFA 出现典型性 CNV 表现即可确诊，OCT 可见高反光条带位于 RPE 上或者 RPE 下，如为隐匿性，需加做 ICGA 排除 PCV，方可确诊。

【渗出性 AMD 的鉴别诊断】

1. 中心性浆液性脉络膜视网膜病变　多发生于年轻患者，表现为神经上皮层的浆液性脱离。

2. 血管样条纹　是脉络膜的 Bruch 膜的变性所致，往往伴随身体其他部位弹力组织的变性。可合并皮肤弹力纤维损害等周身病变者称为 Grenoblad-Strandberg 综合征。表现为双眼视网膜下棕红色或灰白色不规则条带，通常由视盘发出，呈放射状。

3. 获得性视网膜大动脉瘤　当视网膜下或视网膜前大量出血发生在主要的动脉时，需行 ICGA 显示是否存在大动脉瘤。

4. 黄斑毛细血管扩张症　FFA 和 ICGA 显示渗漏来源于视网膜血管，RPE 层完整，OCT 未见突破 RPE 的高反光团，较少发生浆液性 PED。

【渗出性 AMD 的治疗及预后】

根据 2013 年中华医学会眼科学分会眼底病学组制订的"中国老年性黄斑变性临床诊断治疗路径"，对于渗出型 AMD 中的新生血管性 AMD，治疗目的是最大限度地抑制 CNV 形成，消除出血、水肿、渗出，最大程度地保存并改善患者中心视力[1]。中心凹外的 CNV 可采用局部光凝和抗 VEGF 药物治疗；对于中心凹下或中心凹旁的 CNV（包括典型性，隐匿性和微小典型性）采用抗 VEGF 药物作为一线治疗，推荐每月注射 1 次，连续 3 个月，以后每 3 个月复查 1 次，必要时重复注射。如难以定期就诊可采用抗 VEGF 联合 PDT 治疗，有利于降低 PDT 引起的 VEGF 升高的不良反应。75% 的渗出型 AMD 不经治疗 3 年内视力会减退低于 0.1。

【渗出性 AMD 特殊类型之息肉状脉络膜病变的典型病例】

【典型病例 52】

患者，男，73 岁。右眼视力下降 6 个月。

眼部检查：

右眼矫正视力 0.1。

双眼前节检查示晶状体核性混浊，玻璃体液化。

眼底：右眼黄斑大片出血，出血区下方可见神经上皮层脱离，上下方血管弓旁可见黄白色脂质渗出（图 3-16-6A）。

黄斑 OCT：见图 3-16-6B、C，荧光素眼底血管造影：见图 3-16-6D～G。

诊断：双眼年龄相关性白内障，右眼息肉状脉络膜病变。

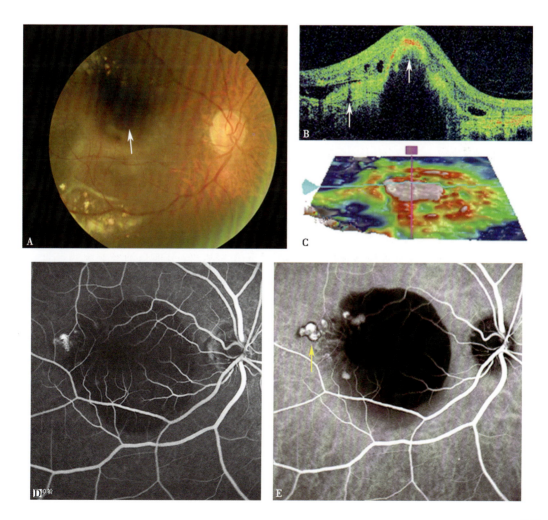

第三章 视网膜、脉络膜和视神经疾病

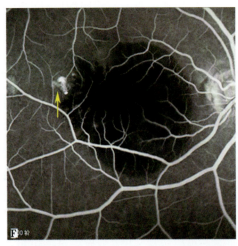
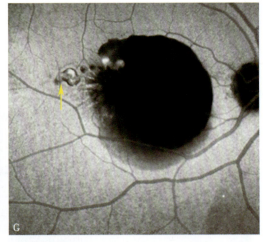

图 3-16-6　患者影像学检查

A. 彩色眼底像：右眼黄斑大片出血，出血区下方可见神经上皮层脱离，上下方血管弓旁可见黄白色脂质渗出；B、C. 黄斑 OCT：表现为明显突起的 RPE 脱离，RPE 断裂卷起，如箭头所示；RPE 脱离腔内有较多中等反射光点，出血遮挡其下方组织，脱离底部可见"双层征"；D、F. FFA：后极部大片荧光遮蔽，病灶颞侧造影早期可见簇状斑点样强荧光，后期轻度渗漏或染色；E、G. ICGA：造影早期后极部大片遮蔽荧光的颞上方可见数个息肉状强荧光扩张，后期部分呈"冲刷现象"，囊壁着染，如黄色箭头所示

【PCV 的临床特点】

1. 发病年龄　可在 20~90 岁之间，多见 60 岁以上患者。

2. 视力　突然下降伴视物变形，根据病变累及黄斑中心凹的程度视力可轻度至严重下降，但一般情况下视力预后比渗出性 AMD 好。

3. 眼底改变　病变范围较为广泛，不局限于黄斑周围，可出现于视盘旁及周边网膜，表现为橘红色病灶，是扩张的息肉状脉络膜血管，其上的 RPE 变薄。多发的浆液性或血液性 PED，黄白色脂质渗出多位于视盘和血管弓周围。该病的出血往往为色素上皮下大范围的出血，甚至突破前界膜进入玻璃体腔。

4. 眼底影像特征

(1) FFA：表现缺乏特异性，PCV 较易发生血液性 PED。息肉样病灶于造影早期后极部可见散在分离的簇状斑点样强荧光，晚期轻度渗漏或染色，出血则表现为荧光遮蔽。

(2) ICGA：是 PCV 诊断的"金标准"。典型的表现为异常分支血管网及其末梢息肉样膨大。造影早期 5 分钟之内可见息肉状扩张表现为强荧光，后期部分呈"冲刷现象"，表现为中心为弱荧光，周围环状染色，是确诊 PCV 的重要指征，代表血管内存在囊腔。可与焦点状及斑块状 CNV 相鉴别。此外 ICGA 可判定 PCV 是否为活动性。

(3) 黄斑 OCT：OCT 检查在 PCV 诊断中的价值尤为重要，在没有 ICGA 的情况下，OCT 影像可以帮助确诊 PCV。表现为明显突起的 RPE 脱离，表面高低不平，RPE 脱离腔内有较多中等反射光点，而 AMD 的浆液性 PED 腔内无反光点。息肉样病变比较特征性的 OCT 表现为 RPE 高而窄的"手指样"突起。此外"双层征"也是 PCV 的特征性改变，系内层扁平或波浪状隆起的 RPE 构成的强反射带，外层薄而直的 Bruch 膜强反射带，中间均质性或异质性的中等或弱反射的 OCT 影像。"手指样"突起和双层征这两个 OCT 特征性表现，对于某

些ICGA诊断模棱两可患者的确诊很有帮助。并且PCV患者的具有脉络膜增厚(高通透性)现象,而在AMD患者中则没有这种现象。

【PCV的诊断要点】

眼底橘红色病灶及大量的网膜下出血,ICGA造影显示分支血管网末端息肉样膨大,OCT的"手指样"突起和"双层征"是PCV的特征性表现。如出现以下临床表现的一项即可诊断为活动性PCV:①由于PCV导致的视力下降大于5个字母(EDTRS视力表);②视网膜下积液;③视网膜色素上皮脱离;④视网膜下出血;⑤FFA显示荧光素渗漏。

【PCV的治疗及预后】

根据2013年中华医学会眼科学分会眼底病学组制订的"中国老年性黄斑变性临床诊断治疗路径",对于非活动性病灶,定期观察;对活动性病灶即使没有症状也要采取治疗。位于中心凹外的病变采用直接激光光凝治疗。单纯的息肉样病灶可采用单独PDT治疗。如PDT禁忌或无法实现,可采用抗VEGF药物单独治疗。联合治疗适用于分支血管网和息肉均有渗漏者、与PED相关的大量视网膜下渗液者、ICGA表现介于PCV和CNV之间者以及PCV和典型CNV混合病变者。一般情况下,抗VEGF药物玻璃体腔注射要在PDT治疗后48～72小时进行。

随访3个月,每1个月检查最佳矫正视力、裂隙灯显微镜、OCT,每3个月检查1次FFA和ICGA。若病情稳定,继续随访计划;3个月后息肉未完全消退,可以考虑PDT联合或不联合抗VEGF药物再次治疗;3个月后息肉完全消退,但FFA仍有渗漏、患者有症状以及OCT显示有活动病变,可以考虑再次玻璃体腔注射抗VEGF药物。

PCV治疗后的复发率很高,反复行PDT治疗或大量黄斑区出血吸收后,往往造成黄斑区色素上皮和椭圆体带的萎缩,最终视功能并不理想,且PCV往往会出现网膜下大量的出血甚至玻璃体积血,从而引起青光眼导致失明[25]。因此,我们仍期待大量的临床和遗传学研究能为该病提供更为精准的治疗。

【渗出性AMD特殊类型之视网膜血管瘤样增生】

【典型病例53】

患者,男,70岁。右眼眼前黑影半个月。

眼部检查:

右眼矫正视力0.8。双眼前节检查示晶状体核性混浊,玻璃体液化。

眼底:右眼黄斑颞侧可见片状浆液性脱离,未见明显出血和渗出(图3-16-7A)。

黄斑OCT:见图3-16-7B、C,荧光素眼底血管造影:见图3-16-7D～G。

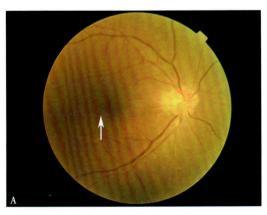

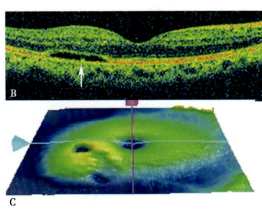

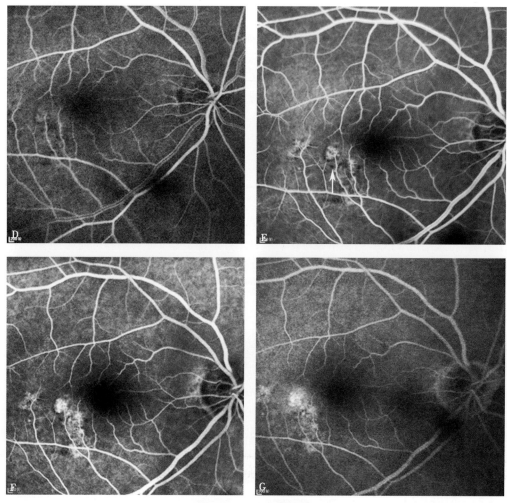

图 3-16-7 彩色眼底像

A. 右眼黄斑颞侧可见片状浆液性脱离，未见明显出血和渗出。如箭头所示；B、C. 黄斑 OCT：黄斑颞侧浆液性神经上皮脱离，脱离腔内可见点状高反射位于 RPE 的上方；D～G. FFA：造影早期无异常荧光，静脉期出现数个点状荧光逐渐增强，可见视网膜-视网膜吻合，晚期出现周围渗漏

诊断：双眼年龄相关性白内障，右眼视网膜血管瘤样增生（RAP），Ⅰ期。

【RAP 的临床特点】

1. 发病年龄　多见 60 以上患者，白种人多见。
2. 视力　早期较好，随着病程进展预后较差。
3. 眼底改变　散在小片状视网膜内出血、视网膜前出血、视网膜下出血；局限性视网膜水肿；视网膜小血管进入黄色病灶内；浆液性或血性 PED。临床上分为 3 期：Ⅰ期：视网膜内新生血管期，视网膜中层和内层可见簇状血管瘤样增生、散在视网膜内出血及病灶周围局限的视网膜内水肿，部分可见视网膜-视网膜血管吻合；Ⅱ期：视网膜下新生血管期，视网膜内血管呈双向生长并进展到视网膜下腔，这一期可见到视网膜下或视网膜前出血，视网膜水肿加重伴神经上皮层脱离或浆液性 PED；Ⅲ期：脉络膜新生血管期，这一期出现视网膜-脉络膜吻合，出现 CNV。

4. 眼底影像特征

（1）FFA：清晰显示 RAP 的滋养血管及回流，病灶一般呈隐匿性渗漏。

（2）ICGA：静态下显示对应于病灶的热点，高速 ICGA 可以显示病变范围及分辨视网膜内新生血管还是视网膜下新生血管。

（3）OCT：高反射点位于视网膜内或 RPE 前，对伴有浆液性 PED 的，高反射点位于 PED 的内侧。

【RAP 的诊断要点】

该病常双眼前后发病，眼底表现为视网膜内出血点和环形渗出，伴 PED，ICGA 中出现与滋养血管及回流血管相连的热点。

【RAP 的治疗及预后】

根据 2013 年中华医学会眼科学分会眼底病学组制订的"中国老年性黄斑变性临床诊断治疗路径"，位于中心凹外的 I 期和 II 期 RAP 行光凝效果良好；中心凹下的推荐使用抗 VEGF 治疗联合 PDT 治疗；III 期易复发，即使联合治疗效果亦欠佳。

（李慧平）

参 考 文 献

[1] 中华医学会眼科学分会眼底病学组中国老年性黄斑变性临床指南与临床路径制订委员会. 中国老年性黄斑变性临床诊断治疗路径. 中华眼底病杂志, 2013, 29(4): 343-355.

[2] 张承芬. 眼底病学. 第 2 版. 北京: 人民卫生出版社, 2010.

[3] Wong W L, Su X, Li X, et al. Global prevalence of age-related macular degeneration and disease burden projection for 2020 and 2040: a systematic review and meta-analysis. Lancet Glob Health, 2014, 2: e106-116.

[4] Klaver C C, Wolfs R C, Vingerling J R, et al. Age-specific prevalence and causes of blindness and visual impairment in an older population: the Rotterdam Study. Arch Ophthalmol, 1998, 116(5): 653-658.

[5] Van Newkirk M R, Weih L, McCarty C A, et al. Cause-specific prevalence of bilateral visual impairment in Victoria, Australia: the Visual Impairment Project. Ophthalmology, 2001, 108(5): 960-967.

[6] Congdon N, O'Colmain B, Klaver C C, et al. Eye Diseases Prevalence Research Group. Causes and prevalence of visual impairment among adults in the United States. Arch Ophthalmol, 2004, 122(4): 477-485.

[7] Katta S, Kaur I, Chakrabarti S. The molecular genetic basis of age-related macular degeneration: an overview. J Genet, 2009, 88(4): 425-449.

[8] Clemons T E, Milton R C, Klein R, et al. Risk Factors for the Incidence of Advanced Age-Related Macular Degeneration in the Age-Related Eye Disease Study (AREDS): AREDS report no. 19[J]. Ophthalmology, 2005, 112(4): 533-539.e1.

[9] Lars G, Fritsche, Robert N, et al. Age-Related Macular Degeneration: Genetics and Biology Coming Together. Annu Rev Genomics Hum Genet, 2014, 15(1): 151-171.

[10] 邹海东, 张晢, 许讯, 等. 上海市静安区曹家渡街道年龄相关性黄斑变性的患病率调查. 中华眼科杂志, 2005, 41(1): 15-19.

[11] Varma R, Choudhury F, Chen S, et al. Chinese American Eye Study Group. Prevalence of Age-Related Macular Degeneration in Chinese American Adults: The Chinese American Eye Study. JAMA Ophthalmol, 2016.

[12] Leveziel N, Tilleul J, Puche N, et al. Genetic factors associated with age-related macular degeneration.

Ophthalmologica, 2011, 226(3): 87-102.

[13] Wong C W, Yanagi Y, Lee W K, et al. Age-related macular degeneration and polypoidal choroidal vasculopathy in Asians. Prog Retin Eye Res, 2016: S1350946216300118.

[14] Gass J. Drusen and disciform macular detachment and degeneration. Arch Ophthalmol, 1973, 90(3): 206-217.

[15] Seddon J M, Cote J, Page W F, et al. The US twin study of age-related macular degeneration: relative roles of genetic and environmental influences. Arch Ophthalmol, 2005, 123(3): 321-327.

[16] Chowers I. Genetics and the Variable Phenotype of Age-Related Macular Degeneration. JAMA Ophthalmol, 2016, 134(6): 681-682.

[17] Mullins R F. Genetic insights into the pathobiology of age-related macular degeneration. Int Ophthalmol Clin, 2007, 47(1): 1-14.

[18] Fritsche L G, Igl W, Bailey J N, et al. Insights into rare and common genetic variation from a large study of age-related macular degeneration. Nat Genet, 2016, 48: 134-143.

[19] Hoffman J D, van Grinsven M J, Li C, et al. Genetic Association Analysis of Drusen Progression. Invest Ophthalmol Vis Sci, 2016, 57(4): 2225-2231.

[20] 张美霞. 关注湿性年龄相关性黄斑变性抗血管内皮生长因子治疗中的无应答病例. 中华眼科杂志, 2014, (6): 406-410.

[21] Maguire M G, Ying G S, Jaffe G J, et al. CATT Research Group. Single-Nucleotide Poly morphisms Associated With Age-Related Macular Degeneration and Lesion Phenotypes in the Comparison of Age-Related Macular Degeneration Treatments Trials. JAMA Ophthalmol, 2016, 134(6): 674-681.

[22] Warwick A, Gibson J, Sood R, et al. A rare penetrant TIMP3 mutation confers relatively late onset choroidal neovascularisation which can mimic age-related macular degeneration. Eye(Lond), 2016, 30(3): 488-491.

[23] Gemenetzi M, Lotery A J. The role of epigenetics in age-related macular degeneration. Eye(Lond), 2014, 28(12): 1407-1417.

[24] Pennington K L, DeAngelis M M. Epigenetic Mechanisms of the Aging Human Retina. J Exp Neurosci, 2016, 9(Suppl 2): 51-79.

[25] 陈有信. 息肉样脉络膜血管病变：争议、挑战与机遇并存. 中华眼底病杂志, 2014, 30(3): 227-229.

第十七节　糖尿病视网膜病变

糖尿病（diabetes mellitus，DM）是由于胰岛素分泌和/或作用缺陷引起的以血糖升高为特征的代谢性疾病，长期血糖控制不佳的糖尿病患者可伴发各种器官损害或功能不全。在这些慢性并发症中，糖尿病视网膜病变（diabetic retinopathy，DR）是以微血管病变为主的最为严重的并发症之一，可导致视力丧失，是目前主要的致盲性眼病。糖尿病眼底变化具有特异性，其中高血糖的程度是发生 DR 可逆转的关键性危险因素，而糖尿病的病程是发生 DR 的最主要危险因素，病程 5 年以上的 2 型糖尿病患者约有 25% 出现视网膜病变，病程 10 年以上者约为 60%，病程 15 年以上者约为 80%，病程 20 年以上 40%～60% 发生增生性糖尿病视网膜病变，而一旦进入增生性糖尿病视网膜病变即意味着不可逆转的视力损害。

【典型病例 54】

患者，女，54 岁。

主诉:左眼视力下降 2 个月。既往 2 型糖尿病史 11 年,口服降糖药物,近 2 个月血糖控制不稳。

眼部检查:

视力:右眼 0.8,左眼 0.4,矫正不提高,双眼晶状体皮质呈不均混浊,玻璃体正常。

眼压:右眼 17mmHg,左眼 16mmHg。

眼底:左眼底后极部视网膜可见散发微动脉瘤、点片状出血及棉绒斑,网膜血管静脉迂曲扩张,黄斑中心反光存在,图 3-17-1A。

荧光素眼底血管造影:左眼网膜后极部较多微血管瘤呈强荧光点,散在出血遮蔽荧光,棉绒斑处毛细血管呈弱荧光(图 3-17-1B)。

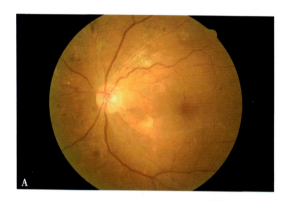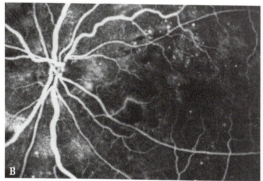

图 3-17-1 患者影像学检查

诊断:左眼糖尿病性视网膜病变(中度非增生期);双眼年龄相关性白内障。

【临床特点】

糖尿病视网膜病变的临床表现主要为长期高血糖引起的视网膜血管异常。

1. 非增生性糖尿病视网膜病变(nonproliferative diabetic retinopathy,NPDR) 是糖尿病视网膜病变的早期表现,其特征为视网膜血管异常,包括微血管瘤、视网膜内出血、棉绒斑等。视网膜血管壁通透性的增加会引起视网膜增厚(水肿)和脂质沉积(硬性渗出)。视网膜水肿和/或邻近的硬性渗出累及或即将累及黄斑中央部时称为临床明显的黄斑水肿(clinically significant macular edema,CSME)。随着糖尿病视网膜病变的进展,视网膜血管逐渐闭塞,导致灌注减少和视网膜缺血。不断加重的缺血主要表现为视网膜静脉异常(串珠状、襻状等)、视网膜内血管异常(IRMA),以及更严重和广泛的视网膜出血和渗出增加。

(1)微动脉瘤:主要在内核层,直径大于 20pm 者检眼镜才能看到(图 3-17-2 白色箭头所示)。外观极像细点状出血,两者在检眼镜下很难区别,但 FFA 检查极易鉴别,微动脉瘤表现为荧光素充盈、后期有渗漏;而细点状出血表现遮挡荧光,后期无渗漏。FFA 显示的微动脉瘤数目常多于检眼镜所见。

(2)细点状出血:出血点在视网膜双极细胞层,主要分布在视网膜后极部近视盘盘沿上下颞侧支血管附近。大小及数量不定,一般只有血管直径大小(图 3-17-3 白色箭头所示)。

(3)硬性渗出:由视网膜血管严重渗漏导致脂质积聚所形成,首先发生于外丛状层,好发于后极部。呈淡黄色或白色,圆形、点状或不规则形,边界清楚,在血管下,大小为 1/20~

第三章 视网膜、脉络膜和视神经疾病

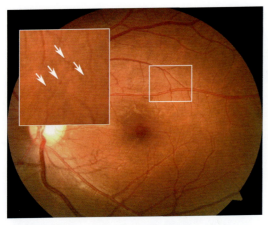

图 3-17-2　箭头所示微动脉瘤

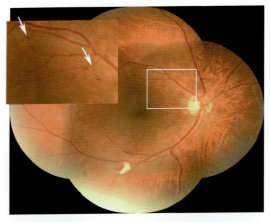

图 3-17-3　视网膜细点状出血

1/6DD，密集成堆，沿血管分布，也可围绕着渗漏的微动脉瘤或毛细血管无灌注区，排列成环形或半月形（图 3-17-4）。

（4）棉绒斑：为神经纤维梗死，常在后极部。多个棉绒斑常伴有中等度微动脉瘤及出血。新生血管出现后棉绒斑迅速消失（图 3-17-4 白色箭头所示）。

（5）黄斑水肿（macular edema，ME）：位于外丛状层。水液充满在一个个腔隙间称囊样黄斑水肿（cystoid macular edema，CME）。直接检眼镜能准确判断明显的黄斑水肿，但对轻度水肿的诊断常无把握。FFA 能可靠而客观地显露渗漏的荧光素，但用非侵害性的 OCT 能迅速观察到黄斑光切面中囊样水肿的实情，较 FFA 可取。

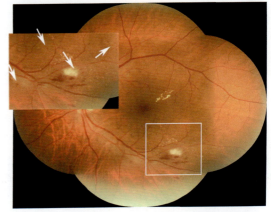

图 3-17-4　棉绒斑、视网膜细点状出血及硬性渗出

（6）静脉扩张及串珠（venous dilatation and beating）：视网膜局部静脉血流变慢而扩张或形成串珠，血管襻总在大范围毛细血管无灌注区的边缘（图 3-17-5 白色箭头所示）。

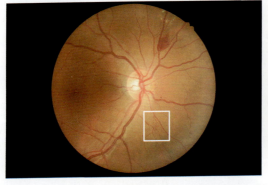

图 3-17-5　静脉扩张及串珠

(7) 视网膜内微血管异常（intraretinal microvascular abnormality, IRMA）：不规则节段状扩张的毛细血管，代表早期新生血管形成或分路血管（shunt vessels）。有着侧支血管的作用，常在大范围毛细血管无灌注区的边缘。用检眼镜很难与浅表新生血管区别，但在荧光素眼底血管造影下无渗漏现象，而新生血管有明显渗漏（图3-17-6）。

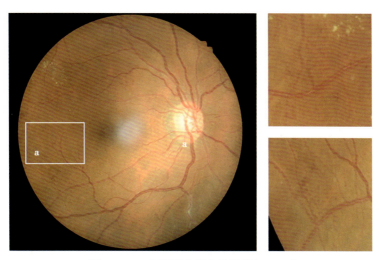

图3-17-6　视网膜内微血管异常（IRMA）

2. 增生性糖尿病视网膜病变（proliferative diabetic retinopathy, PDR）　是病变进展阶段，其特征是视网膜缺血引起视网膜内表面发生新生血管。视盘新生血管（new vessels at the optic disc, NVD）和视网膜其他区域的新生血管（new vessels elsewhere in the retina, NVE），均有出血倾向，可导致玻璃体积血。这些血管可以发生纤维化并收缩，类似的纤维增生可以导致视网膜前膜形成、玻璃体牵拉条索、视网膜裂孔、牵拉性或孔源性视网膜脱离。当新生血管伴有玻璃体积血，或即使无玻璃体积血，而NVD＞1/4～1/3视盘面积时，PDR也处于高危阶段。当新生血管在虹膜和前房角表面生长时，会发生新生血管性青光眼（图3-17-7，图3-17-8）。

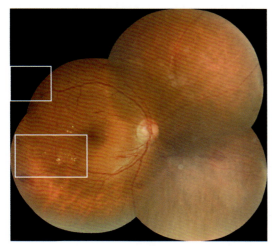

图3-17-7　视网膜新生血管

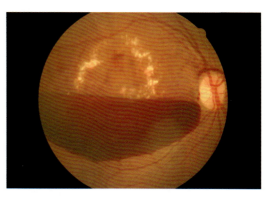

图3-17-8　视网膜前出血

【分级标准】

2002年全球糖尿病性视网膜病变项目组以糖尿病性视网膜病变早期治疗研究（ETDRS）和Wisconsin糖尿病性视网膜病变流行病学研究（WESDR）两个大样本多中心临床研究成果为依据制定的国际糖尿病视网膜病变临床分级，增进了世界范围内眼科医师和初级保健医师之间有关诊治糖尿病的交流（表3-17-1，表3-17-2）。

【影像学】

1. 彩色眼底像　彩色眼底像发现糖尿病视网膜病变的重复性比临床检查要好。但是在发现伴有黄斑水肿的视网膜增厚以及发现细微的视网膜增厚或新生血管方面，临床检查更具有优越性。彩色眼底像对于记录视网膜病变的明显进展和对治疗的反应方面是有价值的。

2. 荧光素眼底血管造影（FFA）　检眼镜下未见DR眼底表现的患者，FFA检查可出现异常荧光，如微血管瘤样强荧光、毛细血管扩张或渗漏、视网膜无血管灌注区、新生血管及黄斑囊样水肿等。因此FFA可提高DR的诊断率，有助于评估疾病的严重程度，并指导治疗，评价临床疗效。

表3-17-1　国际临床糖尿病视网膜病变严重程度分级标准

建议的病变严重程度	散瞳后检眼镜下所见
无明显糖尿病视网膜病变	无异常
轻度NPDR	仅有微血管瘤
中度NPDR	微血管瘤，存在轻于重度NPDR的表现
重度NPDR	具有下列各项中任何一项，但无PDR表现
	◆ 四个象限中任何一个象限有20个以上的视网膜内出血点；
	◆ 两个以上象限中有明确的静脉串珠样改变；
	◆ 一个以上象限中出现明确的IRMA
增生性糖尿病视网膜病变	具有下列各项中一项或多项：
	◆ 新生血管形成；
	◆ 玻璃体/视网膜前出血

IRMA：视网膜内血管异常。NPDR：非增生性糖尿病视网膜病变

表3-17-2　国际临床糖尿病黄斑水肿严重程度分级标准

建议的病变严重程度	散瞳后检眼镜下所见
糖尿病黄斑水肿明确不存在	眼底后极部无明显的视网膜增厚或硬性渗出
糖尿病黄斑水肿明确存在	眼底后极部可见到明显的视网膜增厚或硬性渗出
如有糖尿病性黄斑水肿，可按下列规定进行分类：	
建议的病变严重程度	散瞳后检眼镜下所见
存在糖尿病性黄斑水肿	◆ 轻度黄斑水肿：眼底后极部可见一定程度的视网膜增厚或硬性渗出，但距离中心凹较远
	◆ 中度黄斑水肿：眼底后极部可见视网膜增厚或硬性渗出，但尚未累及中央部
	◆ 重度黄斑水肿：视网膜增厚或硬性渗出累及黄斑中央部

* 硬性渗出是目前或曾经发生黄斑水肿的表现。糖尿病黄斑水肿的定义为视网膜增厚。糖尿病黄斑水肿的检查最好在散瞳后应用裂隙灯显微镜和/或眼底立体照相技术进行三维观察评价

3. 相干光断层扫描（optical coherence tomography，OCT） 能够提供玻璃体视网膜交界面、视网膜和视网膜间隙的高分辨率图像，定量测量DR患者视网膜增厚程度，监测黄斑水肿以及确定玻璃体黄斑牵拉等玻璃体视网膜交界面改变。

4. 电生理检查 是评估DR患者视网膜功能的一项重要指标，能够客观而敏感的反映视网膜功能变化。其中以视网膜电图振荡电位（OPs）及多焦视网膜电图（mf-ERG）最为敏感，OPs能客观而敏感地反映视网膜内层血液循环状态。因此对于DR患者，OPs是一项可靠的指标用以评估患眼视网膜功能受损的情况，而mf-ERG潜伏期的改变也是评估DR视网膜功能异常的一项敏感指标，2型糖尿病患者在未出现明显DR之前P1波潜伏期即出现延长，颞侧视网膜P1波振幅密度下降[1]。

【诊断要点】

1. 病史 多年糖尿病史。

2. 眼底检查 ①视网膜微动脉瘤；②细点状出血；③硬性渗出；④棉绒斑；⑤黄斑水肿；⑥静脉串珠样改变；⑦视网膜内微血管异常（IRMA）；⑧新生血管形成，视网膜前出血或玻璃体积血。

其中多年糖尿病史及微动脉瘤是诊断糖尿病视网膜病变的两个基本条件。微动脉瘤虽然也可发生于静脉阻塞、高血压，但糖尿病患者如有微动脉瘤则最可能的还是糖尿病视网膜病变。

【鉴别诊断】

1. 高血压性视网膜病变 患者眼底检查可见动脉变细、反光增强、动静脉交叉征、视网膜内出血以火焰状为多、微动脉瘤。重症者会有棉绒斑、黄斑部星状排列的脂质渗出、视盘水肿，但绝无新生血管的形成。FFA可有多处毛细血管无灌注区、毛细血管扩张、视网膜内微血管渗漏。高血压性视网膜病变常可与DR同时存在。

2. 视网膜中央静脉阻塞 50岁以上常见的视网膜血管病变。4个象限可有大片沿着静脉分布的出血（以火焰状为多）、视盘水肿。DR出血点为散在性，PDR仅在新生血管形成处有大片出血，而CRVO是整个区域的大片视网膜出血，在视盘附近最多。

3. Eales病 多在30岁以下，病变侵犯双眼，但多由一眼先发，男性居多，周边视网膜血管附近有出血、有时血管周围有白鞘。FFA示周边毛细血管无灌注及新生血管形成引起的渗漏。而DR发生在后极部，血管周围白鞘并非主要体征。

4. 血液病 严重贫血、白血病、高血黏稠度综合征可发生双眼出血性视网膜病变，类似DR。眼底表现为视网膜静脉弯曲、串珠、血管鞘、火焰状及墨渍状出血、白心出血、棉绒斑，偶尔有视网膜前出血。FFA显示充盈延迟、动脉瘤、毛细血管无灌注区、静脉及毛细血管渗漏。血象或骨髓检查有助于鉴别诊断。

【遗传学】

糖尿病视网膜病变（DR）是多种因素共同作用所导致的一类复杂性疾病。诸多研究发现[2]，遗传因素在DR发生与发展中具有重要作用。连锁分析和关联分析等全基因组扫描技术研究发现了多个不同基因区域与DR相关，最新报道有10号染色体上的ARHGAP22及PLXDC2基因区域等；候选基因研究发现与DR相关的易感基因主要有醛糖还原酶、血管内皮生长因子、促红细胞生成素、碳酸苷酶及蛋白激酶C阻型异构体等。但DR病因复杂，在不同种族间又存在着遗传异质性和种族差异，因此相关易感基因的研究结论不一，大量相关研究未能得到重复验证。

近年来,人们认识到遗传和环境因素均参与糖尿病及其并发症的病理过程,表观遗传调控机制在其中的作用也日渐明确[3]。糖尿病及其并发症中的主要病理过程如高血糖、氧化应激、炎症等均会导致表观遗传调控的异常,从而影响染色质结构和基因表达,而这些染色质表观遗传修饰的持续存在和糖尿病相关的代谢记忆现象相联系。与 DNA 序列的改变所不同的是许多表观遗传的改变是可逆的,这就为疾病的治疗提供了可观的前景,表观机制相关的药物和治疗手段的研发或将成为糖尿病及相关并发症靶向治疗的新途径。

【治疗及关于治疗的研究进展】

1. 激光视网膜光凝术　是治疗糖尿病视网膜病变应用最广泛的方法。激光光凝治疗有助于减少高危 PDR、有临床意义的黄斑水肿以及部分严重 NPDR 患者的失明风险。正常或极轻度 NPDR 患者无需进行激光视网膜光凝治疗。无黄斑水肿的轻度至中度 NPDR 患者病变常常会有进展,应及时复查。伴有临床意义的黄斑水肿(CSME)的轻度到中度 NPDR 患者应当考虑进行激光治疗。局部的黄斑水肿可直接光凝渗漏的微血管瘤或作水肿区内的局部光凝,弥漫性黄斑水肿光凝的主要方法是格栅样光凝。在激光治疗 CSME 前需进行荧光素眼底血管造影以确定可治疗的病变。重度 NPDR 眼发展为增生期的危险性很高,应当进行播散性(全视网膜)光凝治疗,治疗的目标是减少丧失视力的危险。但当播散性光凝治疗用于重度 NPDR 或非高危 PDR 伴有黄斑水肿的眼时,光凝可加重黄斑水肿,引起中度视力下降,因此最好在播散性光凝治疗前先进行局部光凝治疗。眼科医师应当评估黄斑水肿程度,与患者讨论治疗的副作用和丧失视力的危险性,得到患者签署的知情同意书后方可进行。大多数高危 PDR 患者应及早进行播散性光凝治疗。

2. 玻璃体切除手术　玻璃体手术通常适用于牵拉性黄斑脱离(尤其是新近出现的),合并牵拉性或孔源性视网膜脱离,以及玻璃体积血不能接受播散性光凝治疗的患者。

3. 抗血管内皮生长因子(VEGF)治疗　抗 VEGF 适用于糖尿病性黄斑水肿病例,玻璃体腔注射此类药物能够减少视网膜血管渗漏,降低中央视网膜厚度,阻止视网膜新生血管形成,从而改善 DME 患者的视力、降低致盲率。

4. 中医药治疗　2011 年中华中医药学会糖尿病分会制定并发布了《糖尿病视网膜病变中医诊疗标准》[4],对糖尿病视网膜病变的临床表现、理化检查、鉴别诊断、处理原则、辨证施治、成药治疗、辅助疗法、西医治疗等分别进行阐述,对于进一步推广和发挥中医药在治疗糖尿病视网膜病变时的特色与优势,规范糖尿病视网膜病变的诊疗行为,促进临床疗效的进一步提升具有积极意义。

(刘文舟)

参 考 文 献

[1] 黄江,徐国旭,魏晓红,等. 无明显糖尿病视网膜病变的 2 型糖尿病患者多焦视网膜电图特征分析. 中华眼底病杂志,2013,29(5):487-489.

[2] 杨秀芬,徐军,刘宁朴. 糖尿病视网膜病变相关基因研究进展. 中华眼底病杂志,2012,28(3):302-305.

[3] 谢满云,唐仕波. 表观遗传调控在糖尿病视网膜病变中的研究进展. 中华眼底病杂志,2014,30(2):212-215.

[4] 段俊国,金明,接传红,等. 糖尿病视网膜病变中医诊疗标准. 世界中西医结合杂志,2011,7(6):632-637.

第四章 综合征

第一节 Duane 眼球后退综合征

Duane 眼球后退综合征(Duane retraction syndrome,DRS)是一种少见的先天性脑神经发育异常而导致异常神经支配的眼球运动障碍性疾病,其特征为眼球外转不能或严重受限,内转时眼球后退、睑裂变小,部分患者内转时可合并眼球的上射或下射现象,且常伴有代偿头位。1887 年由 Stilling 首先报道,1905 年 Duane 详细描述了其临床特征。美国学者报道 DRS 发病率约为 0.1%,占非共同斜视的 1%~5%[1]。大多数 DRS 患者为散发,仅有 10% 的患者有家族史,遗传方式为常染色体显性遗传和常染色体隐性遗传。DRS 可单侧或双侧发病,左眼发病率为 59%,右眼发病率为 23%,双眼发病者为 18%,女性发病率高于男性,约为 60%[2]。DRS 可以表现为单纯性和综合征性两大类,后者多伴有全身多系统的异常,如脑干发育不良综合征、Myburn-Mason 综合征、骨骼、耳及神经发育异常等。DRS 患者除眼球运动异常外,可伴有其他眼部异常及先天畸形,如眼部皮样囊肿、眼球震颤、葡萄膜缺损、视神经发育异常、牵牛花综合征、视盘倾斜综合征等[3]。

【典型病例 55】

患儿,女,6 岁 2 个月,主诉因"发现眼球偏斜 2 年"来诊。

眼部检查:

视力:右眼裸眼视力 0.8,左眼裸眼视力 0.8。

角膜映光法检查:右眼内斜 10°(图 4-1-1)。

眼球运动:右眼外转受限,试图外转时睑裂变大,内转时睑裂变小同时伴有眼球后退、上射;左眼运动正常(图 4-1-1)。

眼底:正常。

基因检测:该患者未行基因检测。

诊断:右眼眼球后退综合征(Ⅰ型)

治疗:手术治疗,行右眼外直肌后徙 8mm,术后眼位检查(图 4-1-2)。

【病因】

眼球后退综合征可以有先天性或后天性,临床上以先天性常见。其病因目前尚未肯定,从临床及电生理观察的结果显示先天性眼球后退综合征的病因可分为两大类:

1. 眼外肌解剖发育异常 一些学者从尸检及手术过程中观察到,DRS 患眼眼外肌结构及位置异常。结构异常包括眼外肌及筋膜纤维化,其纤维化的原因可能为先天性发育异常,也可能为后天的肌鞘内出血机化所致[4]。现代的神经病理学和遗传学研究多认为是中脑和

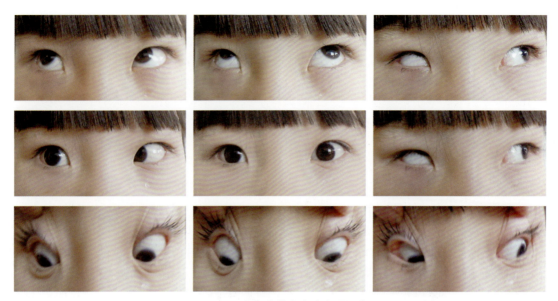

图 4-1-1　患者术前九个方向眼位像

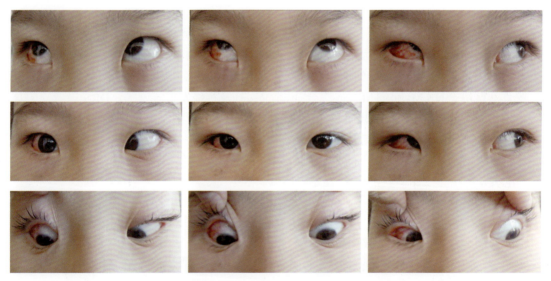

图 4-1-2　患者术后第 7 天九个方向眼位像

脑桥的运动神经核各自独立却又发生相似的发育异常,从而引起眼外肌纤维化[5]。邓大明等在对 DRS 患者的眼外肌形态、组织超微结构的研究中发现:光镜下眼外肌中可见大量的胶原纤维组织,而未见到正常的横纹肌结构,残留的肌纤维变性、坏死,并可见肥大细胞浸润;电镜下可见胶原纤维粗细不均,部分肿胀、变性,残留肌细胞的肌膜和肌质溶解。并且他们认为眼外肌纤维化的病理过程中可能存在一些既往未被我们所认识的病理机制,如非特异性炎症、炎症介质参与和免疫机制[6]。由于患者外直肌纤维化、弹性消失,因此不能外转;而内转时,又由于内直肌收缩而外直肌不能相应松弛,引起眼球后退和睑裂变小。位置异常则认为是内直肌的肌止端向后移位,当眼球内转时,内直肌发生退缩肌的作用而导致眼球向后退缩。

2. 异常神经肌肉支配　目前研究多认为神经肌肉支配异常是 DRS 发生的根本原因。Breinin[7] 首先报告眼球后退综合征者的患眼外直肌有矛盾的神经支配。当患眼外转时，该眼的外直肌没有放电现象，但内转时，内直肌收缩，根据 Sherrington 定律，正常人眼其拮抗肌外直肌应出现相应的松弛，但此时 DRS 患眼外直肌却有明显的放电现象和密集的干涉波，接受到神经冲动而出现异常收缩，由于内转时内直肌和外直肌同时收缩，导致眼球向后退缩[8]。有学者认为这种眼外肌的异常运动是神经核或核上性神经紊乱所致。可能是展神经核与水平同向运动中枢之间有异常的联系，也可能是展神经缺如，外直肌接受动眼神经内直肌支的异常神经支配所致。而部分患者患眼内转时出现的上射或下射现象，也是由于内直肌与上、下直肌以及下斜肌之间存在的异常神经支配所致[9]。产生该现象的另外一种机制则认为是水平直肌同时收缩，轻微的上转或下转导致水平肌肉与眼球旋转中心的相对位置发生偏移从而产生所谓的"缰绳效应"[10]。上射、下射现象常见于 DRSⅢ型、合并水平外斜视 DRS 患者及原在位有垂直斜视的 DRS 患者[11]。最新研究表明眼球运动依赖于颅脑运动神经元轴突与眼外肌的正确连接，chimaerin-1 基因编码的信号蛋白 α2-chimaerin 的突变可干扰眼球运动系统中的颅脑运动神经元轴突的导向作用，引起眼球运动障碍，导致 Duane 眼球后退综合征[12]。

【临床特点及分型】

不同类型 DRS 患者临床表现各异，但其眼部特征性表现均为：外转不能或严重受限，眼球内转时睑裂变小，眼球后退，有时内外转均受限，常合并有眼球上射或下射现象，且常伴有代偿头位，代偿头位通常为面部转向水平肌肉受累最大的方向。

【分型】

1. 根据眼球内转或外转时眼球后退和睑裂变化情况，DRS 可分为正向型和反向型两种类型。正向型：试图内转时眼球后退、睑裂变窄，常伴有眼球的急速下转或急速上转；反向型：试图外转时眼球后退、睑裂变窄，并常伴有眼球急速下转或急速上转[13]。

2. 根据临床表现，DRS 可分为三型：Ⅰ型：第一眼位内斜或正位，外转明显受限或完全不能，内转正常或轻度受限，试图内转时睑裂变小、眼球后退，试图外转时睑裂变大；Ⅱ型：患眼第一眼位常呈外斜视，内转明显受限或完全不能，外转正常或轻度受限，试图内转时睑裂变小、眼球后退，外转时睑裂变大；Ⅲ型：第一眼位基本正位，患眼内外转均受限或完全不能，试图内转时睑裂变小、眼球后退，试图外转时睑裂开大。Ⅲ型占 DRS 的 15%。

【影像学表现】

临床病理学研究已证实，双侧 DRS 患者存在中脑病变、动眼神经核发育不良或双侧展神经核、展神经缺如。随着 MRI 的迅速发展，国内外学者应用 MRI 技术对 DRS 患者的神经结构进行了研究分析。Demer 等通过对与 DURS2 位点有关联的 DRS 患者的 MRI 研究，不仅证实了动眼神经异常分支的存在及展神经的缺失或发育不良，同时还发现了动眼神经发育不全，因此认为 DRS 并非单纯的展神经发育异常，而是伴有先天性脑神经的异常支配[14]。满凤媛等通过 MRI 发现 DRSⅠ型、Ⅱ型、Ⅲ型外直肌区均存在异常神经支配，且都存在展神经的发育不良或缺如[15]。

【诊断要点】

多数患者均有患眼外转障碍，外转时睑裂开大，内转时眼球后退、睑裂缩小，常合并眼球上射或下射现象。常伴有代偿头位。多数患者保持较好的双眼单视功能，很少发生弱视。

被动牵拉试验显示有限制因素。

【鉴别诊断】

1. 展神经麻痹　DRS I 型第一眼位多表现为内斜视,且存在外转受限,临床上需与展神经麻痹鉴别。展神经麻痹多为后天获得,常有确切的发病时间,并表现出明显的复视症状,患眼内斜视的度数往往较大,内转时无眼球后退及眼球上射或下射现象,被动牵拉试验阴性,肌电图检查及 MRI 检查外直肌无异常神经支配。

2. 眼外肌纤维化　对于存在眼外肌解剖结构纤维化改变的 DRS 患者,病变除外直肌外,还可累及内直肌及上斜肌,且两者均存在眼球运动受限,被动牵拉试验阳性,故较难与眼外肌纤维化鉴别。广泛的眼外肌纤维化常伴有患眼上睑下垂、大角度斜视,也可通过患眼内外转时所表现的睑裂改变加以鉴别。

3. 假性眼球后退综合征　可由眶内壁外伤性骨折或肿瘤造成骨质破坏引起内直肌受损或嵌顿引起,表现出与眼球后退综合征类似的表现,此类患者多有复视,且多存在外伤史,可行眼眶 CT 检查寻找限制因素的病因。

【遗传学】

DRS 相关的致病基因主要定位于常染色体 1q、2q31、4q27、8q12、16p、22q11 和 20q13。目前已发现与综合征性 DRS 相关的基因主要有 *CHN1*、*SALL4* 及 *HOXA1*。*CHN1*（MIM 604356）是首个确定与单纯性 DRS 发病相关的基因。*CHN1* 位于常染色体 2q31,包含 13 个外显子,编码的蛋白在轴突导向的发育中具有重要作用[16]。2008 年,Miyake[17] 等在 7 个常染色体显性遗传 DRS 家系发现 *CHN1* 的 7 个不同的突变位点,并证明 *CHN1* 突变可超活化其编码的 RacGAP 信号蛋白 -α2 嵌合蛋白的活性,引起眼球运动轴突异常,从而最终导致颅脑运动神经元的发育异常。Chan[18] 等在两个常染色体显性遗传的家系发现了 2 个新的 *CHN1* 杂合性错义突变,分别是位于第 6 外显子的 c.422C>T 及位于第 9 外显子的 c.745C>T。并进一步阐明突变增强了 α2 嵌合蛋白由胞质内转移到细胞膜,降低细胞 Rac-GTP 水平,即 *CHN1* 突变增强了 α2 嵌合蛋白的活性是引起 DRS 的原因。2011 年,Miyake[19] 等在 1 个 DRS 家系的 5 例患者中又发现了 *CHN1* 的新突变位点 c.443A>T。但在散发的 DRS 中尚未发现 *CHN1* 基因的突变。

SALL4（MIM 607323）是首个在 Duane 桡侧列综合征（Duane syndrome with radial ray anomalies,DRRS）或 Okihiro 综合征中发现的 DRS 致病基因[20-21]。DRRS 为常染色体显性遗传,多数患者既有 DRRS 又有桡侧发育不全,常见拇指发育不全,可伴有耳聋和躯体发育异常。该基因位于常染色体 20q13-20q13.2,长度为 18.14kb,含有 4 个外显子,可编码 1 053 个氨基酸蛋白。为基因家族的新成员,编码锌指转录因子,在人类胚胎形成期起重要的转录作用,也对外转运动神经元的发育起关键作用。目前共发现了 22 个与 DRS 相关综合征有关的 *SALL4* 突变位点[22-24],其中 17 个位于第 2 外显子、5 个位于第 3 外显子,突变方式包括无义突变、复制、缺失。YangMingming 等首次在中国 Duane 家系中发现了 *SALL4* 突变,突变位于第 2 外显子,且为 *SALL4* 的一个新的复制突变 C.1919dupT,突变进一步证明 *SALL4* 是通过无义调节 mRNA 衰退而影响疾病表型[25]。

第 3 个与 DRS 综合征相关的致病基因为 *HOXA1*,是在一个常染色体隐性遗传的 Bosley-Salih-Alorniay 综合征家系中发现的[26]。其表型为双眼 DRS 伴感觉神经性耳聋、颈内动脉畸形。该基因位于常染色体 7p,为同源异形盒转录因子,对脑和头部的发育有重要作用[27]。

有学者对1例双眼DRS伴耳聋及右椎动脉缺失的患者研究发现受体型蛋白酪氨酸磷酸酶N2(PTPRN2)有可能参与人类脑干早期的发育，可能是其在发育过程中过量表达导致患者发生双眼DRS并伴耳聋[28]。

【治疗】

DRS患者多数视功能尚可，斜视度偏小，针对DRS的治疗，临床上以矫正患者的屈光不正及弱视为首选，以期提高视力和建立双眼单视功能。

1. 药物治疗　国外有学者对双侧内直肌注射肉毒毒素A的DRS I型内斜视患者进行了研究，发现所有患者的代偿头位都得到改善，因此认为注射肉毒毒素A可作为年龄较小（3岁以上）的该类型斜视患者的有效替代治疗，以延迟或避免手术[29]。

2. 手术治疗　由于DRS患眼眼外肌性状及异常神经肌肉支配的原因，DRS的斜视度与手术中直肌后徙量无明显对应关系，术后效果不佳，因此手术时应谨慎、全面考虑，遵循个性化原则拟定治疗方案，以矫正原在位的眼位偏斜，改善代偿头位及眼球后退为目的。且建议成人尽量在局部麻醉下进行手术，术中可根据术者的临床经验设计并调整手术量，直到原在位交替遮盖不出现眼球运动为止。而对于全麻下手术的儿童，则只能根据术者的临床经验设计手术量。

手术适应症：①原在位存在明显的斜视或伴有严重的代偿头位；②伴有严重的睑裂畸形、眼球后退及上射或下射现象；③原在位虽没有明显的斜视及代偿头位，但患者伴有明显的眼球后退。手术禁忌症通常为：①原在位就有双眼视功能；②轻微的代偿头位就可保持双眼单视；③只为改善眼球运动。

术前牵拉试验及术中彻底消除牵制因素是手术成功的关键，手术中应注意要避免出血、操作轻柔、分离肌肉要彻底，特别是对于有限制性的肌肉，要使外直肌最大限度分离，最大程度减弱其力量，以求达到理想的手术效果[30]。

在DRS的手术治疗中，内斜视者以减弱内直肌功能为主，可行单侧或双侧内直肌后徙术。Sachdeva V等研究证明双眼内直肌后徙术能有效改善双眼DRS内斜视患者的眼位，其术后眼位改善成功率为85.71%[31]。Dotan G等报道了行非对称双眼内直肌后徙术的单侧DRS I型内斜视患者，其患眼平均后徙4.7mm，健眼后徙约1mm，86%的患者术后代偿头位得到完全改善[32]。但Vodicková K等报道行单眼后徙及缩短术的DRS I型内斜视患者的术后效果优于行双眼内直肌后徙术[33]。外斜视者则以减弱外直肌功能为主，可行患眼外直肌后徙或联合后固定术，也可行对侧眼外直肌后徙术。王素萍等通过对II型DRS患者研究发现患眼外直肌超常量后徙术可消除其斜视、代偿头位及上或下射，改善眼球后退[34]。任婉娜等认为DRS患眼外直肌后徙可以有效地治疗II型DRS，如斜视度数大，可同时行健眼外直肌后徙加内直肌缩短术[30]。当伴有眼球上射或下射时，可行患眼外直肌后徙术、内外直肌同时后徙术、外直肌后固定术或外直肌Y字形单劈开缝合术，可改变内、外直肌同时收缩导致的"缰绳效应"[35]。刘明美等报道DRS单眼内、外直肌同时后徙能有效改善Duane眼球后退综合征患者的眼球后退症状及内转时急速的上转、下转现象，对此现象若行联合外直肌Y形劈开术则效果更明显。对于III型DRS患者若原在位无明显斜视及代偿头位，但伴有明显眼球后退也可采用此法改善外观[36]。Velez FG等报道外直肌后徙术可改善DRS外斜视患者的眼位及代偿头位，再行外直肌Y字劈开术就可改善患者的上或下射现象[37]。

（何香莲）

第四章 综合征

参 考 文 献

[1] DeRespinis P A, Caputo A R, Wagner R S, et al. Duane's retraction syndrome. Surv Ophthalmol, 1993, 38: 257-288.

[2] Gutowski N J, Bosley T M, Engle E C. 110th ENMC International Workshop: the congenital cranial dysinnervation disorders(CCDDs). Neuromuscul Disord, 2003, 13(7-8): 573-578.

[3] Kim U S, Lee J H, Baek S H. Bilateral type 3 Duane retraction syndrome with bilateral tilted disc syndrome. Graefes Arch Clin Exp Ophthalmol, 2013, 251(5): 1445-1446.

[4] 万敏捷, 霍鸣. Duane眼球后退综合征1例病案报道. 重庆医科大学学报, 2010, 35(10): 封3.

[5] 周畅达, 张小红, 秦剑英, 等. Duane眼球后退综合征21例手术治疗临床观察. 中华外伤职业眼病杂志, 2011, 33(9): 660-663.

[6] 邓大明, 李永平, 麦光焕, 等. Duane眼球后退综合征临床和组织病理学研究. 中国实用眼科杂志, 2000, 18(7): 396-398.

[7] Breinin G M. Electromyography: a tool in ocular and neurologic diagnosis. II. Muscle palsies. AMA Archives of ophthalmology, 1957, 57(2): 165.

[8] Sloper J S, Collins A D. Effects of Duane's retraction syndrome on sensory visual development. Strabismus, 1999, 7(1): 25-36.

[9] Mohan K, Saroha V, Sharma A. Factors predicting upshoots and downshoots in Duane's retraction syndrome. J Pediatr Ophthalmol Strabismus, 2003, 40(3): 147-151.

[10] von Noorden G K. Recession of both horizontal recti muscles in Duane's retraction syndrome with elevation and depression of the adducted eye. AM J Ophthalmol, 1992, 114(3): 311-313.

[11] 高阳, 宁玉贤, 郝瑞, 等. Duane's眼球后退综合征产生上射和下射现象相关因素分析. 中国全科医学, 2010, 15(13): 1695-1696.

[12] Ferrario J E, Baskaran P, Clark C, et al. Axon guidance in the developing ocular motor system and Duane retraction syndrome depends on Semaphorin signaling via alpha2-chimaerin. Proc Natl Acad Sci USA, 2012, 109(36): 14669-14674.

[13] 王昆明, 刘丽娟, 张方华. 内外直肌后徙联合Y形分开术治疗Duane眼球后退综合征. 中华眼科杂志, 2007, 43(11): 972-976.

[14] Demer J L, Clark R A, Lim K H, et al. Magnetic resonance imaging evidence for widespread orbital dysinnervation in dominant Duane's retraction syndrome linked to the DURS2 locus. Invest Ophthalmol Vis Sci, 2007, 48(1): 194-202.

[15] 满凤媛, 都大鹏, 吴晓, 等. 眼球后退综合征磁共振成像分析. 眼科, 2010, 19(5): 309-314.

[16] Wegmeyer H, Egea J, Rabe N, et al. EphA4-dependent axon guidance is mediated by the RacGAP alpha2-chimaerin. Neuron, 2007, 55(5): 756-767.

[17] Miyake N, Chilton J, Psatha M, et al. Human CHN1 mutations hyperactivate alpha2-chimaerin and cause Duane's retraction syndrome. Science, 2008, 321(5890): 839-843.

[18] Chan W M, Miyake N, Zhu-Tam L, et al. Two novel CHN1 mutations in 2 families with Duane retraction syndrome. Arch Ophthalmol, 2011, 129(5): 649-652.

[19] Miyake N, Demer J L, Shaaban S, et al. Expansion of the CHN1 strabismus phenotype. Invest Ophthalmol Vis Sci, 2011, 52(9): 6321-6328.

[20] Kohlhase J, Heinrich M, Schubert L, et al. Okihiro syndrome is caused by SALL4 mutations. Hum Mol Genet, 2002, 11(23): 2979-2987.

[21] Al-Baradie R, Yamada K, St Hilaire C, et al. Duane radial ray syndrome (Okihiro syndrome) maps to 20q13 and results from mutations in SALL4, a new member of the SAL family. Am J Hum Genet, 2002, 71(5): 1195-1199.

[22] Borozdin W, Boehm D, Leipoldt M, et al. SALL4 deletions are a common cause of Okihiro and acro-renal-ocular syndromes and confirm haploinsufficiency as the pathogenic mechanism. J Med Genet, 2004, 41(9): e113.

[23] Kohlhase J, Heinrich M, Schubert L, et al. Okihiro syndrome is caused by SALL4 mutations. Hum Mol Genet, 2002, 11(23): 2979-2987.

[24] Kohlhase J, Schubert L, Liebers M, et al. Mutations at the SALL4 locus on chromosome 20 result in a range of clinically overlapping phenotypes, including Okihiro syndrome, Holt-Oram syndrome, acro-renal-ocular syndrome, and patients previously reported to represent thalidomide embryopathy. J Med Genet, 2003, 40(7): 473-478.

[25] Yang M M, Ho M, Lau H H, et al. Diversified clinical presentations associated with a novel sal-like 4 gene mutation in a Chinese pedigree with Duane retraction syndrome. Mol Vis, 2013, 19: 986-994.

[26] Tischfield M A, Bosley T M, Salih M A, et al. Homozygous HOXA1 mutations disrupt human brainstem, inner ear, cardiovascular and cognitive development. Nat Genet, 2005, 37(10): 1035-1037.

[27] Bosley T M, Alorainy I A, Salih M A, et al. The clinical spectrum of homozygous HOXA1 mutations. AM J Med Genet A, 2008, 146A(10): 1235-1240.

[28] Abu-Amero K K, Kondkar A A, Salih M A, et al. Partial chromosome 7 duplication with a phenotype mimicking the HOXA1 spectrum disorder. Ophthalmic Genet, 2013, 34(1-2): 90-96.

[29] Maya J F, de Liaño R G, Catalán M R, et al. Botulinum toxin treatment in patients up to 3 years of age who have esotropic Duane retraction syndrome. Strabismus, 2013, 21(1): 4-7.

[30] 任婉娜, 孙一岚, 李志, 等. Ⅱ型 Duane 眼球后退综合征临床特征和手术疗效分析. 中国斜视与小儿眼科杂志, 2014, 22(3): 32-34.

[31] Sachdeva V, Kekunnaya R, Gupta A, et al. Surgical management of bilateral esotropic Duane syndrome. J AAPOS, 2012, 16(5): 445-448.

[32] Dotan G, Klein A, Ela-Dalman N, et al. The efficacy of asymmetric bilateral medial rectus muscle recession surgery in unilateral, esotropic, type 1 Duane syndrome. J AAPOS, 2012, 16(6): 543-547.

[33] Vodicková K, Autrata R, Rehůrek J. Surgery of Duane retraction syndrome Ⅰ: comparison of unilateral recession and resection versus bilateral medial rectus recessions. Cesk Slov Oftalmol, 2008, 64(3): 100-104.

[34] 王素萍, 李巧娴, 刘海华, 等. Ⅱ型眼球后退综合征临床特征和手术治疗. 中国斜视与小儿眼科杂志, 2012, 20(2): 54-56.

[35] 周金琼, 付晶, 卢伟. Duane 眼球后退综合征的诊治要点. 眼科, 2014, 23(6): 365-368.

[36] 刘明美, 赵堪兴, 张伟, 等. 内直肌与外直肌同时后徙治疗 Duane 眼球后退综合征的疗效分析. 中华眼科杂志, 2012, 48(9): 776-780.

[37] Velez FG, Velez G, Hendler K, et al. Isolated y-splitting and recession of the lateral rectus muscle in patients with exo-duane sydrome. Strabismus, 2012, 20(3): 109-114.

第四章 综合征

第二节 Brown 综合征

Brown 综合征（Brown's syndrome），又称上斜肌腱鞘综合征（superior oblique tendon sheath syndrome），是指由于先天性解剖异常或后天继发于外伤或手术所致的上斜肌腱鞘和鞘膜过分增厚或粘连，限制了下斜肌的上转功能，使眼球在内转位时不能上转，致使眼球固定于向下注视状态。Brown 于 1950 年首先描述了其特征[1]。本病是一种特殊类型限制性斜视，临床较少见，多幼年发病，有些于生后数月即可发现，多数为单眼发病，约 10% 为双侧受累，无明显性别和眼别差异[2]。有文献报道，先天性 Brown 综合征患者，可合并先天性脑神经支配障碍综合征（CCDDS）等临床特征[3]。

【典型病例 56】

患者男，5 岁，主因"发现眼球偏斜 10 个月"来诊。

眼部检查：

视力：右眼矫正视力 0.06（+1.50DS/+2.50DC×100）；左眼矫正视力 0.7（+1.00DS/+0.50DS×90）。

左眼注视：右眼上转受限。

33cm：+20$^\triangle$ L/R 5～6$^\triangle$；眼球运动：左眼下斜肌亢进（+），右眼内上转受限。

眼位图 4-2-1。

基因检测：该患者未行基因检查。

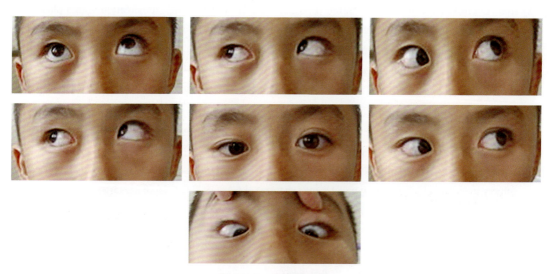

图 4-2-1 患者眼位像

诊断：①右眼弱视；②右眼 Brown 综合征；③右眼假性上睑下垂。

【分类及病因】

本病是一种综合征，可分为先天性和后天性，先天性确切病因尚不清楚，较多学者认为是由于上斜肌肌腱或腱鞘太紧张。其形成可能与以下几种因素有关：

1. 先天性上斜肌腱鞘异常　正常情况下上斜肌腱鞘对下斜肌的内上转运动起到了限制

性的节制韧带作用,如果上斜肌腱鞘短而紧张或肌腱异常,影响了它在滑车部位的运动,则眼球内上转运动受限(图4-2-2)。

2. 矛盾性神经支配　与眼球后退综合征相类似,在眼球运动过程中存在异常神经支配,当眼球处于内转位时,上斜肌不能松弛,因而牵拉试验阳性。

3. 后天性者可见于外伤、手术等因素所致肌腱部位出血、炎症瘢痕、粘连、嵌顿,从而使眼球在内转位时不能上转,部分患者有自愈趋势。

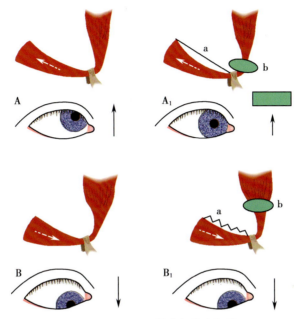

图4-2-2　Brown综合征发病机制

A. 正常情况下上斜肌腱鞘对下斜肌的内上转运动起到了限制性的节制韧带作用;A₁. 若上斜肌腱鞘短而紧张或肌腱异常,影响在滑车部位的运动,其拮抗下斜肌的功能将会受到限制(或当眼球处于内转位时,上斜肌不能松弛),使眼球在内转位时不能上转;B. 眼球内下转时,上斜肌转动眼球的作用方向,主要取决于该肌的滑车至肌附着点的一段即反转腱的走行方向;B₁. 上斜肌功能亢进

【临床特点及诊断要点】

1. 患眼内转时上转受限或不能超过正中水平线,但在第一眼位或外转位时上转正常或接近正常。
2. 第一眼位可为正位或患眼下斜视。
3. 双眼向上注视时分开呈"V"形。
4. 被动牵拉试验患眼上斜肌有限制。
5. 患眼上斜肌无或轻度亢进。
6. 少数病例患眼内转时下转,内转时睑裂变大,有代偿头位,原在位有下斜视。

【临床分级】

根据临床表现可分为轻、中、重度三级[4]。

1. 轻度　仅在眼球内上转时受限,不伴内转时下斜视或原在位下斜视。

2. 中度　内上转受限，伴内转时下斜视。
3. 重度　内上转受限，内转及原在位时均有明显下斜视。

【影像学表现】

Brown 综合征患者 MRI 显示不同的结构异常，可分为两大类：一类表现为上斜肌全程不同部位的异常信号，包括上斜肌肌腱、肌腹、滑车部的信号异常，而与眼球或周围组织间的粘连，多是外伤、周围组织血肿、炎症及医源性所致；另一类表现为上斜肌发育不良，这类患者均为先天性，即 1 岁以内发病，伴有不同程度的代偿头位[5]。先天性的上斜肌发育不良表现出双重病理现象：一是肌肉萎缩导致的麻痹性改变；二是纤维化改变导致运动受限。这种纤维化有可能是由于肌肉的神经营养不良导致，呈现类似先天性脑神经发育异常疾病的临床表现[6]。

【鉴别诊断】

1. 先天性下斜肌麻痹　有典型的代偿头位，头倾向患侧，单独下斜肌麻痹亦罕见，可继发上斜肌功能亢进，正位和外转时受累眼上转正常或接近正常。在麻痹的下斜肌作用方向被动牵拉试验阴性。

2. 双上转肌麻痹　非典型 Broun 综合征存在明显同眼上直肌麻痹时应与单眼双上转肌麻痹鉴别，后者内上转、外上转都可受限，早期被动牵拉试验正常，后期由于下转肌挛缩，被动牵拉上转有抵抗。

3. 爆裂性眶底骨折　有明确外伤史，影像学检查可见眶下壁骨折，并有眶内软组织及肌肉嵌顿，患眼上转受限，不仅表现在内转位，而且在第一眼位和外转时上转均可受限，此与 Brown 综合征不同。

【遗传学】

大多数先天性 Brown 综合征是散发性的，但也有家族性发病报告，双生子研究的报道也肯定了在 Brown 综合征发病机制中遗传因素对其有主要作用。Kim 报道了一个单卵双生子（同卵双生，monozygotic twin，MZ）先天性双眼 Brown 综合征[2]。Abbas 报道了一个双卵双生子（异卵双生，dizygotic twin，DZ）先天性双眼 Brown 综合征[7]；Katz[8] 报道了一个单卵双生女孩 Brown 综合征，两名患者的临床表型明显不同，说明胚胎发育过程中子宫环境（胚胎学因素）因素在 Brown 综合征发病中具有一定作用。关于家族性发病报道有的为一代，也有的为二代 Brown 综合征家系。二代 Brown 综合征家系的报道包括一个家系中有 4 名患者单眼受累[9]、一个家系中两兄妹和其姨母受累[10]、一个家系中受累患儿为先天性恒定型，而其母亲为间歇型[11]、一个家系中受累的患儿和父亲均为间歇型[11]。一代 Brown 综合征家系报道包括一个家系中两兄妹双眼受累[12]、一个家系中两兄妹双单眼受累、还有一个家系两兄妹一个为双眼受累，一个为单眼受累。这些家系表明 Brown 综合征的遗传方式可能符合常染色体显性遗传伴不完全外显率。Iannaccone[13] 报道一个家族中有三个兄弟姐妹确诊为迟发性左眼 Brown 综合征。通过对患者表型的单体型分析发现在 *DURS1* 基因座符合隐性遗传、在 *DURS2* 和 *FEOM1* 基因座符合外显率降低的显性遗传，因而推测这个家系遗传方式为常染色体隐性或外显率降低的常染色体显性遗传。对这个家系患者的 *FEOM2* 基因和 *ARIX* 基因进行筛查，未发现与该家系发病相关的致病性突变。

【治疗】

1. 非手术治疗　对于轻、中度 Brown 综合征患者，如果第一眼位无明显斜视，同时存在双眼单视功能，又无不适的代偿头位，则不必手术。后天性 Brown 综合征患者部分有自愈趋势，故不应急于手术矫正，应先观察一段时间，待病情平稳后再考虑进一步治疗方法。若是由全身其他疾病导致的 Brown 综合征，则首先要积极治疗原发病。

2. 手术治疗　对于重度 Brown 综合征患者来说，其手术目的是为了改善代偿头位，以获得双眼视觉。手术方式主要采用上斜肌减弱术，包括上斜肌肌腱截除术、断腱术、后徙术和延长术等。肇龙[14]等对 28 例 Brown 综合征行上斜肌腱截除术，术后患眼内转时下转消失，眼球运动改善，18 例代偿头位中，8 例代偿头位完全消失，10 例好转。Sprunger 等研究发现有部分患者上斜肌腱截除术后出现继发性上斜肌麻痹[15]。Talebnejad[16]等提出上斜肌后徙术和上斜肌延长术，上斜肌延长术可通过植入硅胶条、异体跟腱、缝线或采取上斜肌 Z 形或边缘切开等方式来治疗；Noorden 认为上斜肌断腱术对减少向下注视时垂直斜角和内旋是有效的[17]。殷小龙[18]等认为上斜肌后徙术和上斜肌延长术操作难度和风险与上斜肌断腱术相比有所增加，且术后效果并没有优于前两种术式。而上斜肌断腱术效果确切、且操作简单。Snir[19]等采用改良的上斜肌 Z 形断腱术对上斜肌功能过强和 Brown 综合征的患者进行手术治疗，方法是在近上斜肌附着点处切除一个三角形的肌肉片段，并与传统的 Z 形断腱术进行比较，发现改良的 Z 形断腱术在治疗上斜肌亢进、内旋斜视、A-V 征和立体视的恢复方面均好于传统 Z 形断腱术，且无术后并发症。由于每位患者发病原因不同，因此手术时应谨慎、全面考虑，对不同病例治疗方法不同，应根据术前患者的临床特征及术中牵拉试验遵循个性化原则设计合理治疗方案。

（何香莲）

参 考 文 献

[1] Brown H W. Congenital structural muscle anomalies. Strabismus ophthalmic symposium, 1950: 205-236.

[2] Kim SH, Ben-Zion I, Neely DE. Bilateral Brown syndrome in monozygotic twins. JAAPOS, 2008, 12(2): 193-194.

[3] Ellis F J, Jeffery A, Seidman DJ, et al. Possible association of congenital Brown syndrome with congenital cranial dysinnervation disorders. J AAPOS, 2012, 16(6): 558-564.

[4] Salamon S M, Friberg T R, Luxenberg MN. Endophthalmitis after strabismus surgery. American Journal of Ophthalmology, 1982, 93(1): 39-41.

[5] 王乙迪, 满凤媛, 常青林, 等. Brown 综合征的临床特征与影像学诊断. 中华眼科杂志, 2015, 51(6): 429-433.

[6] kaeser P F, Brodsky M C. Fourth cranial nerve palsy and Brown syndrome: two interrelated congenital cranial dysinnervation disorders?.Curr Neurol Neurosci Rep, 2013, 13(6): 352-355.

[7] Abbas Attarzadeh, Abbas Hoseinirad, Feisal Rahat. Bilateral Brown syndrome in one pair of dizygotic twins: a case report. Cases Journal, 2010, 3: 1.

[8] Katz N N, Whitmore P V, Beauchamp G R. Brown's syndrome in twins. J Pediatr Ophthalmol Strabismus, 1981, 18(1): 32-34.

[9] Gowan M, Levy J. Heredity in the superior oblique tendon sheath syndrome. Br Orthop J, 1968, 25: 91-93.

[10] Brown H. True and simulated superior oblique tendon sheath syndromes. Doc Ophthalmol, 1973, 34(1): 123-136.

[11] Magli A, Fusco R, Chiosi E, et al. Inheritance of Brown's syndrome. Ophthalmologica, 1986, 192(2): 82-87.

[12] Moore AT, Walker J, Taylor D. Familial Brown's syndrome. J Pediatr Ophthalmol Strabismus, 1988, 25(4): 201-204.

[13] Iannaccone A, McIntosh N, Ciccarelli M L, et al. Familial unilateral Brown syndrome. Ophthalmic Genet, 2002, 23(3): 175-184.

[14] 肇龙. 上斜肌肌腱截除术治疗 Brown 综合征的临床观察. 眼科新进展, 2011, 25(9): 873-874.

[15] Sprunger D T, Von Noorden G K, Helveston E M. Surgical results in Brown syndrome. J Pediatr Ophthalmol Strabismus, 1991, 28(3): 164-167.

[16] Talebnejad M R, Mosallaei M, Azarpira N, et al. Superior oblique tendon expansion with Achilles tendon allograft for treating Brown syndrome. JAAPOS, 2011, 15(3): 234-237.

[17] Von Noorden M D, Emilio C, Campos, et al. Binocular Vision and Ocular Motility Theory and Management of Strabismus Gunter K. Am Orthopt J, 2001, 51: 161-162.

[18] 殷小龙, 于春红, 邓燕. 上斜肌断腱术治疗 Brown 综合征的观察. 中国实用眼科杂志, 2015, 33(6): 673-675.

[19] Snir M, Friling R, Bourla D, et al. Surgical and functional results of augmented superior oblique muscle z-tenotomy in patients with Superior oblique overaction and Brown's syndrome. Ophthalmic Surg Lasers Imaging, 2007, 38(6): 462-470.

第三节　先天性眼球震颤

先天性眼球震颤(congenital nystagmus, CN)是出生后 6 个月内出现的一种双眼非自主性、节律性眼球颤动。1967 年 Cogan 将 CN 分为感觉缺陷性眼球震颤(sensory-defect nystagmus, SDN)和运动缺陷性眼球震颤(motor-defect nystagmus, MDN)[1]。SDN 常常伴有眼前节、眼底及视路等器质性病变，如先天性白内障、先天性青光眼、先天性无虹膜、Leber 先天性黑矇、先天性视神经发育不良等疾病，被认为是视觉传入通路异常导致形觉剥夺，模糊的物象导致正常固视反射发育障碍而出现的视力损害和眼球震颤。MDN 无眼球和视路的器质性病变，一般认为是大脑调控运动的神经中枢以及整合系统异常造成眼球运动功能障碍，属于视觉传出缺陷，故也称其为先天性特发性眼球震颤(congenital idiopathic nystagmus, CIN)。

【典型病例 57】

患儿，女，5 岁。

病史：自出生后家长发现其歪头视物(曾被当地医院诊断为弱视，戴镜矫正不足半年)。

眼部检查：

视力：右眼矫正视力 0.15(+3.25DS/+1.00DC×85°)；左眼矫正视力 0.25(+4.75DS/+0.50DC×100°)。

前节及眼底检查未见异常。

眼球运动：双眼水平震颤，向右注视时明显。

双眼视功能：fly test(-)。

裸眼异常头位：头向右侧倾斜(图 4-3-1)。

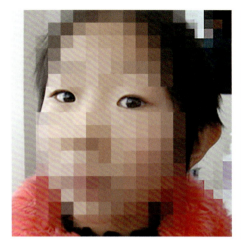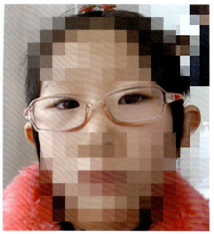

图 4-3-1　患者代偿头位照片

面部向右偏转（左图），戴镜未能改善患者头位（右图）

诊断：先天性眼球震颤（运动缺陷性）。

【临床特征】

1. 发病年龄　通常在出生后 6 个月内由家长发现。

2. 无视物晃动感。

3. 视力　不同程度的视力下降，为双眼弱视，且双眼弱视程度相当。看近视力往往优于远视力，且不接受镜片矫正，除非合并屈光不正。

4. 双眼前节及眼底检查未见明确器质性病变。

5. 双眼均有不自主的节律性眼球颤动，以水平钟摆样和冲动性震颤为主。患者在注视时震颤增强，集合时震颤减轻，因此常合并内斜视而表现为眼球震颤阻滞综合征。随着年龄增长，眼球震颤有减轻的趋势。

6. 代偿头位　主要表现为面部的左右偏转。部分患者双眼向某一方向注视时眼球震颤减轻或消失，视力因之提高，故常采取代偿头位使双眼处于眼球震颤最轻或完全消失的位置。约有 10% 的患者伴有头部摆动。戴镜不能改善头位。从镜片光学中心注视时视力较好，如头偏向震颤幅度较小的代偿头位，则会从镜片偏斜方向注视而导致视力下降，所以眼镜并未真正改善患者头位，而仅迫使其在获得较好视力和寻找静止眼位之间做了平衡妥协。

7. 患者常有集合抑制现象，即两眼集合能使眼球震颤的程度减轻。

【诊断要点】

1. 出生后 6 个月内发病。

2. 有眼球震颤，无晃视感。

3. 眼球运动无障碍，无眼部畸形或其他先天异常。

4. 双眼弱视，一般日常生活活动无明显障碍，双眼视力或矫正视力一般都在 0.1 以上。

5. 无平衡失调或眩晕等中枢神经系统疾患和前庭功能障碍症状。

【鉴别诊断】

1. 视锥细胞功能不全综合征（cone deficiency syndrome，CDS）　CDS 是由视锥细胞功能先天发育不全所致，主要临床表现为自幼双眼震颤、严重畏光、全色盲、视力一般在 0.1 以下,有的合并斜视等。CDS 最容易与 CN 混淆,稍不注意即可造成误诊,因为 CDS 的眼球震颤也是自幼开始,而且是双眼震颤,其眼部检查一般也无明显异常发现,但 CDS 明显的畏光和严重色觉障碍等是与 CN 的主要鉴别点。

CN 患者无明显畏光表现,而 CDS 患者因视锥细胞功能发育不全,故不能感强光,只能感弱光,因而 CDS 患者在日光下或普通亮度的情况下(如白天在室内)即表现明显畏光,睁不开眼睛或仅能轻微睁开一条细缝,但在暗光下,如暗室或在夜晚,则双眼睁大如常,这一表现与 CN 明显不同;再则 CN 患者的色觉基本都是正常的,而 CDS 患者的色觉均严重障碍或为全色盲,因其视锥细胞功能障碍和发育不全,故不能感受色光刺激。

2. 获得性眼球震颤(acquired nystagmus,AN) 凡发病较晚的眼球震颤,均可称为获得性眼球震颤,特别是发病较晚的各种病理性眼球震颤,如中枢性眼球震颤、前庭性眼球震颤等。AN 突出的共同特点是:发病较晚;发病时间明确;自觉症状和患者主诉明显,比如视物晃动、眩晕等,经神经科检查或其他特殊检查(CT、MRI 等)多可发现原发病,眼球震颤仅是 AN 的一个临床表现或症状之一。而 CN 则与之相反,CN 发病早、发病时间不明确;CN 患者除视力不良外均无明显自觉症状,无晃视感或眩晕等;CN 系特发性疾病,就目前的临床检查技术来说,均查不出病因。

【遗传学】

SDN 出生时即有视觉缺陷因素的存在,如 Leber 先天性黑矇(LCA),近年发现数种与 LCA 相关的基因,主要包括 *GUCY2D*、*RPE65*、*CRX*、*AIPL1*、*RPGRIP1* 和 *CRB1* 等。眼皮肤白化病患者,通常表现为常染色体隐性遗传,目前发现的突变基因主要有 *TYR*,*TYRP1*,*MATP* 等。*PAX6* 基因突变引起的先天性无虹膜等。

MDN 的遗传方式有常染色体显性遗传(AD)、常染色体隐性遗传(AR)和 X 染色体连锁遗传(XL)。其中 AD 及 AR 未发现明确的致病基因,*FRMD7* 基因被认为是 XL 的 MDN 一个重要致病基因[2]。*FRMD7* 位于 Xq26.2 上,包括 12 个外显子,编码 714 个氨基酸。有报道 *FRMD7* 的异常表达会影响神经发育[3],其在早期的大脑皮质、海马区、眼球等部位均有高表达,当 *FRMD7* 表达量下调时,会影响轴突的发育。*FRMD7* 基因突变如何导致先天性特发眼球震颤,目前的研究都集中在神经发育方面,轴突或者神经元的发育如何与 *FRMD7*(或者还有其他基因的参与)一步步关联,轴突或者神经元的形态或者数量上发生变化后又是怎样具体影响神经传导或者眼外肌运动,目前尚不清楚。

GPR143[4] 是目前继 *FRMD7* 基因后发现的 CN 第三个致病基因。*GPR143* 基因主要表达在皮肤和眼的色素细胞上,它位于细胞内黑色素小体膜上,调节黑色素的发生和成熟。关于 *GPR143* 基因突变如何导致 CN 的发病机制目前还不清楚,Liu 等推断 *GPR143* 基因突变可能阻断了一条重要的信号转导通路,造成眼球运动传导系统功能缺陷。

【发病机制】

目前关于先天性眼球震颤的发病机制不明确,有几种学说:

1. 缓慢眼球运动控制系统的损害学说 一般认为 CN 是眼球缓慢运动系统的不稳定所致。该系统在高增益的异常条件下活动,这种特殊异常可能表现为眼外肌本体感受器传入的有关眼球位置和运动速度的信号呈正反馈作用,反馈不稳定的结果致使眼球位置不稳定而使眼球偏离正位,这构成震颤的慢相,快速的扫视运动使得这种慢相中断而回到注视位,此即构成震颤的快相。

2. 眼外肌本体感受器传入冲动不稳定学说　有人认为尽管眼外肌本体感受器传入冲动的具体功能目前还不清楚，但它在反馈环中对眼球位置和运动速度都有影响。因此认为 CN 是由于这些反馈环的周边部不稳定所致。

3. CN 眼外肌发育异常学说　研究发现[5]不同类型的 CN 眼外肌的超微结构有所不同，CN 肌细胞内线粒体的数量均多于正常的肌细胞。

4. CN 大脑皮质血流灌注不平衡学说　CN 患者大脑额叶、枕叶不正常的脑血流灌注表现复杂，可能在一定程度上反映了患者大脑额叶、枕叶皮质部分区域功能的减退，造成神经功能的改变。

【治疗】

先天性眼球震颤的病因复杂，因此目前治疗的主要目的是改善代偿头位、减轻眼球震颤、提高视力和改善视功能，而无法从病因上解决问题。

（一）非手术治疗

1. 药物治疗

（1）肉毒素治疗：眼外肌注射肉毒素可以减轻眼球震颤，缺点是效果短暂，且可能导致上睑下垂等副作用，可用于获得性眼球震颤的治疗，但对于剂量还有待于进一步研究[6]。

（2）中枢神经系统药物治疗：加巴贲丁[7]及美金刚胺可使 CN 患者的震颤减轻，视力改变与否则取决于眼部的病理改变。但由于这些药物有明显的全身副作用，因此还没有应用于临床。

2. 屈光矫正　儿童期眼球震颤患者屈光不正的发生率可高达 85%[8,9]。如果患者存在屈光不正，矫正屈光不正则作为首选的治疗措施。眼球震颤患者为了努力看清物体时眼球震颤会加重，从而使视物更加模糊。屈光矫正可改善视觉的稳定性，进而可以减轻眼球震颤。因此即使是小度数的屈光不正也应该矫正，对于儿童则应散瞳验光，充分矫正屈光不正。

3. 配戴负球镜　近视过矫或配戴负球镜可加强调节性集合，从而可使眼球震颤减轻，改善视力[10]。

4. 角膜接触镜　角膜接触镜由于贴附在角膜表面，因此能随眼球运动而保证理想的屈光矫正状态。但框架眼镜则会由于眼球运动而导致视线偏离了镜片的光学中心，使屈光矫正效果不理想。因此对于眼球震颤伴有代偿头位的患者，角膜接触镜可以使视线通过镜片的光学中心，从而提高视网膜成像质量。也有研究者将角膜接触镜联合基底朝外的三棱镜来增加患者的工作距离，例如驾驶、看黑板等[10,11]。

5. 三棱镜　先天性眼球震颤的患者常常有融合及集合功能的减退，配戴基底朝外的三棱镜可以增加患者融合及集合功能，从而减轻眼球震颤，提高视力[11]。

6. 低视力助视器　对于先天性眼球震颤合并感觉缺陷的患者可考虑配戴助视器，如望远镜，放大镜等[11-12]。

（二）手术治疗

1. Anderson 法　慢相侧相关肌肉减弱术，即将双眼慢向侧一对配偶肌进行后退手术，从而减弱慢相侧肌肉的力量，减轻眼球震颤及将"中间带"眼位移至正前方。

2. Goto 法　快相侧相关肌肉加强法。这个方法与 Anderson 法正好相反，即双眼水平配偶肌缩短或前徙术。

3. Kestenbaum 法　双眼等量慢相侧相关肌肉减弱联合快相侧相关肌肉加强术，此法是四条直肌手术，即 Anderson 法联合 Goto 法。

4. 目前最常用的手术方法是经 Andenson-Kestenbaum 法改良的 Parks 术式[13]。该方法是将双眼慢相侧眼外肌后徙与快相侧眼外肌加强同时进行，Parks 提出的四条水平肌手术量是 5、6、7、8，双眼手术量相等，适合于代偿头位在 25°～30°者。对于代偿头位不在这一范围的患者，有学者提出可以在此方法的基础上增减手术量。临床上最常见的是面右转或面左转的代偿头位。例如，代偿头位为面右转视线向右即中间带位于左侧者，手术可选择两眼与中间带方向一致的一组配偶肌减弱，即左眼外直肌和左眼内直肌后徙术，或左眼外直肌和右眼内直肌后徙，左眼内直肌和右眼外直肌缩短术，将中间带由左侧方移至前方，使代偿头位改善或完全消失。但是这个方法大多是要通过 4 条肌肉的手术，手术难度和创伤较大。近期有学者[14]提出对于儿童 CN 患者，首选将两眼慢相侧的一对配偶肌超长量后徙，内直肌后徙量是 5.5～6.5mm，外直肌后徙量为 7.5～8.5mm，对于低龄儿童（≤6 岁）手术量相对保守，内直肌后徙一般不超过 6mm，外直肌后徙量不超过 8mm，研究发现术后第一眼位均正位，一次手术代偿头位均比术前明显好转。

（朱金燕）

参 考 文 献

[1] Cogan D G. Congenital nystagmus. Can J Ophthalmol，1967，2（1）：4-10.

[2] Tarpey P，Thomas S，Sarvananthan N，et al. Mutations in FRMD7，a newly identified member of the FERM family. Cause X-linked idiopathic congenital nystagmus. Nat Genet，2006，38（11）：1242-1244.

[3] Betts-Henderson J，Bartesaghi S，Crosier M，et al. The nystagmus-associated FRMD7 gene regulates neuronal outgrowth and development. J-Hum Mol Genet，2010，19（2）：342-351.

[4] Liu J Y，Ren x，Yang X，et al. Identification of a novel GPR143 mutation in a large Chinese family with congenital nystagmus as the most prominent and consistent manifestation. J Hum Genet，2007，52（6）：565-570.

[5] 彭广华，杨景存，苏伟，等. 先天性眼球震颤病人眼外肌的超微结构观察. 中华医学杂志，1996，76（6）：455-457.

[6] Cestari D M，Chan K，Tajouri N，et al. The use of onabotulinum toxin A in the treatment of see-saw nystagmus. J Pediatr Ophthalmol Strabismus，2010，47（7）：e1-3.

[7] Shery T，Proudlock F A，Sarvananthan N，et al. The effects of gabapentin and memantine inacquired and congennital nystagmus：A retrospective study. BR J OPHTHALMOL，2006，90（7）：839-843.

[8] Hertle R W，DellOsso L F. Clinical and ocular motor analysis of congenital nystagmus in infancy. JAAPOS，1999，3（2）：70-79.

[9] Hertle R W，Zhu X. Oculographic and clinical characterization of thirty-seven children with anomalous head postures，nystagmus，and strabismus：the basis of clinical algorithm. JAAPOS，2000，4（1）：25-32.

[10] 赵堪兴，牛兰俊，亢晓丽，等. 斜视弱视学. 北京：人民卫生出版社，2011（1）.

[11] Richard W，Hertle M D. Examination and Refractive Management of Patients with Nystagmus. Surv Ophthalmol，2000，45（3）：215-222.

[12] Kleinstein R N. Reading with a 10X telescope. Am J Optom Physiol Opt，1978，55（10）：732-734.

[13] Parks M M. Symposium：nystagmus.congenital nystagmus surgery. Am Orthopt J，1973，23：35-39.

[14] 韩惠芳，代书英，孙卫锋. 改良 Anderson 法治疗儿童先天性特发性眼球震颤. 中国实用眼科杂志，2015，33（2）：187-189.

第五章 眼与全身病

第一节 先天性晶状体脱位

先天性晶状体脱位(congenital ectopia lentis, EL)是由于晶状体悬韧带先天性发育异常导致晶状体移位的一类结缔组织疾病。先天性晶状体脱位可分为两大类：单纯晶状体脱位和同时伴有身体其他组织异常的综合征类型的晶状体脱位。其中单纯晶状体脱位包括单纯显性遗传的晶状体脱位和晶状体脱位合并瞳孔异常。先天性晶状体脱位可同时合并弱视、近视、远视、散光、角膜混浊、继发性青光眼、葡萄膜炎和视网膜脱离等其他眼部症状[1-2]，综合征类的晶状体脱位主要有马方综合征(Marfan syndrome, MFS)、同型胱氨酸尿症(mhomocystinuria, HCU)、Weill-Marchesani 综合征(WMS)、亚硫酸氧化酶缺乏症(sulfite oxidase deficiency, SOD)和全身弹力纤维发育异常综合征(Ehlers-Danlos syndrome)[4]。伴有综合征的晶状体脱位的患者如马方综合征通常会累及全身其他器官，部分患者可并发升主动脉扩张、主动脉夹层、二尖瓣脱垂、二尖瓣和主动脉瓣返流、肺栓塞等系统性等疾病，如未经及时的发现和治疗，将减少预期寿命值，严重时会危及生命[5]。

先天性晶状体脱位的遗传方式大概分为以下几种：常染色体显性遗传(autosomal dominant, AD)、常染色体隐性遗传(autosomal recessive, AR)和散发病例。研究发现，先天性晶状体脱位的表现型和基因型均具有遗传异质性。先天性晶状体脱位中以马方综合征居多，约占全部患者的 68.2%，合并瞳孔异常的晶状体脱位患者占 21.2%，单纯的显性晶状体脱位占 8%，HCU 占 1.1%，WMS 和 SOD 共占 1.4%[4]。目前的研究发现，*FBN1* 基因是导致先天性晶状体脱位最常见的致病基因，约占 60%，根据文献报道，*FBN1* 基因突变与 MFS、显性遗传的 WMS 和单纯显性遗传的晶状体脱位的发病相关，其他与先天性晶状体脱位相关的已报道的基因还有 *ADAMTSL4*、*CBS*、*ADAMTSL10*、*ADAMTSL17*、*COL18A1*、*PAX6*、*LTBP2*、*VSX2*[6]。

一、马方综合征

是全身中胚叶组织发育不良性疾病，也称蜘蛛指(趾)综合征，此病并不罕见，常双侧发病，晶状体的形状和大小可以正常，但位置改变，约 60% 以上向上方偏移，部分病例可发展为晶状体全脱位。眼部表现还可以合并青光眼、高度近视、白内障、大眼球、眼球震颤、弱视、斜视、脉络膜缺损、黄斑缺损、视网膜脱离以及前房角异常等，全身可合并体型高、瘦，肢指(趾)细长，先天性心血管疾病，主动脉破裂可致死亡。MFS 是常染色体显性遗传性疾病，通常累及眼、骨骼系统以及心血管系统，发病率为 1/3 000～5 000，其中 25% 以上是散发病例[7, 8]。

【典型病例58】

先证者，男，42岁。

主诉：双眼视物不清20余年。

家族史：否认近亲结婚史，家族史阳性，家系图（图5-1-1A）。

眼部检查：

视力：双眼0.1，矫正视力不提高。

色觉：正常。

眼压：右眼13mmHg；左眼16mmHg。

双眼外眼正常，玻璃体轻度混浊、双眼眼底正常。

眼前段：角膜清亮，前房常深，房水清，虹膜震颤，散瞳后可见晶状体向颞下方移位，鼻侧可见晶状体悬韧带和晶状体赤道部。

全身检查：患者身高182cm，体重70kg，肢指（趾）细长，心脏扇扫未见明显异常（图5-1-2）。

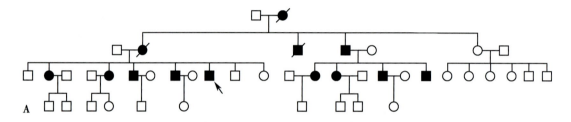

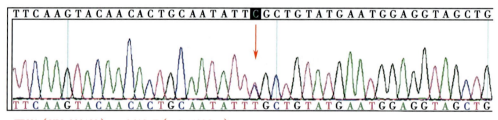

FBN1（NM_000138）；c.364C>T（p.Arg122Cys）

图5-1-1　先证者家系图及基因检测结果

A. 马方综合征家系图；B. 基因检测结果显示 FBN1 基因第五外显子 c.364C>T（p.R122C）突变

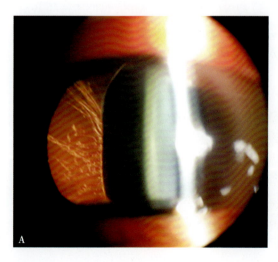
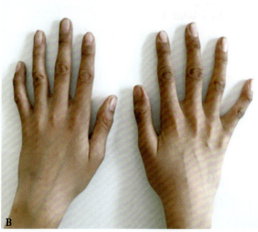

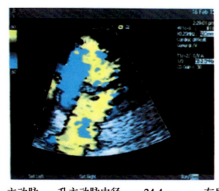
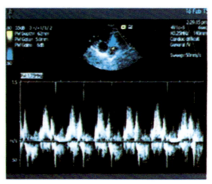

C

主动脉	升主动脉内径	24.4mm	左房	前后径	27.2mm	
左室	室间隔舒张末厚度	7.2mm		舒张末内径	40.5mm	后壁舒张末厚度 7.1mm
右室	前壁	3.0mm		前后径	14.4mm	
肺动脉	中段内径	18.6mm	右房	横径	32.4mm	上下径 41.3mm
多普勒	MV E 1.11m/s		MV A	0.88m/s		
	TVR2.3m/s	PG 21.3mmHg	PASP	26.3mmHg		
心功能	EDV 71.3ml	ESV 20.4ml		FS 40.2%		EF 71.4 %
	SV 50.9ml	HR 85B/M		CO 4.3L/M		

超声所见：患者剑下切面显示欠清。
1、心脏各房室径正常，未见心包积液。
2、房间隔、室间隔回声光整，连续好。
3、主动脉、肺动脉内径正常，与左、右心室连续关系正常。
4、二尖瓣、三尖瓣、肺动脉瓣、主动脉瓣未见瓣体肥厚及粘连。
5、CDFI见TR、PR之花色血流，频谱多普勒见TR、PR之湍流频谱。E/A>1。
6、组织多普勒与室壁运动分析：左心室壁心肌收缩期增厚率正常，室壁运动协调。
7、左心功能测定：收缩功能测定正常。

图 5-1-2 先证者眼前节照片及全身检查结果
A. 晶状体向颞下方偏移，鼻侧可见晶状体悬韧带和晶状体赤道部；B. 患者双手细长；C. 心脏扇扫检查结果提示：三尖瓣、肺动脉瓣轻度返流，心脏结构和心功能测定正常

基因检测：利用外显子结合目标区域测序对该家系进行检测后发现位于 *FBN1* 基因第五外显子的一个杂合突变 c.364C>T(p.R122C)（图 5-1-1B），该突变位点在家系呈现共分离状态，同时在对照组中未检出。

初步诊断：双眼马方综合征。

【临床特征】

1. 发病年龄 多见于儿童，也可见于成人，多数患者出生后即有症状，无种族差异。

2. 临床表现

（1）骨骼改变：四肢长且细，尤以指（趾）为著，宛如蜘蛛足，故名蜘蛛指。头长，额部圆凸，胸骨畸形多由肋骨过长所致漏斗胸或鸡胸更常见，肩胛隆起呈翼状。全身性结缔组织异常可累及关节囊、韧带、肌腱、肌膜，可导致关节反复脱位、扁平足或高弓足，腭弓高，牙齿不整齐。

（2）皮肤改变：最常见的皮肤表现为皮纹增宽或有萎缩性皮纹，这些皮肤异常表现可见于身体的许多部位，尤以胸部、肩部三角肌区和大腿部为显著。

（3）心血管异常：30%～40%的患者有心血管系统并发症，最常见的心血管异常为主动脉特发性扩张、主动脉夹层动脉瘤和二尖瓣异常等。有时可同时发生主动脉病变和二尖瓣

病变。伴有收缩晚期杂音的收缩期喀喇音是其最常见的体征。此外,外伤、高血压和妊娠可以诱发急性主动脉破裂和夹层动脉瘤形成。除主动脉瓣和二尖瓣病变外,有时尚可发生三尖瓣病变。主动脉的主要分支如颈总动脉、脾动脉扩张,心内膜纤维变性主动脉瘤破裂和心力衰竭是本综合征的主要死亡原因。

(4) 眼部改变:最特征性表现是晶状体脱位或半脱位,约 3/4 的患者为双侧性。晶状体脱位可由多种因素所引起。大眼和小晶状体可使晶状体周围间隙增大,悬韧带扩展,睫状体发育不良,悬韧带及其附着于晶状体处异常。此外,本综合征还可出现高度近视、青光眼、视网膜脱离、虹膜炎等眼部异常。这些眼部病变较晶状体脱位对眼的影响更为严重。巩膜异常表现为蓝色巩膜。有时也可发生大角膜、色素性视网膜炎、脉络膜硬化、斜视、眼球震颤和前房变浅。

(5) 神经系统病变:本综合征的神经系统症状与其他先天性风湿病一样,也是由脑血管畸形所造成,表现为蛛网膜下腔出血和颈内动脉瘤所致的压迫症状,动脉瘤引起的癫痫大发作。此外,马方综合征患者还可发生脊柱裂、脊柱脊髓膨出、脊髓空洞症。肌张力低下伴有肌萎缩是本综合征最常见的神经肌肉症状。少数患者可有智力低下或痴呆。

【诊断标准】
1. 特殊骨骼变化即管状骨细长尤以指、掌骨为著。骨皮质变薄、纤细,呈蜘蛛指样改变。
2. 先天性心血管异常。
3. 眼部症状。
4. 家族史。

以上临床 4 项标准中有 3 项者即可诊断。

【发病机制】
分子生物学研究认为是原纤维蛋白基因(FBN1)缺陷造成的。原纤维蛋白是一种 350KD 的糖蛋白,它与三种较小的蛋白质构成微原纤维结合型弹性硬蛋白,此种硬蛋白广泛存在于多种器官中,如眼部的睫状体带、主动脉中层、骨膜等。研究证实,马方综合征患者的皮肤以及培养皮肤的成纤维细胞,均缺乏微原纤维结合型弹性硬蛋白。肺组织的胶原含量超过肺组织净重的 10%,Reye 证实肺结缔组织纤维断裂的病理形态学改变,与该综合征的心血管系统的弹力层病变一致。

【鉴别诊断】
1. 同型胱氨酸尿症 为常染色体隐性遗传病,晶状体多向鼻下方移位,多为双侧对称性,30% 出现在婴儿期,80% 出现在 15 岁以前,实验室检查可检出血、尿中含同型胱氨酸,易发生视网膜脱离。

2. 全身弹力纤维发育异常综合征 眼部主要表现为晶状体不全脱位,可伴有因眼睑皮肤弹性纤维增加所致的睑外翻等,全身尚有皮肤变薄、关节松弛而易脱臼等表现。

【遗传学】
目前共发现了超过 3 000 个 *FBN1* 基因突变位点(http://www.umd.be/FBN1),突变的位点随机分布在整个 *FBN1* 基因中,且没有明显的突变热点[9]。2000 年,Palz[10] 等发现 *FBN1* 基因的 59~65 外显子上的大部分突变与轻型 MFS 有关,而发生于其他 cbEGF 区域的突变则与重型或经典性 MFS 综合征有关。认为突变发生于 24~32 外显子,临床症状较重,尤其在 25、27 和 28,突变类型多为错义突变,影响了蛋白 cbEGF 的分子结构,多数患者引起非典型的重症 MFS 综合征,这类患者通常具有严重的心脏并发症需要手术,同时合并异常的面部和耳部畸形,伴或不伴有先天性挛缩。

单纯性晶状体脱位与 MFS 综合征均可以表现为常染色体显性遗传,无论在临床表现上或基因学上均有一定程度的重叠性,有较高的外显性,两者同时又表现各异,单凭临床表现很难作出正确诊断。*FBN1* 基因与晶状体脱位及 MFS 综合征关系密切,但是 *FBN1* 基因并不仅限于此,通过对一些先天性晶状体脱位的家系进行研究发现,有一部分符合 MFS 综合征临床诊断标准的患者却没有发现 *FBN1* 基因突变,提示可能还存在其他导致 MFS 综合征的致病基因存在。

【治疗】

尽管部分患者可行手术治疗,但由于早期发现及诊断困难,术后并发症多,预后差,因此对视力的危害极为严重。研究表明,伴有晶状体脱位的马方综合征患者中有大约 10% 的患者会发生视网膜脱离,而与常见的孔源性视网膜脱离相比,这类患者合并的视网膜脱离复发比例高,手术难度大,患者需接受多次手术,从而对视力影响较大[3]。

二、双基因突变导致马方综合征和家族性抗维生素 D 佝偻病

马方综合征(Marfan syndrome,MS)是常染色体显性遗传结缔组织疾病。病变主要累及中胚叶的骨骼、心脏、肌肉、韧带和结缔组织。80% 伴有先天性心血管畸形,包括主动脉进行性扩张、主动脉瓣关闭不全,先天性房间隔缺损、室间隔缺损等。眼部主要表现为晶状体脱位或半脱位。骨骼肌肉系统可以表现为四肢细长、双臂平伸指距大于身长、双手下垂过膝、手指和脚趾细长呈蜘蛛脚样。长头畸形、面窄、高腭弓。皮下脂肪少,肌肉不发达。

家族性抗维生素 D 佝偻病或骨软化症,是一种以低磷酸盐血症导致骨发育障碍为特征的遗传性骨病。1958 年 Winters 证实家族性抗维生素 D 佝偻病为 X 染色体短臂部分基因缺陷所致,它的致病基因定位于 X 染色体的短臂 Xp22.2-p22.1 上,且是显性遗传,因其主要特点是低磷血症而无低钙血症,故又称之为 X-连锁低磷酸盐血症。它与一般佝偻病不同,发病原因主要是由于肾小管对磷的再吸收障碍,从而导致血磷下降、尿磷增多,而且肠道对磷、钙的吸收不良而影响骨质钙化,血磷降低在 0.65~0.97mmol/L(2~3mg/dl),钙磷乘积多在 30 以下,骨质不易钙化,从而形成佝偻病,但甲状旁腺激素和维生素 D 水平正常。本病多发生于儿童,主要表现为生长发育迟缓、身材矮小、双下肢弯曲畸形、下肢疼痛、行走无力,有些患者可因骨骼疼痛导致不能行走,骨质疏松或多发性骨折、牙釉质发育不良。成人主要表现为软骨病和骨关节畸形。X 线骨片可见轻重不等的佝偻病变化,活动期与恢复期病变同时存在,在股骨、胫骨最易查出。X 线显示骨龄落后,膝外翻或内翻,干骺端增宽呈碎片状,骨小梁粗大,胫骨近端、远端以及股骨、桡骨、尺骨远端干骺端皆可出现杯口状改变。

PHEX 基因(磷酸盐调节基因)突变是导致家族性抗维生素 D 佝偻病的主要原因,其定位于 Xp22.1,是一种内肽酶基因。而 *FBN1* 基因与晶状体脱位及 MFS 综合征关系密切,当 *FBN1* 和 *PHEX* 双基因均发生了突变,患者会出现多器官受损、临床表型多样的特殊复杂性疾病。2015 年,盛迅伦等[11]应用全基因组外显子测序确诊了一个罕见的 *FBN1* 和 *PHEX* 双基因突变导致患者同时发生了 Marfan 综合征和家族性抗维生素 D 佝偻病两种遗传性疾病。

第五章 眼与全身病

【典型病例59】

先证者（Ⅱ：12），女，8岁，双眼视物不清2年。5岁时，曾行房间隔缺损修补术。足月顺产。父母无血缘关系，母亲妊娠年龄为34岁。

眼部检查：

视力：右眼FC/40cm，矫正0.1(+7.00DS/+1.00DC×100)；左眼0.1，矫正0.25(+9.00DS/+0.50DC×80)。

眼压：右眼10.3mmHg，左眼10.5mmHg。

裂隙灯检查：角膜清，前房深，虹膜震颤，晶状体向颞上方脱位（图5-1-3C）。

眼底：未见明显异常。

彩色多普勒超声心动图检查：房间隔缺损修补术后，房间隔回声完整，房水平分流消失。室间隔缺损4.5mm，室水平左向右分流。二尖瓣、三尖瓣、肺动脉瓣微量返流。

全身检查：身高117.0cm（标准身高：6岁 109.7~119.6cm；8岁：120.4~132.4cm）体重30.0kg，"O"形腿（图5-1-3A），手指细长（图5-1-3B）。

家系其他成员：先证者的哥哥，10岁，身高113cm，"O"形腿（图5-1-4）；先证者的母亲，41岁，身高145cm，"O"形腿（图5-1-4），因剧烈骨痛至不能行走多年。父亲眼部检查及全身检查未见异常。

血清学检查：血磷低，血清碱性磷酸酶升高（表5-1-1）。

基因检测：先证者 *FBN1* 基因发现一新的c.2375G>T(p.C792F)错义突变，同时在 *PHEX* 基因上发现p.R291X无义突变。先证者的哥哥和母亲在 *PHEX* 基因上均检测到p.R291X无义突变。

病例分析：先证者患有先天性房间隔缺损，双眼晶状体半脱位，考虑为Marfan综合征。但Marfan综合征患者通常身高明显超出正常人，四肢细长，双臂平伸指距大于身长，双手下垂过膝；手指和脚趾细长呈蜘蛛脚样，皮下脂肪少，肌肉不发达。但该患者身高低于同龄儿童，四肢短粗，肌肉丰满而富于脂肪。如果根据患者身材矮小、胸部、颈部及四肢均较粗短，肌肉丰满而富于脂肪，考虑诊断为马切山尼综合征(Marchesani syndrome，MS)，但先证者无青光眼体征，手指细长而不支持该诊断。同时应引起注意的是先证者的哥哥同样身材矮小，兄妹两个都是"O"形腿，而且先证者的母亲身材矮小，因剧烈骨痛至不能行走。基因检测结果表明先证者出现眼、心脏和骨骼多脏器病变的原因是由于 *FBN1* 和 *PHEX* 双基因发生了突变，导致先证者同时发生了Marfan综合征和家族性抗维生素D佝偻病两种遗传性疾病。患者既有马方综合征的特征，如晶状体半脱位，房间隔和室间隔缺损，手指细长，同时具有家族性抗维生素D佝偻病身材矮小的特征。

而 *PHEX* 基因上发现的p.R291X无义突变是导致先证者哥哥和母亲发生家族性抗维生素D佝偻病和骨软化症的致病原因。

诊断：

先证者：①Marfan综合征。②家族性抗维生素D佝偻病。

先证者哥哥：家族性抗维生素D佝偻病。

先证者母亲：家族性抗维生素D佝偻病。

【鉴别诊断】

1. 马切山尼综合征(Marchesani syndrome) 为常染色体隐性遗传病。患者四肢粗短，

第五章　眼与全身病

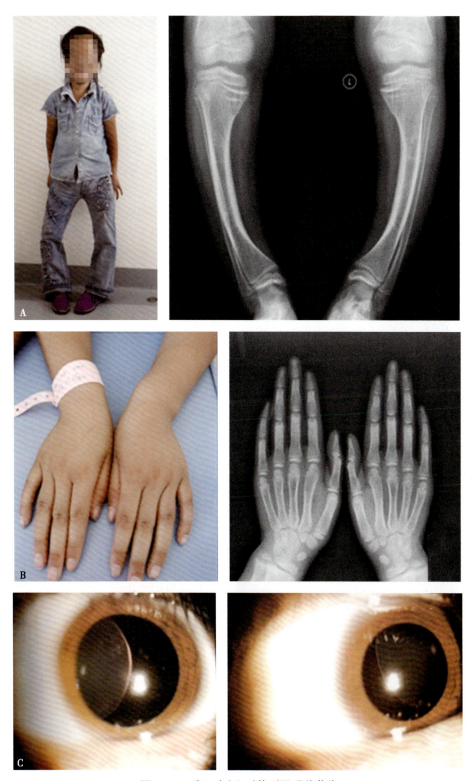

图5-1-3　先证者（Ⅱ2）体型及眼前节像

A. 左图示患者身材矮小，四肢短；右图下肢X线摄影检查示胫骨、腓骨弯曲，形成严重膝内翻（"O"形）样下肢畸形；B. 手部彩色照相及手部X线摄影检查示手指细长；C. 双眼晶状体向颞上方脱位

身材矮小，胸部、颈部及四肢均较粗短，肌肉丰满而富于脂肪。晶状体呈球形，小于正常，常向鼻下方脱位。可伴有高度近视和瞳孔阻滞性青光眼。Marfan 综合征患者四肢细长，手指和脚趾细长呈蜘蛛脚样，身材高，有心血管和全身骨骼的异常。

2. 全身弹力纤维发育异常综合征（Ehlers-Danlos syndrome） 眼部主要表现为晶状体不全脱位，可伴有因眼睑皮肤弹性纤维增加所致的睑外翻等。全身尚有皮肤变薄、关节松弛而易脱臼等表现。但无心血管的异常、无四肢细长，无手指和脚趾细长呈蜘蛛脚样等骨骼肌肉系统的异常。

3. 维生素 D 缺乏性佝偻病 家族性抗维生素 D 佝偻病和维生素 D 缺乏性佝偻病的鉴别在于以下几个特点：①维生素 D 的摄入量已超过一般需要量而仍出现活动性佝偻病骨骼变化；②2~3 岁后仍有活动性佝偻病的表现；③给 40~60 万 IU 维生素 D 作一次口服

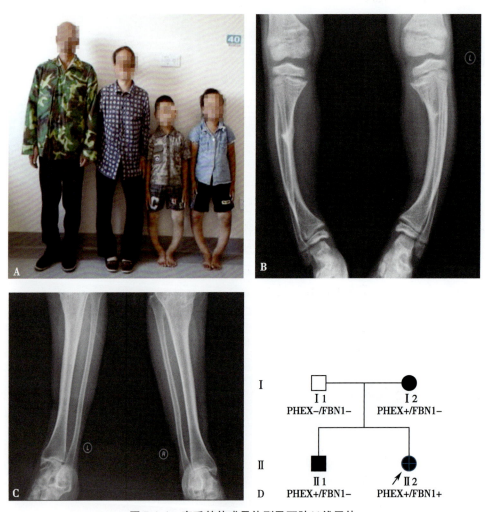

图 5-1-4　家系其他成员体型及下肢 X 线平片

A. 左图示 I 2（自右向左数第三）身材矮小，四肢短，下肢弯曲成"O"形；II 1（自右向左数第二）下肢弯曲成；B. II 1 下肢 X 线摄影检查示胫骨、腓骨弯曲，形成严重膝内翻（"O"形）样下肢畸形。C. I 2 下肢 X 线摄影检查示骨皮质变薄，密度减低呈绒毛状，呈典型骨软化症表现。D. 家系图及突变基因筛查结果：先证者（II 2）*FBN*1 基因和 *PHEX* 基因双基因突变，I 2 和 II 1 *PHEX* 基因突变

或肌注，对一般维生素 D 缺乏性佝偻病患儿数天内血磷上升，2 周内长骨 X 线照片显示好转，而本病患者没有这些变化；④家庭成员中常见有低血磷症，是低磷抗维生素 D 佝偻病的特点。

4. 低血钙性抗维生素 D 性佝偻病　又名维生素 D 依赖性佝偻病（vitamin D dependent rickets），较少见，是由于肾脏缺乏 1- 羟化酶，不能合成 1.25（OH）2D。发病时间从生后数月起，常伴有肌无力，早期可出现手足搐搦症。血钙降低，血磷正常或稍低，血氯增高，并可出现氨基酸尿，虽经常规剂量维生素 D 治疗，但在 X 线长骨片上仍显示佝偻病征象。要把维生素 D 剂量增加到每日 10 000IU 或双氢速变固醇（dihyd-rotachysterol，简称 DHT）0.2~0.5mg 才见疗效。用 0.25~2μg 的 $1125(OH)_2D_3$ 治疗即获痊愈。此病一般属于常染色体隐性遗传。

【遗传学及发病机制】

先证者出现眼、心脏和骨骼多脏器病变的原因是由于 *FBN1* 和 *PHEX* 双基因发生了突变，导致先证者发生 Marfan 综合征和家族性抗维生素 D 佝偻病两种遗传性疾病。*FBN1* 基因定位于 15q15-q21.1，该基因长 230kb，有 65 个外显子，mRNA 长度为 10kb，编码糖蛋白纤维蛋白原 -1（glycoprotein fibrillin-1），该蛋白是细胞外基质（以弹性纤维蛋白为主）的组成部分。糖蛋白纤维蛋白原 -1 是弹性纤维蛋白的必要组成部分[12-15]。骨骼中硬质部分是羟基磷酸钙，是骨骼物理强度的来源，弹性纤维蛋白是骨骼中的软质部分，具有抗张强度，对抗各种外力对骨骼扭曲变形的作用，并维持骨骼的完整性[16]。当 *FBN1* 基因发生突变，产生的弹性纤维蛋白数量减少，骨骼在生长过程中受到的牵制拉力就减少，骨头就可以长的很长，形成 Manfan 综合征的身材高大、肢体细长的特征。相应地，当 *FBN1* 基因发生突变，那些需要足够多的弹性纤维蛋白来提供拉力以维持功能的器官功能就会受损[17-19]。比如心脏瓣膜和大动脉均需要有弹性，当弹性纤维蛋白数量不足，就会出现心脏瓣膜和大动脉的结构和功能缺陷。正常情况下，晶状体由悬韧带悬挂于睫状体上，随着睫状肌收缩舒张，悬韧带放松或保持一定的张力，调节晶状体曲度，实现眼球正常屈光功能[20-23]。当 *FBN1* 基因发生突变时，产生的弹性纤维蛋白数量减少，导致晶状体悬韧带松弛或断裂，使悬挂力减弱，导致晶状体的位置异常。形成 Marfan 综合征的眼部表现晶状体脱位或半脱位[24]。

家族性抗维生素 D 佝偻病为 X 性连锁显性遗传，男性患者将此病传给女孩，女性患者可传给男孩和抗维生素 D 佝偻病女孩。偶见一些病例属于常染色体隐性遗传；亦有部分病例为散发性。

PHEX 基因又称磷酸盐调节基因。PHEX cDNA 全长已经被克隆，包含 2 247bp，跨 22 个外显子的编码区，编码一条含 749 个氨基酸的蛋白质。PHEX 和中性肽链内切酶基因家族有高度的同源性，其家族包括中性肽链内切酶、Kell 抗原及内皮素转换酶 1（ECE-1）等[25-26]。体内有一种调磷因子（phosphatonin），其作用是抑制近端肾小管的 Na-P 共转运体，有促进磷排出的作用。调磷因子是由内肽酶所破坏，故内肽酶有调节排磷的作用[27-28]。XLH 患者的 *PHEX* 基因突变，致内肽酶生成不足，从而排磷素在血液循环中过多，肾排磷增加而出现低磷血症[29]。

因此，当 *FBN1* 和 *PHEX* 双基因均发生了突变，患者既有马方综合征的特征，如晶状体半脱位，房间隔和室间隔缺损，手指细长，同时具有家族性抗维生素 D 佝偻病身材矮小的特征。

【治疗】

1. Marfan 综合征　对晶状体尚透明、未引起严重并发症的晶状体不全脱位,可做密切随访。部分患者用框架眼镜或角膜接触镜矫正可以获得部分有用视力。随着现代玻璃体视网膜显微手术技术的发展及虹膜固定型人工晶状体的出现,晶状体脱位手术治疗的适应症范围日益扩大,晶状体不全脱位引起明显的散光和视力下降,以及晶状体脱位于玻璃体腔,或脱位于前房和瞳孔崁顿的均需及时手术治疗。可采用晶状体取出联合前部玻璃体切除及虹膜固定型人工晶状体植入术。

2. 家族性抗维生素 D 佝偻病　治疗这种佝偻病时,采用普通剂量的维生素 D 和晒太阳均难以收效,必须联合使用大剂量维生素 D 和磷酸盐才能起治疗效果。治疗原则是防止骨畸形,尽可能使血磷升高,维持在 0.97mmol/L(3mg/dl)以上,骨畸形有利于骨的钙化。维持正常的生长速率,又要避免维生素 D 中毒所致高尿钙、高血钙的发生。分数次口服磷酸盐 1～3g/(kg·d),同时使用 1,25- 二羟维生素 D_3,始量为 0.015～0.02μg/(kg·d),渐增加至 0.03～0.06μg/(kg·d),达最大量为 2μg/d 进行维持。治疗后可见血磷酸盐浓度升高,碱性磷酸酶降低,佝偻病痊愈,生长加快。但高血钙,高尿钙和肾功能下降可妨碍治疗。

表 5-1-1　血清学检查

	正常范围	Ⅰ1	Ⅱ1	Ⅱ2
IPTH(pg/ml)	14～72	65.3	43.8	45.4
ALP(U/L)	42～140	69	337	589
K^+(mmol/L)	3.5～5.5	3.58	3.64	3.87
Na^+(mmol/L)	132～145	140	140	144
Cl^-(mmol/L)	90～108	102	102	97
Ca^{2+}(mmol/L)	2.1～3.0	2.36	2.38	2.38
P^{3+}(mmol/L)	0.8～2.26	0.79	0.91	0.92
Mg^{2+}(mmol/L)	0.65～1.15	1.10	0.84	0.72

ALP:碱性磷酸酶;IPTH:全段甲状旁腺激素

(容维宁　盛迅伦)

参 考 文 献

[1] Kara N, Bozkurt E, Baz O, et al. Corneal biomechanical properties and intraocular pressure measurement in Marfan patients. J Cataract Refract Surg, 2012, 38(2): 309-314.

[2] Konradsen T R, Zetterstrom C. A descriptive study of ocular characteristics in Marfan syndrome. Acta Ophthalmol, 2013, 91(8): 751-755.

[3] Chandra A, Ekwalla V, Child A &Charteris D. Prevalence of ectopia lentis and retinal detachment in Marfan syndrome. Acta Ophthalmol, 2014, 92(1): e82-e83.

[4] Nelson L B, Maumenee I H. Ectopia lentis. Surv Ophthalmol 1982, 27(3): 143-160.

[5] Ekhomu O, Naheed Z J. Aortic Involvement in Pediatric Marfan syndrome: A Review. Pediatr Cardiol, 2015, 36(5): 887-95.

[6] Chandra A, Charteris D. Molecular pathogenesis and management strategies of ectopia lentis. Eye, 2014,

[7] Judge D P, Dietz H C. Marfan's syndrome. Lancet, 2005, 366 (9501): 1965-1976.

[8] Ann D P, Richard B, Devereux, et al. Revised diagnostic criteria for the Marfan syndrome. Am Journal Med Genet, 1996, 62 (4): 417-426.

[9] Baudhuin L M, Kotzer K E, Lagerstedt S A. Decreased frequency of FBN1 missense variants in Ghent criteria-positive Marfan syndrome and characterization of novel FBN1 variants. J Hum Genet, 2015, 60 (5) 241-252.

[10] Palz M, Tiecke F, Booms P, et al. Clustering of mutations associated with mild a Marfan-like phenotypes in the 3' region of FBN1 suggests a potential genotype-phenotype correlation. Am J Med Genet, 2000, 91 (3): 212-221.

[11] Sheng X, Chen X, Lei B, et al. Whole exome sequencing confirms the clinical diagnosis of Marfan syndrome combined with X-linked hypophosphatemia. J Transl Med, 2015, 13 (1): 179-185.

[12] Dietz H C Marfan Syndrome. GeneReviews. 2001, 18[2017-10-12]. http://www.ncbi.nlm.nih.gov/books/NBK1335/

[13] Zhao F, Pan X, Zhao K, et al. Two novel mutations of fibrillin-1 gene correlate with different phenotypes of Marfan syndrome in Chinese families. Mol Vis, 2013, 19 (7): 751-758.

[14] Mizuguchi T, Collod-Beroud G, Akiyama T, et al. Heterozygous TGFBR2 mutations in Marfan syndrome. Nat Genet, 2004, 36 (8): 855-860.

[15] White K E, Evans W E, O'Riordan J L, et al. Autosomal dominant hypophosphataemic rickets is associated with mutations in FGF23. Nat Genet, 2000, 26 (3): 345-348.

[16] Lorenz-Depiereux B, Bastepe M, Benet-Pages A, et al. DMP1 mutations in autosomal recessive hypophosphatemia implicate a bone matrix protein in the regulation of phosphate homeostasis. Nat Genet, 2006, 38 (11): 1248-1250.

[17] Levy-Litan V, Hershkovitz E, Avizov L, et al. Autosomal-recessive hypophosphatemic rickets is associated with an inactivation mutation in the ENPP1 gene. Am J Hum Genet, 2010, 86 (2): 273-278.

[18] Cheon C K, Lee H S, Kim S Y, et al. A novel de novo mutation within PHEX gene in a young girl with hypophosphatemic rickets and review of literature. Ann Pediatr Endocrinol Metab, 2014, 19 (1): 36-41.

[19] Ruppe M D. X-Linked Hypophosphatemia - GeneReviews® - NCBI Bookshelf[J]. University of Washington Seattle, 2014.

[20] Shendure J, Ji H. Next-generation DNA sequencing. Nat Biotechnol, 2008, 26: 1135-1145.

[21] Rong W, Chen X, Zhao K, et al. Novel and recurrent MYO7A mutations in Usher syndrome type 1 and type 2. PLoS One, 2014, 9: e97808.

[22] Chen X, Liu Y, Sheng X, et al. PRPF4 mutations cause autosomal dominant retinitis pigmentosa. Hum Mol Genet, 2014, 23 (11): 2926-2939.

[23] Chen X, Sheng X, Liu X, et al. Targeted next-generation sequencing reveals novel USH2A mutations associated with diverse disease phenotypes: implications for clinical and molecular diagnosis. PLoS One, 2014, 9: e105439.

[24] Pan X, Chen X, Liu X, et al. Mutation analysis of pre-mRNA splicing genes in Chinese families with retinitis pigmentosa. Mol Vis, 2014, 20 (6): 770-779.

[25] Chen X, Zhao K, Sheng X, et al. Targeted sequencing of 179 genes associated with hereditary retinal dystrophies and 10 candidate genes identifies novel and known mutations in patients with various retinal diseases.

[26] Fu Q, Wang F, Wang H, et al. Next-generation sequencing-based molecular diagnosis of a Chinese patient cohort with autosomal recessive retinitis pigmentosa. Invest Ophthalmol Vis Sci, 2013, 54(6): 4158-4166.

[27] Zhao C, Lu S, Zhou X, et al. A novel locus(RP33) for autosomal dominant retinitis pigmentosa mapping to chromosomal region q2cen-q12.1. Hum Genet, 2006, 119(6): 617-623.

[28] Holm I A, Huang X, Kunkel L M. Mutational analysis of the PEX gene in patients with X-linked hypophosphatemic rickets. Am J Hum Genet, 1997, 60(4): 790-797.

[29] Rudenko G, Henry L, Henderson K, et al. Structure of the LDL receptor extracellular domain at endosomal pH. Science, 2002, 298(5602): 2353-2358.

第二节　Weill-Marchesani 综合征

Weill-Marchesani 综合征（Weill-Marchesani syndrome，WMS），又称眼 - 短肢 - 短身材综合征或球形晶状体 - 短指畸形综合征，1932 年由 Weill 首次报道，并于 1939 年 Marchesani 详细描述的一组综合征[1]。Weill-Marchesani 综合征发病罕见，故发病率不易统计。1993 年在丹麦进行的一项调查与遗传相关的晶状体异位患者 469 例中，340 例为马方综合征、2 例 WMS（0.4%）、2 例亚硫酸氧化酶缺乏症、3 例高胱氨酸尿症、还有 122 例原因不清[2]。而 Tianya Y[3] 等对 692 例闭角型青光眼患者中 11 例合并高度近视的患者进行分析发现，其中有 3 例 WMS 患者。

【临床特点】

1. 眼部特征包括高度近视、小球形晶状体、继发性青光眼（常为晶状体脱位导致）为主要特征[4-5]：

（1）高度近视：WMS 患者高度近视是由于球形晶状体所致。同时，多伴有角膜散光，并且呈进行性加重。

（2）角膜：Razeghinejad MR 等对 6 例（12 眼）WMS 患者进行角膜厚度的研究，发现患者角膜厚度约为 631.5μm ± 25.9μm，而 20 例（40 眼）正常对照角膜厚度为 535.8μm ± 25.9μm，因此认为 WMS 患者的角膜厚度相对增厚，同时发现角膜曲率更为陡峭、伴有散光[6]。

（3）前房：Razeghinejad MR 认为 WMS 患者通常伴有浅前房的特征[6]。

（4）晶状体：较正常者圆、厚、且直径小（晶状体屈光率大），更高的晶状体 - 眼轴参数[6]，但与正常对照相比，相对晶状体位置无差异。散瞳后可见全部晶状体的赤道部，易并发白内障。成年后晶状体多脱位，常偏向下方，全脱位者少见。

（5）睫状体：Dietlein TS 观察到大部分 WMS 患者睫状体相对小，常有睫状小带过长[7]。

（6）玻璃体：对于有 WMS 家族史的人，玻璃体过早液化可能提示该患者为 WMS 发病者。

（7）眼底：一般无异常表现。当晶状体脱位入前房时，可引起继发性青光眼，眼底具有青光眼的表现。

（8）眼轴：WMS 患者眼轴正常或低于正常[6]，当青光眼损害明显时，可伴随眼轴变长，且可以出现该眼球轴向长度不对称。

2. 全身特征则以短指（趾）、短身材为主要特征，见图 5-2-1。

（1）形体特征：面容奇特、耳位低，身体粗矮，胸廓宽大，头短方圆，颈粗短，手、足呈锹样,指(趾)短粗。全身肌肉发育良好,皮厚,皮下组织丰富。

(2)骨骼运动系统:四肢骨化较迟缓,关节僵硬,活动度变小。牙齿排列不齐,上颌骨发育不全,上颚狭窄,下颌关节僵硬引起喉狭窄。X线发现软骨生长不正常,尤其在四肢末端软骨,骨干变短宽,骨密质增厚,骨骺相对异常。前部锥体轻度圆钝,椎间盘增厚,椎管和枕骨大孔狭窄,侧边变短宽。头盖骨增厚。

(3)心血管系统:部分患者合并二尖瓣狭窄[8],二尖瓣旁主动脉肌纤维性狭窄[9],大脑大静脉畸形[10]。

(4)神经系统:智力一般正常,部分患者智力差,听力障碍[1]。

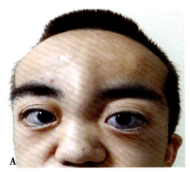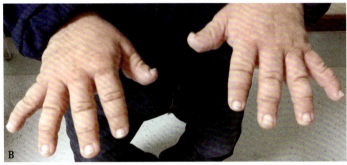

图 5-2-1　Weill-Marchesani 综合征患者临床表型
A. 面容奇特、耳位低、头短方圆;B. 手呈锹样,指短粗

【诊断标准】

1. 全身表现　身材矮小伴短指(趾),同时可伴有关节僵硬和心脏损害,伴或不伴有智力障碍。

2. 眼部表现　球形晶状体及晶状体脱位。

【鉴别诊断】

1. 晶状体异位的鉴别诊断　晶状体异位是 WMS、马方综合征、Ehlers-Danlos 综合征、成骨不全症和高胱氨酸尿症的共同表现[15],但它们的其他特征不同。马方综合征与常染色体显性遗传的 WMS 的致病基因均为 *FBN1* 基因,具有与 WMS 相反的身体细长、指/趾细长等临床表现。高胱氨酸尿症四肢皮肤可见网状青斑、面颊潮红。而 Ehlers-Danlos 综合征,又名全身弹力纤维发育异常综合征,其主要特征是皮肤弹性过强,皮肤和血管脆弱,关节过度伸展。

2. 肢端发育不良的鉴别诊断　肢端发育不良含 WMS、Geleophysic 发育不良(Geleophysic dysplasia,GD)和肢端过小发育不良(Acromicric dysplasia,AD)三种类型[16],均以身形矮小,短肢和关节僵硬为特点,均具有骨骺闭合延迟,锥形骨骺,皮肤组织增厚和心脏病。但 WMS 合并小、球形晶状体,GD 合并肝肿大,而 AD 是指/趾细小。

【遗传学】

Weill-Marchesani 综合征为常染色体显性遗传或常染色体隐性遗传,其发病机制与中胚叶组织过度增生引起营养障碍有关[11]。常染色显性遗传的 WMS 是由 *FBN1* 基因突变导致的[12],而常染色体隐性遗传的 WMS 主要是由 *ADAMTS10* 基因突变引起的[13],有的家系显示 *ADAMTS17* 基因突变也可导致隐性遗传的 WMS 发病[14]。Faivre L[5]等通过回顾 128 例

WMS 患者（57 例常染色隐性遗传，50 例常染色体显性遗传，21 例散发病例），用 FISH 最小概率法比较显性和隐性遗传两组的近视、青光眼、白内障、身材短小、短指、皮肤厚、肌肉组织和智力缺陷等 12 个临床特征，尽管在小球形晶状体，晶状体异位、关节受限和心脏疾患两者有差异，但就单个个体而言，临床表型不能区分是哪一种遗传方式，也就是说，尽管存在遗传异质性，但临床表现为同质性。

【治疗】

1. 对症治疗　对 WMS 患者出现高度近视、晶状体脱位、继发性青光眼、白内障等时，应给予针对性治疗，但通常疗效欠佳。Ritch R[16] 发现即使接受虹膜激光打孔术，患眼高眼压现象仍会反复出现，常需要进一步治疗。而 Burakgazi AZ[17] 认为对 WMS 患者的高度近视行有晶状体眼人工晶状体植入手术应慎重。Groessl SA[18] 推荐 WMS 患者行白内障手术时应同期使用甲基丙烯酸酯的囊袋张力环，以增加晶状体的囊袋稳定性。

2. 预防性治疗　Hamdani M[19] 和 Halpert M[20] 等认为 WMS 出现晶状体异位加重表现时，应及时行晶状体切除联合前部玻璃体切除手术，避免青光眼的发生。Harasymowycz P[21] 认为在 WMS 早期，可以给予预防性虹膜周切，若出现慢性房角关闭时常需要复杂的联合手术治疗，包括晶状体切除、前部玻璃体切除、人工晶状体缝合和引流阀植入术。

3. 基因治疗　Jones GC[22] 认为隐性 WMS 的治疗除了用低分子肽类直接抑制 ADAMTS 外，纠正 ADAMTS 的基因转移或蛋白生成过程可能更有效。

4. 抗氧化剂治疗　Evereklioglu C[23] 等观察发现 WMS 患者自由基清除酶下降与肿瘤坏死因子 α，脂质过氧化和 NO 增加相关，提示抗氧化剂或许对这类疾病有帮助。

（容维宁）

参 考 文 献

[1] Weill G. Ectopie des criseallins et malformation generales. Ann Oculist，1932，169（1）：21-44.

[2] Fuchs J. Marfan syndrome and other systemic disorders with congenital ectopia lentis. A Danish national survey. Acta Paediatr，1997，86（9）：947-952.

[3] Tian Y，Cui J，Zhou Y. Clinical analysis of 11 patients with high myopia and angle closure. Zhong Nan Da Xue Xue Bao Yi Xue Ban，2009，34（8）：768-770.

[4] Dietlein T S，Mietz H，Jacobi P C，et al. Spherophakia，nanophthalmia，hypoplastic ciliary body and glaucoma in branchydactyly-associated syndromes. Graefes Arch Clin Exp Ophthalmol，1996，234（1）：S187-S192.

[5] Faivre L，Dollfus H，Lyonnet S，et al. Clinical homogeneity and genetic heterogeneity in Weill-Marchesani Syndrome. Am J Med Genet，2003，123（2）：204-207.

[6] Razeghinejad M R，Safavian H. Central corneal thickness in patients with Weill-Marchesani syndrome. Am J Ophthalmol，2006，142（3）：507-508.

[7] Dietlein T S，Jacobi P C，Krieglstein G K. Ciliary body is not hyperplastic in Weill-Marchesani syndrome. Acta Ophthalmol Scand，1998，76（5）：623-624.

[8] Van de Woestijine P C，Derk-Jan Ten Harkel A，Bogers A J. Two patients with Weill-Marchesani syndrome and mitral stenosis. Interact Cardiovasc Thorac Surg，2004，3（3）：484-485.

[9] Ferrier S，Nussle D，Friedli B，et al. Marchesani's syndrome（spherophakia-brachymorphism）. Helv Paediatr Acta，1980，35（2）：185-198.

[10] Derose C J, Jeffrey A. Uncontrolled glaucoma secondary to an arteriovenous malformation in a Weill-Marchesani patient. Optometry, 2001, 72(10): 641-648.

[11] Evereklioglu C, Hepsen I F, Er H. Weill-Marchesani syndrome in three generations. Eye, 1999, 13(Pt6): 773-777.

[12] Faivre L, Gorlin R J, Wirtz M K, et al. In frame fibrillin-1 gene deletion in autosomal dominant Weill-Marchesani syndrome. J Med Genet, 2003, 40(1): 34-36.

[13] Dagoneau N, Benoist-Lasselin C, Huber C, et al. ADAMTS10 mutations in autosomal recessive Weill-Marchesani syndrome. Am J Hum Genet, 2004, 75(5): 801-806.

[14] Morales J, Al-Sharif L, Khalil D S, et al. Homozygous mutations in ADAMTS10 and ADAMST17 cause lenticular myopia, ectopia lentis, glaucoma, spherophakia, and short stature. Am J Hum Genet, 2009, 85(5): 558-568.

[15] Koepp P. Hereditary diseases with lens dislocation: clinical aspects. Klin Monbl Augenheilkd, 1987, 190(1): 8-10.

[16] Le Goff C, Cormier-Daire V. Genetic and molecular aspects of acromelic dysplasia. Pediatr Endocrionl Rev, 2009, 6(3): 418-423.

[17] Burakgazi A Z, Ozbek Z, Rapuano C J, et al. Long-term complications or iris-claw phakic intraocular lens implantation in Weill-Marchesani syndrome. Cornea, 2006, 25(3): 361-363.

[18] Groessl S A, Anderson C J. Capsular tension ring in a patient with Weill-Marchesani syndrome. Cataract Refract Surg, 1998, 24(8): 1164-1165.

[19] El Kettani A, Hamadani M, Rais L, et al. Weill-Marchesani syndrome. Report of a case. J Fr Ophthalmol, 2001, 24(9): 944-948.

[20] Halpert M, BenEzra D. Surgery of the hereditary subluxated lens in children. Ophthalmology, 1996, 103(4): 681-686.

[21] Harasymowycz P, Wilson R. Surgical treatment of advanced chronic angle closure glaucoma in Weill-Marchesani syndrome. J Pediatr Ophthalmol Strabismus, 2004, 41(5): 295-299.

[22] Jones G C. ADAMTS proteinases: potential therapeutic targets. Curr Pharm Biotechnol, 2006, 7(1): 25-31.

[23] Evereklioglu C, Turkoz Y, Calis M, et al. Tumour necrosis factor alpha, lipid peroxidation and NO are increased and associated wit decreased free-radical scavenging enzymes in patients with Weill-Marchesani syndrome. Mediators Inflamm, 2004, 13(3): 165-170.

第三节 USHER 综合征

USHER 综合征（USHER syndrome，USHER）又称遗传性耳聋-视网膜色素变性综合征，是一种以先天性感音神经性耳聋、渐进性视网膜色素变性为主要表现的遗传性疾病，遗传方式为常染色体隐性遗传。

为了纪念英国眼科医生 Charles USHER 为该病的研究所进行的大规模病理学分析工作，1927 年由 Holland 等人提出建议，将该病命名为 USHER 综合征[1]。而 USHER 综合征的首次发现可以追溯到现代眼科学的先驱人物 Albrecht von Grafe，他报道了在一个家系中患者表现为先天性耳聋和渐进式视网膜色素变性，并且这两个症状并非独立发生，而是关联在一起[2]。3 年后，Albrecht von Grafe 的学生 Richard Liebreich 统计了整个柏林同时患有这两种病症的患者的数量,并指出因为先天性耳聋-渐进式视网膜色素变性患者大多发生在同代之间的近亲结婚,或是家族内不同代间的近亲结婚,由此认为USHER综合征是隐性遗传[3]。

USHER具有高度遗传异质性,同时其临床表现多样,不同家系的患者在发病年龄、病变程度和临床表型等方面变异较大。在先天性重度至极重度神经性耳聋患者中USHER综合征发生率为0.6%~28%;视网膜色素变性患者中重度至极重度神经性耳聋患者占8%~33%。

USHER综合征发病率可能维持在3/1 000 000~6/100 000之间[4],不同人群中的发病率略有差别:瑞典3/100 000、芬兰3.5/100 000、美国4.4/100 000、丹麦2.2/100 000[5-6]。美国聋盲患者中50%以上为USHER[5-6]。中国人群中目前尚无USHER综合征的流行病学调查资料,如根据其他国家的发病率推测我国有4万~10万USHER患者。

通过对视力受损的程度及初始发病时间、听力受损的程度及初始发病时间以及是否伴随前庭功能障碍的发生这三个方面综合判断,USHER在临床上分为三种亚型:USHER1、USHER2和USHER3,它们都表现为视网膜色素变性及神经性耳聋。前庭功能障碍有时也会成为一个特征。这些亚型主要是通过耳聋的严重性、丧失速度、前庭功能丧失与否来区分,而由于视网膜色素变性导致的失明在三个亚型中都是存在的。USHER中以USHER2最为多见,据报道美国USHER中有50%病例为USHER2,荷兰比例高达85%[5, 8]。目前研究USHER3在芬兰地区及北欧的犹太人中有着较高的发病率,而在其他人种中却非常少见[9-11]。

【典型病例60】

病史及眼科检查:

3个USHER综合征家系,包含患者4名,正常家庭成员3名(图5-3-1)。USHER综合征患者的临床表型(表5-3-1)。在USHER01家系中,两位患者的父母均正常,先证者就诊

表5-3-1 *MYO7A*基因突变携带者的临床表型

	USHER01-Ⅲ:1		USHER01-Ⅲ:2		USHER02-Ⅱ:1		USHER03-Ⅱ:1	
	右眼	左眼	右眼	左眼	右眼	左眼	右眼	左眼
年龄/性别	24/男		22/男		50/女		60/女	
走路年龄	12个月		12个月		20个月		24个月	
听力受损年龄	自幼		自幼		自幼		自幼	
视力受损年龄	15岁		13岁		7岁		6岁	
BCVA	0.8	0.8	0.6	0.7	FC	FC	HM	HM
眼压(mmHg)	14	13.8	13.2	14.5	14.5	18.5	17.5	16.5
眼底改变								
黄斑萎缩	无	无	无	无	有	有	有	有
视盘色淡	有	有	有	有	有	有	有	有
血管变细	有	有	有	有	有	有	有	有
色素沉着	有	有	有	有	有	有	有	有
视野	TV	TV	TV	TV	NA	NA	NA	NA
ERG	减低	减低	减低	减低	NA	NA	NA	NA
临床诊断	USHER 2型		USHER 2型		USHER 1		USHER 1	

BCVA:最佳矫正视力;FC:指数;HM:手动;TV:管状视野;NA:未检测

时24岁,自幼出现听力障碍,纯音听阈测定显示双侧中度感觉神经听觉受损,右耳和左耳分别为56.67分贝和66.67分贝(图5-3-2A、B)。语言功能正常且听力损害无进行性加重,同时不合并前庭功能损害。大约15岁时出现夜盲的症状,眼底表现包括血管变细、视盘色淡和未见明显的色素沉着(图5-3-3A、B),同时合并管状视野改变,ERG中视锥细胞和视杆细胞波幅均降低。双眼矫正视力为0.8,双眼黄斑OCT显示黄斑区域未明显受损,眼前段和眼压均正常。先证者的弟弟临床表型稍严重,双侧中度至重度的听力损害,右耳和左耳分别为73.33分贝和78.33分贝(图5-3-2C、D),合并轻度的语言障碍。同先证者一样,13岁时出现夜盲,眼底表现与先证者相似(图5-3-3C、D)。根据RP出现的年龄以及患者的临床表型,考虑诊断为USHER综合征2型。

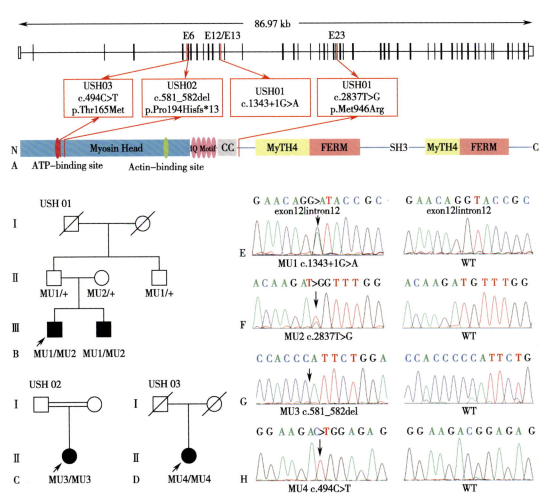

图5-3-1 家系图、DNA图谱和突变位点的序列比对

A. 4个 *MYO7A* 基因突变位点的相对线性定位,上面为基因结构,下面为蛋白结构;B~D. USH01、USH02和USH03家系图,黑色代表患者,白色代表正常家庭成员,箭头标记为先证者,其中USH02家系为近亲结婚;E~H. 4个致病性突变位点的DNA测序图,其中左侧为致病性突变,右侧为正常野生型双等位基因杂合突变c.1343+1G>A(E,MU1)和c.2837T>G(F,MU2,p.Met946Arg)是USH01家系的致病性突变位点;纯和突变c.581_582del(G,MU3,p.Pro194Hisfs*13)和c.494C>T(H,MU4,p.Thr165Met)分别是USH02和USH03家系的致病位点

与USHER01家系不同,USHER02家系和USHER03家系中的两位患者自幼出现严重的听力和语言障碍,同时合并前庭功能损害,10岁左右时出现夜盲,眼底为典型的RP改变(图5-3-3E、F)。根据RP出现的年龄以及患者的临床表型,考虑诊断为USHER综合征1型。

基因检测及分析:

在USHER01家系中检测到新的双等位基因杂合突变,*MYOA*基因的c.1314+1G>A和c.2837T>G(p.Met946Arg)两个突变位点(图5-3-1)。c.1314+1G>A突变是第12内含子的第一个核苷酸由G突变为A,该位点在各物种之间保持着绝对的保守性,而另一个突变p.Met946Arg导致了第946位氨基酸由蛋氨酸突变为精氨酸,根据三个网络评分软件Polyphen(0.942,可能致病),SIFT(0.00,有害的)和CONDEL(0.678,有害的)结果分析,认为该突变位点是致病性的,保守性分析进一步提示该位点在不同的物种之间具有高度的保守性(图5-3-1)。共分离分析发现患者的父亲携带有c.1314+1G>A突变,而母亲携带有p.Met946Arg突变。在近亲结婚的USHER02家系中,检测到一个新的*MYO7A*基因纯和缺失突变c.581_582del(图5-3-1)。这个移码突变导致581和582位的编码氨基酸缺失,这个缺失

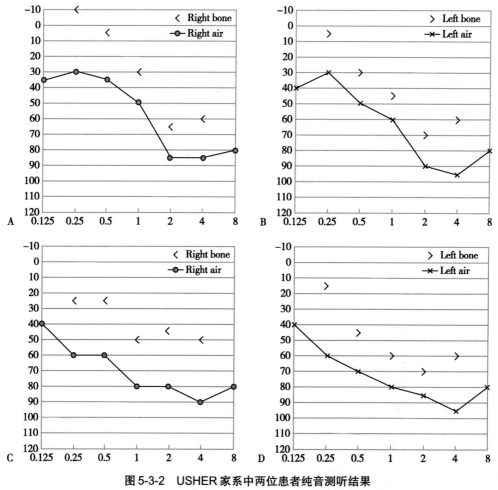

图5-3-2 USHER家系中两位患者纯音测听结果

A、B. USHER-Ⅲ患者纯音测听显示双侧中度听力损害;C、D. USHER-Ⅲ患者纯音测听显示双侧中度至重度听力损害

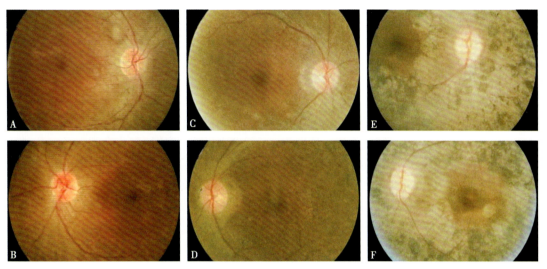

图 5-3-3 眼底彩色照片

A、B. USHER01 家系先证者的眼底表现为视网膜血管变细，视盘色淡以及色素沉着但黄斑未累及；
C、D. USHER02 家系患者的眼底表现为视网膜血管变细，视盘色淡以及色素沉着但黄斑未累及；
E、F. USHER03 家系患者呈现典型的 RP 眼底改变，包括骨细胞样色素沉着，视网膜血管变细，视盘色淡和脉络膜视网膜萎缩且病变累及黄斑区

导致的移码突变使得提前出现了终止密码，因此其蛋白改变理论上应为 p.Pro194Hisfs*13，产生了一个 205 个氨基酸的截短蛋白。USHER03 家系的一个散发病例携带有一个已知的 *MYO7A* 基因纯合突变 c.494C>T，该突变会导致第 165 位的氨基酸由苏氨酸突变为蛋氨酸 (p.Thr165Met)（图 5-3-1）。三个网络评分软件 Polyphen（1.000，可能致病），SIFT（0.00，有害的）和 CONDEL（1.000，有害的）提示该突变会导致严重的功能损害，该位点在不同物种之间也具有高度的保守性。

对 *MYO7A* 基因编码的肌球蛋白Ⅶa（3-769）建立结构模型，模型显示野生型苏氨酸 165 位于 ATP 结合区域（158~165），能够产生 4 个氢键并与 4 个氨基酸包括苏氨酸（168）、赖氨酸（169）、丝氨酸（211）和天冬氨酸（437）相互作用（图 5-3-1A、B）。当第 165 位的氨基酸由苏氨酸突变为蛋氨酸时会导致苏氨酸（165）和丝氨酸（211）、苏氨酸（165）和天冬氨酸（437）之间的氢键消失。由于两个氢键与 a 螺旋和 b 折叠相关，它们的缺失会改变蛋白质的三级结构。因此，认为这个变异位点是该家系的致病性突变。

一般认为 *MYO7A* 基因与 USHER 综合征 1 型发病相关，这 3 个家系中共发现 3 个新的突变位点和 1 个已知的突变位点，值得注意的是，在一个 UHSER 综合征 2 型家系中发现患者携带 *MYO7A* 基因新的等位杂合突变 c.1343+1G>A 和 c.2837T>G。这两个突变位点在家系中呈现共分离状态并且在正常对照组中未检测出。既往研究表明，*MYO7A* 基因很少与 USHER 综合征 2 型发病相关，只有 Bonnet 等曾经发现一个散发的高加索患者携带有双等位基因的 MYO7A 突变，但是没有临床表型和诊断的描述。

【临床特点】

1. 发病年龄　根据不同类型，发病年龄可从学龄前或青少年阶段至成年以后，多数患者就诊时已出现严重的视力下降和夜盲。

2. 视力　双眼中心视力逐渐下降伴或不伴视物变形,视力变化多样。

3. 色觉　可合并有色觉异常。

4. 眼底改变　与RP眼底表现类似,请参考第三章第一节。

5. 眼底影像学和电生理特征　请参考第三章第一节。

【诊断要点】

USHER综合征可分为三型[7]:①USHER1:先天性重度-极重度感音神经性耳聋,前庭功能障碍,导致幼时运动发育迟缓,患儿学会坐立、行走比同龄儿童慢,但尚有视觉及本体感觉代偿而保持平衡,青春期前即可出现RP症状,成年后出现视野损害。当中心视力受损时,因仅有本体感觉维持平衡,则会出现走路不稳、运动技能退步等;此型患者部分可合并智力和精神障碍。②USHER2:先天性中重度感音神经性耳聋,以高频听力障碍为主,多数不再发生渐进性下降;前庭功能正常是区别Ⅰ、Ⅱ型的可靠标准,RP症状发生于18~20岁。③USHER3:为学语后进行性感音神经性耳聋,部分患者也可伴有前庭功能障碍,RP症状出现年龄不定。

【鉴别诊断】

1. Alstrom综合征　是一种罕见的常染色体隐性遗传疾病,患者父母多为近亲结婚,发病机制不明。多数患者表现为先天性视网膜营养不良、婴儿期眼球震颤、进行性视网膜色素变性导致视力下降直至失明;双侧轻至重度神经性耳聋;扩张型心肌病导致充血性心力衰竭;儿童期起病的肥胖,呈躯干性肥胖,胰岛素抵抗,高胰岛素血症,多在11~12岁发展至糖尿病;慢性进展的肾脏疾病,肾功能衰竭。患者智力多无异常,神经发育不良。

2. Bassen-Kornzweig综合征　也称为无β脂蛋白血症,常染色体隐性遗传性疾病。患者脂肪吸收不良,棘红细胞增多,低血清胆固醇,血清中缺乏β脂蛋白,绝大多数病例合并视网膜色素变性、脊髓小脑型共济失调和肌病。

3. Cockayne综合征　一种罕见的常染色隐性遗传病。临床特点是患儿出生时正常,两岁后发病,面容苍老,眼球内陷,身材矮小,手足大,四肢相对较长,皮肤对光敏感,暴露部位常发生水疱。视神经萎缩和进行性视网膜色素变性导致视力丧失;内耳毛细胞和神经元缺失最终导致耳聋。

4. Hallgren综合征　又称为视网膜色素变性-耳聋-共济失调综合征,男女患病无差别。该病的眼部主要特征为水平性眼球震颤,学龄前期出现夜盲,35%病例可见囊性、皮质性、核性或绕核性白内障,眼底可有视网膜血管狭窄、视网膜色素变性、萎缩,视神经萎缩等表现。40%在40~50岁时完全失明,60~70岁完全失明者占75%。全身特征为先天性耳聋,90%患者童年时期即出现前庭-小脑共济失调、智力低下、进行性痴呆、情绪紊乱、手足搐动症,可合并有骨骼异常等。

5. Kearns-Sayre综合征　表现为慢性进行性眼外肌麻痹,同时伴有视网膜色素变性、心肌传导阻滞。

【组织病理学】

1. 颞骨病理　1975年Belal在一例USHER3型颞骨尸检中发现耳蜗基底转血管纹萎缩,基底转15mm以内毛细胞完全变性,其对应区域内螺旋神经节明显减少甚至完全缺失,球囊斑、椭圆囊斑、壶腹嵴细胞明显减少,盖膜正常。1984年Shinkawa和Nadol在一例USHER3型颞骨尸检亦发现基底转毛细胞变性,螺旋神经节明显减少,蜗神经广泛变性,且Corti器支持细胞也发生变性,但血管纹、盖膜、壶腹嵴均正常。对USHER综合征鼠模型观察证实内耳感觉上皮纤毛束排列不规则。

2. 眼部病理　视网膜视杆细胞、视锥细胞明显减少，神经突触减少，残余视杆细胞内可见自噬泡和自噬丝堆积。Hunter等对10例USHER综合征患者（1例USHER1型，9例USHER2型）的视网膜纤毛超微结构观察发现受体轴丝外圈的微管双体异常占60%，Barrong等观察1例USHER2型发现纤毛微管数量异常占86%。视网膜色素变性患者却未发现纤毛结构异常。对USHER综合征患者精子结构和功能研究显示精子轴丝结构异常，精子运动减少，运动速度减慢。

【遗传学】

随着医学及生命科学技术的不断发展，USHER综合征的分子遗传学和分子病理学研究也有了长足的进步，目前已经发现的与USHER综合征有关的位点多达12个，分别命名为：USHER1B、USHER1C、USHER1D、USHER1E、USHERE1F、USHER1G、USHER1H；USHER2A、USHER2C、USHER2C；USHER3A、USHER3B（http://hereditaryhearingloss.org），其中通过小鼠同源分析及定位克隆的方法鉴定出了9个基因，如表5-3-2显示[12]：

表 5-3-2　USHER 综合征相关基因

基因座	染色体位置	基因/蛋白	功能
USHER1B/DFNB2/DFNA1	11q13.5.	*MYO7A*/myosin Ⅶa	IE and R: transport
USHER1C/DFNB18	11p15.1	*USHER1C*/harmonin	IE and R: scaffolding
USHER1D/DFNB12	10q22.1	*CDH23*/cadherin 23	IE: tiplind formation; R: periciliary maintenance
USHER1E	21q21	–/–	Unknown
USHER1F/DFNB23	10q21.1	*PCDH15*/protocadherin15	IE: tiplind formation; R: periciliary maintenance
USHER1G	17q25.1	*USHER1G*/SANS	IE and R: scaffolding and protein trafficking
USHER1H	15q22-23	–/–	Unknown
USHER2A/RP	1q41	*USHER2A*/USHERin	IE: ankle links formation and cochlear development; R: periciliary maintenance
USHER2C	5q14.3	*GPR98*/VLGR1	IE: ankle links formation and cochlear development; R: periciliary maintenance
USHER2D/DFNB31	9q32-34	*DFNB31*/whirlin	IE: scaffolding and cochlear development; R: scaffolding
USHER3A	3q25.1	*USHER3A*/clarin-1	IE and R: probable role in synapsis transport
USHER3B	20q	–/–	Unknown

【发病机制】

耳和视网膜色素细胞均来源于视神经嵴，而耳蜗和前庭又有着共同的胚胎来源，因此推测致病基因系通过影响构成听力、平衡、视觉所必需的纤毛结构而导致聋盲。免疫学定位发现myoⅦA蛋白在豚鼠Corti器内外毛细胞和成年鼠的视网膜色素上皮表达，原位杂交发现 myoⅦA 的 mRNA 局限于内耳（耳蜗和前庭）的感觉细胞,而支持细胞和蜗神经、前庭神经则未发现 myoⅦA 的 mRNA。在毛细胞发育和功能研究中发现 myoⅦA 作用有：①参与静纤毛束的发育和维持；②影响内毛细胞。故 myoⅦA 基因突变造成内耳发育和功能障碍,表现感音神经性聋和前庭功能异常。

【治疗】

尚无有效的治疗方法,对于重度耳聋患者,可选配适宜的助听器。

（容维宁）

参 考 文 献

[1] Usher C H. On the inheritance of Retinitis pigmentosa with notes of cases. R Lond Opthalmol Hosp Rep, 1914,(19):130-236.

[2] vonGrafe A. ExceptionellesVerhalten des GesichtsfeldesbeiPigmententartung der Netzhaut. Archiv fur Ophthalmologie,1858,(4):250-253.

[3] Liebreich R. Abkunftaus Ehen unterBlutsverwandtenalsGrund von Retinitis pigmentosa. Dtsch. Klin,1861,(13):53.

[4] Fortnum H M, Summerfield A Q, Marshall D H, et al. Prevalence of permanent childhood hearing impairment in the Unitied Kingdom and implications for universal neonatal hearing screening: questionnaire based ascertainment study. BMJ,2001,7312(323):536-540.

[5] Hope C I, Bundey S, Proops D, et al. USHER syndrome in the city of Birmingham prevalence and clinical classification. Br J Ophthalmol,1997,81(1):46-53.

[6] Pieke-Dahl S, Van Aarem A, Dobin A, et al. Genetic heterogeneity of USHER syndrome type Ⅱ in a Dutch population. J Med Genet,1996,33(9):753-757.

[7] Smith R J H, Berlin C I, Hejtmancik J F, et al. Clinical diagnosis of th USHER syndrome. Am J Med Genet,1994,105(6):32-38.

[8] Pieke-Dahl S, Van Aarem A, Dobin A, et al. Genetic heterogeneity of USHER syndrome type Ⅱ in a Dutch population. J Med Genet,1996,33(9):753-757.

[9] Joensuu T, Hamalainen R, Lehesjoki A E, et al. A sequence-ready map of the USHER syndrome type Ⅲ critical region on chromosome 3q. Genomics,2000,63(3):409-416.

[10] Adato A, Vreugde S, Joensuu T, et al. USHER3A transcripts encode clarin-1, a four-transmembrane-domain protein with a possible role in sensory synapses. Eur J Hum Genet,2002,10(6):339-350.

[11] Fields R R, Zhou G, Huang D, et al. USHER syndrome type Ⅲ: revised genomic structure of the USHER3 gene and identification of novel mutations. Am J Hum Genet,2002,71(3):607-617.

[12] Millan J M, Aller E, Jaijo T, et al. An update on the genetics of USHER syndrome. J Ophthalmol,2011(2011):417-421.

第四节　BBS 综合征

1866 年,两名英国科学家 Laurence 和 Moon 报告了一个家族中 4 例患者临床表现为视网膜色素变性(RP)、肥胖和智力发育迟缓,其中 3 例男性患者同时具有外生殖器发育不全及下肢痉挛性轻瘫表现[1]。随后 Bardet 和 Biedl 于 1920 年和 1922 年分别报告了 1 例临床表现为 RP、多指(趾)、智力发育迟缓、肥胖和生殖腺发育不全的病例[2]。这些病例临床表型的相似性和重合性提示它们可能为同一类疾病,于是在 1924 年这一类疾病被命名为 Laurence-Moon-Biedl 综合征或 Laurence-Moon-Bardet-Biedl 综合征[3]。也有学者认为 BBS 和 Laurence-Moon-Biedl 综合征是不同的两种疾病,因为 BBS 具有多指(趾)而没有强直性痉挛的表现,而 Laurence-Moon-Biedl 综合征则与之相反[4-6]。

Bardet-Biedl 综合征(Bardet-Biedl syndrome,BBS)是一种由纤毛结构功能异常导致的具有复杂临床表型的常染色体隐性遗传病。主要表现包括:早发性进展性视网膜色素变性、肥胖、多指(趾)、生殖腺发育异常、智力发育障碍和肾脏发育异常等。BBS 是一种罕见的遗传病,在欧洲及北美人群中其发病率为 1/160 000~1/140 000[4-7],其中近亲结婚率较高地区其发病率明显增高,例如在科威特的阿拉伯人群和北非从事游牧的阿拉伯贝多因人群中,其发病率可高达 1/36 000~1/13 500[8],在一项包含有 95% 高加索人种和 5% 印第安人种的患者研究中,近亲结婚者的发病率为 8%[9],而另一研究表明,在近亲结婚率高的人群中,其发病率高达 87%[6, 8]。值得注意的是,BBS 发病率还可能由于奠基者效应(founder effect)而具有一定的地理隔绝性,如在纽芬兰 BBS 发病率为 1/17 500~1/13 500[6, 10]。BBS 发病率无性别差异[4, 6, 9, 11]。

【典型病例 61】

先证者,女,12 岁。

主诉:双眼视物不清。先证者的弟弟有同样的症状。

家族史:患者父母均为正常人,否认近亲结婚和相似的家族史。

眼部检查:

视力:双眼平光 0.3。

色觉:正常。

眼压:右眼 15mmHg;左眼 18mmHg。

双眼外眼及眼前节正常,玻璃体正常。

眼底:表现为视盘颜色明显变淡,RPE 萎缩,视网膜血管变细,周边视网膜未见明显的骨细胞样色素沉着。

ERG:示明适应和暗适应视杆细胞和视锥细胞功能均降低。

先证者的弟弟也呈现相似的临床表型(图 5-4-1A)。

基因检查:利用外显子结合目标区域测序对该家系进行检测后发现,1 个纯合移码突变 c.1002delT(p.I334Ifs)位于 *BBS7* 基因(图 5-4-1C),该突变位点在家系呈现共分离状态,同时在对照组中未检出。

先证者影像学检查(图 5-4-2)

病例分析:根据患者的基因检测结果,再次对这两例患儿进行了详细检查,发现两例患儿的双手和双足均为六指(趾)畸形,第六指(趾)位于双手和双足的小指外侧,在 1 岁左右时进行了手术。患儿的第六指(趾)较小,局部遗留瘢痕较小,如不仔细询问病史和详细检查很难发现。2 例患儿分别为 12 岁和 8 岁,身高为 142cm 和 131cm,体重分别为 56.0kg 和 41.5kg,表现为向心性肥胖,根据智商检测结果,该家系中 12 岁和 8 岁的患儿智商指数均小于 60,其实际智力水平仅相当于常模中 7 岁和 4 岁的儿童。同时,两例患儿的体重均超过正常年龄儿童标准体重的 20% 以上,但该家系的两例患儿未发现肾脏损害。根据临床表型和基因检测结果,该家系最终确定为 Bardet-Biedl 综合征。

第五章 眼与全身病

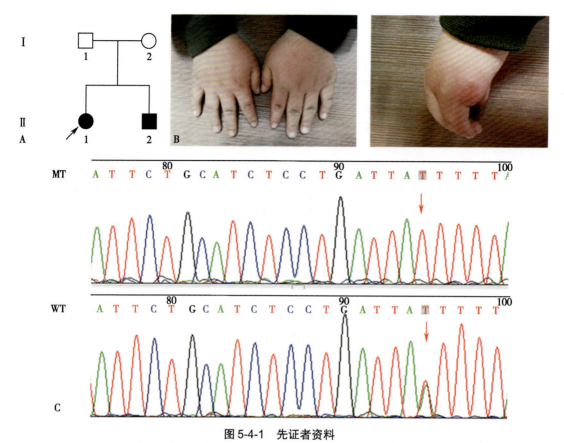

图 5-4-1 先证者资料

A. Bardet-Biedl 综合征家系图；B. 先证者多指畸形术后，双手第五指侧面可见手术痕迹；C. *BBS* 基因纯合突变移码突变 c.1002delT（p.I334Ifs）（正向测序，WT：野生型，MT：突变型）

确定诊断：BBS 综合征。

【临床特征】

1. 临床表现　BBS 临床表现主要包括以下几个方面：RP、肥胖、四肢异常（多指或多趾）、肾脏发育异常（肾脏畸形）、男性生殖腺发育不全。

2. BBS 患者具有典型的颅面部特征　包括眼深凹、鼻梁平坦、鼻孔前倾、面部器官距离过远、上睑下垂、鼻唇沟不明显、人中较长、上唇较薄等。几乎一半患者有大头畸形，成年 BBS 患者还有前额突出和男性早发性秃顶的表现，其他表现还包括面部不对称及色素痣等。

3. BBS 的很多临床表现是随年龄增长而逐步显现出来的，在无家族史的情况下，极少能够在出生时就得到确诊。患者在胎儿时期和出生时体重一般是正常的[10]，多指（趾）可在出生时观察到，新生儿期便可能出现肥胖[12]，智力发育障碍在幼童时期发现，一般在儿童期或青少年期被逐渐发现视力损害[13]。从成人之后较早时期开始出现高血压、糖尿病和肾功能衰竭，而且这些全身疾病可能已经需要进行药物干预治疗[14]。

4. 眼部表现　与 RP 眼底表现类似，请参考第三章第一节。

【诊断标准】

BBS 的典型临床表现及具体诊断标准如下：

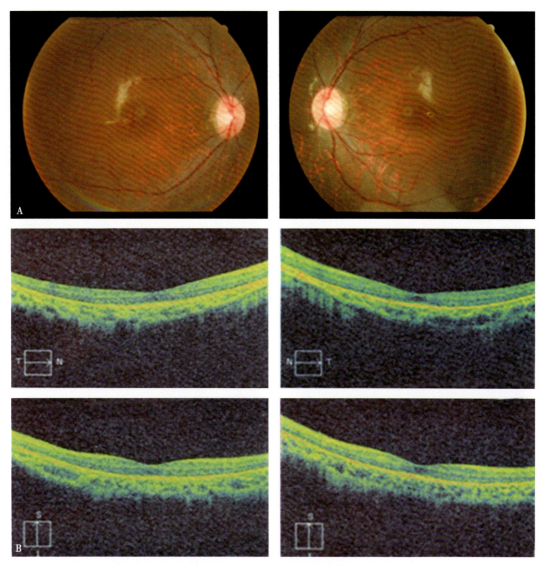

图 5-4-2 先证者影像学检查
A. 先证者彩色眼底像：双眼视盘颜色变淡，RPE 萎缩，视网膜血管变细，周边视网膜未见明显骨细胞样色素沉着；B. 先证者双眼黄斑 OCT：视网膜各层结构完整，但整体厚度变薄，右眼黄斑中心凹厚度为 181μm，左眼黄斑中心凹厚度为 178μm

满足至少 4 条主要症状，或满足 3 条主要症状加 2 条次要症状：

1. 主要症状　①锥杆细胞营养不良 / 视网膜色素变性；②多指（趾）；③肥胖；④智力发育迟缓；⑤男性生殖系统发育不全；⑥肾脏畸形 / 异常。

2. 次要症状　①语言发育障碍 / 迟缓；②斜视 / 白内障 / 散光；③短指（趾）/ 并指（趾）；④发育迟缓；⑤多尿 / 多饮（肾性尿崩症）；⑥共济失调 / 步态不协调性 / 步态失衡；⑦糖尿病；⑧齿列拥挤 / 牙发育不全 / 小牙根 / 高腭弓；⑨左心室肥大 / 先天性心脏病；⑩肺纤维化。

BBS 综合征诊断标准为满足至少四条以上临床表现；或者直系兄弟姐妹有四条以上的临床表现、而本人满足三条。

【鉴别诊断】

Laurence-Moon 综合征：可有视网膜营养不良或 RP、肥胖、强直性痉挛、生殖腺发育不全或智力障碍，但没有多指（趾）症状。

【遗传学】

BBS 遵循孟德尔遗传法则，表现为典型的常染色体隐性遗传方式，是一种涉及多个位点的遗传性疾病，它的遗传异质性首先在贝多因人种族中被确认[7-9]。到目前为止，已发现 16 个与 BBS 相关的基因：*BBS1*、*BBS2*、*ARL6/BBS3*、*BBS4*、*BBS5*、*MKKS/BBS6*、*BBS7*、*TTC8/BBS8*、*B1/BBS9*、*BBS10*、*TRIM43/BBS11*、*BBS12*、*MKS1/BBS13*、*CEP290/BBS14*、*WDPCP/BBS15*、*SDCCAG8/BBS16*。

BBS1 基因上的突变是在 BBS 中最常见的一种基因突变。1994 年和 1999 年，Leppert 等和 Katsanis 等通过连锁分析将 BBS 致病基因定位于染色体 11q13，在这一区域找到了 *BBS1* 基因。随后在不同人群中进行的研究表明，约 23%BBS 是由于 *BBS1* 基因突变造成的[15-17]。*BBS1* 基因参与一种名为 BBSome 的稳定蛋白复合物的形成，这种蛋白复合物位于初级纤毛基底部，与囊泡游走至纤毛膜的过程相关[18]。*BBS1* 基因突变造成 BBSome 功能异常，从而影响纤毛功能，造成各系统不同疾病表现。

BBS2 定位于染色体 16q，*BBS2* 表达的蛋白参与复合物 BBSome 的形成，从而对纤毛功能起到一定影响。对 Bbs-2 和 Bbs-4 裸鼠的生长抑素受体 3 及黑色素浓集激素受体 1 进行的体内实验表明，纤毛蛋白从两种受体到初级纤毛的转运受到抑制，这提示 *BBS2* 蛋白异常能够调节纤毛蛋白的转运，从而影响纤毛功能而导致疾病发生[19]。

在对 BBS 相关基因进行的功能研究过程中，人们利用氨基酸相似性进行基因扫描，从而发现了位于染色体 4q27 上的另一 BBS 相关基因，这种基因首先被命名为"*BBSL1*"，之后被正式命名为 *BBS7*[20]。*BBS7* 的两种转录变异体编码不同的蛋白亚型，蛋白亚型 1 比蛋白亚型 2 的长度多 43 个氨基酸。蛋白亚型 1 在视网膜、肺脏、肝脏、睾丸、卵巢、前列腺、小肠、脑、心脏和胰腺均有表达，而蛋白亚型 2 在人体各个器官均有表达。*BBS7* 可能在眼、四肢、心脏和生殖系统发育过程中起一定作用。Blacque 等[21]在敲除 *BBS7* 和 *BBS8* 的线虫中观察到了纤毛结构功能障碍，他们的进一步研究显示在内纤毛转运蛋白的区域化和活动过程中，*BBS7* 和 *BBS8* 是必需的，*BBS7* 在 IFT 粒子成分的组装和功能方面起重要作用。这些发现也为 BBS 的致病机制提供了一定证据，表明其症状可能是由纤毛功能障碍所导致的[21]。

【发病机制】

对 BBS 相关基因的研究发现，其基因型和临床表型之间并无明确的相关性，因此推测不同的 BBS 蛋白可能通过共同的细胞通路起作用[14]。2003 年 Ansley 等[22]对 *BBS8* 基因的表达进行了研究，提出 BBS 是由于纤毛及其相关基体的功能障碍而造成的。在此之后，其他 BBS 蛋白的功能也逐渐被发现，其突变造成的蛋白异常表达基本上均影响纤毛或基体的功能。初级纤毛几乎存在于所有真核细胞中，包括光感受器细胞，作为细胞与环境间或细胞自身不同部分间传递信息的传感器而行使功能。纤毛功能障碍可以造成与其相关的细胞功能异常，从而引发各系统异常表现。

对于 BBS 中 RP 的锥杆细胞功能障碍发病机制方面，目前也有许多相关研究。Nishimura 等[23]研究认为，BBS 中 RP 的致病机制为光信号转导蛋白从光感受器细胞的内节向外节传递过程中出现功能障碍，从而导致细胞凋亡，引起 RP 的发生。另外，视觉系统从光感受器细胞到二级神经元的突触传递障碍也可以见于 Bbs4-裸鼠模型中,这也提示了 *BBS4* 基因对于光感受器细胞的综合作用。

【治疗】

目前尚无有效治疗方法。

(容维宁)

参 考 文 献

[1] Laurence J Z, Moon R C. Four cases of "retinitis pigmentosa" occurring in the same family, and accompanied by general imperfections of development. Obes Res, 1995, (4): 400-403.

[2] Batdet G. On congenital obesity syndrome with polydactyly and retinitis pigmentosa (a contribution to the study of clinical forms of hypophyseal obesity). 1920. Obes Res, 1995, 4(3): 387-399.

[3] Solis-Cohen S, Weiss E. Dystrophiaadiposogenitalis, with atypical retinitis pigmentosa and mental deficiency, possible of cerevral origin: A report of four cases in one family. Trans Assoc Am Phys, 1924, 169(4): 356-358.

[4] Ammann F. Investigation cliniquesetgenetiques sur le syndrome de Bardet-Biedl en Suisse. J Genet Hum, 1970, 18(suppl): 1-310.

[5] Schachat A P, Maumenee I H. Bardet-Biedl syndrome and related disorders. Arch Ophthalmol, 1982, 100(2): 285-288.

[6] Green J S, Parfrey P S, Harnett J D, et al. The cardinal manifestations of Bardet-Biedl syndrome, a form of Laurence-Moon-Biedl syndrome. N Engl J Med, 1989, 321(15): 1002-1009.

[7] Beales P L, Badano J L, Ross A J, et al. Genetic interaction of BBS1 mutations with alleles at other BBS loci can result in non-Mendelian Bardet-Biedl syndrome. Am J Hum Genet, 2003, 72(5): 1187-1199.

[8] Farag T I, Teebi A S. High incidence of Bardet Biedl syndrome among the Bedouin. Clin Genet, 1989, 36(6): 463-464.

[9] Beales P L, Elcioglu N, Woolf A S, et al. New criteria for improved diagnosis of Bardet-Biedl syndrome: results of a population survey. J Med Genet, 1999, 36(6): 437-446.

[10] Moore S J, Green J S, Fan Y, et al. Clinical and genetic epidemiology of Bardet-Biedl syndrome in Newfoundland: a 22-year prospective, population-based, cohort study. Am J Med Genet A, 2005, 132A(4): 352-360.

[11] Bergsma D R, Brown K S. Assessment of ophthalmologic, endocrinologic and genetic findings in the Bardet-Biedl syndrome. Birth Defects Orig Artic Ser, 1975, 11(2): 132-136.

[12] Bauman M L, Hogan G R. Laurence-Moon-Biedl syndrome. Report of two unrelated children less than 3 years of age. Am J Dis Child, 1973, 126(1): 119-126.

[13] O'Dea D, Parfrey P S, Harnett J D, et al. The importance of renal impairment in the natural history of Bardet-Biedl syndrome. Am J Kidney Dis, 1996, 27(6): 776-783.

[14] Rosenbaum J L, Witman G B. Intraflagellartrandport. Nat Rev Mol Cell Biol, 2002, 11(3): 813-825.

[15] Beales P L, Katsanis N, Lewis R A, et al. Genetic and mutational analysis of a large multiethnic Bardet-Biedl cohort reveal a minor involvement of BBS6 and delineate the critical intervals of other loci. Am J Hum Genet, 2001, 68(3): 606-616.

[16] Bruford E A, Riise R, Teague P W, et al. Fine mapping in 29 Bardet-Biedl syndrome families confirms loci in chromosomal regions 11q13, 15q22.3-q23, and 16q21. Genomics, 1997, 41(1): 93-99.

[17] Mykytyn K, Nishimura D Y, Searby C C, et al. Evaluation of complex inheritance involving the most common Bardet-Biedl syndrome locus (BBS1). Am J Hum Genet, 2003, 72(2): 429-437.

[18] Nachury M V, Loktev A V, Zhang Q, et al. A core complex of BBS proteins cooperates with the GTPase Rab8 to promote ciliary membrane biogenesis. Cell, 2007, 129(6): 1201-1213.

[19] Berbari N F, Lewis J S, Bishop G A, et al. Bardet-Biedl syndrome proteins are requried for the localization of G protein-coupled receptors to primary cilia. Proc Natl Acad Sci USA, 2008, 105(11): 4242-4246.

[20] Badano J l, Ansley S J, Leith C C, et al. Identificaion of a novel Bardet-Biedl syndrome protein, BBS7, that shares structural features with BBS1 and BBS2. Am J Hum Genet, 2003, 72(3): 650-658.

[21] Blacque O E, Reardon M J, Li C, et al. Loss of C.elegans BBS-7 and BBS-8 protein function results in cilia defects and compromised intraflagellar transport. Genes Dev, 2004, 18(3): 1630-1642.

[22] Ansley S J, Badano J L, Blacque O E, et al. Basal body dysfunction is a likely cause of pleiotropic Bardet-Biedl syndrome. Nature, 2003, 6958(425): 628-633.

[23] Nishimura D Y, Fath M, Mullins R F, et al. BBS2-null mice have neurosensory deficits, a defect in social dominance, and retinopathy associated with mislocalization of rhodopsin. Proc Natl Acad Sci USA, 2004, 101(47): 16588-16593.

第五节 Oliver-McFarlane综合征

Oliver-McFarlane综合征也称长睫毛综合征，是一种罕见的遗传性疾病。1965年由Oliver和McFarlane[1]首次报道，迄今共有12例报道（表5-5-1）[1-9]。其临床主要特征是长睫毛、视网膜色素变性（RP）、智力和生长发育迟滞[1]。

【典型病例62】

患儿，男，5岁。因夜盲3年，于2011年3月7日来我院诊。家长诉患儿自出生睫毛长，2岁时发现患儿在暗环境下或夜晚视力差致行动困难。患儿父母及10岁的姐姐均无异常。父母无血缘关系，母亲妊娠年龄为34岁，孕1个月时曾接触X线。患儿38周顺产，出生时体重2 950g，身高50cm，双顶径9.4cm，头围30cm。生后10天出现病理性黄疸，2岁时因隐睾行手术治疗，2岁学会走路。

全身检查：体重18.5kg，身高102cm[正常5岁男童平均身高（110.00±4.64））cm]，骨龄（手部X线测量）发育迟缓，预测值为4岁。生殖器小，前额突出，头皮斑秃，可见皮炎，头发稀疏（图5-5-1）。眉毛浓厚，睫毛长（上睑睫毛最长达2cm）并上翘（图5-5-1）。神经系统检查提示运动及协调能力正常，腱反射和肌张力正常。周围神经检查未见异常。Denver发育筛查试验提示轻微的大运动技能及语言发育延迟。磁共振检查未发现脑部异常。血清学及尿液分析提示氨基酸正常，尿沉渣未见巨细胞包涵囊肿。梅毒血清学试验、肝功能、流行性腮腺炎、单纯疱疹病毒、巨细胞病毒、支原体、弓形虫检查正常。促甲状腺激素、T3、T4和生长激素（growth hormone，GH）正常。

眼部检查：视力表检查不合作，但白天和照明条件良好情况下，可以捡起地上的缝衣针，检影验光示屈光度数右眼为-3.00DS，左眼为-2.50DS；双眼前节正常；双眼视盘边界清楚，颜色淡红，可见明显的视网膜脉络膜退行性改变，后极部视盘和血管弓周围以及赤道部的视网膜脉络膜呈斑块样萎缩，部分融合成片状，在萎缩病灶的边缘可见色素颗粒聚集沉着（图5-5-2A）；眼底自发荧光图像提示双眼黄斑区弱荧光及旁中心凹环形高自发荧光（图5-5-2B）。因患儿年龄等原因，未进行视网膜电图和眼电图检查。

表 5-5-1 Oliver-McFarlane 综合征病例的临床表现

	Oliver and McFarlane (1965)[1]	Cant (1967)[2]	Corby, et al. (1971)[3]	Zaun, et al. (1984)[4] 病例1	Zaun, et al. (1984)[4] 病例2	Patton, et al. (1986)[5]	Mathieu, et al. (1991)[6] 病例1	Mathieu, et al. (1991)[6] 病例2	Haritoglou, et al. (2003)[7]	Haimi, et al. (2005)[8] 病例1	Haimi, et al. (2005)[8] 病例2	Sheng, et al.[9] 病例
性别	男	女	男	女	男	男	男	男	男	男	女	男
出生体重(g)	1 800	2 500	2 000	1 700	2 600	正常	3 100	2 400	2 220	1 560	1 915	2 950
骨龄	-2.6	-7.0	-4.6	延迟	延迟	正常	延迟	延迟	延迟	延迟	延迟	延迟
长睫毛	有	有	有	有	有	有	有	有	有	有	有	有
视网膜色素变性	有	有	有	有	有	有	有	有	有	有	有	有
头发	稀疏	斑秃	稀疏	斑秃	稀疏	斑秃	斑秃	—	稀疏	稀疏	稀疏	稀疏/斑秃
GH缺乏	无	有	无	无	无	有	无	有	无	有	有	无
甲状腺功能减退	有	无	无	无	有	有	无	无	无	无	无	无
性腺功能减退	无	有	无	无	无	有	有	有	无	有	无	有
智力发育迟缓	有	无	有	无	有	轻度	轻度	无	有	轻度	无	无

第五章 眼与全身病

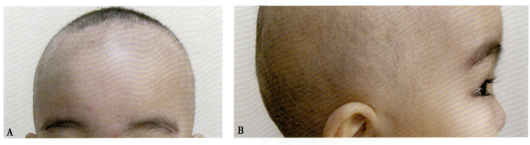

图 5-5-1　长睫毛综合征患儿头面部照相（5 岁）
A. 前额突出，头发稀疏并斑秃；B. 眉毛浓密，睫毛长并上翘

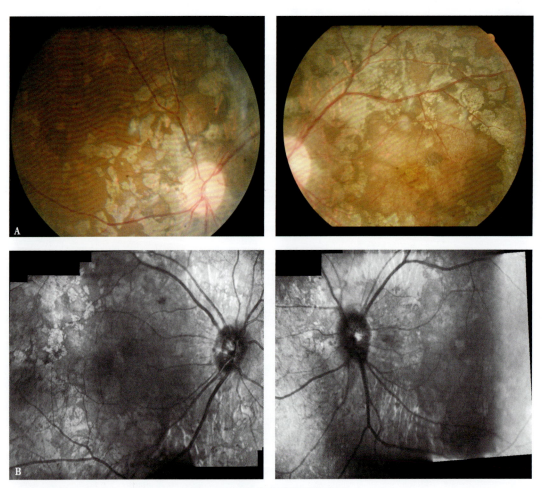

图 5-5-2　患者双眼彩色眼底像
双眼视网膜脉络膜可见明显的退行性改变，后极部视盘和血管弓周围以及赤道部视网膜脉络膜呈斑块样萎缩，部分融合成片状，在萎缩病灶的边缘可见色素颗粒聚集沉着，患者双眼眼底自发荧光图像（A 示右眼，B 示左眼），双眼黄斑区可见弱荧光及旁中心凹环形高自发荧光

诊断：Oliver-McFarlane 综合征

【临床特点】

Oliver-McFarlane 综合征临床主要特征是长睫毛、视网膜色素变性（retinitis pigmentosa，RP）、智力和生长发育迟滞[1]。其他特征包括斑秃、生长激素分泌不足、甲状腺功能减退、性功能减退、周围神经病变或共济失调。Nazareth 等[10]报道 1 例长睫毛合并斑秃病例，该患者除了表现轻度特异性皮炎外，其他均正常。Kondoh 等[11]报道两例日本男孩，特点是长睫毛、长眉毛，头发稀疏及斑秃，智力发育迟滞，但无 RP。这两例报道病例是否为不典型的 Oliver-McFarlane 综合征尚不能确定。盛迅伦等[9]（2013 年）报道 1 例中国男孩，眼底表现为 RP，同时合并眼部以外其他症状，如长而弯曲的睫毛，浓密的眉毛，稀疏的头发合并斑秃，突出的前额，智力和生长发育迟缓等。

文献报道的 12 例 Oliver-McFarlane 综合征（9 男 3 女）的共同临床特征为 RP、长睫毛、头发稀疏及斑秃、生长迟缓，其中智力发育迟滞 9 例，甲状腺功能减退 3 例，性腺功能减退 4 例，周围神经病变 3 例，GH 缺乏 2 例。所有报道的 Oliver-McFarlane 综合征患者，除了 2 例出生体重正常外，其他均为低体重儿。这些描述表明 RP、长睫毛、头发稀疏为 Oliver-McFarlane 综合征的重要临床特征。

【鉴别诊断】

1. 长睫毛　长睫毛很少被视为先天性疾病，其可能与眼部局部用药的副作用有关，如前列腺衍生物、表皮生长因子受体抑制剂、环孢霉素[12]等。此外，还有一些其他因素可引起睫毛生长，如葡萄膜炎[13]、先天性心脏病[14]、眼皮肤白化病[15]及转移性癌[16]。长睫毛也与一些获得性疾病相关，如 HIV、系统性红斑狼疮等。据报道，睫毛在特定条件下被拉长。Aghaei 和 Dastgheib[17]描述了 1 例患有长睫毛、多毛症及乳房异常病例。Osovsk 和 Merlob[18]发现一对长有连心眉的姐妹，其姐姐患有长睫毛。在这些与长睫毛相关综合征描述中，均未见与 RP 相关的报告。

2. 头发异常　儿童头发异常可见于 Bjornstad 综合征[19]和 Netherton 综合征[20]，临床特征前者为头发异常伴有感觉神经性耳聋，后者为红皮病、套叠性脆发症（竹状发）、泛发性游走性环状或多环状红斑及鳞屑样皮肤损伤，可有过敏现象，如异位性皮炎。Cecatto-De-Lima 等[21]描述了一对早发 RP 的兄妹合并头发异常，其父母为近亲结婚。Shapira 等[22]和 Lorda-Sanchez 等[23]报道了患 RP 兄妹生长和智力发育迟缓及神经系统异常。但是，所有这些报道的病例均不伴有长睫毛。

【遗传学】

目前所报道的 12 例 Oliver-McFarlane 综合征患者中，8 例为散发病例，2 例为常染色体隐性遗传，2 例为常染色体隐性遗传或者 X-连锁遗传。2005 年，Haimi 和 Gershoni-Baruch[8]描述了姐弟两人表现为长睫毛、生长发育迟缓、头发稀疏有斑秃及 RP，他们年轻、健康的父母为近亲结婚，因而被确定为常染色体隐性遗传。

（盛迅伦）

参 考 文 献

[1] Oliver G L, Mcfarlane D C. Congenital trichomegaly: with associated pigmentary degeneration of the retina, dwarfism, and mental retardation. Archives of ophthalmology (Chicago, Ill.: 1960), 1965, 74: 169-171.

[2] Jayasinghe S F, Navaratnam V. Ectodermal dysplasia. The Ceylon medical journal, 1967, 12(1): 40-44.

[3] Corby D G, Lowe R S, Haskins R C, et al. Trichomegaly, pigmentary degeneration of the retina, and growth retardation. A new syndrome originating in utero. American journal of diseases of children(1960), 1971, 121(4): 344-5.

[4] Zaun H, Stenger D, Zabransky S, et al. The long-eyelash syndrome(trichomegaly syndrome, Oliver-McFarlane)[J]. Der Hautarzt, 1984, 35(3): 162-165.

[5] Patton M A, Harding A E, Baraitser M. Congenital trichomegaly, pigmentary retinal degeneration, and short stature. American journal of ophthalmology, 1986, 101(4): 490-491.

[6] Mathieu M, Goldfarb A, Berquin P, et al. Trichomegaly, pigmentary degeneration of the retina and growth disturbances. A probable autosomal recessive disorder. Genetic counseling(Geneva, Switzerland), 1991, 2(2): 115-118.

[7] Haritoglou C, Rudolph G, Kalpadakis P, et al. Congenital trichomegaly(Oliver-McFarlane syndrome): a case report with 9 years' follow up. The British journal of ophthalmology, 2003, 87(1): 119-120.

[8] Motti H, Ruth G B. Autosomal recessive Oliver-McFarlane syndrome: retinitis pigmentosa, short stature(GH deficiency), trichomegaly, and hair anomalies or CPD syndrome(chorioretinopathy-pituitary dysfunction). American journal of medical genetics. Part A, 2005, 138A(3): 268-271.

[9] Sheng X L, Zhang S, Klaus, et al. Oliver-McFarlane syndrome in a chinese boy: retinitis pigmentosa, trichomegaly, hair anomalies and mental retardation. Ophthalmic genetics, 2015, 36(1): 70-74.

[10] Chang T S, Mcfarlane D C, Oliver G, et al. Congenital trichomegaly, pigmentary degeneration of the retina and growth retardation(Oliver-McFarlane syndrome): 28-year follow-up of the first reported case[J]. Canadian Journal of Ophthalmology-journal Canadien D Ophtalmologie, 1993, 28(4): 191-193.

[11] Tatsuro K N. Very long eyelashes, long eyebrows, sparse hair, and mental retardation in two unrelated boys: An atypical form of Oliver-McFarlane syndrome without retinal degeneration, or a new clinical entity?[J]. American journal of medical genetics. Part A, 2003, 120A(3): 437-438.

[12] Lei H, Lei W C, Ku M H, et al. Cyclosporine a eye drop-induced elongated eyelashes: a case report. Case reports in ophthalmology, 2011, 2(3): 398-400.

[13] Atilla B H. Acquired trichomegaly in uveitis. Canadian journal of ophthalmology. Journal canadien d'ophtalmologie, 2007, 42(1): 101-106.

[14] Mansour A M, Bitar F F, Traboulsi E I, et al. Ocular pathology in congenital heart disease. Eye(Lond), 2005, 19(1): 29-34.

[15] Ziakas N G, Jogiya A, Michaelides M. A case of familial trichomegaly in association with oculocutaneous albinism type 1. Eye(Lond), 2004, 18(8): 863-864.

[16] Vélez A, Kindelán JM, García-Herola A, et al. Acquired trichomegaly and hypertrichosis in metastatic adenocarcinoma. Clin Exp Dermatol, 1995, 20(3): 237-239.

[17] Aghaei S, Dastgheib L. Acquired eyelash trichomegaly and generalized hypertrichosis associated with breast anomaly. Dermatol Online J, 2006, 12(2): 19.

[18] Micky O P, et al. Trichomegaly in two sisters with synophrys in the older sibling. American journal of medical genetics. Part A, 2005, 136A(4): 398.

[19] Selvaag E. Pili torti and sensorineural hearing loss. A follow-up of Brnstad's original patients and a review of the literature. European journal of dermatology: EJD, 2000, 10(2): 91-97.

[20] Haimi M, Gershoni-Baruch R. Autosomal recessive Oliver-McFarlane syndrome: Retinitis pigmentosa,

short stature (GH deficiency), trichomegaly, and hair anomalies or CPD syndrome (chorioretinopathy-pituitary dysfunction)[J]. American Journal of Medical Genetics Part A, 2010, 138A(3): 268-271.
[21] Cecatto-De-Lima L, Pinheiro M, Freire-Maia N. Oculotrichodysplasia (OTD): A new probably autosomal recessive condition. J Med Genet, 1988, 25(6): 430-432.
[22] Shapira S K, Neish A S, Pober B R. Unknown syndrome in sibs: pili torti, growth delay, developmental delay, and mild neurological abnormalities. Journal of medical genetics, 1992, 29(7): 509-510.
[23] Lorda-Sanchez I, Trujillo M J, Gimenez A, et al. Retinitis pigmentosa, mental retardation, marked short stature, and brachydactyly in two sibs. Ophthalmic Genet, 1999, 20(2): 127-131.

第六节 Crouzon 综合征

Crouzon 综合征（Crouzon syndrome）又称颅面骨发育不全，属于颅缝早闭症，是一种常染色体显性遗传病。其特点为眼部发育异常以及上颌骨形成不良的颅骨发育畸形，可引起突眼、失明及颅内高压等并发症，又称为遗传性家族性颅面骨发育不全症。Crouzon 综合征冠状缝最常受累，其次是矢状缝、人字缝。该综合征在临床上属于罕见病例，发病率约为 1/60 000[1]，与颅缝的硬化及过早闭合相关。由于该综合征的偶见性及特殊性，在临床诊治中易被忽视。

Crouzon 综合征由法国神经学家 Octave Crouzon 于 1912 年首次报道[2]并将其命名为遗传性颅面发育不全。国内范鸿简于 1953 年首次报道。其特征为头颅畸形（舟状头或三角头畸形），面部畸形（鹦鹉嘴样鼻、下颌前突），双侧突眼及斜视。每年发病率约 1/50 000 活产婴儿。患者表现各异，病情轻重不等，多伴并发症，如视力障碍、听力异常、嗅觉减退、鼻塞、打鼾及上气道阻塞等。通过患儿典型面部特征及体征通常可诊断，影像学检查及基因检测有助于进一步明确诊断。

【典型病例 63】

先证者家系：先证者（Ⅲ：1）男，71 岁，因"自幼双眼球突出"就诊。该家系共 5 代，家系成员 21 人，5 人发病（图 5-6-1），先证者与其妻（Ⅲ：2）为近亲结婚，共同生育的 3 个子女中，只有 1 个儿子未患病，另外的 1 儿 1 女均患病。该家系中连续三代（Ⅲ、Ⅳ、Ⅴ）出现此病患者，无病的子女（Ⅳ：1）与正常人结婚，其后代未患病，遗传方式呈常染色体显性遗传。5 例发病者的症状均相似，以自幼双侧眼球突出，不同程度视物不清为主。

临床典型体征：颜面较特殊，上部颜面宽，头形呈舟状头、尖颅，上颌短小，下颌相对前突。颅盖变薄、脑回压迹增加，颅底短而深，蝶鞍呈垂直位；两眼分离过远，眼球突出，眼眶浅而小，视力减退；检查视神经孔位可以显示视神经孔变窄、变扁，视神经增粗、扭曲；发病者均有典型的颅面部特征包括上颌骨发育不良、额部和下颌骨前突而中部凹陷的脸型，即前后扁、鼻梁凹陷、下颌突出；发病者均表现为身材矮小，无手指和足趾畸形（表 5-6-1）。

五位发病者的颅脑 CT 及 MRI 均显示不同程度的：双侧眼球突出，眼眶变浅，视神经增粗、扭曲，上颌骨发育不良，下颌骨相对前突；脑室扩张积水，脑组织受压，脑回加深及脑回压迹增多（图 5-6-2）。超声显示：眶内脂肪垫浅。头颅呈舟状畸形，冠状缝和矢状缝融合，上颌骨发育不良，指压痕增多。

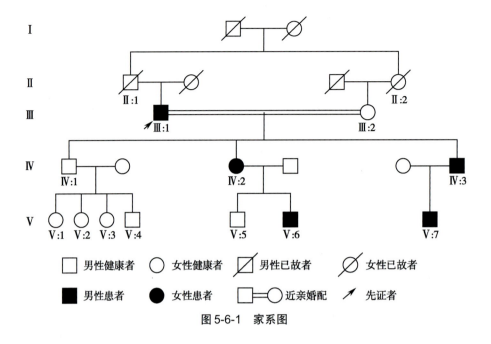

图 5-6-1 家系图

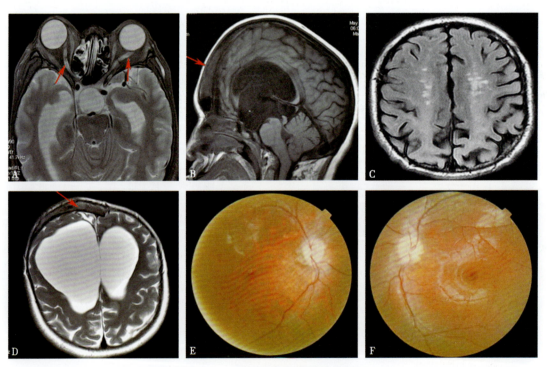

图 5-6-2 患者的颅脑影像及眼底照片

A. 双眼球突出，双侧神经扭曲高信号；B、C. 脑室扩张积水，邻近脑组织明显受压，右侧额骨异常信号（红箭头）；D. 双侧脑室旁及半卵圆中心多发点状高信号（脱髓鞘改变），脑沟裂池增宽、增深。E、F. 双眼彩色眼底像，E 右眼，F 左眼。视盘边界尚清，色苍白，C/D=0.4，A∶V=2∶3，黄斑中心凹光反射不明显

表 5-6-1　家系患者检查资料

	年龄/岁	性别	身高/cm	眶距/cm	眼球突出度/mm		视力	
					左	右	左	右
Ⅲ:1	71	男	160	101	26	24	1.0	0.8
Ⅳ:2	45	女	145	97	24	27	光感	光感
Ⅳ:3	36	男	160	114	28	28	1.0	1.0
Ⅴ:6	8	男	125	90	22	22	0.4	0.4
Ⅴ:7	13	男	147	114	27	26	0.6	1.0

诊断：Crouzon 综合征

【发病机制】

目前认为该病为常染色体显性遗传，少数为隐性遗传，常见于男性，男女比例约 3:1。绝大多数 Crouzon 综合征病例基因突变位于 10 号染色体的成纤维细胞生长因子受体 -2（*fibroblast grouth factor receptor-2*, *FGFR-2*）基因[3]。FGFR-2 具有促成纤维细胞有丝分裂、促血管生成和促进胚胎组织发育等多种生物学活性，在许多涉及细胞生长、分化、迁移和趋化现象的重要生物学过程中发挥关键作用[4]。其基因突变使 FGFR-2 过度表达，进而导致颅骨骨缝早闭。有学者认为，在骨缝成骨时，FGFR-2 信号增强，可促使成骨细胞到骨细胞的转化，并促使成骨细胞凋亡，同时可以加速成骨中的矿化，这个作用将会耗尽骨缝周围增生活跃的间充质细胞，使骨缝发生骨性融合。在不同家族研究中，已发现该基因存在 30 多种突变。然而，患者中 33%～56% 为散发[3]。

Crouzon 综合征的发病原因主要为多颅缝早闭所致。颅缝早闭的顺序及范围决定了畸形程度。颅缝融合最早可始于出生前或围生期，也发生于稍后的婴儿期或儿童期。颅缝融合过程越早，对儿童颅骨生长和发育的影响越大。目前很多学者认为颅底骨缝受累为 Crouzon 综合征发病的始动因素。有学者认为蝶筛软骨结合区域为冠状缝的一部分，蝶筛结合的早期受累决定了其后的颅面畸形表现。由于蝶筛软骨结合可保持生长活性至 7 岁，这也是为何 Crouzon 综合征患者在出生后颅面畸形会逐渐加重的主要原因。过去认为 Crouzon 综合征患者和其他颅缝早闭患者一样，其颅缝早闭发生于胚胎发育中，即出生时就有头颅畸形；近年来发现有少数 Crouzon 病例出生时只有面部发育不全，而颅缝早闭和颅内高压等表现要迟至出生后数月或数年时才出现并逐渐进展，这些病例被命名为出生后亚型[4]。该亚型的发病较为隐匿，但尚不明确是否比一般病例的预后更差[5]。由于缺少对此临床亚型的认识，常导致检查、诊断及治疗时机的延误，最终可导致视力缺损甚至失明等不良后果。目前没有发现 Crouzon 综合征出生后亚型的基因突变位点与该病的一般患者有什么不同，即该亚型突变位点都位于 *FGFR-2* 基因，且其基因型也可出现于一般的 Crouzon 病例中。但推测可能会有其他尚未发现的影响因素参与这一特殊类型的发生。

【临床特征】

Crouzon 综合征临床表现具有特征性，主要包括以下三点：

1. 颅缝早闭导致的头颅部畸形　颅缝早闭以冠状缝最为多见，也可见矢状缝及人字缝早闭。最常见的表现为短头畸形，亦可见舟状头或三角头畸形等。即使没有明显的颅缝早闭也不能排除 Crouzon 综合征的诊断。该综合征病理改变的根本原因是由于某些颅骨骨缝融合过早，发育扩大的脑组织向未融合的骨缝和骨质薄弱的部分膨胀，脑组织压迫颅骨内板使之呈弥漫分布的脑回压迹，甚至变薄。颅底多呈压迫性改变，如前、颅中窝低位，颅后窝凹陷，或可能继发脑组织发育不良及颅高压征象，如脑积水、小脑扁桃体疝、视盘水肿等。

2. 面部畸形　中面部发育不良、眶腔狭小、颧骨退缩、上颌发育不良；上颌后缩短小及相对的下颌前突会导致大约75%的Crouzon患者出现安氏Ⅲ类错𬌗畸形。同时，上颌后缩常随年龄增长而加剧，这是因为上颌骨周围骨缝随颅顶及颅底骨缝的进行性闭合而关闭导致。也有学者认为，Crouzon综合征患者也存在下颌骨发育异常，由于颅底生长受限而导致的髁突间横向发育障碍，但下颌角间横向发育正常或增加，从而导致下颌升支向内扭转。并有上颌缩小、下颌突出和上下齿反咬（俗称地包天）等。其他咬牙合特征包括上颌牙列拥挤、牙弓呈"V"形，硬腭狭长、高拱或腭裂以及悬雍垂分裂亦可见，少牙、巨牙、钉状牙和牙间隙过宽亦有报道。

3. 眼部畸形　突眼及眼距增宽畸形为Crouzon综合征的普遍表现，由于颞侧及颅底骨缝前后向生长不足，导致眶腔浅小。与Apert综合征不同，Crouzon综合征眼球在矢状方向上位置多正常，由于眼眶侧壁及下壁后缩而导致双侧突眼，蝶颧缝及蝶鳞缝生长受限导致眶距增宽。还会出现眼外肌形态及位置异常、眶隔、眶下裂脂肪疝等。眼部的典型体征包括眼距宽、眼眶狭小、眼球突出、外斜视、视力下降等。亦可见外斜视、眼球震颤、睑裂闭合不全、暴露性角膜炎、视力下降、视神经萎缩甚至失明等。眼部损害是由于颅骨缝过早闭合导致颅内压升高、神经牵引、视盘水肿、视神经孔缩窄等原因引起视神经萎缩，严重者可致盲。

Crouzon综合征患者还可合并其他组织器官异常，颅底部缝隙融合会导致鼻部畸形[6]，如鼻中隔偏曲，后鼻孔、鼻咽部狭窄或闭锁，这些解剖结构异常合并腺样体肥大可引起呼吸阻塞或暂停[7]，常需临床干预。此外，还可见皮肤异常、传导性听力下降、蝴蝶椎、外耳道闭锁、唇腭裂、颅内高压、自发性小脑扁桃体疝和智力发育迟缓等。

【实验室检查】

1. 产前检测　Crouzon综合征系染色体遗传性疾病，因此早期准确的产前诊断具有非常重要的意义。对于畸形严重者可选择终止妊娠。产前检查包括基因筛查、磁共振、超声等。对于有家族史的患者，可在妊娠早期（孕12周内）通过胎盘绒毛活检，检测是否含有致病基因。在妊娠中、末期，可通过定期的超声检查，确定是否存在颅缝早闭及颅面畸形。典型超声表现为颅缝区域无低回声表现，面部畸形如突眼眶距增宽可通过二维及三维超声测量确诊。由于颅缝形成于胚胎第16周左右，因此通过超声检查诊断颅缝闭合及颅面畸形的时间也相应较晚。如果属于高危人群，则应尽早行基因检查。

2. 影像学检查　X线平片及CT检查对于明确特征性的颅面部畸形至关重要。头颈部X线片及CT有助于明确颅缝早闭及头颅畸形的程度，以及伴随的颈椎融合、蝴蝶椎等椎体异常。CT可以发现脑组织压迫颅骨内板导致的脑回压迹，颅骨内板变薄，颅底呈压迫性改变，如前、颅中窝低位，颅后窝凹陷，严重者可能继发脑组织发育不良及颅高压征象。视神经管可变扁变窄。此外，常可见鞍底下陷，蝶鞍开口增大，垂体受压变扁，形成空蝶鞍等。导静脉孔增宽，这可能反映了颅内压增高。通过头颅X线及CT测量代表颅底、眼眶、鼻咽腔及上呼吸道、上颌及下颌骨的各种角度及径线长度，明确诊断及疾病分型。CT有助于观察对综合征颅面骨骨质的改变，因此成为该综合征的首选影像学检查方法。出生后定期的头颅X线检查对于后天性Crouzon综合征有重要意义。大脑指压征及前囟隆起是判断颅内高压的诊断指标。Crouzon综合征的CT检查可观察颌面部的异常，为该病的确诊提供客观依据，并可评估可能存在的多种并发症，如脑积水、视神经及眼外肌的病变。

3. 眼科检查　眼科检查可见视力下降、眼球突出、瞳距增宽、外斜视、眼睑闭合不全、不同程度的暴露性角膜炎和角膜溃疡。眼底检查可见视盘苍白，与颅内高压导致的视神经萎缩相关。眼底检查中是否伴有视盘神经水肿是判断颅内压情况的良好指标。

【诊断要点】

通常在患儿出生时通过体征和临床症状即可作出诊断，X线、CT、磁共振（MRI）及基因检查可以用于进一步确定Crouzon综合征的诊断。

【鉴别诊断】

目前已报道超过70多种类型的颅缝早闭症，包括Apert综合征、Pfeifer综合征、Crouzon综合征、Beare-stevenson综合征、Jackson-Weiss综合征等[8,9]。尽管这些不同类型的颅缝早闭综合征发病机制相似，但仍有一些差别。Apert综合征临床表现为尖头畸形及并指（趾）畸形；并指（趾）多为左右对称，程度不等；面部畸形较明显，特别是上颌骨的后缩更明显；眼球突出不明显，常有眼外斜视。而Crouzon综合征与其他颅缝早闭症的重要鉴别特征是患者具有正常的手足外观[10-12]。

【治疗】

Crouzon综合征在治疗上多以对症治疗为主，如解决颅内压急性升高、严重突眼等急症。本病达一定年龄病情可停止发展，早期行颅减压术可保存视力，广泛的颌面骨切除及牵引，可改进面部畸形。此外可行颅骨再塑、额-眶骨前移、后穹窿重塑或中面部牵拉骨骼生成等手术。我国有报道利用中面部牵引成骨技术治疗该病获得较好疗效。澳大利亚颅面外科Flapper针对颅缝早闭综合征提出了系列治疗方案，亦被大多数医生所接受。但这些手术难度大、费用高昂，且需多步骤、多次进行，实际能够接受手术治疗的患者较少。若长期眼球突出、眼睑闭合不全形成暴露性角膜感染可对症治疗，给予暂时性睑缘缝合术或早期行中面部前移，保护眼球及视力。对于Crouzon综合征患者，除早期诊断和纠正屈光不正性弱视，及时治疗斜视外，警惕脑疝和继发性脑积水的发生，特别是防止对视功能有不可逆性破坏的压迫性视神经病变的发生，是眼科医生需要注意的问题。

（李自立）

参 考 文 献

[1] Cohen M M，Jr Kreiborg S. Birth prevalence studies of the Crouzon syndrome: comparison of direct and indirect methods. Clinical genetics，1992，41（1）：12-15.

[2] Arathi R，Sagtani A，Baliga M. Crouzons syndrome: a case report. Journal of the Indian Society of Pedodontics and Preventive Dentistry.2007，25 Suppl：10-12.

[3] Galvin B D，Hart K C，Meyer A N，et al. Constitutive receptor activation by Crouzon syndrome mutations in fibroblast growth factor receptor（FGFR）2 and FGFR2/Neu chimeras. Proceedings of the National Academy of Sciences of the United States of America，1996，93（15）：7894-7899.

[4] Bonaventure J，El Ghouzzi V. Molecular and cellular bases of syndromic craniosynostoses. Expert reviews

in molecular medicine.2003,5(4):1-17.

[5] Gorlin R J, Cohen D M D. Syndromes of the Head and Neck: Oxford University Press, 2001.

[6] Piccione M, Antona V, Niceta M, et al. Q289P mutation in the FGFR2 gene: first report in a patient with type 1 Pfeiffer syndrome. European journal of pediatrics.2009, 168(9): 1135-1139.

[7] Jacobsen H C, Sieg P, Hakim S G. Combined internal and external distraction of the midface for the treatment of Crouzon syndrome and critical obstructive sleep apnea: a case report. Journal of oral and maxillofacial surgery: official journal of the American Association of Oral and Maxillofacial Surgeons.2009, 67(9): 2004-2009.

[8] Morriss-Kay G M, Wilkie A O. Growth of the normal skull vault and its alteration in craniosynostosis: insights from human genetics and experimental studies. Journal of anatomy. 2005, 207(5): 637-653.

[9] Merritt L. Recognizing craniosynostosis. Neonatal network: NN.2009, 28(6): 369-376.

[10] Al-Qattan M M, Phillips J H. Clinical features of Crouzon's syndrome patients with and without a positive family history of Crouzon's syndrome. The Journal of craniofacial surgery.1997, 8(1): 11-13.

[11] Hill C A, Vaddi S, Moffitt A, et al. Intracranial volume and whole brain volume in infants with unicoronal craniosynostosis. The Cleft palate-craniofacial journal: official publication of the American Cleft Palate-Craniofacial Association.2011, 48(4): 394-398.

[12] Kan S H, Elanko N, Johnson D, et al. Genomic screening of fibroblast growth-factor receptor 2 reveals a wide spectrum of mutations in patients with syndromic craniosynostosis. American journal of human genetics. 2002, 70(2): 472-486.

第七节 先天性睑裂狭小综合征

先天性睑裂狭小综合征(blepharophimosis-ptosis-epicanthus inversus syndrome, BPES)是一种罕见的常染色体显性遗传病。临床上以睑裂狭小、上睑下垂、逆向内眦赘皮、内眦远距为主要特征。偶有散发病例。部分患者伴有智力低下、生长迟缓、眉毛形态异常、鼻梁低平、小头及耳畸形、心房或室间隔缺损等。Von Ammon 于 1841 年最先描述此病,并指出有遗传性。BPES 相关致病基因筛选和研究中发现 BPES 涉及多个基因,在 *RBP1*、*RBP2*、*FOXL2* 等众多候选基因中,*FOXL2* 基因是首位致病基因。*FOXL2* 基因[1]位于细胞核内,在 3q23(3 号染色体 2 区 3 带)区域,包含一个特有的 101 个氨基酸的 forkhead DNA 结构域(位置在第 53-148 残基区域)和一个与此分离但功能尚未阐明的多聚丙氨酸肽段。BPES 分为两型[2]:Ⅰ型由父亲传代,外显完全,外显率为 100%。女性患者因卵巢功能早衰(premature ovarian failure,POF)而不育,患有不孕症、原发闭经和提前绝经,小子宫及卵巢萎缩;男性生育功能正常。Ⅱ型父亲、母亲传代机会均等,男女患者均只累及眼部,可以生育,不完全外显,外显率约为 96.5%。

【典型病例 64】

患儿,女,4 岁(图 5-7-1A)。

主诉:自幼双眼睑抬起困难。

家族史:先证者为其母亲,13 年前于我院行手术矫正(图 5-7-1B),家系中共有患者 9 名,为常染色体显性遗传,三代家系图见图 5-7-2。

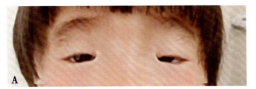
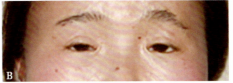

图 5-7-1　先天性睑裂狭小综合征外观照
A. 先证者的女儿；B. 先证者

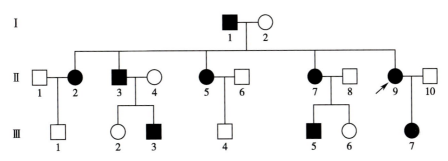

图 5-7-2　常染色体显性遗传四代家系图

眼部检查：

视力：右眼 0.5（+2.75DS），左眼 0.5（+1.50DS），双眼矫正不提高。

眼压：右眼 13.8mmHg；左眼 16.5mmHg。

双眼睑裂宽 18mm，高 5mm，双眼提上睑肌肌力 1mm，内眦间距 38mm，双眼眼球运动正常，Bell（+），余查体（-）。

诊断：先天性睑裂狭小综合征。

【临床特征】

先天性睑裂狭小综合征典型特征包括睑裂狭小（睑裂横径及高度均狭小）、上睑下垂、内眦间距增宽及倒向型内眦赘皮等，又称 Komoto 四联症。

【组织病理学】

先天性睑裂狭小综合征患者提上睑肌前部肌肉发育异常并被纤维组织替代，提上睑肌横纹肌纤维数量减少，且伴有肌内膜、肌外膜纤维化及腱膜增厚。间质中结缔组织增加，致密的纤维结缔组织浸润提上睑肌肌腹前部，以Ⅲ型胶原蛋白和纤维连接蛋白增加最为显著[3]。近年来在发育不良的提上睑肌中发现了异常的细胞外物质，光镜下呈团状和带状排列，电子显微镜下显示为许多平行的粗束状纤维颗粒物质，推测这种无定形胶原样物质是提上睑肌组织发育不良的产物[4]。

【遗传学】

1993 年 Fryns[5] 等在一个具有 BPES 典型症状的 6 岁男孩中发现 3 号染色体长臂缺失，从而首先将 BPES 基因定位在 3p22.3-p23 这一区域。之后一系列家系连锁分析[6-7]也将 BPES 基因定位于这一区域，但是还有少数报道将 BPES 基因定位于其他区域[8]，如 7p13-p21、3p25、

7p34 等，说明 BPES 可能具有遗传异质性。2001 年 Crisponi 首先用 STS 制作了与 BPES 连锁的多态性微卫星标记的 YAC 图谱，定位并克隆了该基因，证明 *FOXL2* 为 BPES 的候选基因[9]。*FOXL2* 基因在眼睑、卵巢滤泡细胞、垂体促甲状腺细胞中特异性高表达。人与小鼠 *FOXL2* 基因具有高度同源性。*FOXL2* 基因的表达与胚胎眼睑的发育是一致的，其局部表达缺失可以导致双眼睑发育异常。*FOXL2* 基因在卵泡细胞中的高表达有助于维持卵泡的发育及功能[10]，在脊椎动物卵巢发育过程中 *FOXL2* 基因是一个高度保守的早期调控因子，该基因在胎儿卵巢发育早期调控异常将会导致卵巢功能早衰。野生型的 FOXL2 参与调节 *StAR* 基因的启动子[11]。从而控制类固醇激素的合成与分泌，而 *FOXL2* 基因发生突变后，产生的蛋白能够使其失去对 *StAR* 基因的抑制作用；从而加速 StAR 和其他滤泡分化基因的表达并加速滤泡的发育，使大量未发育的原始滤泡激活，从而导致患者出现卵巢早衰的症状。

很多研究者对 BPES 家系或者散发病例的 *FOXL2* 基因突变进行了研究。Baere 等通过对 *FOXL2* 基因编码区突变产生预期蛋白进行分类的研究初步推测 *BPES* 基因型-表型相互关系[12]，研究表明 *FOXL2* 基因存在两个突变热点：30% 的 *FOXL2* 突变导致多聚丙氨酸扩增，13% 为新的框架外复制。他们进一步提出：突变导致聚丙氨酸扩增与Ⅱ型有关，而突变导致编码蛋白质在聚丙氨酸区前有截短的则发生Ⅰ型的可能性高。而那些包含有完整的聚丙氨酸肽段和 Forkhead 的突变，蛋白无论是截短的还是延长的，都可导致两型小睑裂综合征，其功能还不能完全预测。

FOXL2 基因突变呈现多态性，至今在 BPES 患者中已检测到 106 个 *FOXL2* 基因不同位点的突变[13]。其中突变类型包括了错义突变、无义突变、框移突变等。*FOXL2* 基因单倍体不足引起的无效等位基因和减效等位基因将分别引起 BPESⅠ型和 BPESⅡ型。*FOXL2* 基因的同一突变在不同家系甚至是同一家系内可以导致患者出现不同的临床症状。基因间的相互作用、基因背景的不同，都可能导致患者出现临床表现的差异性。在由于 *FOXL2* 基因突变引起的 BPES 患者中，基因不同编码区的突变引起患者的临床严重程度各有差异，其中发生叉头状结构域突变的患者临床症状最严重。

【发病机制】

尽管目前的研究已经将 BPES 致病基因集中在 *FOXL2* 基因，但是 BPES 的确切发病机制及其和 *FOXL2* 基因的遗传关系特点还不是很明确。

【治疗】

由于 BPES 个体间的临床表现存在着很大的差异性，故临床上对 BPES 患者的治疗也仅限于手术改善外观[14]。

此类患者水平向睑裂明显短小，水平向张力大，行内眦开大术势必增加水平向张力，而同时行垂直向开大，双向效果将有抵消，从而影响手术效果，目前临床上多采取阶段性手术有助于患者外观恢复。Ⅰ期可以选择在 3～5 岁行睑裂开大术（图 5-7-3A），术后 6～8 个月，行Ⅱ期上睑下垂矫正术（图 5-7-3B）。对于上睑下垂矫正，由于患者提上睑肌发育不良且功能差，学者们一致认为采用额肌悬吊手术方式，可行额肌腱膜瓣悬吊，额肌瓣或阔筋膜悬吊。

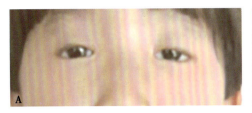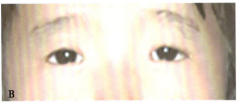

图 5-7-3　术后外观照

A. 睑裂开大术后 8 个月；B. 额肌瓣悬吊术后 5 个月

（杨　伟）

参 考 文 献

[1] Crispronil L, Deiana M, Loi F, et al. The putative, forkhead transcription factor FOLXL2 is mutated in blepharophimosis/ptosis/epicanthus inversus syndrome. Nat Genet, 2001, 27 (2): 159-166.

[2] Zlotogora J, Sagim C. The blepharophimos, ptosis, epicanthus inversus syudrome: delineation of two types. Am J Hum Genet, 1983, 35 (5): 1020-1027.

[3] Jin A, Zielinska A, Karasek, et al. Stractural abnormalities in the levator palpehrae superioris muscle in prtiens with congenital Blepharoptosis. Ophthalmic surger lasers Imaging, 2007, 38 (38): 283-289.

[4] 李洋, 李彬, 李冬梅. 先天性上睑下垂患者提上睑肌腱膜病理改变. 中华实验眼科杂志, 2013, 31 (12): 1125-1130.

[5] Fryns J P, stromme P, Vanden Berghe H. Further evidence for the location of the blepharophimosis syndrome (BPES) at 3q22.3-q23. Clin Genet, 1993, 44 (3): 149-151.

[6] Amati P, Chomel J C, Nivelon Chevaliver A, et al. A gene for Blepharophimosis ptosis epicanthus inversus maps to chromosome 3q23. Hum Genet, 1995, 96 (2): 213-215.

[7] Hawarhs J, Pattod M A. linkage analysis in blepharo phimmosis ptosis syndrome confirms local Lisation to 3q21-24. J Med Genet, 1995, 32 (10): 774-777.

[8] Maw M, Kar B, Biswas J, et al. Linkage of blepharophimosis syndrome in a large Indian pedigree to chromosome 7p. Hum Mol Genet, 1996, 12 (5): 2049-2054.

[9] Crisponi L, Uda M, Deiana M, et al. FOXL2 inctriation by a translocation 171kb away: analysis of 500kb of chromosome 3 for candidate long-range regulatory sequences. Genomics, 2004, 83 (5): 754-764.

[10] Bron D, Batista F, chaffaux S, et al. FOXL2 gene and the development of the ovary: a story about goat, mouse fish and woman. Reprod Nutr Dev, 2005, 45 (3): 377-382.

[11] Uhlenhaut N H, Treier M. FOXL2 function inovarion development. Mol Genet Metab, 2006, 88 (3): 225-234.

[12] De Baere, E Beysen D, Oley C, et al. FOXL2 and BPES: mutational hotspots, phenotypic riability, and revision of the genotype phenotype correlation. Am J Hum Genet, 2003, 72 (2): 478-487.

[13] Bey D, De parpe A, De Baeve E. FOXL2 Mutations and Genomic rearrangements in BPES. Hum Mutat, 2009, 30 (2): 158-169.

[14] 石岩, 周静, 范先群, 等. 先天性小睑裂综合征的临床特点与手术治疗. 国际眼科杂志, 2003, 3 (2): 112-113.

第八节 眼白化病

白化病（ocular albinism）是一组包括眼睛、毛发和皮肤的色素减少或完全缺乏的遗传性、非均一性疾病。除了福尔斯型眼白化病是以 X-连锁隐性遗传外，其他所有已知的白化病都是以常染色体隐性方式遗传。白化病根据色素减少的程度分为完全性和部分性白化病，根据色素减少的部位分为眼白化病和眼皮肤白化病。随着分子遗传学对色素沉着类疾病认识上的进步，现在我们能够更精确的根据眼皮肤白化病（oculocutaneous albinism，OCA）的每种临床亚型的特定基因缺陷进行分类。

眼皮肤白化病是一组由于调控黑色素合成的基因发生遗传变异而导致眼、皮肤和毛发色素沉着减少或缺乏的常染色体隐性遗传病[1]，常伴有眼部的病症，例如畏光、斜视、中度到重度的视力障碍和眼球震颤等。由于患者的特征外貌比较引人注意，所以 OCA 也是最早被研究的遗传性疾病之一。在中国汉族人群中，该病发病率约为 1∶18 000[2]。OCA 具有高度遗传异质性，目前至少已发现 16 个与 OCA 有关的基因，这些基因参与调节黑色素的合成和分布[3]，临床上可将其分为两组：非综合征型（*TYR, OCA2, TYRP1, SLC45A2*）和综合征型（*HPS1, HPS, HPS3, HPS4, HPS5, HPS6, HPS7, HPS8, LYST, MYO5A, RAB27A, MLPH*）[4]。其中非综合征型 OCA，即具有典型临床特征的 OCA，又可以根据遗传基因分成独立的四种亚型：*OCA1*（*TYR*），*OCA2*（*OCA2/P*），*OCA3*（*TYRP1*）和 *OCA4*（*SLC45A2*）；而综合征型 OCA 除具有部分典型临床特征外，还伴有其他器官、组织的病变，如具有出血倾向的 Hermansky-Pudlak 综合征（HPS）等。

非综合征型眼皮肤白化病包括皮肤和毛发的色素沉着减少或缺失、先天性眼球震颤、虹膜色素减少导致虹膜半透明化（图 5-8-1），视网膜色素上皮细胞色素沉着减少、黄斑中心凹发育不良、视力下降及屈光不正，有时伴有一定程度的色觉障碍[1, 5]。由于黑色素的缺乏，患者易患紫外线诱导的皮肤癌，且不同基因突变引起的 OCA 对皮肤癌的易感性存在差异[6-8]。

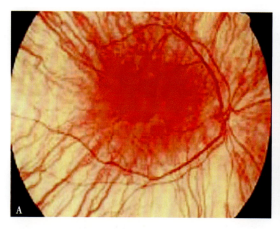
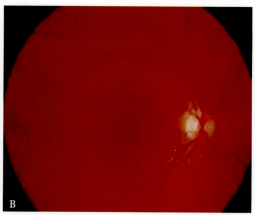

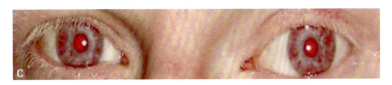

图 5-8-1 OCA 患者彩色眼底像和眼前节照相

A. OCA 患者彩色眼底像：视网膜色素上皮细胞色素沉着减少，视网膜、脉络膜的血管以白色巩膜为背景明显可见；B. 正常眼底像；C. OCA 患者眼前节照相，虹膜几乎接近粉红色并且完全透明

【典型病例65】

患儿，男，5岁。

主诉：畏光，双眼视力下降1年。

家族史：先证者为异卵双胞胎之一，另一人正常。

全身检查：皮肤及毛发色素少，头发、眉毛呈金黄色。

眼部检查：

视力：右眼 0.8，左眼 0.8。

眼压：右眼 17mmHg，左眼 17mmHg。

色觉检查：双眼正常。

眼位检查：双眼眼位正，双眼球水平震颤。

眼前节检查：双眼正常。

眼底检查：红色的视盘与其周围的橙红色视网膜不易分辨，视网膜脉络膜血管清晰可见，整个眼底呈橙红色（图5-8-2A、B）。

自发荧光：未见异常荧光（图5-8-2C、D）。

黄斑OCT：各层结构未见异常（图5-8-2E、F）。

基因检测：该例患者未进行基因检测。

病例分析：根据患者全身表现包括头发，眉毛呈金黄色，以及眼部特征性表现包括视力下降、畏光、眼球震颤及眼底改变等诊断为部分性眼皮肤白化病。但仍需要依据基因检测才能进行分型，并根据基因检测才能进行遗传咨询和优生诊断。

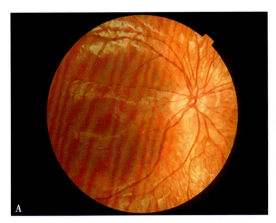
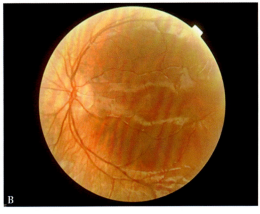

第五章 眼与全身病

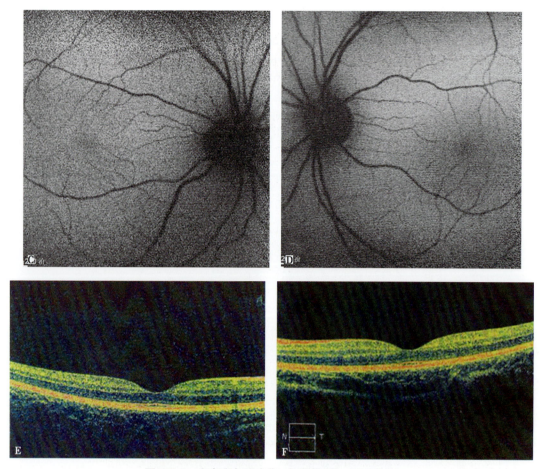

图 5-8-2 患者彩色眼底像、自发荧光和 OCT 检查

A、B. 彩色眼底像：眼底呈橙红色，视网膜、脉络膜的血管明显可见；C、D. 自发荧光：未见异常荧光；E、F. 黄斑 OCT：各层结构正常

诊断：部分性眼皮肤白化病；双眼眼球震颤。

【典型病例 66】

先证者（Ⅱ：1），女，3 岁（图 5-8-3）。

主诉：双眼震颤，畏光。

家族史：父母正常，家族中无遗传性眼病患者。

全身检查：头发呈白色（染成金黄色）、眉毛及睫毛均呈白色（图 5-8-4A）。

眼部检查：

视力：右眼 0.1，左眼 0.1，矫正不提高。

眼压：右眼 16mmHg，左眼 18mmHg。

眼位检查：双眼眼位正，双眼球水平震颤，速度较快。

眼前节检查：虹膜呈浅灰色，因血管中的血液而呈红色，瞳孔呈红色反射，晶状体透明。

眼底检查：眼底呈橙红色，视网膜、脉络膜的血管以白色巩膜为背景明显可见，未见黄

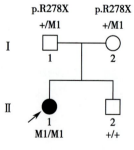

图 5-8-3 眼皮肤白化病家系图及基因检测结果

斑及中央凹（图 5-8-4B、C）。

黄斑 OCT：发育不良，无黄斑中心凹（图 5-8-4D、E）。

基因检测：在先证者 TYR 基因上检测到 p.R278X/p.R278X 的纯合型突变，其父母均携带 TRY 基因的 p.R278X 杂合型突变，根据基因检测结果确定该家系遗传方式为常染色体隐性遗传。

病例分析：先证者全身临床表现为头发、眉毛及睫毛均呈白色；双眼特征性改变包括视力低下、畏光、眼球水平震颤、虹膜呈浅灰色、眼底呈橙红色，视网膜、脉络膜的血管明显可见、眼底检查未发现黄斑及中央凹。根据这些改变考虑为眼皮肤白化病。而根据基因检测的结果 TYR 基因的纯合型突变 p.R278X/p.R278X，表明该患者为 OCA1 型眼皮肤白化病。

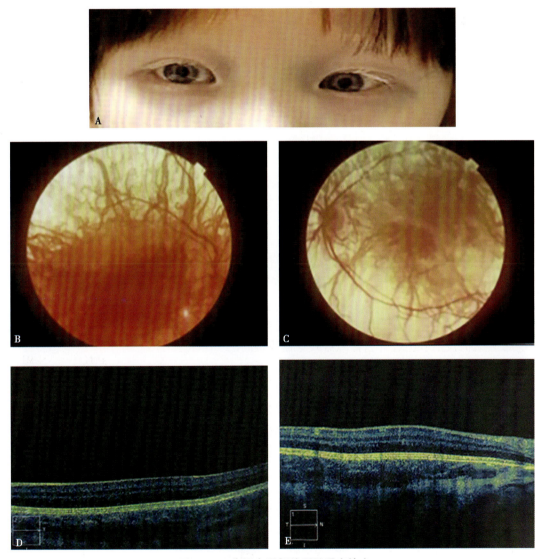

图 5-8-4　先证者眼部外观及眼底检查

A. 眼部外观：头发呈白色（染成金黄色）、眉毛及睫毛均呈白色；B、C. 眼底彩色照片：眼底呈橙红色，视网膜、脉络膜的血管明显可见；D、E. 黄斑 OCT：视网膜各层结构清晰可见，但无黄斑中心凹

诊断：OCA1 型眼皮肤白化病。

遗传咨询及优生指导：该 OCA 家系为常染色体隐性遗传，先证者的父母均为 *TYR* 基因的杂合型突变携带者，其父母生育患儿的可能性为 1/4。因此先证者的母亲在怀二胎时进行了羊水穿刺基因检测，未检测到 *TYR* 基因突变，顺利分娩 1 健康男孩，目前 1 岁（Ⅱ：2）（图 5-8-3）。

【临床特征】

患者全身表现为皮肤和毛发的色素沉着减少或缺失，眉毛及睫毛一般皆为白色。眼部可以表现为患者视力显著减退，视野常缩窄并有中心暗点。因缺少色素遮光，过多弥散光线进入眼内，患者常有眩晕及畏光。眼部检查由于虹膜色素减少可以导致虹膜半透明化，有时因虹膜血管中的血液而使虹膜呈红色，瞳孔呈红色反射。由于视网膜色素上皮细胞色素沉着减少，眼底呈橙红色，视网膜、脉络膜的血管以白色巩膜为背景明显可见。视盘的红色与其周围的橙红色不易分辨，黄斑及中央凹发育不良。患眼均为高度屈光不正，常为近视，且有高度散光。因黄斑发育不良，常有眼球震颤，多为水平性，也可为旋转性，且速度较快（100～150 次/min）。

【诊断和鉴别诊断要点】

1. 视力显著减退，有时伴有一定程度的色觉障碍。
2. 皮肤色素减少，眉毛及睫毛为白色或金黄色，虹膜呈浅灰色或半透明化。
3. 畏光，眼球震颤。
4. 眼底呈橙红色，视网膜色素上皮细胞色素沉着减少，视网膜、脉络膜的血管明显可见。

根据本病具有的特征性的眉毛、睫毛、头发颜色及眼底的改变可以诊断，并与其他疾病鉴别诊断。

【OCA 的分类】

随着分子遗传学对色素沉着类疾病认识上的进步，现在我们能够更精确的根据眼皮肤白化病的每种临床亚型的特定基因缺陷进行分类（表 5-8-1）。

研究表明，非综合征型眼皮肤白化病是一种单基因突变导致的常染色体隐性遗传病，具有高度的遗传异质性。根据致病基因的不同，OCA 进一步分为四种亚型（OCA1-4）（表 5-8-1）[9]。不同亚型之间皮肤和毛发的色素沉着减少程度不同，其中 OCA1A 最为严重，该型患者终生无法合成黑色素，还有几种较为温和的亚型如 OCA1B、OCA2、OCA3 和 OCA4，这些亚型的患者会随着时间出现部分的色素积累现象。

1. 眼皮肤白化病 Ⅰ 型（OCA1） OCA1 是由 *TYR* 基因突变引起的表型最严重的眼皮肤白化病，在大部分人群中均广泛存在，平均发病率为 1:40 000[10]。根据患者色素缺乏的程度，OCA1 可进一步分为酶完全失活的 OCA1A 型和酶部分失活的 OCA1B 型[9]。因此，OCA1A 型患者的表型更加严重。大部分情况下，OCA1 患者可以根据其临床表型在 OCA1A 和 OCA1B 之间鉴别诊断。OCA1A 患者因酶活性的完全丧失终生缺乏黑色素，临床上表现为色素减退型肤色，白色的皮肤不会因暴露而颜色加深，头发、眉毛及睫毛均为白色，虹膜几乎接近粉红色并且完全透明（图 5-8-1）。患者存在严重的视力损害，且常伴有严重的斜视、畏光、眼球震颤等症状。相反，OCA1B 患者能合成部分黑色素，其毛发颜色会在出生后随着年龄的增长出现不同程度的加深，变成金黄色或棕色，皮肤暴露于阳光可能会出现颜色轻微加深，眼部因存在部分色素的沉积使患者视力得到一定程度的改善[9, 11]。

表 5-8-1 眼皮肤白化病的分类

类型	ⅠA/OCA1A	ⅠB/OCA1B	Ⅱ/OCA2	Ⅲ/OCA3	Ⅳ/OCA4
名称	酪氨酸酶阴性的眼皮肤白化病	黄色突变型眼皮肤白化病	酪氨酸酶阳性的眼皮肤白化病,包括褐色白化病	眼白化病黄素沉着病	酪氨酸酶阳性的眼皮肤白化病
特征	无色素,视力大约是 20/200,眼球震颤,黄斑中心凹发育不良,斜视	随着年龄增长几乎没有色素,表型变异	随着年龄增长色素增加,视力在 20/60~20/400 之间	红褐色色素沉着,视力在 20/60~20/200 之间	表型类似于Ⅱ型 OCA
染色体上的功能基因	酪氨酸酶基因(TYR)11q14-21	酪氨酸酶基因 11q14-21(OCA1A 的等位基因)	P 基因 15q12-q13.1	TYRP1 9p23	MATP 5p13.2
遗传性	常染色体隐性遗传	常染色体隐性遗传	常染色体隐性遗传	常染色体隐性遗传	常染色体隐性遗传
病理生理学黑色素体	正常数量的无黑色素的黑色素体,1 型和 2 型前黑色素体	不完全减少的黑化作用,1、2、3 型前黑色素体	酪氨酸通过黑色素体膜的异常转运,前黑色素体的 2 型	缺乏黑色素生物合成的酶,2 型和 3 型前黑色素体及部分 4 型黑色素体	尚不明了的黑色素生成,小眼相关转录因子(MITF)调控的基因

OCA1A 和 OCA1B 都是因为 TYR 基因突变导致酪氨酸酶活性下降或丧失而引起的眼皮肤白化病。人类 TYR(NM_000372.4)基因定位于染色体 11q14.3,基因组 DNA 全长 65kb,mRNA 长约 2kb,由 5 个外显子和 4 个内含子组成[12],其中第一个外显子最大,占整个编码序列 50% 以上。基因上游存在很多顺式作用元件,例如 TATA、CAAT、M 盒等[13-14]。此外,在 llpll 到其着丝粒区域,存在一个与 TYR 基因 4、5 号外显子同源性高达 97% 以上的同源序列(假基因),称为 TYR 相关序列[12]。

人类 TYR 基因编码产物为酪氨酸酶,是一个由 529 个氨基酸残基组成的黑素小体跨膜糖蛋白,至少具有酪氨酸羟基化和二轻苯丙氨酸(多巴)氧化 2 种催化活性[15]。在酪氨酸酶 N 末端包含一小段疏水氨基酸组成的信号肽,C 末端包含一段跨膜区域,此外还存在两个铜离子结合位点 CuA、CuB 及一段表皮生长因子样序列[16](图 5-8-5)。两个铜离子结合位点即该酶的催化活性部位,由组氨酸残基提供铜离子结合部位。CuA、CuB 及其侧翼序列高度保守,这两处的突变极易改变两个铜离子结合位点间二级结构,从而引起酶催化活性的完全丧失。酪氨酸酶在内质网正确组装后,运输至高尔基体进一步修饰成具有功能的成熟蛋白,最后整合到黑素小体发挥作用。酪氨酸酶是合成黑色素过程中的限速酶,催化黑色素生物合成的前两步,即酪氨酸氢化为多巴、多巴氧化为多巴醌。酪氨酸酶由于 TYR 突变而在内质网错误组装折叠时会被滞留在内质网中,从而影响黑色素的合成,导致眼皮肤白化病的发生。

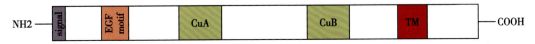

图 5-8-5 TYR 基因编码区

迄今为止，HGMD 数据库已收录的 *TYR* 基因突变有 265 种，主要包括错义突变、无义突变、移码突变、剪接位点突变等。TYR 的错义突变主要集中在 5 个区域：铜离子结合部位 CuA、CuB，N 末端至 CuA 间，CuB 至 C 末端疏水跨膜区域间以及 2 个铜离子结合部位之间的区域，其中 CuA、CuB 部位的突变主要导致 OCA1A，而其他突变类型则相对随机的分布在基因的编码区[17]。

2. 眼皮肤白化病Ⅱ型（OCA2） OCA2 是眼皮肤白化病中最常见的类型，呈世界性分布，在大多数人群中发病率为 1∶38 000～1∶40 000，但在某些非洲人群中高达 1∶1 500～1∶3 900[18-19]。OCA2 的致病基因为 OCA2（又名 *P* 基因），患者体内的酪氨酸酶活性正常，因此其临床表型比 OCA1 更轻。OCA2 表型变异较大，色素沉着情况从轻度到中度各不相同，这可能与患者的家族遗传背景有关。患儿在出生时头发、眉毛、睫毛等已有少量的色素沉着，毛发颜色从浅黄色到金黄色再到棕色之间变化，头发的颜色会随着年龄的增长加深，但青春期后无明显变化[9]。皮肤色素倾向于沉淀在雀斑，色素痣等部位，而非均匀分布[20]。患者视力通常比 OCA1 型好[9]。在非洲和非裔美国人群中首次描述了一种"棕色 OCA"，表现为浅棕色的头发和皮肤，虹膜颜色呈灰色或棕褐色，头发和虹膜的颜色会随着时间加深，皮肤暴露在阳光下会晒成棕褐色，患者也具有 OCA 的眼部症状。目前"棕色 OCA"被认为是 OCA2 的一种表型[21-22]。OCA2 表型多样化，且与 OCA1 型存在很大程度的重叠[23]，尤其是 OCA1B，临床上无法对两者进行鉴别诊断，因此需要根据基因检测进行分型。

人类 OCA2（NM_000275.2）基因定位于染色体 15q12-15q13.1，基因组 DNA 全长 345kb，mRNA 长 3.4kb，包含 24 个外显子和 23 个内含子。其中 1 号外显子为 5′端非编码区，24 号外显子大部分为 3′端非编码区，翻译起始位点位于 2 号外显子，19 号外显子含有一个编码区内 TGA 终止密码子，可阻止 *OCA2* 基因多肽链的全长翻译，但该外显子通常会被选择性剪切掉，仅存在一小部分成熟 mRNA[24]。*OCA2* 基因近端启动子区域包含 12 个已确定的转录因子结合位点：1 个 AP4 位点，4 个独立的和 1 个复合的 AP2 位点，1 个 CF1 位点，1 个 GCF 位点，3 个 SP1 位点以及 1 个 TFⅡD 位点。而基因启动子区域常见的 TATA、CCAAT、黑素细胞特异性序列（如 M 盒）却未检测到[24]。

OCA2 基因编码产物是一个由 838 个氨基酸残基组成的跨膜蛋白 -P 蛋白。该蛋白分子量为 110kD，含有 12 个跨膜区域，主要在黑素细胞表达[25]。*OCA2* 基因的转录产物还在小脑、睾丸、卵巢被检出，但在这些组织表达的意义还不明确[26]。由于很难从黑素小体中提取出完整的 P 蛋白，目前该蛋白的功能学还不是很清楚。对 *OCA2* 基因 cDNA 序列进行分析，预测其编码蛋白包含 12 个跨膜区域，从而推测 P 蛋白可能是一个转运蛋白或离子通道蛋白[24]。研究表明，P 蛋白对黑素小体正常的生物合成、黑素小体中蛋白（如 TYR、TYRP1）的正常加工和转运很重要[27-28]。此外，也有文献报道，P 蛋白是 ATP 依赖性阴离子转运蛋白，参与调节黑素细胞内的 pH 值，维持黑色素合成必需的酸性环境[26]。

OCA2 基因定位在 15 号染色体长臂 1 区，该区域内也包含了 Prader-Willi 综合征和 Angelman 综合征的相关基因，且紧靠 *OCA2* 基因[32]（图 5-8-6）。因此，Prader-Willi 综合征或 Angelman 综合征患者经常出现色素沉积减少，毛发和皮肤颜色比正常人颜色浅等现象。当缺失区域涉及 *OCA2* 基因时，患者会同时出现眼皮肤白化病的症状[29-30]。*OCA2* 基因不仅与 OCA、Prader-Willi 综合征、Angelman 综合征有关，还在不同人群头发、虹膜、皮肤颜色的正常变异中发挥重要作用。*OCA2* 基因内部和周边分布的几个单核苷酸多态性位点

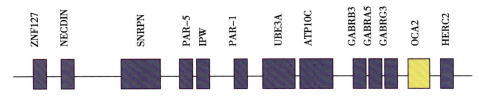

图 5-8-6　图示染色体 15q11-13 区域

该区为 Prader-Willi、Angelman 综合征缺失热区,图中包含 UBE3A 等 Prader-Willi、Angelman 综合征相关基因,*OCA2* 基因以及 *HERC2* 基因

(SNP)已被报道与蓝色眼睛紧密相关。在欧洲和东亚,OCA2 和 HERC2 基因区域(HERC2 紧邻 OCA2 上游调控区域)特殊 SNP 的分布和单体型决定了色素沉着的多样性[31]。

目前,在 HGMD 数据库中收录的 *OCA2* 基因突变有 106 种,主要为错义突变,还包括一些无义突变、移码突变和剪接位点突变等。在这些突变中,一个 2.7kb 片段的缺失为最常见的突变,在南非,该缺失突变所占比例可高达 77%[33]。尽管已报道了 *OCA2* 基因多种致病突变,但大多数突变对蛋白质结构和生物学功能的影响还不明确。

3. 眼皮肤白化病Ⅲ型(OCA3)　OCA3 又称红褐色 OCA(rufous OCA,ROCA),主要见于非洲黑人,在南非其发病率约为 1:8 500[34]。OCA3 主要表现为砖红色的皮肤,姜黄色或红褐色的头发,蓝色或棕褐色的虹膜,患者的视力影响很轻微,仅有少数存在斜视或眼球震颤等症状。由于患者色素减退现象不严重,其临床表型通常很温和,暴露在阳光下产生日光性角化病和日光性弹力纤维病的风险很低[35]。

OCA3 在南非患者中首次被报道,并在很长一段时间内被认为是特属于非洲人群的白化病亚型。文献报道中第一个非非洲人的 OCA3 型患者是巴基斯坦人[36],表现为苍白的皮肤和头发,有部分色素沉淀。随后又报道了一个皮肤为淡黄色,头发金黄色的德国白种人[37]。近年来,中国也有关于 OCA3 型患者的报道[38],患者一般出生时就有少量的色素沉积,并随着年龄的增长逐渐加深,头发会加深至深姜红色,皮肤暴露在阳光下会晒黑,与正常的同龄人之间没有显著的差别,虹膜为棕褐色,伴有轻微眼球震颤,视敏度没有太大影响。不同人群中,OCA3 临床表现的差异性可能是由于个体遗传背景导致的,例如 *OCA2* 基因多态性对表型的修饰作用等。随着 OCA3 在各人种中相继被发现,推测该型白化病可能在不同种族中均普遍存在,只是因为该型患者表型温和,随着年龄增长症状逐渐得到改善而未引起临床注意[38]。

OCA3 致病基因为 *TYRP1*(NM_000550.2),定位于染色体 9p23,基因组全长约 17kb,mRNA 长约 2.9kb,由 8 个外显子和 7 个内含子组成。其中 1 号外显子为 5′端非编码区,对基因的高效表达发挥作用[39]。人类 *TYRP1* 基因编码一个含 537 个氨基酸残基的蛋白 - 酪氨酸酶相关蛋白 -1,该蛋白为分子量 75kD 的黑素小体跨膜糖蛋白,与酪氨酸酶存在 40%～52% 的氨基酸同源性,蛋白结构相似,且均属于酪氨酸酶相关蛋白家族,因此推测 TYRP1 蛋白在真黑素的合成过程中发挥重要作用。有研究表明,TYRP1 蛋白能显著提高酪氨酸羟化酶和多巴氧化酶的生物活性,从而影响黑色素在皮肤、头发及身体其他部分的合成与分布。除此之外,酪氨酸酶相关蛋白家族的成员,包括 TYRP1 蛋白,也会影响黑素细胞的增生和凋亡[40]。

TYRP1 基因突变在非洲黑人中报道较多,但其突变种类较少,目前 HGMD 数据库中已

收录基因突变 9 种，主要为错义突变、无义突变及缺失突变。其中无义突变 p.S166X 和缺失突变 c.368delA 为最常见的突变类型，这两种突变均形成了一个提前的终止密码子，从而导致截短蛋白的产生。

4. 眼皮肤白化病 Ⅳ 型（OCA4）　2001 年，Newton JM 等[41]首次在土耳其 OCA 患者中发现了一种新的眼皮肤白化病类型 -OCA4，该患者头发为白色，皮肤苍白，半透明的虹膜为蓝灰色，其表型与温和型 OCA2 类似。OCA4 是眼皮肤白化病中较少见的类型，目前在德国、韩国、中国等均有少数病例报道，但在日本比较常见，在日本 OCA 中所占比例约为 24%，仅次于 OCA1[42]。OCA4 型患者黑色素缺乏的程度变异较大，可出现轻度至重度的黑色素缺乏及相应的临床症状，因此该型患者临床表现多样，差异范围广，且与 OCA2 表型类似，难以在临床上进行鉴别诊断。

OCA4 致病基因为 *SLC45A2*（NM_016180.3），又称 *MATP* 或 *AIM-1* 基因，定位于染色体 5p13.2，基因组全长约 40kb，mRNA 长约 1.7kb，由 7 个外显子和 6 个内含子组成。该基因由一个黑素细胞特异性转录因子 MITF 介导调控其转录过程，染色质免疫共沉淀反应未检测到 MITF 与 *SLC45A2* 基因 5′ 端侧翼调控区直接结合，因此推测 MITF 可能通过绑定一个远程调控序列而间接发挥作用[43]。

SLC45A2 基因编码产物是由 530 个氨基酸残基组成的膜相关转运蛋白（membrane-associated transporter proten，MATP），分子量为 58kD，该蛋白只在黑色素瘤细胞中表达，是一种可以被黑素瘤反应性 T 细胞识别的抗原[41]。与 *OCA2* 基因编码的 P 蛋白一样，MATP 蛋白也包含 12 个跨膜结构域，且其序列和结构与植物中的蔗糖转运蛋白高度同源。因此推测 MATP 也是一种转运蛋白，对酪氨酸酶和其他黑素小体蛋白的合成和细胞内运输有非常重要的调节作用[44]。

目前 HGMD 数据库收录了 47 种 *SLC45A2* 基因突变，主要包括错义突变、无义突变及移码突变，其中错义突变 p.Asp157Asn 是日本最常见的致病突变。与 P 蛋白不同，MATP 蛋白大部分错义突变分布在跨膜区域内部或紧靠跨膜区域处，而非分布在跨膜区域之间的环状部分[45]。

【OCA 的发病机制】

黑色素是一种决定皮肤颜色的关键生物色素，主要在黑素细胞内的黑素小体中合成，以酪氨酸为底物，在酪氨酸酶等蛋白酶催化作用下经过一系列生化反应而形成。黑色素合成后在黑素小体中沉积形成黑素颗粒，再经黑素细胞树突运输至周边角质细胞中，决定皮肤颜色并保护机体免受紫外线伤害[46]。黑素小体是一种溶酶体相关细胞器，其发生过程可以分为四个阶段：最早期的黑素小体缺乏色素沉着，称为 Ⅰ 期黑素小体，表达 gp100 糖蛋白；随后 gp100 被蛋白水解，构象改变后被单克隆抗体 HMB45 特异性识别，此时黑素小体由 Ⅰ 期转变为 Ⅱ 期，并开始形成规则的纤维性结构；Ⅲ 期黑素小体可见纤维性结构逐渐变黑增厚，有黑素体沉积；成熟的 Ⅳ 期黑素小体内则充满合成的黑色素[46]。

黑色素的生物合成是一个复杂而精密的代谢过程，一系列的酶和生物分子参与其中，任何一个环节出现问题都会导致黑色素合成障碍，从而产生相应程度的色素减退现象。该生物过程至少牵涉了三个酪氨酸酶相关蛋白家族成员，即酪氨酸酶、酪氨酸酶相关蛋白 -1，酪氨酸酶相关蛋白 -2。这些蛋白酶在核糖体上合成后被依次转运至内质网和高尔基体，完成翻译后的加工及糖基化修饰，形成具有生物活性的成熟蛋白，然后通过分泌小泡从高尔基体运输至靶位点-黑素小体。在这一系列的黑素小体特异性蛋白酶转运完毕后,黑色素开始合成。

OCA1~4型相关基因的编码产物均围绕这些特异性酶发挥作用,任一基因发生致病突变都会引起这些酶的合成或运输障碍,出现不同程度的眼皮肤白化病表型。OCA1型 *TYR* 基因编码酪氨酸酶,是合成黑色素过程中的限速酶。在OCA1A型患者中,*TYR*基因发生突变,导致酪氨酸酶在内质网中错误组装折叠,无法被分子伴侣纠正修复,最终通过泛素化-蛋白酶体途径降解。而OCA1B型中被滞留在内质网中的异常酪氨酸酶在温度降低时可被允许部分通过内质网,转运至高尔基体,因此OCA1B又被称为温度敏感型眼皮肤白化病[47]。OCA3也是一种内质网滞留疾病,其基因产物Tyrp1蛋白与酪氨酸酶至少有40%的氨基酸同源,且均属于酪氨酸酶相关蛋白家族,所以Tyrp1也具有催化活性,调节黑色素的合成。同时,有研究表明Tyrp1能与酪氨酸酶形成一种黑素小体蛋白复合物,从而稳定黑素小体中的酪氨酸酶[47]。当 *TYRP1* 基因突变时,不仅会引起Tyrp1滞留在内质网中被降解,还会导致酪氨酸酶表达水平的下降,使黑色素合成下调。

OCA2和OCA4的致病基因分别为OCA2、SLC45A2,编码跨膜糖蛋白P蛋白和MATP蛋白。两者均具有12个跨膜区域,为转运蛋白,参与酪氨酸酶等黑素小体特异性蛋白在黑素细胞内的正确运输,但在蛋白转运的时间次序上存在差异(图5-8-7)。在OCA2中,酪氨酸酶等蛋白能正常组装合成,并通过内质网和高尔基体完成加工修饰,然而随后的转运途径会发生异常改变。酪氨酸酶不会从高尔基体正确运输至黑素小体,而是直接被分泌出黑素细胞。OCA4的致病机制与OCA2类似,但酪氨酸酶的细胞内运输异常发生比OCA2更晚,即运输至未成熟黑素小体中的蛋白酶被分泌出细胞[48]。由于酪氨酸酶等蛋白在细胞内的错误定位,使其催化活性降低,黑色素合成受阻,从而出现色素沉积减少现象。

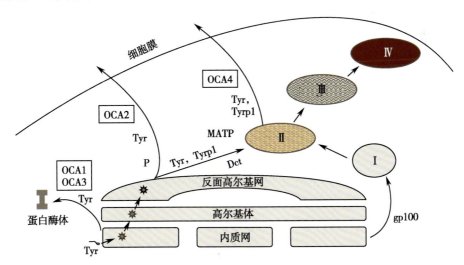

图5-8-7 OCA各型黑素小体蛋白的错误合成及运输

【OCA的流行病学】

眼皮肤白化病影响着具有各种种族背景的人群,大约在17 000人中便有一人患有某种亚型的OCA[9],这就意味着每70个人中就有一个人携带OCA的致病基因。在全球范围内,OCA不同亚型的流行存在很大的差异。OCA1在日本、韩国、印度、丹麦以及非西班牙白种人中是最常见的类型[45, 49-51],但在美国黑人中却极为少见。在中国,OCA1同样是最主要的类型，所占比例为 64.3%～70.1%，且 TYR 基因的 1、2 号外显子是中国汉族人群的突变热点区域[12,52]。其中位于 2 号外显子的无义突变 c.832C>T 和插入突变 c.929insC 是中国人群最常见的致病突变[53]。

与 OCA1 不同，在非洲黑人中，OCA2 是最常见的眼皮肤白化病类型。在美国，OCA2 整体的流行发病率估计为 1∶36 000，而美国黑人中 OCA2 发病率约为 1∶10 000。在南非的一些地区，其发病率甚至高达 1∶3 900[18-19]，且突变热点是一个 2.7kb 大小的片断片段缺失，该缺失突变所占比例可高达 77%[33]。OCA2 几乎在所有种群中均有报道，在中国发病率仅次于 OCA1，在日本所占比例约为 8%，排在第三位[42]。

OCA3 主要见于非洲人群，其发病率约为 1∶8 500[34]，但在白人和亚洲人群中极为罕见。而 OCA4 则在日本 OCA 患者中比较常见，发病率仅次于 OCA1，所占比例约为 18%[42]，在德国 OCA 患者中占 5%～8%[54]，另外在土耳其及中国也有少数病例报道。

【OCA 的遗传学】

眼皮肤白化病的诊断是根据临床检查结果得出的，如皮肤和毛发的色素减退以及眼部症状等。但是 OCA 各亚型之间存在表型重叠，无法直接从临床上鉴别诊断，因此为了确定缺陷基因和 OCA 亚型，对患者进行分子诊断是十分必要的。目前，分子遗传学检测主要是通过标准筛选方法进行基因突变分析，如直接测序及外显子捕获结合高通量测序的方法。近年来，临床上主要运用直接测序联合多重连接探针扩增技术（MLPA）对 OCA 各亚型基因进行点突变及大片段缺失或重复的检测。由于各亚型 OCA 在不同地区的发生率不同，各地区可根据不同亚型 OCA 在该地所占比例及基因突变类型制订一套快速、准确的 OCA 基因诊断流程。在中国，OCA1 是最常见的亚型，其次是 OCA2，因此可在发现致病突变前依次对 TYR（OCA1），OCA2（OCA2），SLC45A2（OCA4），TYRP1（OCA3）基因进行分子检测。

由于存在一个与 TYR 基因 4、5 号外显子同源性高达 97% 以上的同源序列（假基因），所以 TYR 基因的突变分析比较复杂，可以通过在 PCR 扩增之前用限制性内切酶将假基因序列消化或使用仅能扩增 TYR 基因的特异性引物进行 PCR 扩增等方法来解决这个问题[55]。OCA 各亚型患者大部分均为复合杂合突变，即来自父方和母方的突变位点不同。其中 TYR 基因以无义突变、错义突变为主，缺失、重复比较少见。目前，对 OCA1 型患者 TYR 的编码区、内含子和外显子交界区、5′端启动子区域及 3′端非编码区进行测序分析能检测出大约 85% 的致病突变。

OCA2 基因与种群的肤色有关，具有众多多态性位点，因此分析 OCA2 基因突变是否致病时，进行功能研究是十分必要的。非洲人群中 OCA2 基因最常见的突变是一个 2.7kb 片段的缺失。而其他种群中，大部分 OCA2 患者为复合杂合突变，且将近 1/3 的患者通过整个基因编码区及侧翼序列、启动子区域、调控区域的检测仅检出一个致病突变[56]。

OCA3、OCA4 亚型在中国比较少见，尤其是 OCA3，相对应的 TYRP1、SLC45A2 基因已报道的致病突变很少，但均包括错义突变和缺失突变。目前 TYRP1、SLC45A2 基因的功能研究不是十分明确，因此临床上针对这两个基因进行分子诊断需谨慎。

OCA 四种亚型均是常染色体隐性遗传的单基因疾病，因此只有在同源染色体上的两个基因同时发生突变时才会致病，且与性别无关，携带者不表现出临床症状。先证者的父母均为携带者，其父母再生育患儿的可能性为 1/4，生育的健康胎儿有 2/3 的可能性为携带者，1/3 的可能性为完全正常。先证者的后代必定携带有致病基因，若与另一个携带者结婚，则有生育患儿的可能。

由于眼皮肤白化病患者的外貌明显异于常人，所以 OCA 是世界上最早被发现研究的遗传性疾病之一。但是，目前还有许多关于 OCA 各亚型及相关基因的难题尚未得到解决。通过对 OCA 四个已知基因的筛查，只有将近 50% 的患者能在两个等位基因中均检测到致病突变，仍有大部分患者仅检测到一个致病突变或完全未检测到突变。这部分未检测到的致病突变可能位于传统遗传筛查覆盖不到的区域（如内含子或调控区域）或其他尚未发现的与人类色素沉着异常有关的基因位点。近期有文献报道了一个新的非综合征型眼皮肤白化病 -OCA5，该型 OCA 是在巴基斯坦的一个家族中被发现，相关基因定位于染色体 4q24[57]。目前，科研上对 OCA 的治疗也有了新的进展，Onojafe 等给予 OCA1B 型模型小鼠尼替西农（nitisinone）药物治疗能提高血浆中酪氨酸酶水平，并增加小鼠眼部和毛发的色素沉着[58]。尼替西农是通过美国食品和药物管理局检验的治疗Ⅰ型遗传性酪氨酸血症的药物。

【OCA 的治疗】

眼皮肤白化病是一种危害较为严重的遗传病，目前药物治疗无效，仅能通过物理方法，尽量减少紫外辐射对眼睛的损害。还可以使用光敏性药物、激素等治疗后使白斑减弱甚至消失。患者不仅存在视力障碍等眼部问题，外出还需要注意避免皮肤暴露在阳光下，以降低皮肤癌等二次并发症的发生率。同时患者经常会因为外貌异于常人而产生自卑等心理问题，生活质量受到严重影响，因此还需关注白化病患者心理方面的问题。

OCA 除对症缓解治疗外，目前尚无根治办法，应以预防为主，目前 OCA 已被列入我国出生缺陷干预的疾病之一。通过遗传咨询禁止近亲结婚，同时进行产前基因诊断也可预防此病患儿出生，提高我国人口素质。

当一个家族中引发先证者疾病的基因突变被确定时，进行携带者检测和产前诊断就成为一种可能。无论是进行携带者检测还是产前诊断，引发疾病的基因突变都必须分别在父本或母本染色体上确定来源，这样在进行产前诊断时才可以明确妊娠妇女妊娠期间生出罹患疾病胎儿的风险为 25%。产前诊断所需要的胎儿 DNA 样本可以在妊娠 10~12 周时通过绒毛取样获得，或在妊娠 16~22 周时抽取羊水获得，也可在 22 周后抽取脐带血获得，但抽取羊水为主要获得方式，且几乎不使用绒毛取样这种常规方法。根据产前诊断结果进行选择时，详细的遗传咨询是十分必要的。

（刘　洋　宋　鑫）

参 考 文 献

[1] King R A, Summers G C. Albinism. Dermatol Clin, 1988, 6（2）：217-228.

[2] Wei A, Yang X, Lian S, et al. Implementation of an optimized strategy for genetic testing of the Chinese patients with oculocutaneous albinism. J Dermatol Sci, 2011, 62（2）：124-127.

[3] Tomita Y, Suzuki T. Genetics of pigmentary disorders. Am J Med Genet C Semin Med Genet, 2004, 131C（1）：75-81.

[4] Li W, He M, Zhou H L, et al. Mutational data integration in gene-oriented files of Hermansky-Pudlak syndrome database. Hum Mutat, 2006, 27（5）：402-407.

[5] Yahalom C, Tzur V, Blumenfeld A, et al. Refractive profile in oculocutaneous albinism and its correlation with final visual outcome. British Journal of Ophthalmology, 2012, 96（4）：537-539.

[6] Hu H H, Guedj M, Descamps V, et al. Assessment of tyrosinase variants and skin cancer risk in a large cohort of French subjects. J Dermatol Sci, 2011, 64(2): 127-133.

[7] Asuquo M E, Otei O O, Omotoso J, et al. Skin cancer in albinos at the University of Calabar Teaching Hospital, Calabar, Nigeria. Dermatol Online J, 2010, 16(4): 14.

[8] Gudbjartsson D F, Sulem P, Stacey S N, et al. ASIP and TYR pigmentation variants associate with cutaneous melanoma and basal cell carcinoma. Nat Genet, 2008, 40(7): 886-891.

[9] Brondumnielsen K. Oculocutaneous albinism. Cutis, 2007, 2(1): 397-401.

[10] King R A, Hearing V J, Creel D J, et al. Albinism. In The Metabolic and Molecular bases of inherited Disease. New York, McGraw-Hill, Inc, 1995: 4353-4392.

[11] 龙燕, 刘俊涛. 白化病产前诊断的研究进展. 实用妇产科杂志, 2009, 25(12): 705-706.

[12] Giebel L B, Strunk K M, Spritz R A. Organization and nucleotide sequences of the human tyrosinase gene and a truncated tyrosinase-related segment. Genomics, 1991, 9(3): 435-445.

[13] Ponnazhagan S, Hou L, Kwon B S. Structural organization of the human tyrosinase gene and sequence analysis and characterization of its promoter region. Journal of investigation Dermatology, 1994, 102(5): 744-748.

[14] Oetting W S, King R A. Molecular basis of albinism: Mutations and polymorphisms of pigmentation genes associated with albinism. Human mutation, 1999, 13(2): 99-115.

[15] William S. The tyrosinase gene and oculocutaneous albinism type1(OCA1): a model for understanding the molecular biology of melanin formation. Pigment Cell Res, 2000, 13(5): 320-325.

[16] Lin Y Y, Wei A H, Zhou Z Y, et al. A novel missense mutation of the TYR gene in a pedigree with oculocutaneous albinism type 1 from Chian. Chin Med J, 2011, 124(20): 3358-3361.

[17] 刘静, 张铭志. 眼皮肤白化病1型的遗传学机制的研究进展. 医学综述, 2008, 14(4): 542-543.

[18] Spritz R A, Fukai K, Holmes S A, et al. Frequent intragenic deletion of the P gene in Tanzanian patients with type ii oculocutaneous albinism(OCA2). Am J Hum Genet, 1995, 56(6): 1320-1323.

[19] Stevens G, Van B J, Jenkins T, et al. An intragenic deletion of the P gene is the common mutation causing tyrosinase-positive oculocutaneous albinism in southern African Negroids. American Journal of Human Genetics, 1995, 56(3): 586-591.

[20] Bothwell J E. Pigmented skin lesions in tyrosinase-positive oculocutaneous albinos: A study in black South Africans. International Journal of Dermatology, 2010, 36(11): 831-836.

[21] King R A, Lewis R A, Townsend D, et al. Brown oculocutaneous albinism. Clinical, ophthalmological, and biochemical characterization. Ophthalmology, 1985, 92(11): 1496-1505.

[22] Manga P, Kromberg J, Turner A, et al. In Southern Africa, brown oculocutaneous albinism(BOCA) maps to the OCA2 locus on chromosome 15q: P-gene mutations identified. American Journal of Human Genetics, 2001, 68(3): 782-787.

[23] Passmore L A, Kellner B K, Weber B H. Novel and recurrent mutations in the tyrosinase gene and the P gene in the German albino population. Human Genetic, 1999, 105(3): 200-210.

[24] Lee S T, Nicholls R D, Jong M T C, et al. Organization and sequence of the human P gene and identification of a new family of transport proteins. Genomics, 1995, 26: 345-363.

[25] Rinchik E M, Bultman S J, Horsthemke B, et al. A gene for the mouse pink-eyed dilution locus and for human type II oculocutaneous albinism. Nature(London), 1993, 361(6407): 72-76.

[26] Brilliant M H. The mouse p(pink-eyed dilution) and human P genes, oculocutaneous albinism type 2(OCA2), and melanosomal pH. Pigment Cell Research, 2010, 14(2): 86-93.

[27] Toyofuku K, Valencia J C, Kushimoto T, et al. The etiology of oculocutaneous albinism (OCA) type II: the pink protein modulates the processing and transport of tyrosinase. Pigment Cell Res, 2002, 15(3): 217-224.

[28] Chen K, Manga P, Orlow S J. Pink-eyed dilution protein controls the processing of tyrosinase. Mol Biol Cell, 2002, 13(6): 1953-1964.

[29] Sakazume S, Ohashi H, Sasaki Y, et al. Spread of X-chromosome inactivation into chromosome 15 is associated with Prader-Willi syndrome phenotype in a boy with a t(X; 15)(p21.1; q11.2) translocation. Hum Genet, 2012, 131(1): 121-130.

[30] Neubert G, Au K V, Drossel K, et al. Angelman syndrome and severe infections in a patient with de novo 15q11.2–q13.1 deletion and maternally inherited 2q21.3 microdeletion. Gene, 2012, 512(2): 453-455.

[31] Michael P D, Peristera P, David C, et al. A global view of the OCA2-HERCH2region and pigmentation. Hum Genet, 2012, 131(5): 683-696.

[32] Clayton-Smith J, Laan L. Angelman syndrome: a review of the clinical and genetic aspects. J Med Genet, 2003, 40(2): 87-95.

[33] Stevens q Ramsay M, Jenkins T. Oculocutaneous albinism (OCA2) in Sub-Saharan Africa: distribution of the common 2.7 kb P gene deletion mutation. Human Genetics, 1997, 99(4): 523-527.

[34] Manga P, Kromberg J C S, Box N F, et al. Rufous oculocutaneous albinism in Southern African blacks is caused by mutations in the TYRP1 gene. American Journal of Human Genetics, 1997, 61(5): 1095-1101.

[35] Kromberg J G, Gastle D, Zwane E M, et al. Red or rufous albinism in southern Africa. Ophthalmic Paediatrics and Genetics, 1990, 11(3): 229-235.

[36] Forshew T, Khaliq S, Tee L, et al. Identification of novel TYR and TYRP1 mutations in oculocutaneous albinism. Clinical Genetics, 2005, 68(2): 182-184.

[37] Rooryck C, Roudaut C, Robine E, et al. Oculocutaneous albinism with TYRP1gene mutations in a Caucasian patient. Pigment Cell&Melanoma Research, 2006, 19: 239-242.

[38] Zhang K H, Li Z, Lei J, et al. Oculocutaneous albinism type3 (OCA3): Analysis of two novel mutations in TYRP1 gene in two Chinese patients. Cell Biochem Biophys, 2011, 61(3): 523-529.

[39] Sarangarajian R, Boissy RE. TYRP1 and oculocutaneous albinism type 3. Pigment Cell Research, 2001, 14(6): 437-444.

[40] Jimbow K. Biological role of tyrosinase-related protein and its relevance to pigmentary disorders (vitiligo vulgaris). Journal of Dermatology, 1999, 26(11): 734-737.

[41] Newton J M, Cohenbarak O, Hagiwara N, et al. Mutations in the Human Orthologue of the Mouse underwhite Gene (uw) Underlie a New Form of Oculocutaneous Albinism, OCA4. American Journal of Human Genetics, 2001, 69(5): 981-988.

[42] Inagaki K, Suzuki T, Shimizu H, et al. Oculocutaneous albinism type 4 is one of the most common types of albinism in Japan. Am J Hum Genet, 2004, 74(3): 466-471.

[43] Du J, Fisher D E. Identification of Aim-1 as the underwhiteMouse Mutant and Its Transcriptional Regulation by MITF. Journal of Biological Chemistry, 2002, 277(1): 402-406.

[44] Costin G E, Valencia J C, Vieira W D, et al. Tyrosinase processing and intracellulartrafficking is disrupted in mouse primary melanocytes carrying the under white (uw) mutation. A model for oculocutaneous albinism (OCA) type 4. J Cell Sci, 2003, 116(15): 3203-3212.

[45] Suzuki T, Tomita Y. Recent advances in genetic analyses of oculocutaneous albinism type 2 and 4. J Dermatol Sci, 2008,, 51(1): 1-9.

[46] 龙燕. 非综合征型白化病家系基因分析及产前基因诊断的研究. 中国协医科大学, 2008: 1-70.

[47] Toyofuku K, Wada I, Valencia J C, et al. Oculocutaneous albinism types 1 and 3 are ER retention diseases: Mutation of tyrosinase or Tyrp1 can affect the processing of both mutant and wild-type proteins. Faseb Journal, 2001, 15(12): 2149.

[48] Costin G E, Valencia J C, Vieira W D, et al. Tyrosinase processing and intracellular trafficking is disrupted in mouse primary melanocytes carrying the under white (uw) mutation. A model for oculocutaneous albinism (OCA) type 4. J Cell Sci, 2003, 116(15): 3203-3212.

[49] Grønskov K, Ek J, Sand A, et al. Birth prevalence and mutation spectrum in danish patients with autosomal recessive albinism. Invest Ophthalmol Vis Sci, 2009, 50(3): 1058-1064.

[50] Hutton S M, Spritz R A. Comprehensive Analysis of Oculocutaneous Albinism among Non-Hispanic Caucasians Shows that OCA1 Is the Most Prevalent OCA Type. Journal of Investigative Dermatology, 2008, 128(10): 2442-2450.

[51] Kunal R, Mainak S, Moumita C, et al. Comprehensive analysis of the molecular bases of OCA in Indians. Genome Biol, 2010, 11(1): 32.

[52] Wei A, Wang Y, Long Y, et al. A comprehensive analysis reveals mutational spectra and common alleles in Chinese patients with oculocutaneous albinism. J Invest Dermatol, 2010, 130(3): 716-724.

[53] Ko J M, Yang J A, Jeong S Y, et al. Mutation spectrum of the TYR and SLC45A2 genes in patients with oculocutaneous albinism. MoI Med Report, 2012, 5(4): 943-948.

[54] Rundshagen U, Zuhlke C, Opitz S, et al. Mutations in the MATP gene in five German patients affected by oculocutaneous albinism type 4. Hum Mutat, 2004, 23(2): 106-110.

[55] Chaki M, Mukhopadhyay A, Ray K. Determination of variants in the 3'-region of the tyrosinase gene requires locus specific amplification. Hum Mutat, 2005, 26(1): 53-58.

[56] Gargiulo A, Testa F, Rossi S, et al. Molecular and Clinical Characterization of Albinism in a Large Cohort of Italian Patients. Investigative Opthalmology & Visual Science, 2011, 52(3): 1281.

[57] Kausar T, Bhatti M A, Ali M, et al. OCA5, a novel locus for non-syndromic oculocutaneous albinism, maps to chromosome 4q24. Clinical Genetics, 2013, 84(1): 91-93.

[58] Manga P, Orlow S J. Informed reasoning: repositioning of nitisinone to treat oculocutaneous albinism. J Clin Invest, 2011, 121(10): 3828-3831.

第九节　Axenfeld-Rieger 综合征

Axenfeld-Rieger 综合征（Axenfeld-Rieger syndrome, A-RS）是一组发育异常性疾病，大多数在婴幼儿和儿童期发现，为常染色体显性遗传，但也有散发病例的报道。通常为双眼发病、无性别差异，约 50% 的患者会发生青光眼，较多于儿童及少年期即被发现。以往认为如仅有角膜和房角的病变则称 Axenfeld 异常，如还伴有虹膜病变，则称为 Rieger 异常，如伴有眼外的其他发育缺陷则称为综合征。但近年来的研究认为这种发育缺陷是同一起源的不同程度表现，因此 Shield 等人统称其为 Axenfeld-Rieger 异常或综合征[1]。本病临床比较罕见，估计的患病率为 1/200 000[2]。

【临床表现】

A-RS 患者的临床表现可分为眼部和全身系统性表现，本病的眼部异常通常是双侧的，但可能是不对称的,或者说很少单眼发病。角膜的特征性异常是凸起的、宽大的、向前移位的 Schwalbe 线,称为角膜后胚胎环,裂隙灯或房角镜检查可见角膜后近角膜缘的一条白线样结构,通常局限于颞侧,有些患者可累计 360°,但有少部分患者也可有大致正常的 Schwalbe 线[3]。虹膜异常表现为根部与前房角处的虹膜与增宽突出的 Schwalbe 线(后胚胎环)相粘连、虹膜发育不全、瞳孔异常(瞳孔移位)、出现多个瞳孔(多瞳症)及青光眼[4,5]。但有些 A-RS 患者的虹膜也可能是正常的,虹膜发育畸形较轻的可能只有轻微的实质层变薄,瞳孔通常是朝向突起的周边组织方向移位,典型的虹膜萎缩和孔洞形成则发生在远离瞳孔移位方向的象限。其他系统异常包括心血管流出道异常、神经发育不全、鼻梁扁平、颌部发育畸形、眼距过宽(双眼内眦角之间的距离过宽)、牙齿发育异常(牙齿稀疏、小牙畸形)、骨骼发育异常及听力障碍。这种综合征的表型变化常在不同患者甚至同一患者不同眼别之间有很大差异[6,7]。

【典型病例 67】

先证者,女性,6 岁。

主诉:出生后双眼视力不佳伴畏光。

家族史:患儿父亲为 A-RS 患者,母亲无遗传性疾病史。家系图(图 5-9-1)。

体格检查:颜面部及四肢无畸形。

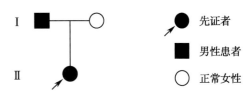

图 5-9-1 Axenfeld-Rieger 综合征家系图

眼部检查:

视力:右眼 0.04,矫正不提高;左眼 0.06,矫正 0.3(-0.50DS/-2.75DC×175)。

裂隙灯检查:双眼中央区角膜透明,KP(-),前房深度正常,房角镜检查见双眼 Schwalbe 线突出,颞侧周边角膜可见后胚胎环,周边虹膜与 Schwalbe 线前粘连。虹膜基质层发育不良、变薄并伴有虹膜裂孔,右眼颞上方虹膜表面可见色素分布。瞳孔变形不规则、移位;晶状体、前段玻璃体透明(图 5-9-2A、B)。

眼底检查:双眼底视盘较小,色红,边界清楚,C/D 约 0.3,黄斑中心凹反光不清,视网膜未见渗出及水肿。

眼压:右眼 12mmHg,左眼 11mmHg。

角膜内皮细胞计数:右眼:3 122 个/mm²,左眼:3 305 个/mm²。

诊断:双眼 Axenfeld-Rieger 综合征。

先证者之父,男性,32 岁。

体格检查:牙齿发育畸形,牙齿排列稀疏、齿裂增宽。

眼部检查:

视力:右眼 0.02,矫正不提高;左眼 0.04,矫正 0.5(-6.50DS/-2.0DC×165)。

裂隙灯检查:双眼中央区角膜透明,Kp(-),前房角镜检查:双眼 Schwalbe 线突出,与周边虹膜前粘连,角膜缘处可见后胚胎环。前房深度正常,虹膜基质层发育不良、薄变。瞳孔变形不规则,移位,晶状体、玻璃体透明(图 5-9-2C、D)。

眼底检查:双眼底视盘边界清楚,色红,C/D 约 0.8,黄斑中心凹反光不清,视网膜未见渗出及水肿。

眼压:右眼:43.0mmHg,左眼:39.0mmHg。

第五章 眼与全身病

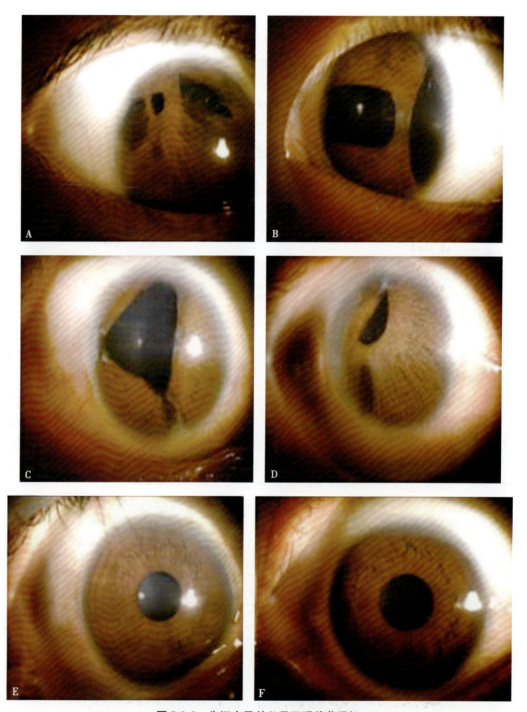

图 5-9-2 先证者及其父母双眼前节照相

先证者双眼（图 A 为右眼、B 为左眼）中央区角膜透明，虹膜基质层发育不良、变薄，伴有虹膜裂孔，瞳孔变形不规则，移位；右眼虹膜前表面可见色素分布；先证者父亲双眼（图 C 为右眼、D 为左眼）中央区角膜透明，虹膜基质层发育不良、变薄，瞳孔变形不规则，移位；先证者母亲双眼（图 E 为右眼、F 为左眼）角膜透明，KP（-），前房深度正常，周边虹膜无前粘连，虹膜纹理清晰，瞳孔圆，直径 3.0mm，对光反应灵敏角膜内皮计数：双眼角膜内皮细胞数大于 2 000 个 /mm²。

诊断：①双眼 Axenfeld-Rieger 综合征；②双眼继发性青光眼。

基因检查：采用目标基因外显子捕获技术测序分析，发现与疾病表型相关的致病基因杂合性突变，该剪接突变位点为 PITX2 基因的 c.252+2->G。

病例分析：根据患者临床特征诊断并不困难：①家族史：两例患者系父女关系，患儿父亲有双眼 Axenfeld-Rieger 异常病史（图 5-9-2E、F）；②双眼发病；③视力自幼低下；④角膜后胚胎环，但角膜内皮细胞数目及形态无明显异常；⑤虹膜及瞳孔改变；⑥前房角：周边虹膜跨过房角与突起的 Schwalbe 线相粘连，可导致前房角变窄甚至关闭；⑦先证者父亲有继发性青光眼；⑧先证者父亲有牙齿发育畸形的系统发育异常表现；⑨基因检测显示为导致 A-RS 的常见致病基因 PITX2 基因。鉴于此，这两例患者均诊断为双眼 Axenfeld-Rieger 综合征。

【典型病例68】

患者，男，60 岁。

主诉：左眼视物不清 1 个月。

眼部检查：

视力：右眼 0.1，矫正 0.15（-4.00DS/-2.00DC×175）；左眼 0.1，矫正 0.12（-3.50DS/-2.00DC×180）。

色觉：正常。

第一眼位：右眼外下斜，上转受限。

裂隙灯检查：双眼角膜后胚胎环（图 5-9-3），前房（-），虹膜周边 360° 前粘连（图 5-9-4），纹理不清，晶状体皮质混浊。

眼底检查：右眼 C/D=1.0，视盘颞侧可见近视弧形斑，黄斑区可见视网膜萎缩性改变，左眼 C/D=0.8，视盘颞侧可见近视弧形斑（图 5-9-5）。

眼压：右眼 29mmHg，左眼 15mmHg。

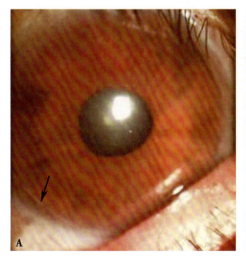 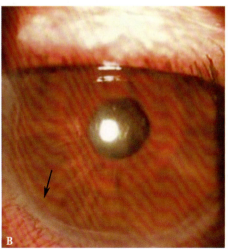

图 5-9-3　患者双眼前节照相

A、B. 患者双眼角膜后可见白色的后胚胎环（黑色箭头所示），虹膜可见基质变薄

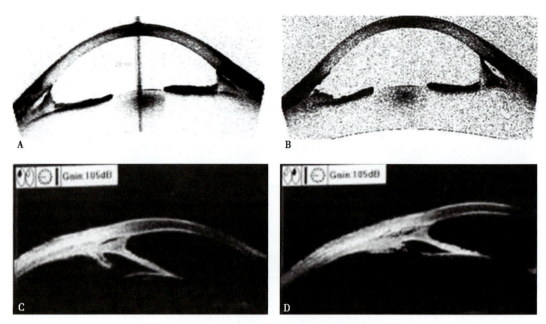

图 5-9-4 双眼前节 OCT 及 UBM 检查

A、B. 双眼前节 OCT，双眼周边虹膜锥状突起直接跨过房角与 Schwalbe 相粘连，前房角狭窄；C、D. 双眼 UBM，双眼周边虹膜前粘连，前房角狭窄

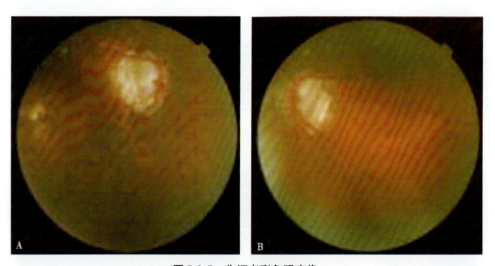

图 5-9-5 先证者彩色眼底像

A. 右眼，C/D=1.0，视盘色淡白，颞侧可见脉络膜萎缩弧，黄斑区视网膜萎缩性改变；B. 左眼，C/D=0.8，视盘色淡白，颞侧可见脉络膜萎缩弧

心脏彩超示：房间隔缺损（Ⅱ孔中央型）。

基因检查：未做。

诊断：双眼 Axenfeld-Rieger 综合征。

病例分析：根据该患者的临床特征，除了存在眼部异常包括双眼角膜后胚胎环、虹膜周边 360°前粘连等表现外，还伴有全身系统的心血管流出道异常，因此诊断为双眼 Axenfeld-Rieger 综合征。

【诊断要点】

1. 本病有家族史，具有明显遗传倾向。
2. 双眼发病。
3. 视力自幼低下。
4. 角膜后胚胎环，但角膜内皮细胞数目及形态无明显异常。
5. 虹膜及瞳孔改变。
6. 前房角　周边虹膜跨过房角与突起的Schwalbe线相粘连，可导致前房角变窄甚至关闭。
7. 继发青光眼。
8. 可伴有全身其他系统异常。

【鉴别诊断】

1. 虹膜角膜内皮综合征（iridocorneal endothelial syndrome，ICE）　ICE综合征中虹膜和前房角的异常从临床和组织病理学上均与A-RS极为相似，这就使一些学者认为两种综合征都是一系列常见异常中的一部分，但通过一些临床表现可以区分ICE和A-RS。ICE通常单眼患病、无家族史、于青年期发病，合并有角膜内皮异常。从组织病理学方面来看，两种综合征的特点是有一膜性组织在房角和虹膜表面，当膜收缩时可以形成不同的病变。A-RS的膜是原始内皮细胞层的遗留物，而ICE综合征则由于异常的角膜内皮增生所致。

2. 角膜后部多形性营养不良（PPD）　PPD与A-RS相似，均为先天性双眼发病，为常染色体显性遗传方式，多在成年期出现症状。可表现为虹膜萎缩及前房角异常等。但PPD的不同点是角膜内皮层和后弹力层异常，裂隙灯显微镜下可见角膜后面呈泡状或囊状外观，灰色模糊的晕轮环绕部分可见角膜基质和上皮水肿。

3. Peter异常（Peter anomaly）　此病为一系列异常，包括角膜中央、虹膜及晶状体。中央区狄氏膜和角膜内皮缺损导致相应区域的角膜实质变薄和混浊，虹膜粘连可延伸到角膜病变的边缘，也可伴有晶状体直接与中央区角膜相粘连，A-RS往往表现为周边角膜后胚胎环，周边虹膜跨过房角区直接与Schwalbe线相粘连，角膜中央区域不受累，这可与Peter异常相鉴别，两种疾病可以相伴发病。

4. 无虹膜（aniridia）　在此种发育异常中，残留的虹膜及前房异常并伴有青光眼，会使一些患者与A-RS相混淆。但是很大一部分无虹膜患者早期会发生角膜周边部的血管翳和混浊，以后随年龄的增长逐渐向角膜中央进展，也可伴有包括脉络膜缺损、永存瞳孔残膜、角膜硬化、小视盘、斜视、上睑下垂等异常，这些特征都有助于本病与A-RS的鉴别。

5. 先天性虹膜发育不良（congenital iris hypoplasia）　仅为虹膜发育不良，无A-RS的房角或任何其他异常。但可以伴有青少年型青光眼，并呈常染色体显性遗传的方式。

6. 眼齿指发育不良（oculo dentodigital dysplasia）　在本症中牙齿发育不良与A-RS相同，偶可见轻度虹膜基质发育不良、角膜缺陷、小眼球及青光眼。

7. 晶状体与瞳孔异位（lens and pupil ectopic）　为常染色体隐性遗传病。双眼晶状体及瞳孔异位，两者均很典型地向对侧方向移位，瞳孔异位与A-RS相似，但无前房角的发育缺陷为其主要鉴别点。

【遗传学特点】

A-RS通常有3种类型。A-RS1型患者通常存在眼部和全身系统的异常。这个类型中牙齿和面部异常是最常见的系统性特征。A-RS2型患者通常表现为少齿、小齿畸形和牙齿过早脱落，该型患者较少发生上颌发育不全和脐带异常。A-RS3型患者常表现为眼部及系统性异常，但是更常见的只有眼部特征，特别是眼前节发育不全，包括Schwalbe线的前移，虹膜基质发育不全，瞳孔异位和青光眼。A-RS3型患者很少出现牙齿异常和面部畸形，相反，感音神经性听力丧失、耳鸣和心脏流出道异常似乎更为常见[8]。

通过采用连锁分析的传统遗传学方法对家系的研究已经鉴定了两个主要的A-RS致病基因-*PITX2*和*FOXC1*基因，这两个基因突变的揭示有助于从分子层面分别诊断A-RS1型和3型[9]。除了点突变之外，文献中还报道了几个突变位点位于染色体*6p25*的A-RS患者，其突变基因被鉴定为*FOXC1*[10-20]。此外，位于染色体*4q*的*PITX2*基因突变在A-RS患者中也有报道[21-22]。也有报道称，采用连锁分析的方法发现染色体*13q14*的缺失可引起2型A-RS，然而，致病基因的突变位点尚未确定[23]。染色体*11p13*的*PAX6*基因突变和染色体*16q23-q24*的缺失也可能与A-RS相关[24]。在*PITX2*基因或*FOXC1*基因突变的A-RS患者呈现完全外显率的眼部表型。这些基因的突变可以引起大范围的表型改变。目前，A-RS的分子发病机制才刚刚开始被人们所了解，约60%的病例中潜在的遗传缺陷仍然未知。

【治疗】

目前关于Axenfeld-Rieger综合征的治疗根据是否合并青光眼而不同。如未合并继发性青光眼的患者可门诊定期随访，多不给予治疗；如合并继发性青光眼的患者则先试用药物治疗，包括β-肾上腺素能受体阻滞剂、α肾上腺素能受体激动剂和碳酸酐酶抑制剂，多数有效，但药物往往对婴幼儿期青光眼无效，可选择小梁切除术（辅助抗代谢药物）或小梁切开术联合小梁切除术（辅助抗代谢药物），房水引流物植入术或睫状体破坏性手术。对合并有屈光不正的患者应给予充分屈光矫正。

（马建青　刘海军）

参 考 文 献

[1] 李凤鸣，谢立信. 中华眼科学. 第3版. 北京：人民卫生出版社，2014.

[2] Wisschuh N. Novel mutations of FOXCI and PITX2 in patients with Axenfeld-Rieger Malformations. Invest Ophthalmol，2006，47（9）：3846-3852.

[3] Chisholm I A，Chudley A E. Autosomal dominant iridogonildysgenesis with associated somatic anomolies：Four-generation family with Rieger's syndrome. Br J Ophthalmol，1983，67（8）：529-534.

[4] Alward W L. Axenfeld-rieger syndrome in the age of molecular Genetics. Am J Ophthalmol，2000，130（1）：107-115.

[5] Amendt B A，Semina E V，Alward W L. Rieger syndrome：A clinical，molecular and biochemical analysis. Cell Mol Life Sci，2000，57（11）：1652-1666.

[6] Nishimura D Y，Swiderski R E，Alward W L，et al. The fork head Transcription factor gene fkhl7 is responsible for glaucoma phenotypes which map to 6p25. Nat Genet，1998，19（2）：140-147.

[7] Honkanen R A，Nishimura D Y，Swiderski R E，et al. A family with Axenfeld-rieger syndrome and peters anomaly caused by a point mutation（phe112ser）in the foxc1 gene. Am J Ophthalmol，2003，135（3）：368-375.

[8] Alward W L M. Axenfeld-Rieger syndrome in the age of molecular genetics. American Journal of Ophthalmology，2000，130（1）：107-115.

[9] Acharya M，Huang L，Fleisch V C，et al. A complex regulatory network of transcription factors critical for

ocular development and disease. Human Molecular Genetics, 2011, 20(8): 1610-1624.

[10] Law C J, Fisher A M, Temple I K. Distal 6p deletion syndrome: a report of a case with anterior chamber eye anomaly and review of published reports. Journal of medical genetics, 1998, 35(8): 685-689.

[11] Nishimura D Y, Swiderski R E, Alward W L, et al. The fork head transcription factor gene FKHL7 is responsible for glaucoma phenotypes which map to 6p25. Nature genetics, 1998, 19(2): 140-147.

[12] Martinet D, Filges I, Besuchet Schmutz N, et al. Subtelomeric 6p deletion: Clinical and array-CGH characterization in two patients. American Journal of Medical Genetics Part A, 2008, 146A(16): 2094-2102.

[13] Lehmann O J, Ebenezer N D, Ekong R, et al. Ocular developmental abnormalities and glaucoma associated with interstitial 6p25 duplications and deletions. Investigative ophthalmology & visual science, 2002, 43(6): 1843-1849.

[14] Martinez-Glez V, Lorda-Sanchez I, Ramirez J M, et al. Clinical presentation of a variant of Axenfeld-Rieger syndrome associated with subtelomeric 6p deletion. European journal of medical genetics, 2007, 50(2): 120-127.

[15] Baruch A C, Erickson R P. Axenfeld-Rieger anomaly, hypertelorism, clinodactyly, and cardiac anomalies in sibs with an unbalanced translocation der(6)t(6; 8). American journal of medical genetics, 2001, 100(3): 187-190.

[16] Kume T, Deng K Y, Winfrey V, et al. The fork head/winged helix gene Mf1 Is disrupted in the pleiotropic mouse mutation congenital hydroce-phalus. Cell, 1998, 93(6): 985-996.

[17] Maclean K, Smith J, St Heaps L, et al. Axenfeld-Rieger malformation and distinctive facial features: Clues to a recognizable 6p25 microdeletion syndrome. American journal of medical genetics Part A, 2005, 132A(4): 381-385.

[18] Suzuki K, Nakamura M, Amano E, et al. Case of chromosome 6p25 terminal deletion associated with Axenfeld-Rieger syndrome and persistent hyperplastic primary vitreous. American Journal of Medical Genetics Part A, 2006, 140A(5): 503-508.

[19] Anderlid B M, Schoumans J, Hallqvist A, et al. Cryptic subtelomeric 6p deletion in a girl with congenital malformations and severe language impairment. European journal of human genetics: EJHG, 2003, 11(1): 89-92.

[20] Tonoki H, Harada N, Shimokawa O, et al. Axenfeld-Rieger anomaly and Axenfeld-Rieger syndrome: Clinical, molecular-cytogenetic, and DNA array analyses of three patients with chromosomal defects at 6p25. American Journal of Medical Genetics Part A, 2011, 155(12): 2925-2932.

[21] Schinzel A, Brecevic L, Dutly F, et al. Multiple congenital anomalies including the Rieger eye malformation in a boy with interstitial deletion of (4)(q25-->q27) secondary to a balanced insertion in his normal father: evidence for haplotype insufficiency causing the Rieger malformation. Journal of medical genetics, 1997, 34(12): 1012-1014.

[22] Flomen R H, Gorman P A, Vatcheva R, et al. Rieger syndrome locus: a new reciprocal translocation t(4; 12)(q25; q15)and a deletion del(4)(q25q27)both break between markers D4S2945 and D4S193. Journal of medical genetics, 1997, 34(3): 191-195.

[23] Phillips J C, del Bono E A, Haines J L, et al. A second locus for Rieger Syndrome maps to chromosome 13q14. American journal of human genetics, 1996, 59(3): 613-619.

[24] Riise R, Storhaug K, Brondum-Nielsen K. Rieger syndrome is Associated with PAX6 deletion. Acta Ophthalmol Scand, 2001, 79(2): 201-203.

第六章 眼 肿 瘤

第一节 视网膜母细胞瘤

视网膜母细胞瘤(retinoblastoma,RB)是婴幼儿最常见的眼内恶性肿瘤,对患儿视力和生活质量存在严重的威胁。RB 的发病率为 1∶15 000～1∶28 000[1]。据统计,我国每年新增病例约为 1 000 人,占全世界每年新增病例的 20%[1]。RB 以单侧发病多见,双侧发病占 18%～40%。RB 的患儿中 35%～45% 的病例属于遗传型,符合常染色体不完全显性遗传,外显率近 90%。这类患者发病早,且多为双眼发病,常有多个病灶,发生其他器官第二恶性肿瘤的危险程度较非遗传性要高,但在遗传型患者中,仅 25% 有阳性家族史,其余的 75% 均为散发型,是由胚胎早期生殖细胞突变引起;另外 55%～65% 的病例属于非遗传型,发病较迟,多为单眼发病,单个病灶。双眼 RB 患者的发病年龄早于单眼患者。

【典型病例69】

患儿,女,1岁3个月。

代诉:发现患儿左眼瞳孔区黄白色 1 个月(图 6-1-1)。家族中无类似疾病患者。

眼部检查:

视力:注视(−),追随(−),其余检查均不配合(图 6-1-2)。

眼压:右眼 Tn,左眼 Tn。

影像学检查:见图 6-1-1。

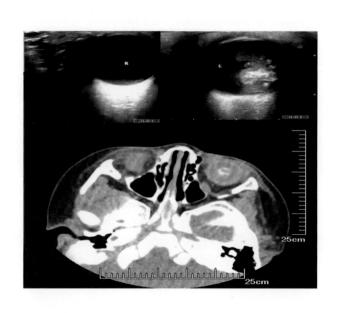

图 6-1-1 患者影像学检查

B 超:右眼正常,左眼可见一 16mm×16mm 占位病变,回声较强,边界欠清晰;眼眶 CT 结果显示左侧眼球内可见软组织块影,内部可见散在斑片状高密度影,视神经形态走行未见异常诊断：左眼视网膜母细胞瘤。

【临床特征】

临床上可分为四期：

第一期（眼内生长期）：外眼无明显异常，患儿常因视力下降而伴随斜视或眼球震颤就诊。早期视网膜病变以后极部下方多见，病灶可呈圆形或椭圆形、界限清楚，可窥及黄白色的肿物，表面凹凸不平，有新生血管长入。一般分为两类：外生性和内生性（图6-1-3）。内生性视网膜母细胞瘤常起源于视网膜内核层，易向玻璃体内生长，多呈致密不规则块状隆起，表面常伴随新生血管或出血。外生性视网膜母细胞瘤则起自视网膜外核层，易向脉络膜浸润，常伴发视网膜脱离，肿瘤本身则隐匿于视网膜的后面。这两种类型的RB最终均充满玻璃体腔，因此患儿瞳孔区呈现明显的黄白色反射，似"猫眼样"。肿瘤组织脆性较高，可见大小不等的白色团块样玻璃体混浊，肿瘤碎屑播散至前房，则形成假性前房积脓，并相应形成角膜后KP以及虹膜表面的灰白色肿瘤结节。对患儿视力的影响常与肿瘤的生长部位相关，如肿瘤位于视网膜后极部，患儿常有明显的视力障碍并伴随斜视。如肿瘤位于周边视网膜，视力早期较少受累，如果已经发现患儿瞳孔区出现黄白色反射，则视力多仅为光感或完全失明。一期RB时间为6～12个月。

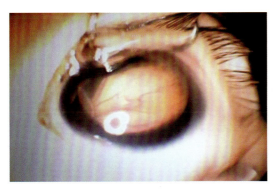

图6-1-2　患者眼前节图片

左眼瞳孔区黄白色，呈"猫眼状"

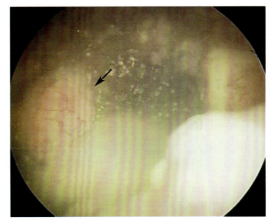

图6-1-3　视网膜母细胞瘤眼底图

箭头所指为向外生长的部分

第二期（青光眼期）：由于肿瘤细胞阻塞房角或者因为肿瘤组织充填眼球内部空间，使晶状体与虹膜隔前移，引起继发性青光眼。患儿出现头痛、恶心、呕吐、眼胀痛等急性青光眼体征。此外，还可引起晶状体脱位及巩膜葡萄肿。

第三期（眼外蔓延期）：常伴有视神经的受累，肿瘤组织使视神经肿胀，并导致眼球突出。并且肿瘤组织可沿角巩膜交界处穿破巩膜转移到眼外，此时暴露于眼外的肿瘤组织生长迅速，常常伴有明显的出血及坏死。

第四期（全身转移期）：肿瘤常由视神经和眶上裂区进入患儿颅内，也可转移播散至全身淋巴结和四肢骨骼，从而导致死亡。查体发现某些单侧RB患者伴有颅脑内松果体瘤及鞍上或鞍旁的视网膜母细胞瘤，称为"异位视网膜母细胞瘤"，若发生于双侧视网膜母细胞瘤的患者，则称为"三侧性视网膜母细胞瘤"。三侧性视网膜母细胞瘤可能是由于原始的神经外胚层中神经元和视网膜光感受器不同造成的,是视网膜母细胞瘤基因异常表达的另一种形式,临床上常常被误诊为RB的颅内转移。

【组织病理学】

(一) 肿瘤生长方式

1. 内生性　肿瘤起源于视网膜内层,向玻璃体腔内生长。
2. 外生性　起于视网膜外层,早期即向视网膜下生长,引起视网膜脱离。
3. 弥漫浸润性　可见视网膜呈多个孤立病灶样改变。

(二) 细胞学

1. 分化型　即神经上皮型,可分为三种类型:① Flexner-Winterstainer 型是RB的特征性类型;② Homer-Wright 型可见于神经母细胞瘤及髓内母细胞瘤;③ Fleurette 型是肿瘤细胞向视网膜光感受器细胞进一步分化的类型。由方形或低柱状瘤细胞构成,细胞围绕中央腔体呈环形排列,故为菊形团型,分化程度较高,恶性程度较低,对放疗不敏感。

2. 未分化型　RB肿瘤细胞为圆形、椭圆形、多边形或不规则形,细胞核大而深染,细胞核内多见不规则核仁,细胞质少,肿瘤细胞常常包绕血管形成细胞柱,其间部分瘤细胞坏死及钙质沉积,故为假菊形团,其分化程度低,恶性度较高,对放疗敏感。

【诊断要点】

1. 发病年龄　诊断RB的平均年龄为2岁,临床上约2/3的患儿3岁前发病,近30%的患儿为双眼同时受累。

2. 视力　RB患儿发病早期便有明显的视力下降甚至完全失明,但由于患者多为婴幼儿,不能诉说,因此临床常常不易被及时发现。

3. 眼前节表现　RB常表现为瞳孔黄白色"猫眼样"反光、伴随因视力低下而引起的斜视、眼球震颤等。有些患儿出现眼球突出、角膜水肿、前房变浅,眼压升高等青光眼症状和体征。

4. 眼底改变　眼底可见视网膜粉红色或黄白色隆起的占位病变,肿物表面可见滋养新生血管,血管扩张、出血、继发视网膜脱离,有时肿瘤组织可穿破视网膜进入玻璃体腔,此时玻璃体内可窥见大量雪球状漂浮物。

5. 影像学检查　眼眶X线扫描:眼眶内可见钙化影,表现为斑片样、颗粒状、结节状改变,当肿瘤经视神经向球外或颅内生长时,视神经孔或眶上裂可见明显扩大,相应骨质受压变薄。晚期可见眶壁骨质广泛破坏。CT检查:玻璃体内肿块呈高密度影,肿瘤内可窥见斑片样或团块状钙化影,有时可见肿瘤完全钙化,临床上肿瘤的钙化率可达90%以上。增强扫描CT可见瘤体不同程度的发生钙化。肿瘤填充至整个眼球时,可见眼球明显增大,眼球内局限性不均匀高密度影,常伴随钙化斑,若肿瘤突破眼球沿视神经向球外生长,则可见视神经明显增粗及球后肿块影。若肿瘤向颅内蔓延,则视神经变粗,视神经孔明显扩大。MRI检查:T_1加权像呈低或中等信号,T_2加权像则呈中等或高信号,增强后显著强化。眼部B超检查:与眼球壁相连的眼内实性占位改变,呈不规则或半椭圆形,多数病例边缘不光滑、形态不规则,回声为强弱不等及分布不均的中等实性改变,有时可见液性暗区形成,钙化灶为典型改变。

【鉴别诊断】

1. Coats病　是主要与视网膜母细胞瘤鉴别的疾病(表6-1-1)。Coats病是青少年男性多发的视网膜病变。眼底检查后极部视网膜可见黄白色硬性渗出、微血管瘤并伴有出血及胆固醇结晶,晚期可出现视网膜脱离,该病特点为:①发病年龄较RB晚,6~8岁多发;②病变极少呈钙化样改变;③增强CT扫描可见视网膜下的渗出物与玻璃体临界部位呈线状强化,渗出物无强化;④病变的视网膜下积液脂蛋白成分较多,MRI上T_1加权像和T_2加权像均呈高信号。

表6-1-1 视网膜母细胞瘤和Coats病的鉴别诊断

	Coats病	视网膜母细胞瘤
发病年龄	多在6岁以上,男性多见	多在3岁以下,无性别差异
眼别	多为单眼	可为双眼
病程	发病缓慢	发展较快
玻璃体改变	混浊较少,小点状	混浊较多,片状或块状
视网膜病变形态	出血多见,视网膜外层大块黄色渗出,部分病例可见视网膜表面有光泽的胆固醇结晶	出血少见,隆起病灶为灰白色团块,可有卫星样结节,有时可见白色或乳白色钙质沉着区
视网膜血管异常	整个眼底有广泛的血管改变,有微血管瘤	肿瘤区有局限性血管怒张,弯曲、其他部位血管正常
CT扫描	钙质沉着罕见,如有则为大片的钙化区,视神经骨管不扩大	钙质沉着多见,为细碎的斑点,视神经骨管有时可见扩大
X线	钙化点少见	钙化点多见
超声波	无实质肿瘤波型	常见实质肿瘤波型
透照实验	透光	不透光

2. 早产儿视网膜病变 患儿存在早产及吸入高浓度氧病史,眼底检查可见周边部视网膜缺血缺氧,发生程度不等的增生性改变,并继发视网膜脱离等,但患儿视网膜并无实性占位性改变,B超等检查有助于鉴别诊断。

3. 原始玻璃体增生症 患儿出生就可发现小眼球、浅前房、晶状体后附着白色膜状物、虹膜后粘连等体征,影像学检查亦无钙化灶及占位改变。

4. 转移性眼内炎 患儿全身高热伴白细胞计数增多,如合并败血症等。患儿前房、玻璃体腔内可见大量渗出,全身及局部抗炎治疗有效。

【发病机制】

RB蛋白(pRB)是 RB 基因编码的一种具有重要转录调控的因子,为具有DNA结合能力的核磷酸化蛋白质,主要涉及细胞周期的调控,调节与细胞增生相关联的信号转导通路。RB肿瘤的发生与pRB相关,其发生、发展可能包括两种调控机制:①调控细胞周期:细胞分裂、增生、分化、休眠主要依靠pRB及相关蛋白进行调节。磷酸化与否影响pRB的活性状态,非磷酸化的pRB以活性形式与转录调节因子E2F结合并抑制其活性,从而阻断细胞从G1期进入S期,抑制细胞增生。而当各种原因诱发pRB的磷酸化则可使其活性丧失,引起细胞过度增生[2]。②诱导细胞凋亡:pRB诱导细胞凋亡主要是通过p53依赖和p53非依赖的细胞凋亡途径。有学者研究发现[3]pRB会干扰中心体扩增和染色体的稳定性,pRB功能异常会直接影响中心体和非整倍体的扩增状态。另外干细胞的表观遗传方面的改变是可以触发肿瘤程序的开始,这从另一个层面也提示基因表达的后天性异常比突变可能更为常见。

【遗传学】

视网膜母细胞瘤是由于 RB1(视网膜母细胞瘤易患基因)基因在生殖细胞或体细胞上发生双等位基因突变而引起的肿瘤。各种导致 RB1 基因失活的诱因是 RB 发生的直接原因。RB1 基因为抑癌基因,位于人类 13 号染色体长臂 1 区 4 带,包括 27 个外显子,长约 180kb,转录 4.7kbmRNA,翻译的蛋白为 115kb 的核内磷酸蛋白。其编码的 RB 蛋白(pRB)在 CDK3/cyclin-C 的作用下被磷酸化,释放转录因子并激活基因转录过程,在细胞周期从 G0 期进入 G1 期起到重要调控作用。

Knudson[4] 在 20 世纪 70 年代首先提出并建立了视网膜母细胞瘤发生的"二次突变学说",认为正常的视网膜母细胞瘤突变成肿瘤细胞需要经历 2 次突变过程。RB 基因中等位基因的失活是伴随着 2 次突变的失活。发生突变的等位基因,均从体细胞的杂合子变成纯合子,此时细胞失去正常蛋白功能,细胞分化出现异常调控,继而形成 RB。继 Knudson 的"二次突变理论"之后,多项研究对 RB 肿瘤组织内的 RB 基因及表达的蛋白进行了详细分析[5]:① DNA 水平,15%~30% 的 RB 肿瘤显示 RB 基因结构异常改变,主要表现的突变类型为大的缺失、易位、重组及影响到限制性酶切位点的点突变;② mRNA 水平,RB 的 mRNA 异常被认为是由于不同的 RB 基因点突变造成的 mRNA 稳定性的改变以及对 RB 基因转录及内含子剪接的影响;③ 蛋白质水平,表现为缺失 RB 蛋白及表达极少量 RB 蛋白或者蛋白质分子量异常。

RB1 基因突变可分为点突变(置换与颠换)、小的缺失、插入及复杂突变四大类。目前发现大约 1 800 个引起 RB 的 RB1 基因突变,以无义突变和小的插入、缺失突变最为常见。① 大片段缺失:全部或部分 RB 基因缺失,缺失断裂点可出现在 RB 基因外显子 13~17 整个范围内,研究表明 85% 的突变涉及 RB 编码蛋白 pRB 的提前终止,继而形成截断蛋白。而 97% 的突变影响到 pRB 大袋立体结构[6]。② 在基因编码序列中缺失或插入几个碱基,引起阅读框架的移位。③ 点突变:错义突变和无义突变。我国和国外 RB1 基因突变的类型以移码突变与无义突变为主[6]。2006 年盛迅伦等[7] 报道 RB1 基因第 10 外显子 344 密码子发生 T 至 A 突变,造成苯丙氨酸编码的序列替换为酪氨酸编码的序列;第 22 号外显子 726 密码子发生 A 至 T 突变,导致第 10 外显子 330 密码子发生碱基缺失,进而引起新的阅读框架的产生,干扰了正常遗传信息的传递,另外研究还发现 RB1 基因的 27 个外显子中的 25 个以及启动子也存在着突变;2014 年袁萍等[8] 研究显示 RB 基因的第 133 位的天冬酰胺突变为酪氨酸,随之发生移码突变使 RB 肽链在第 135 位出现了提前终止,导致其后结构域 793 个氨基酸结构域发生截断突变。

视网膜母细胞瘤的发生、发展是一个复杂的涉及多条通路的过程,因此 RB 发病过程中除了 RB 基因突变外还可能有其他基因参与其中。近年来,与 RB 相关的某些癌基因和抑癌基因也逐渐成为热点。50% 以上的肿瘤组织中可检测到 p53 这一抑癌基因的突变。p53 在人类 17p13.1 上,编码分子量约为 53KD 的含磷蛋白质,突变型 p53 则失去正常的抑癌基因活性,引起正常细胞的恶性转化发生形成肿瘤。Yuge 等研究发现[9],RB 肿瘤组织中突变型 p53 基因蛋白表达异常增高,这表明 p53 基因突变与 RB 发生密切相关。另外 MDM2 是一种癌基因,它主要与野生型或突变型 p53 蛋白相互作用。野生型 p53 基因诱导 MDM2 转录增强、MDM2蛋白水平升高；反过来，MDM2翻译蛋白与P53结合形成复合物，引起p53蛋白降解，抑制其功能的发挥，两者构成负反馈调节环。Momand等研究表明[10]，*MDM2-P53*负反馈调节环异常可导致细胞中抑癌基因*p53*功能失活，因此推测*MDM2*与RB的发生发展也有关系。

近年来发现*PAX6*也与RB关系紧密。2006年钟秀凤等[11]发现RB的SO-RB50细胞株中*PAX6* mRNA的表达增强。2008年王慧娟等[12]也在RB新鲜肿瘤组织中发现*PAX6* mRNA的表达升高，另外在Western试验中，RB新鲜肿瘤组织中*PAX6*蛋白的表达与正常视网膜相比水平增高，以上表明视网膜母细胞瘤的发生与*PAX6*基因的表达异常可能存在一定关系。2011年申令等[13]再次发现RB组织中*PAX6*及其下游促分化基因的蛋白表达比正常组织的视网膜明显增高的趋势，这进一步提示*PAX6*基因通过上调下游促分化蛋白表达的方式影响视网膜母细胞瘤分化的过程。其他研究发现与RB有关的基因还包括*MYCN*等[14]。

【治疗及关于治疗的研究进展】

视网膜母细胞瘤是婴幼儿恶性程度较高的眼内恶性肿瘤，如果不积极进行治疗干预，患儿的死亡率可达到100%。但采取了适当的治疗措施后，患儿均有存活的机会，更能保留一部分患儿的视力。目前，RB的现代治疗已进入到个性化的综合治疗阶段，治疗方式包括：全身化疗、局部化疗、眼内化疗、激光光凝、冷冻、放疗、局部敷贴治疗、经瞳孔温热疗法、化学减容法及眼球摘除术等，伴随近年来分子遗传学技术的长足发展，基因治疗在视网膜母细胞瘤治疗中有着重要前景。Li等[15]采用pRB N末端修剪的方式从肿瘤细胞中快速积累大量活化的pRB蛋白，大大提高了抗癌作用。Mahasreshti等[16]利用RB肿瘤模型，把编码可溶性*VEGFRI*的cDNA导入载体腺病毒后观察到肿瘤体积较前明显缩小。而Jia等[17]在人RB细胞中转染*VEGF*的siRNA，发现其明显抑制*VEGF*在RB细胞中的表达，显著阻遏RB肿瘤新生血管的生长和肿瘤的发生发展。携带有生殖细胞*RB1*基因突变的RB患者，有50%的可能性将其突变的基因传给后代。

目前，RB患者的临床表现及各项检查不能判断患者是否带有生殖细胞的*RB1*基因突变。RB患者的亲属均有可能发生RB。遗传学检查可以确诊遗传型病例，如果能及早诊断，可避免眼球摘除。另外遗传学检查可预测家系成员发病风险及筛查突变基因携带者。因此，遗传咨询已成为RB治疗的一个重要方面。结合分子生物学技术在基因层面进行诊治，做到早发现、早治疗，达到改善患者的预后和生活质量的目的。

（向 伟）

参 考 文 献

[1] 李永平,冯官光,易玉珍. 国内视网膜母细胞瘤的研究现状及展望. 中华眼科杂志,2004,40(4):217-219.

[2] Sage J. The retinoblastoma tumor suppressor and stem cell biology. Genes Dev. 2012,26(13):1409-1420.

[3] Lentini L, Iovino F, Amato A, et al. Centrosome amplification induced by hydroxyurea leads to aneuploidy in pRB deficient human and I fibroblasts. Cancer Letters. 2006,238(1):153-160.

[4] Knudson AG Jr. Mutation and cancer: statistical study of retino-blastoma. Proc Natl Acad Sci U S A,1971,68(4):820-823.

[5] Lee E Y, Chang C Y, Hu N, et al. Mice deficient for RB are nonviable and show defects in neurogenesis and haematopoiesis. Nature,1992:359(6393):688.

[6] T Taylor M, Dehainault C, Desjardins L, et al. Genotype-phenotype correlations in hereditary familial retinoblastoma. Human Mutation DOI, 2007, 28(3): 284-293.
[7] 盛迅伦, 王娟, 郭慧, 等. 国人视网膜母细胞瘤患者 *RB1* 基因突变的特性. 国际眼科杂志, 2006, 6(1): 75-77.
[8] 袁萍, 钟诚, 潘启豪, 等. *RB1* 基因的一生殖细胞系新生突变致视网膜母细胞瘤. 中华眼底病杂志, 2014, 30(6): 616-618.
[9] Yuge K, Nakajima M, Uemura Y, et al. Immunohistochemical features of the human retina and retinoblastoma. Virchows Arch, 1995, 426(6): 571-575.
[10] Momand J, Wu HH, Dasgupta G, et al. MDM2-master regulator of the p53 tumor suppressor protein C. Gene, 2000, 242(1-2): 15-29.
[11] 钟秀凤, 李永平, 葛坚, 等. 人视网膜母细胞瘤肿瘤干细胞的分离培养. 中国病理生理杂志, 2006, 22(6): 1177-1181.
[12] 王慧娟, 李彬, 张浩, 等. 眼发育调控基因 PAX6 在视网膜母细胞瘤中表达的初步研究. 眼科, 2008, 17(5): 352-356.
[13] 申令, 史季桐, 李彬, 等. *PAX6* 基因及其下游促分化基因在视网膜母细胞瘤分化过程中的作用. 眼科, 2011, 20(6): 408-411.
[14] Felsher D W. Role of MYCN in retinoblastoma. Lancet Oncology, 2013, 14(13): 270-271.
[15] Li D, Day K V, Yu S, et al. The role of adenovirus mediated retinoblastoma 94 in the treatment of head and neck cancer [J]. Cancer Res. 2002; 629(16): 4637-4644.
[16] Mahasreshti P J, Kataram M, Stockard CR, et al. Anti-angiogenic gene therapy for retinoblastoma. Invest Ophthalmol Vis Sci, 2003, 44(4): 4968.
[17] Jia R B, Zhang P, Zhou Y X, et al. VEGF targeted RNA interference suppresses angiogenesis and tumor growth of retinoblastoma. Ophthalmic Res, 2007, 39(2): 108-115.

第二节 脉络膜黑色素瘤

脉络膜黑色素瘤（melanoma of the choroid）是由恶性黑色素瘤细胞组成的原发性眼内恶性肿瘤，多发生于脉络膜基质内的黑色素细胞，成人最为常见，40～70岁为此病的高发期，男女均有可能。该病的发生存在人种差异，白种人多见，黄种人次之，黑种人少见。肿瘤在眼后极部发生率较高。群体发病率为 0.02%～0.06%，国内的发病率仅次于发生于儿童的视网膜母细胞瘤。多为单眼发病，双侧罕见。神经纤维瘤病、眼部黑色素痣及先天性眼黑色素沉着可促发本病。

【典型病例 70】

患者，女，58岁。主诉：要求扩瞳检查明确右眼色素性病变的性质。

现病史：患者 3 年前曾行散瞳检查无异常发现，但此次门诊正常体检中散瞳检查偶然发现右眼色素性病变。患者否认视力改变、闪光感和眼部疼痛。

既往史：高血压病史，没有已知的原发性恶性肿瘤。

眼部检查：

最佳矫正视力：右眼 1.0，左眼 1.0⁻。

眼压：右眼 15mmHg，左眼 15mmHg。

眼球运动：双眼各方向运动无受限。

视野检查：右眼颞侧缺损，左眼正常。
裂隙灯显微镜检查：双眼前房深度可，虹膜无异常，晶状体透明。
眼底检查：右眼见图 6-2-1～图 6-2-3，左眼正常。
诊断：右眼脉络膜黑色素瘤。

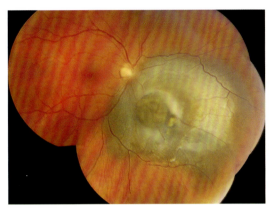

图 6-2-1　右眼彩色眼底像
右眼鼻侧脉络膜肿物 14mm×11mm×6mm 侵袭视盘，视盘周边隆起

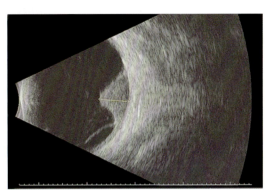

图 6-2-2　右眼 B 超
患者直立位时可见视网膜渗出性脱离

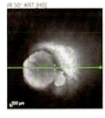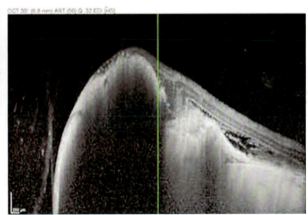

图 6-2-3　右眼 OCT
OCT 可见脉络膜囊肿伴有视网膜色素上皮和玻璃膜（Brunch 膜）病变

【典型病例 71】
患者，男，55 岁。主因左眼上方遮挡感 10 日就诊。
既往史：高血压病史 10 年，糖尿病史 7 年。
眼部检查：
最佳矫正视力：右眼 1.0，左眼 0.4⁻。
眼压：右眼：12.5mmHg，左眼：9.6mmHg。
视野检查：左眼上半部视野缺损。
裂隙灯显微镜检查：右眼前节（-）；左眼鼻下方晶状体点片状混浊。
眼底检查：右眼正常，左眼眼底后极部脉络膜隆起（图 6-2-4）。

眼部彩超：右眼玻璃体轻度混浊，左眼球占位性病变，左眼继发性视网膜脱离（图6-2-5）。

眼部造影检查：右眼未见明显异常荧光；左眼视盘下方团状弱荧光（图6-2-6）。

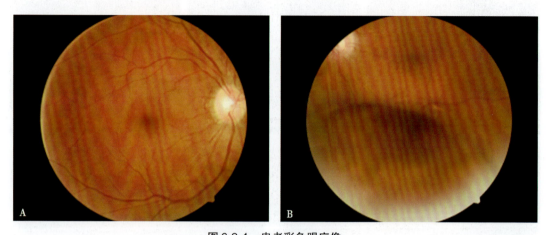

图6-2-4　患者彩色眼底像
A．右眼眼底正常；B．左眼眼底后极部脉络膜实性隆起，呈棕褐色，周边视网膜渗出性脱离

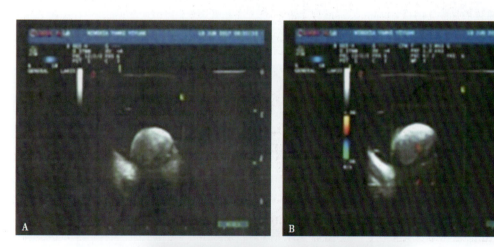

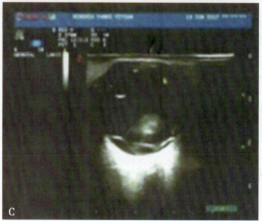

图6-2-5　患者眼部彩超
A．右眼玻璃体轻度混浊；B．左眼球占位性病变；C．左眼继发性视网膜脱离

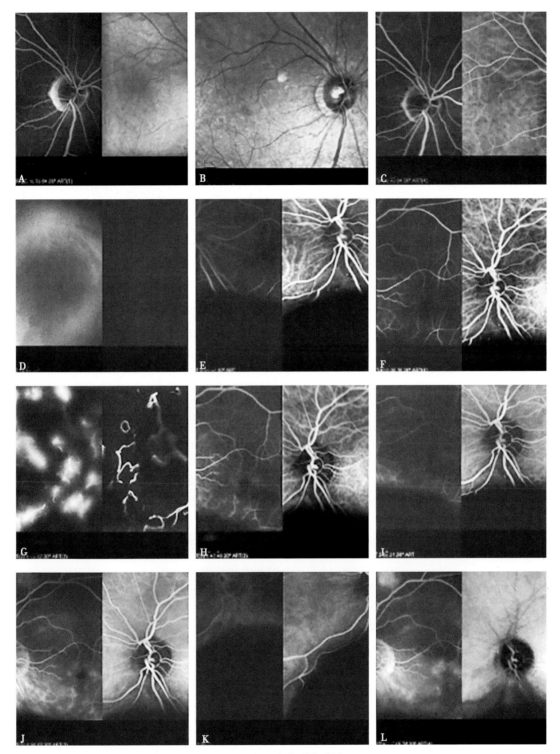

图 6-2-6 患者眼底造影

A～C. 右眼 FFA 未见明显异常荧光；D～L. 左眼静脉期视盘下方团状弱荧光，表面毛细血管扩张，晚期病灶表面及边缘荧光渗透，病灶团状弱荧光不变

诊断：左眼脉络膜黑色素瘤。

【临床特征】

脉络膜黑色素瘤的发展过程一般分为四个阶段：

1. 无症状期 肿瘤早期有结节型和弥漫型两种生长形式，此期症状不显著，因此初期脉络膜黑色素瘤患者很难察觉。结节型生长的肿瘤初期沿脉络膜平面向四周扩展，隆起度不高，覆盖其上的视网膜没有明显改变。弥漫型生长更少见，肿瘤沿脉络膜平面发展，逐步占据脉络膜全层，呈扁平肿块。

2. 青光眼期 早期眼压可以降低，当肿瘤体积增大后眼压随之升高，若肿瘤处于静脉附近则会导致眼压显著升高，原因可能是肿瘤导致静脉回流障碍或肿瘤导致的相关眼内炎症，肿瘤细胞侵袭房角导致。脉络膜黑色素瘤易导致继发性青光眼和新生血管性青光眼。

3. 眼外扩展期 涡静脉是脉络膜黑色素瘤眼外扩展的最重要途径，肿瘤直接侵入并穿破巩膜，蔓延至球外，多向眶内增长，表现为眼球突出和球结膜水肿。

4. 转移期 肝脏转移最早发生也最为常见，其次是心、肺部位，中枢神经罕见侵袭。

【组织病理学】

1. 肿瘤生长方式 脉络膜黑色素瘤临床上生长方式有两种：

(1) 局限性：在巩膜与脉络膜之间局限性生长，呈扁平椭圆形。因受巩膜和 Brunch 膜的限制生长较慢，如穿破 Brunch 膜，则在视网膜下腔内迅速扩大，形成基底大，颈细头圆的蘑菇状肿瘤。

(2) 弥漫性：特点是广泛弥漫性浸润，瘤细胞沿血管及淋巴管鞘浸润，并沿脉络膜平面扩展，所以病程较局限性者长，发展慢。眼底除有不规则色素散布外，余无显著的隆起。

2. 细胞学特征

(1) 梭形细胞最为常见，往往由不同比例的两种梭形癌细胞组成，单纯由一种梭形癌细胞组成的脉络膜黑色素瘤很少见。预后效果和两种梭形细胞所占比例有关。

(2) 混合型细胞：由不同比例的梭形细胞和上皮样黑色素瘤细胞组成，这两种瘤细胞比例的多少与预后关系密切。梭形瘤细胞成分比例大的肿瘤预后较好。

(3) 上皮样瘤细胞：单纯由上皮样瘤细胞组成的黑色素瘤较少见，瘤体中的上皮样瘤细胞比例大于80%时，可考虑为上皮样瘤细胞型黑色素瘤。此型预后较差。

(4) 坏死型：特点是瘤体内有大量坏死的瘤细胞，可能由供血不足等原因导致的瘤细胞坏死从而引起眼内炎性反应。

(5) 气球状细胞型：很少见，瘤细胞形态多为气球状。

【诊断要点】

1. 发病年龄 40～70岁，无性别差异，60岁左右为发病高峰期。

2. 肿瘤早期 患者主诉无明显视力改变，部分病例有视物变形、变色。眼压由于肿瘤位置、大小及并发症的不同，可以正常、减低或升高。视野检查显示视野缺损大于肿瘤的实际面积，蓝色视标的视野缺损大于红色视标。

3. 眼前节检查 脉络膜黑色素瘤邻近处巩膜、虹膜血管扩张，虹膜可合并虹膜痣、虹膜新生血管、瞳孔缘色素外翻。肿瘤坏死时可合并虹膜睫状体炎、前房积脓、前房积血等。

4. 影像学检查

(1) 荧光素眼底血管造影（FFA）：早期肿瘤处无荧光，随造影时间延长出现高荧光及毛细血管扩张。

（2）脉络膜造影：与周围脉络膜荧光相比，瘤体可呈现弱荧光、强荧光或等荧光。大多数病例可显示内在瘤体血管。

（3）超声检查：A 超扫描病理波峰峰顶连线与基线呈 $45°\sim60°$，其他眼内肿瘤缺乏此超声特征。B 超隆起 2mm 肿物可显示形状呈半球形或蘑菇形，向后光点渐少，接近球壁形成无回声区。可显示玻璃体混浊及继发性视网膜脱离。

（4）彩色超声多普勒检查：显示肿瘤内异常血流信号，频谱表现为中高的收缩期和较高的舒张期低速低阻型血流频谱。

【鉴别诊断】

1. 视网膜色素病变

（1）脉络膜痣：一般良性黑色素瘤是静止的，其表面视网膜和血管无异常，视野检查如有缺损应与肿瘤实际面积相符，超声检查和 CT 扫描均属阴性。

（2）脉络膜黑色素细胞瘤：良性肿瘤，极少见，临床无法与脉络膜黑色素瘤鉴别，可以靠组织病理检查鉴别。

（3）视网膜色素上皮先天性肥厚（CHRPE）：极少见，眼底检查有大片黄斑区损害，通常位于眼底周边部。

（4）脉络膜转移癌：一般沿脉络膜水平方向蔓延，隆起度不高，边缘无明显分界，与本病相反，转移癌起病急，发展迅速。

（5）视网膜下或脉络膜上腔出血：眼底相和本病类似，FFA 显示出血灶处脉络膜荧光遮蔽呈境界清晰的无荧光区，动脉和静脉期只能看到视网膜动静脉爬行于无荧光区表面。

2. 后巩膜炎　临床表现为剧烈眼疼，眼睑水肿，眼球轻度突出，球结膜水肿明显。B 超、CT 或 MRI 能显示后部巩膜增厚，有助于诊断。

【遗传学】

脉络膜黑色素瘤常发生于脉络膜基质内，恶性程度高，后期易发生转移，严重危害患者生命质量，是目前患病率最高的眼内肿瘤[1]。目前的临床治疗主要依赖于对该病遗传学方面的认识[2]。临床遗传学、细胞遗传学和分子遗传学是当今不可缺少的研究手段，对脉络膜黑色素瘤的机制探讨具有重要意义。

（一）脉络膜黑色素瘤临床遗传学研究进展

该病平均发病年龄为 58 岁，常表现为单眼肿瘤[3]。男性比女性患病程度略轻。家族集中发生的情形很少见，但若在较早年龄已发生早期多发肿瘤或是双眼肿瘤同时合并其他癌症，该脉络膜黑色素瘤很可能具有遗传倾向。这种情况下需为患者提供遗传学咨询[4-6]。

脉络膜黑色素瘤的发生率随年龄增加而递增。小于 20 岁的年轻患者占 1%。也有患者在出生时或是出生后不久即被发现，但此类报道罕见[7]。儿童脉络膜黑色素瘤的治疗方式同成人一致，预后与成人效果相同，对成人而言短期的治疗方案更适合。化疗方案可在肿瘤发生转移时延长存活概率[8-9]。年轻患者（<20 岁）需进行遗传学检测。年轻患者有真皮黑素细胞增生症状的可能性比成人患者高 9 倍，这些年轻患者常同时具有非典型皮肤痣特征。

1. 双侧和多中心脉络膜黑色素瘤　双侧脉络膜黑色素瘤同时发生的情况非常罕见，曾有报道美国的出现频率为 1 例 /18 年。由初期脉络膜黑色素瘤发展为双侧疾病的概率是 0.2%，已报道的完整病例有 50 例[10-11]。截止目前，没有证据证实该病的遗传确定性，无法明确是否和家族非典型痣、黑色素瘤综合征（FAMM）、神经纤维瘤、李-弗劳明综合征有关。双侧弥漫性脉络膜黑色素瘤增生（BDUMP）是具有恶性肿瘤表征的副癌。BDUMP 有时很难和早期的双侧脉络膜黑色素瘤区分开，尤其是后者常常和其他癌症指征一同出现。和双侧癌类似，单眼多发脉络膜黑色素瘤也有报道[12]。

2．脉络膜黑色素瘤继发癌症　基于人口数量的研究已经证实脉络膜黑色素瘤患者发展为皮肤黑色素瘤、多中心骨髓瘤和肝部、肾部、胰腺及前列腺部位癌症的风险较常人高出数倍[13]。使用 PET/CT 对于疾病初期及病程随访中评估脉络膜黑色素瘤转移和继发癌症的早期检测非常有效[14]。截至目前，尚无数据支持该病具有遗传性癌症的倾向[15]。

3．家族性脉络膜黑色素瘤　一个家族中有多人患有脉络膜黑色素瘤的情况已有报道，该病在具有第一代亲缘关系的家族成员中的发病可能性远超过散发人群。由于已报道的此类病例缺乏指示性的遗传学指征，因此家族性脉络膜黑色素瘤的发生可能只是偶然[16-17]。

家族性皮肤黑色素瘤遗传因素的作用机制目前已有部分明确。20%～40% 的家族性皮肤黑色素瘤患者均存在 *CDKN2A* 基因突变[18]。近 50% 的家族性皮肤黑色素瘤患者同时患有 FAMM[4]。*CDKN2A* 已被证实调控两个影响脉络膜黑色素瘤的重要基因。*CDKN2A* 通过编码 p16（INK4a）一种周期蛋白依赖性激酶，从而在 Rb 上游实现功能表达，调控整个细胞循环[19]。另一种由 *CDKN2A* 通过转换阅读框编码的蛋白质是 p14（ARF），它可以通过锁定 Mdm2 使肿瘤抑制位点 p53 稳定[20]。*CDKN2A* 的遗传性突变在脉络膜黑色素瘤中非常罕见，其遗传学基础也因此和 FAMM 综合征不同。另一方面，*CDKN2A* 通过另一机制降低了 p16（INK4a）的表达量，该作用在脉络膜黑色素瘤的发展进程中有一定作用[21]。

4．眼部黑色素细胞增生　眼部黑色素细胞增生是很少见的错构瘤，它分布于眼部和三叉神经支配的上颌支部位，有皮肤、巩膜、葡萄膜和脑膜的先天性色素沉着，在高加索和黑人人种中很少见[22-23]。由于脉络膜黑色素瘤在人群中的发病率升高，黑色素沉积现象显得更为突出。该色素沉积常出现在脉络膜和原本色素沉着过度的部位。*GNAQ* 基因编码的是 G 蛋白 α 亚基，该基因突变后导致其编码的蛋白发生变化，*GNAQ* 突变被推测具有 Ota 和脉络膜黑色素瘤之间的遗传关联作用。鲜有案例报道虹膜黑色素瘤和黑色素细胞增生有相关性。预测 1/400 的高加索人有罹患脉络膜黑色素瘤的可能性。眼部黑色素细胞增生的确诊年龄同散发脉络膜黑色素瘤[24-25]。

（二）脉络膜黑色素瘤细胞遗传学研究进展

脉络膜黑色素瘤的染色体改变目前已明确，分别是染色体 1、3、6 和 8 发生改变，使用相关的标准化技术可以确认整个染色体的缺失或整臂缺失，染色体总体结构的改变也可被定量检测。为了探究染色体的微小变化及结构重排，分子细胞遗传学技术，例如荧光原位杂交（FISH）、光谱核型分析（SKY）和对比型基因组杂交（CGH）等技术正在日益搭建起遗传学和染色体方面的研究桥梁。

从 24 年前脉络膜黑色素瘤染色体的改变被第一次报道，细胞遗传学的检测已经从当初的单纯作为实验室研究工具发展为今天在临床上被常规使用的预后检测技术。虽然目前临床治疗技术已有很大进步，但仍有大约 50% 的脉络膜黑色素瘤患者最终病情恶化并且死于肿瘤转移。这些常见的危险因素包括肿瘤大小、结晶体内容物、上皮细胞形态和细胞外基质状况等。但这些因素都不足以影响临床转归，染色体畸变是导致其相关疾病死亡率高的最主要原因[26]。然而细胞遗传学检测到临床实践的转化依然十分困难，除了存在技术问题，人类心理和伦理学方面的考量也制约着细胞遗传学检测在临床实践方面的转化[27]。

目前的细胞遗传学检测可达到对染色体的高解析映射,随着 CGH 和基因表达图谱的使用,全基因分析的便利度越来越高,细胞遗传学检测和分子遗传学的界限越来越模糊。希冀在分子遗传学方面可以对细胞遗传学有更好的解读。

(三)脉络膜黑色素瘤分子遗传学研究进展

1. c-myc 转录因子　c-myc 转录因子簇中有三个成员,分别是 c-Myc、N-Myc 和 L-Myc。他们均参加致癌性的转录因子编码。其正常表达时的功能为调控细胞生长周期和细胞分化。但在脉络膜黑色素瘤中,超过 70% 的病例中均有 c-Myc 过表达现象。c-Myc 与脉络膜黑色素瘤存活率紧密联系[28]。增长分化加强因子 1(DDEF1),可以增强脉络膜黑色素瘤细胞的分化能力,NBS1- 奈梅亨断裂综合征致病因子,两者都在染色体 8q 位点,接近 c-Myc 位点,且时常过表达。基因表达图谱显示自体毒素的表达也是在染色体 8q24 的扩增区[29],而自体毒素是一种可以产生少量能量并且具有血管性油脂信号分子的酶,目前自体毒素在脉络膜黑色素瘤预后的作用机制尚不明确[30]。

2. TGF-β 细胞因子　TGF-β 是对上皮细胞、细胞内皮、神经元和造血细胞具有抗增生,引发细胞凋亡作用的细胞因子。存在 3 种亚型,β1、β2、β3。β1 主要进行恶性肿瘤的调控。在 TGF-β 分化后,它依然储藏在细胞外基质中,作为一种潜在复合物的形式和蛋白质紧密连接[31]。当 TGF-β 从复合物中释放后,其活性可被大量的非特异性因素激活,这些因素包括放射线、活性氧、药物、蛋白酶。TGF-β 调控眼部的免疫功能,对降低脉络膜黑色素瘤的炎症反应有明显作用[32]。脉络膜黑色素瘤的增生也可能受到肿瘤自身状况的影响。TGF-β 诱导的抗原下调机制可使脉络膜黑色素瘤细胞更容易被人体免疫细胞杀死[33]。TGF-β 可使巨噬细胞增强脉络膜黑色素瘤细胞对肝上皮细胞的黏附作用,这也部分解释了脉络膜黑色素瘤细胞易向肝转移的原因。TGF-β 对血管生成方面的影响会进一步导致肝部疾病的加剧。TGF-β 受体内皮因子的表达已被证实和肝性死亡有关。

3. Ras/Raf/MAPK 通路　Ras/Raf/MAPK 通路是从细胞表面级联传导到细胞核内的信号通路。转导从细胞外信号和蛋白酪氨酸激酶受体结合开始。Ras 被保留在一个非活性的 GDP- 结合体系中,这个体系有它固有的 GTP 酶活性和 GAP-GTP 酶传导蛋白。表皮生长因子接收器、血小板衍生生长因子接收器、其他的类似 G- 蛋白、细胞因子接收器等都能够通过改变它们由非活性 GDP- 结合体转变为活性 GDP- 结合体的过程来激活 Ras。在 Ras 激活后,Raf 家族的丝氨酸 / 苏氨酸激酶下游将迅速被激活。Raf 激活后将继续信号级联,最终导致氨酸激酶磷酸化,同时也激活其他下游蛋白[34-35]。

4. P53 通路　P53 蛋白是通过控制其他下游基因表达来调控细胞增生和生长的转录因子。P53 是细胞对压力和 DNA 损害应答的主要因子,有肿瘤抑制作用。P53 表达可由缺氧、高氧、细胞因子和增长因子等诱发。P53 的主要功能是在细胞生长期间抑制分裂增生状态,直到 DNA 修复完成,或者在 DNA 损伤非常严重不能修复的情况下使细胞通过凋亡途径死亡。P53 表达和突变的改变会妨碍这个机制作用,此现象已经在包括脉络膜黑色素瘤的多数肿瘤中被描述。然而在脉络膜黑色素瘤中关于 P53 的上调均发生于产生辐射后,因此意味着这可能是辐射诱导 DNA 损害的反应。这个信号通路的上游包括 P53 在脉络膜黑色素瘤中完整存在。在健康细胞中,P53 的数量是由反转录机制调控的,该机制可以影响 P53 的半衰期[36]。

5. Bcl通路 Bcl家族蛋白质基础是原癌基因,调控细胞凋亡和存活。Bax、Bad和Bak促凋亡,而Bcl-2及它相关的Bcl-xL,Bcl-w是抗凋亡的,并可通过增加细胞的存活率引发肿瘤生长而不是推进细胞增生。Bcl-2被认为通过调控半胱天冬凋亡来控制细胞凋亡通路。Bcl-2的抗凋亡影响和其他细胞调控蛋白及癌基因紧密相关。P53引发的细胞凋亡可通过Bcl-2作用机制发挥作用。脉络膜黑色素瘤中Bcl-2表达量很高。从脉络膜黑色素瘤极强的对抗射线和化疗情形可以部分解释Bcl-2的抗凋亡作用。然而,其他组织学预后标志物显示和Bcl-2的表达并无相关性。在对脉络膜黑色素瘤的靶向治疗研究中Bcl-2很有希望成为始点,目前可行的Bcl-2抑制剂由于非特异毒性,对正常细胞亦产生细胞毒性作用[37]。

6. Rb通路 视网膜母细胞瘤抑制基因是肿瘤控制的关键。在它发现后的过去20年里,我们对细胞周期的调控机制和Rb蛋白在这些机制中所起作用的认识有了更深入的了解。Rb蛋白使细胞滞留在G1或G1/S阶段,同时阻止细胞的进一步增生。Rb和p107,p103蛋白一同属于口袋蛋白家族,Rb和E2F家族的转录因子,尤其是E2F1一同起到转录抑制因子的作用[38]。

在脉络膜黑色素瘤中Rb似乎有功能性激活的作用。P16INK4a蛋白,作为由位于染色体9p21上的*CDKN2A*编码的周期蛋白依赖性激酶抑制剂,调控Rb上游,使Rb保持在低磷酸状态,结合E2F,锁定细胞周期的S阶段。相反的,在皮肤黑色素瘤和FAMM综合征中,INK4a突变很罕见。P16INK4a的功能性睡眠状态和降表达现象也会影响Rb通路[39-40]。

【治疗】

传统的患眼摘除术,在国内仍为治疗葡萄膜恶性黑色素瘤的主要手段。目前定期观察,光凝治疗、放射治疗等方法在国际上的认可度越来越高。具体治疗方法的选择根据患者病情发展的情况而定。现就几种常见的治疗手段进行介绍:①手术疗法:早期确诊后,及时摘除眼球,由于肿瘤可能随着视神经蔓延,故摘除时视神经要尽可能剪长一些;②定期检查:通过超声检查、彩色眼底像等方式确定肿瘤生长并不活跃且肿瘤较小者可定期检查;③光凝治疗:激光光凝适用于高度≤5D、范围≤30°、表面无视网膜脱离的脉络膜恶性黑色素瘤,光凝后需长期密切随访观察;④放射治疗:放射线损伤肿瘤细胞的DNA来破坏肿瘤细胞,损伤肿瘤血管使肿瘤组织发生缺血坏死。目前用于治疗脉络膜黑色素瘤的放射疗法包括巩膜表面敷贴放疗、电荷粒子束放疗、伽马刀治疗。

(刘 洋)

参 考 文 献

[1] Schwartz G G. Eye cancer incidence in US States and access to fluoridated water. Cancer Epidemiology Biomarkers & Prevention,2014,23(9):1707-1711.

[2] Boycott K M,Vanstone M R,Bulman D E,et al. Rare-disease genetics in the era of next-generation sequencing: discovery to translation. Nature Reviews Genetics,2013,14(10):681-691.

[3] Kaliki S,Shields C L,Gupta A,et al. Newly diagnosed active retinoblastoma in adults. Retina,2015,35(12):2483-2488.

[4] Singh A D,Bergman L,Seregard S. Uveal melanoma:epidemiologic aspects.[J]. Ophthalmology Clinics of North America,2005,18(1):75.

[5] Soura E,Eliades P J,Shannon K,et al. Hereditary melanoma:Update on syndromes and management:

Emerging melanoma cancer complexes and genetic counseling. Journal of the American Academy of Dermatology, 2016, 74(3): 411-420.

[6] Wadt K A W, Aoude L G, Krogh L, et al. Molecular characterization of melanoma cases in Denmark suspected of genetic predisposition. PloS one, 2015, 10(3): e0122662.

[7] Azoury S C, Lange J R. Epidemiology, risk factors, prevention, and early detection of melanoma. Surgical Clinics of North America, 2014, 94(5): 945-962.

[8] Kaliki S, Shields C L, Mashayekhi A, et al. Influence of age on prognosis of young patients with uveal melanoma: a matched retrospective cohort study. European journal of ophthalmology, 2012, 23(2): 208-216.

[9] Schmidt-Pokrzywniak A, Kalbitz S, Kuss O, et al. Assessment of the effect of iris colour and having children on 5-year risk of death after diagnosis of uveal melanoma: a follow-up study[J]. BMC Ophthalmology, 2014, 14(1): 42.

[10] Kowal J, Strzałka A, Markiewicz A, et al. Bilateral choroidal melanoma--case analysis and literature review. Klinika oczna, 2014, 117(2): 92-95.

[11] Kivelä T. Incidence, prevalence and epidemiology of ocular melanoma. Ocular Melanoma: Advances in Diagnostic and Therapeutic Strategies(1st ed), Future Medicine Ltd, London, 2014: 20-38.

[12] Shalchi Z, Shunmugam M, Mahroo O A, et al. Spectral domain optical coherence tomography findings in a case series of patients with bilateral diffuse uveal melanocytic proliferation. Ocular immunology and inflammation, 2014, 22(6): 490-493.

[13] Moran S, Martínez-Cardús, Anna, Sayols S, et al. Epigenetic profiling to classify cancer of unknown primary: a multicentre, retrospective analysis[J]. The Lancet Oncology, 2016: S1470204516302972.

[14] Pavlidou E, Arora A, Somerville E, et al. The value of whole body (18) fluorodeoxyglucose (FDG) positron emission tomography (PET)/computed tomography (CT) and abdominal ultrasound in staging of patients with uveal melanoma. Investigative Ophthalmology & Visual Science, 2014, 55(13): 5081-5081.

[15] Griewank K G, van de Nes J, Schilling B, et al. Genetic and clinico-pathologic analysis of metastatic uveal melanoma. Modern Pathology, 2014, 27(2): 175-183.

[16] Wadt K A W, Aoude L G, Johansson P, et al. A recurrent germline BAP1 mutation and extension of the BAP1 tumor predisposition spectrum to include basal cell carcinoma. Clinical genetics, 2015, 88(3): 267-272.

[17] Amirouchene-Angelozzi N, Nemati F, Gentien D, et al. Establishment of novel cell lines recapitulating the genetic landscape of uveal melanoma and preclinical validation of mTOR as a therapeutic target. Molecular oncology, 2014, 8(8): 1508-1520.

[18] Fan M, Pfeffer S R, Lynch H T, et al. Altered transcriptome signature of phenotypically normal skin fibroblasts heterozygous for CDKN2A in familial melanoma: relevance to early intervention. Oncotarget, 2013, 4(1): 128-41.

[19] Sargen M R, Kanetsky P A, Newton-Bishop J, et al. Histologic features of melanoma associated with CDKN2A genotype. Journal of the American Academy of Dermatology, 2015, 72(3): 496-507.

[20] Jochemsen A G. Reactivation of p53 as therapeutic intervention for malignant melanoma. Current opinion in oncology, 2014, 26(1): 114-119.

[21] Helgadottir H, Höiom V, Jönsson G, et al. High risk of tobacco-related cancers in CDKN2A mutation-positive melanoma families. Journal of Medical Genetics, 2014, 51(8): 545-52.

[22] Peng J, Liu H, Liu C. MiR-155 Promotes Uveal Melanoma Cell Proliferation and Invasion by Regulating NDFIP1 Expression. Technology in Cancer Research & Treatment, 2017, 16(6): 1160-1167.

[23] Jehs T, Faber C, Juel H B, et al. Inflammation-Induced Chemokine Expression in Uveal Melanoma Cell Lines Stimulates Monocyte Chemotaxis Chemokine Expression in Stimulated UM Cell Lines. Investigative ophthalmology & visual science, 2014, 55(8): 5169-5175.

[24] Chattopadhyay C, Kim D W, Gombos D S, et al. Uveal melanoma: From diagnosis to treatment and the science in between. Cancer, 2016: n/a-n/a.

[25] Shirley M D, Tang H, Gallione C J, et al. Sturge-Weber syndrome and port-wine stains caused by somatic mutation in GNAQ. New England Journal of Medicine, 2013, 368(21): 1971-1979.

[26] Rashid A B, Grossniklaus HE. Clinical, Pathologic, and Imaging Features and Biological Markers of Uveal Melanoma. Methods in molecular biology(Clifton, N.J.), 2014, 1102: 397-425.

[27] Erim Y, Scheel J, Breidenstein A, et al. Psychosocial impact of prognostic genetic testing in the care of uveal melanoma patients: protocol of a controlled prospective clinical observational study. BMC cancer, 2016, 16(1): 408.

[28] Corredor J C, Redding N, Bloté K, et al. N-Myc expression enhances the oncolytic effects of vesicular stomatitis virus in human neuroblastoma cells. Molecular Therapy—Oncolytics, 2016, 3: 16005

[29] Coupland S E, Lake S L, Zeschnigk M, et al. Molecular pathology of uveal melanoma. Eye, 2013, 27(2): 230-242.

[30] Tokumura A, Taira S, Kikuchi M, et al. Lysophospholipids and lysophospholipase D in rabbit aqueous humor following corneal injury. Prostaglandins & other lipid mediators, 2012, 97(3): 83-89.

[31] Katsuno Y, Lamouille S, Derynck R. TGF-β signaling and epithelial-mesenchymal transition in cancer progression. Current opinion in oncology, 2013, 25(1): 76-84.

[32] Singh A D, Murphree A L, Damato B E. Clinical Ophthalmic Oncology II[J]. 2015, 10.1007/978-3-662-43451-2..

[33] Rahul B, Bullock M D, Al S H A, et al. A top-down view of the tumor microenvironment: structure, cells and signaling[J]. Frontiers in Cell and Developmental Biology, 2015, 3.

[34] Solus J F, Kraft S. Ras, Raf, and MAP kinase in melanoma. Advances in anatomic pathology, 2013, 20(4): 217-226.

[35] Rho G A Potential Target and a Potential Therapeutic Tool Against Tumors?. Recent Advances in Medicinal Chemistry, 2014: 209-245.

[36] Paraoan L I, Spiller D, White M R, et al. Enhancement Of P53-dependent Pro-Apoptotic Response By Perp In Uveal Melanoma Cells. Investigative Ophthalmology & Visual Science, 2012, 53(14): 5118-5118.

[37] Prasad M L, Patel S G, Shah J P, et al. Prognostic Significance of Regulators of Cell Cycle and Apoptosis, p16INK4a, p53, and bcl-2 in Primary Mucosal Melanomas of the Head and Neck. Head and neck pathology, 2012, 6(2): 184-190.

[38] Han D, Smalley K S. Targeting the Cell Cycle and p53 in Combination with BRAF -Directed Therapy[M]// BRAF Targets in Melanoma.2015.

[39] Prasad M L, Patel S G, Shah J P, et al. Prognostic Significance of Regulators of Cell Cycle and Apoptosis, p16INK4a, p53, and bcl-2 in Primary Mucosal Melanomas of the Head and Neck. Head and neck pathology, 2012, 6(2): 184-190.

[40] Bruno A, Benevenuto A D. "Immunohistochemical Expression of p16, p21, p27 and Cyclin D1 in Oral Nevi and Melanoma." *Head & Neck Pathology*, 2012, 6(3): 297-304.

第七章 遗传性眼病的治疗及优生诊断

人类基因组计划的成果使遗传检测技术能够更有效地检查出一些与基因有关的疾病，并且改进治疗方法。父母能够通过遗传咨询来征询一些遗传症状的严重性、遗传的概率以及如何避免或是改善这些症状。

第一节 遗传性眼病的治疗

基因治疗（gene therapy）是指将外源正常基因导入靶细胞，纠正或补偿因基因缺陷和异常引起的疾病，以达到治疗目的，也包括转基因等方面的技术应用，就是将外源基因通过基因转移技术将其插入患者适当的受体细胞中，使外源基因制造的产物能治疗某种疾病。

遗传病的基因治疗是指应用基因工程技术将正常基因引入患者细胞内，以纠正致病基因的缺陷而根治遗传病。纠正的途径既可以是原位修复有缺陷的基因，也可以是用有功能的正常基因转入细胞基因组的某一部位，以替代缺陷基因来发挥作用。基因是携带生物遗传信息的基本功能单位，是位于染色体上的一段特定序列。将外源的基因导入生物细胞内必须借助一定的技术方法或载体，基因导入的方法分为生物学方法、物理方法和化学方法。

眼睛作为一个相对独立的中枢神经系统附属器官，为基因治疗提供了很多优势。视网膜下腔具有免疫赦免的特点，视网膜下腔注射药物可以避免药物进入循环系统，减轻免疫反应，为基因治疗提供了相对安全的空间。同时视网膜结构以及视觉功能可通过一系列的方法进行简单而直接的观察。因此眼组织有其基因治疗独特的优势：比如眼组织的可视性、视网膜功能可以通过视网膜电图来测定等，而且更为重要的是对侧眼提供了很好的实验对照。

目前的基因治疗模式包括：病毒载体、RNA 干扰和纳米技术，其中腺病毒载体是目前基因治疗最常用的病毒载体之一。早在 1990 年，腺病毒就已经作为载体用于肺癌的基因治疗。腺相关病毒（AAV）是一种人类微小病毒，无致病性[1]。重组 AAV（rAAV）作为一种有效的基因治疗载体，只能携带大小为 5.1~5.3kb 之间的基因。那么有了病毒载体，下一步该考虑的则是这种病毒是否可以转导我们感兴趣的细胞，rAAV-2 则被用于多种不同的组织中。对于视觉器官来说，rAAV-2 可以转导视网膜色素上皮（RPE）、光感受器以及神经节细胞[2]。玻璃体腔的注射可以用于神经节及 Müller 细胞的基因治疗。

一、单基因眼病基因治疗

（一）Leber 先天性黑矇（LCA）

基因替换即矫正缺陷基因的异常序列，精确的原位修复缺陷基因，或定点导入外源正常基因代替有缺陷的基因，对靶细胞的基因组无任何改变。这是理想的基因治疗方式。

Leber 先天性黑矇（LCA）是导致婴幼儿先天性盲的严重遗传性视网膜疾病。近年发现数种与 LCA 相关的致病基因，主要包括 GUCY2D、RPE65、CRX、AIPL1、RPGRIP1 和 CRB1，其功能涉及视网膜光电信号的传导（GUCY2D）、维生素 A 在视网膜的代谢（RPE65）、光感受器细胞的分化和形态发育（CRX）、蛋白的转运和分布（AI PL1、RPGRI P1）和光感受器结构形态发育（CRB1）等。视网膜色素上皮（RPE）位于视网膜最外层，具有吞噬光感受器细胞脱落的盘膜、参与维生素 A 在视网膜中的代谢、构成血 - 视网膜外屏障等功能，是维持视网膜正常功能的重要结构。RPE65 由 Hamel 等于 1993 年发现，定位于 1p31，被认为是催化全 - 反 - 视黄酯转变成 11- 顺 - 视黄醇的异构酶之一，后者再经过一系列代谢转变成视紫红质，参与光信号的传导过程。RPE65 突变可导致视网膜中视紫红质含量降低，视网膜的光感受细胞就会因缺乏视紫红质而不能对光发生反应[3]，相当于视网膜长时间处于暗环境中[4]。在所有的 Leber 先天性黑矇的病例中，RPE65 基因突变导致的病例大约占 6%[5]，因此，RPE65 的基因治疗至关重要。RPE65 所致 LCA 视力损害较轻，通常仅有轻中度远视或近视，存在中心视野，视力预后较好[6]。

在 RPE65 基因缺失（RPE-/-）的小鼠中可见全 - 反 - 视黄醇积蓄、视紫红质含量降低、视杆细胞退化和光感受器细胞结构紊乱，若给予外源性 9- 顺 - 视黄醇，可促进视紫红质的生成和 ERG 的改善[7]。Acland 等[8]将整合野生型 RPE65 基因的腺相关病毒注入 RPE65-/- 狗的视网膜下腔，观察 4 个月后评价瞳孔光反应和 ERG，治疗组较对照组有明显改善，行为实验证明治疗组狗视力得以恢复，通过 PCR 证实了注射转基因腺相关病毒的视网膜象限中 RPE、脉络膜和视网膜神经上皮层中均存在野生型 RPE65。

根据以上动物模型基因治疗结果的有效性和安全性，2008 年 LCA 的基因治疗进入了临床试验阶段。Maguire 等[9]将携带有鸡 β-actin 启动子的 AAV 病毒颗粒（AAV2.hRPE65v2）150μl（含 1.5×10^{10}）注射到 3 个 LCA 患者的视网膜下，其中两个患者携带纯合子突变（p.Glu1021Lys），另一个患者携带纯合子突变（p.R234X）。注射后没有发现眼内和全身的炎症反应。2 周后 3 位患者自述在暗环境中视力有所提高，其视觉敏感度、眼球震颤、视野、操作障碍物及瞳孔对光反射能力都有不同程度的改善。但在 2 周后其中 1 例患者出现视网膜裂孔，考虑与手术操作有关。连续随访 1.5 年观察该组患者治疗的有效性和安全性，所有 3 例患者暗环境中视力提高并得到维持，视觉敏感度及其他视功能也得到持续而稳定的改善[10]。虽然发现针对 AAV 病毒中和性抗体的短暂升高，但并没有发现针对 RPE65 蛋白的体液反应。AAV 介导的基因转移至视网膜细胞并没有引起免疫反应，进而造成被转染细胞的丧失。

Bainbridge 等[11]将携带有人 RPE65 启动子的 AAV 病毒颗粒（AAV2/2.hRPE65）1ml（含 1×10^{11}）注射到 3 个 LCA 患者的视网膜下，注射面积近三分之一视网膜，包括黄斑中心凹。所有患者注射前后口服 5 周波尼松抑制炎症反应。注射后连续观察 12 个月，没有发现病毒的弥散以及眼部和全身副作用。结果显示 3 例患者的视觉敏感度和周边视野没有显著改变，ERG 反应同治疗前没有显著差异，1 例患者微视野和暗适应视野有了显著改善，同时该患者在弱光下视觉活动能力有所提高。Hauswirth 等[12]同样将 AAV2/2.hRPE65150μl（含 5.96×10^{10}）注射到 3 例 LCA 患者的视网膜下，30 天后视功能有明显改善。该研究小组还对以上 3 例患者基因治疗后视锥、视杆细胞功能做了进一步观察研究，结果表明视锥、视杆细胞功能均得到改善[13]。观察患者 1 年未发现严重的副作用，并且视功能得到稳定改善[14]。

2012 年美国 Pennsylvania 大学 LCA 基因治疗临床试验主要组织者 Jacobson 教授报道了 5 个研究中心对 15 例 LCA 青少年和成人进行基因治疗后 3 年的跟踪随访结果指出：没有发现全身的毒性反应，所有患者的视功能均有不同程度的改善，在黄斑外视网膜的基因治疗是非常安全和有效的[15]。该中心的 15 例 LCA 患者（年龄 11～30 岁）均由 *RPE65* 基因突变所致。

LCA 基因治疗的临床试验所取得的阶段性成果使得长期以来认为遗传性视网膜疾病无法治疗的传统观念受到了挑战，为进一步开展其他遗传性视网膜疾病基因治疗的临床研究提供了参考依据。

（二）视网膜色素变性（RP）

迄今为止，发现有 90 个基因与 RP 相关，其中 *MERTK* 基因缺失可导致视网膜色素上皮细胞（RPE）吞噬功能缺陷。2012 年 DENG WT[16]等人将携带有 *MERTK* 基因 cDNA 的腺病毒载体（AAV8 Y733F）注入一出生 2 天的 RCS 大鼠视网膜下腔，以对侧未注射眼为对照眼。分别在治疗后 2 个月、4 个月及 8 个月观察视网膜形态和功能的变化。通过 ERG 检测发现，在注射眼 8 个月时视锥视杆细胞 b 波依然能检测到，而未注射眼检测不到。这说明 *MERTK* 基因替代治疗至少能使视网膜功能维持至 8 个月，光感受器内节/外节（inner and outer photoreceptor segment，IS/OS 层）的功能在治疗组也得到保持。*MERTK* 基因突变可在早期即导致视网膜营养不良，但是我们有望将该基因替代治疗应用到人类。对于 RP 的基因治疗成功点在于：①转基因必须表达在适当的水平及正确的细胞类型；②在患者选择上需选择合适的，即在光感受器细胞严重变性之前的患者；③理想的基因治疗应该是终生表达而且有效的，而非持续的治疗。

二、多基因遗传眼病的治疗和干预

多基因遗传眼病的发病具有以下特点：①亲缘关系越近，再发风险越高；②家系中患病人数越多，再发风险也越大；③该病的遗传率越高，一级亲属的再发风险率也越高。多基因遗传眼病与基因变异密切相关（遗传易感）、同时受环境等多种因素影响。因此寻找易感基因，探讨和认识多基因眼病发病的遗传基础和疾病的本质，针对相关危险因素制定有效的、特异性的治疗和早期干预措施、诊疗随访方案和预后评价系统，降低这些眼病致盲的发生率。以年龄相关性黄斑变性（AMD）为例，AMD 是世界第三大致盲性眼病。目前全球有 5 亿 AMD 患者，预计未来 20 年这一数据将成倍增长。脉络膜新生血管是导致 AMD 患者视力损伤的主要病理改变。近年来生物医药技术的突破为治疗新生血管提高了新方法和新药物，但由于患者初始视力、病变特征、环境因素、基因背景等差异，对于疗效的反应也不同。基因多态性和药物基因组学等研究的深入，使我们有更多的科学依据对于 AMD 患者进行个性化精准治疗。也就是说可以用基因测序的方法确定 AMD 患者基因型，再辅以有针对性的治疗新生血管的治疗方法或药物，即所谓的"精准治疗"以代替光动力学、眼内注射糖皮质激素、抗血管内皮生长因子等地毯式轰炸手段，不仅可以提高治疗效率，还能降低患者痛苦和经济负担。因此，对 AMD 进行基因多态性位点的筛选，确定高危位点，从而确定标记物，可以实现 AMD 的预防和个体化治疗，及为预后的评估提供有益的线索。

在美国通过基因检测确定基因型，根据基因型确定个体发病风险及危险因素评估，例如有某种基因型的人群不能吸烟；对 AMD 患者通过基因检测确定基因型，根据基因型确定个体化治疗方案。Bkbak 等[17]研究了 109 例接受眼内抗 VEGF 治疗的 AMD 患者（109 只眼）其治疗反应性与载脂蛋白 *ApoE* 基因多态性的关联性。研究发现，携带有 *ApoEε4* 基因型的患者在接受该治疗后视力有明显的改善，而携带有 *ApoEε2* 基因型的患者对该治疗的反应性较差。因此，*ApoE* 基因多态性可以在新生血管性 AMD 中开展遗传筛查，以制订个体化治疗方案。2013 年 Kristin[18]研究了 AMD 患者饮食，生活方式（参加体育活动及吸烟史）及基因多态性之间的关系。研究发现，不健康的生活方式以及携带 *CFH* 基因 CC 基因型的人罹患 AMD 的风险较携带有 *CFH* 基因 TT 基因型以及健康生活方式的人高出 3.3 倍。但本研究未发现 *ARMS2* 基因与生活方式之间的关联性。这就提示我们，不健康的生活方式（吸烟史及体育活动少）及携带有 *CFH* 基因 CC 基因型的人群增加了 AMD 的发病风险，那么对于此类人群，一定要告知患者健康生活方式对于他们的重要性。

开展遗传性眼病所致视力残疾患者的视觉康复，对视力影响大而目前又无法治疗的遗传性眼病，要告知患者及家属，不要急于寻找治疗方法。同时，在残联的帮助下，对这些视力残疾患者及时选配合适的助视器，有效改善他们的视功能，提高工作学习能力和生活质量。

第二节 遗传咨询和优生诊断

对单基因遗传眼病已确定致病基因的家系中有生育需求的眼科遗传病高危人群进行婚育指导。

一、常染色体显性遗传

常染色体显性遗传（AD）系谱特点为：①通常患者双亲之一是患者，由于致病基因的频率很低，故绝大多数患者为杂合子；②系谱中连续几代都有患者，即代代相传现象；③患者的同胞、子女患病可能性均为 1/2；④由于致病基因位于常染色体上，故男女发病机会均等；⑤双亲无病时子女一般不发病，如果双亲无病而子女发病，则是新发生的基因突变所致。如图 7-2-1 所示为 AD 家系。Best 卵黄样黄斑营养不良及部分视网膜色素变性、视锥视杆细胞营养不良均为 AD。

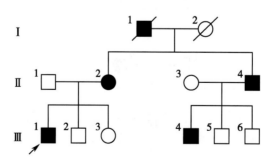

图 7-2-1 常染色体显性遗传（AD）家系图

生育指导：在完全外显的情况下，AD 子代发病风险为 1/2；在不完全外显的情况下，则子女的发病风险为 1/2 乘以外显率。严重的 AD 疾病，如无法进行产前诊断，则不宜生育；如果不是严重遗传性疾病，可以生育。如果父母双方表型正常，但曾经生育过 AD 患儿，则可能是新的基因突变所致，可以生育。

二、常染色体隐性遗传

常染色体隐性遗传（AR）系谱特点为：①患者双亲往往表型正常，但都是致病基因携带者；②患者同胞患病可能性为 1/4，男女发病机会相等，但其他未患病成员中，有 2/3 可能是携带者，1/3 是正常的；③患者子女一般不发病，系谱中看不到代代相传现象，病例往往是散发的；④近亲婚配可使子女发病风险明显增高。如图 7-2-2 所示为 AR 家系。USHER 综合征（Usher）、Bardet-Biedl 综合征（BBS）等通常为 AR。

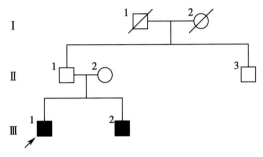

图 7-2-2 常染色体隐性遗传（AR）家系图

生育指导：①双方虽非近亲，但患有相同的常染色体隐性遗传疾病，可以结婚，如不进行产前诊断，则不宜生育；②如果父母双方所患常染色体遗传疾病不是同一种疾病，则可以婚育；③如一方患有 AR，对方不是相同疾病的携带者，子代一般不会发病，则可以婚育；④虽然父母双方表型正常，但双方的近亲中有同样 AR 疾病者，他们可能是同一种遗传病的携带者，可以结婚，如不进行产前诊断则不能生育。

三、X 连锁显性遗传

X 连锁显性遗传（XD）系谱特点为：①人群中女性患者多于男性患者，但女性患者病情往往较男性患者轻；②男性患者的母亲是患者，女性患者的双亲之一是患者；③男性患者的女儿都发病，儿子都正常；女性患者的子女均有 1/2 发病；④系谱中可见连续遗传。如图 7-2-3 所示为 XD 家系。

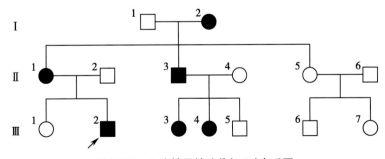

图 7-2-3 X 连锁显性遗传（XD）家系图

生育指导：①男性患病时，带有显性致病基因的 X 染色体只能传给女儿，生男孩无病，家系成员在妊娠时，应采取抽羊水，根据基因检测，确定胎儿是否携带导致该家系发病的致病基因，以便确定是否终止妊娠；②母亲患病时，子女各 50% 发病机会，如该病较严重影响健康，又不能做产前诊断，不宜生育。

四、X 连锁隐性遗传

X 连锁隐性遗传（XR）系谱特点：①人群中男性患者远多于女性患者，系谱中往往只见到男性患者；②双亲无病，儿子可能发病，女儿不会发病；儿子的致病基因来自携带者母亲；③男患者的兄弟、舅父、姨表兄弟、外甥可能是患者；④由于大多数 XR 病有致死效应，故外祖父、外孙发病少见；外祖父发病时，舅父不会发病。如图 7-2-4 所示为 XR 家系。

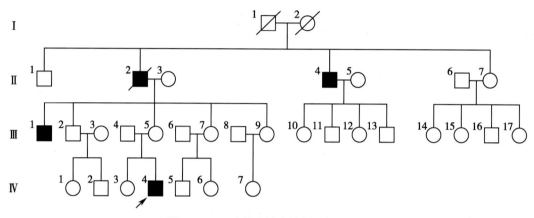

图 7-2-4 X 连锁隐性遗传（XR）家系图

生育指导：①男性多为患者，女性多为携带者，当男性患者与正常女性婚配后，父亲带有隐性致病基因的 X 染色体只传给女儿，妊娠后做胎儿性别鉴定，可生男孩，女孩 1/2 机会为该病携带者；②如女性为已知携带者，男性正常，婚后所生男孩 1/2 机会发病，女孩 1/2 机会为该病携带者，如不能做产前诊断，则不宜生育，或只生女孩，再对女孩携带者检查，指导其婚配及生育。

（朱金燕）

参 考 文 献

[1] Rabinowitz J E, Rolling F, Li C, et al. Cross-packaging of a single adenoassociated virus (AAV) type 2 vector genome into multiple AAV serotypes enables transduction with broad specificity. J Virol, 2002, 76 (2): 791-801.

[2] Rolling F. Recombinant AAV-mediated gene transfer to the retina: gene therapy perspectives. Gene Ther, 2004, 11 (Suppl 1): S26-32.

[3] 徐玉乐，李光辉. Leber 先天性黑矇致病基因研究及基因治疗进展. 中华眼底病杂志, 2011, (27) 5: 499-502.

[4] Redmond T M, Yu S, Lee E, et al. Rpe65 is necessary for production of 11-cis-vitamin A in the retinal visual cycle. Nat Genet, 1998, 20 (4): 344-351.

[5] den Houander A I, Roepman R, Koenekoop R K, et al. Leber congenital amaurosis: genes, proteins and disease mechanisms. Prog Retin Eye Res, 2008, 27 (4): 391-419.

[6] Perrault I, Rozet J M, Ghazi I, et al. Different functional outcome of RetGC1 and RPE65 gene mutations in Leber congenital amaurosis. A m J Hum Genet, 1999, 64(4): 1225-1228.

[7] Van Hooser J P, Liang Y, Maeda T, et al. Recovery of visual functions in a mouse model of Leber congenital amaurosis. J Biol Chem, 2002, 277(21): 19173-19182.

[8] Acland G M, A guirre G D, Ray J, et al. Gene therapy restores vision in a canine model of childhood blindness. Nat Genet, 2001, 28(1): 92-95.

[9] Maguire A M, Simonelli F, Pierce E A, et al. Safety and efficacy of gene transfer for Leber's congenital amaurosis. N Engl J Med, 2008, 358(2): 2240-2248.

[10] Simonelli F, Maguire A M, Testa F, et al. Gene therapy for Leber's congenital amaurosis is safe and effective through 1.5 years after vector administration. Mol Ther, 2010, 18(3): 643-650.

[11] Bainbridge J W, Smith A J, Barker S S, et al. Effect of gene therapy on visual function in Leber's congenital amaurosis. N Eng I J Med, 2008, 358(21): 2231-2239.

[12] Hauswirth ww, Aleman T S, Kaushal S, et al. Treatment of leber congenital amaurosis due to RPE65 mutations by ocular subretinal injection of adeno-associated virus gene vector: short-term results of a phase I trial. Hum Gene Ther, 2008, 19(10): 979-990.

[13] Cideciyan A V, Aleman T S, Boye S L, et al. Human gene therapy for RPE65 isomerase deficiency activates the retinoid cycle of vision but with slow rod kinetics. Proc Natl Acad Sci USA, 2008, 105(39): 15112-15117.

[14] Cideciyan A V, Hauswirth W W, Aleman T S, et al. Vision 1year after gene therapy for Leber's congenital amaurosis. N EngI J Med, 2009, 361(7): 725-727.

[15] Jacobson S G, Cideciyan A V, Ratnakaram R, et al. Gene therapy for leber congenital amaurosis caused by RPE65 mutations: safety and efficacy in 15 children and adults followed up to 3 years. Arch Ophthalmol. 2012, 130(1): 9-24.

[16] Deng W T, Dinculescu A, Li Q H, et al. Tyrosine-Mutant AAV8 Delivery of Human MERTK Provides Long-Term Retinal Preservation in RCS Rats. Investigative Ophthalmology & Visual Science, 2012, 53(4): 1895-1904.

[17] Bakbak B, Ozturk B T, Zamani A G, et al. Association of Apolipoprotein E Polymorphism with Intravitreal Ranibizumab Treatment Outcomes in Age-Related Macular Degeneration. Curr Eye Res, 2016, 41(6): 862-866.

[18] Meyers K J, Liu Z, Millen A E, et al. Joint Associations of Diet, Lifestyle, and Genes with Age-Related Macular Degeneration. Ophthalmology, 2015, 122(11): 2286-2294.

基因索引

A

ABCA1　78
ABCA4　84, 124, 129, 148, 150, 152
ADAMTS　270
ADAMTS10　269
ADAMTS17　269
ADAMTSL10　257
ADAMTSL17　257
ADAMTSL4　257
AGBL5　84
AIM-1　306
AIPL1　111, 116, 118, 254, 338
ApoE　76, 340
APOE　219
ApoEε4　340
AQP5　46
ARHGAP22　239
ARIX　250
ARL2BP　84
ARL3　84
ARL6　84
ARL6/BBS3　282
ARMS2　219, 340

B

B1/BBS9　282
BBS　282
BBS1　84, 282
BBS2　84, 282
BBS4　282, 283
BBS5　282
BBS7　279, 282
BBS8　282
BBS10　282
BBS12　282
BEST1　84, 129, 130, 133, 134, 135, 136, 137, 139, 141, 142, 143
BFSP2　70, 72
BPES　295
BSEST1　130, 134, 143

C

C222R　8
C2orf71　84, 98
C8orf37　84
CA4　84
CABP4　108, 110
CACNA1F　108, 109, 129
CACNA2D4　108, 110, 122
CAPB4　110
CBS　257
CCT　118
CCT2　114, 115, 118
CDH23　277
CDKN2A　332
CEP290　116, 118
CEP290/BBS14　282
CERKL　84
CETP　219
CFH　220, 340
CHAT　79
CHED1　59
CHM　189, 190
CHML　190
CHMP4B　72
CHN1　244
CHST6　54
CLRN1　84
CNCA3　164
CNG　164
CNGA1　84
CNGA3　159, 164, 165
CNGB　165
CNGB1　84
CNGB3　122, 159, 164, 165
COL11A1　79
COL18A1　257
COL6A1　46
COL8A1　64
COL8A2　59, 64
CRB1　6, 84, 111, 112, 113, 116, 117, 254, 338
CRBI　111
CRX　84, 111, 116, 117, 128, 254, 338
CRYAA　71
CRYAB　71
CRYBA1/A3　72
CRYBA4　72
CRYBB1　70, 72
CRYBB2　72
CRYGC　72
CRYGD　70, 72
CRYGS　72
CTDP1　70
CYP1B1　74, 75, 76
CYP4V2　84, 97, 98

D

DFNB31/whirlin　277
DHDDS　84
DHX38　84
DPM2-FAM102A　79
DURS1　250

E

ELOVL4 148, 152
EMC1 84
EPDR1 79
EPHA2 70, 72
EYS 84

F

FAM161A 84
FBN1 257, 258, 259, 260, 261, 262, 264, 265, 269
FEOM2 250
FERMT2 79
FGFR-2 291
FOXC1 318
FOXL2 294, 296
FRMD7 254
FSCN2 84
FZD4 192, 198

G

GCD1 51
GJA3 72
GJA8 72
GLC1A 76
GLC1N 76
GLIS3 79
GNAT 109
GNAT1 108, 110
GNAT2 159, 164, 165
GNATI 109
GPR125 84
GPR143 254
GPR98/VLGR1 277
GRK1 108, 110
GRM6 108, 110
GUCA1A 101, 122, 129, 180, 183
GUCA1B 84
GUCY2D 111, 117, 118, 179, 183, 254, 338

H

HERC2 305
HGSNAT 84
HK1 84
HOXA1 244
HPS 298
HPS1 298
HPS3 298
HPS4 298
HPS5 298
HPS6 298
HPS7 298
HPS8 298
HRG4 128
HSF4 72
HTRA1 219

I

IDH3B 84
IFT140 84
IFT172 84
IMPDH1 84, 116
IMPG2 84

K

KCNV2 122
KIAA1549 84
KIF11 192, 198
KIZ 84
KLHL7 84

L

LCA5 116, 120
LIPC 219
LRAT 84, 116, 117, 118
LRP5 192, 198
LTBP2 257
LYST 298

M

$M_{1}p$ 125
MAK 84
MATP 254, 306
MCD 54
MDM2 324
MERTK 84, 116, 339
MIP 72
MITF 306
MKKS/BBS6 282
MKS1/BBS13 282
MLPH 298
MMP-9 79
MMP9 79
MVK 84
MYO5A 298
MYO7A 272, 273, 274, 275, 277
MYOA 274
MYOC 74, 75, 76, 78
MYOC/GLC1A 76
myoⅦA 278
MYP1 29
MYP2 29
MYP3 29
MYP4 29
MYP6 29
MYP7 29
MYP8 29
MYP9 29
MYP10 29
MYP11 29
MYP13 29
MYP14 29

N

ND4 215
ND6 215
NDl 215
NDP 192, 198
NEK2 84
NEUROD1 84
NR2E3 9, 10, 83, 84
NRL 83, 84
NYX 108, 109

O

OAT 203, 204, 206
OCA1 302
OCA2 298, 304, 305, 306, 307, 308
OCA3 305
OFD1 84, 90
OPA1 76, 216
OPTN 74, 77, 78
OPTN/GLC1E 76

P

p53 324, 325

基因索引

PAX6 70, 254, 257, 325
PCDH15 277
PCMTD1 79
PCMTDI 79
PDE6A 84
PDE6B 84, 108, 109
PDE6C 122, 159, 164, 165
PDE6G 84
PDE6H 159, 165
peripherin-2 183
PHEX 261, 262, 264, 265
PITX2 315, 318
PITX3 72
PLEKHA7 79
PLXDC2 239
POMGNT1 84
PRCD 84
PROM1 84, 148, 152
PRPF3 84
PRPF31 84
PRPF4 84
PRPF6 84
PRPF8 84
PRPH2 84, 148, 152, 179, 183

R

RAB27A 298
RB 323
RB1 324, 325
RBP1 294
RBP2 294
RBP3 84
RCD1 122
RDH12 84, 116, 117
RDH5 108, 110, 122
RDS 103, 129, 182, 183
Rep-1 190
REP-1 189, 190
REP-2 190
REP1 189
RGR 84
RHO 8, 10, 83, 84, 91, 93, 103, 108, 109
RIM1 128
RIMS1 127
RLBP1 84, 103

ROM1 84
RP1 9, 10, 83, 84, 93
RP1L1 84, 147
RP2 8, 84, 90
RP22 84
RP23 8
RP24 8, 84
RP29 84
RP3 8
RP32 84
RP34 8, 84
RP6 8, 84
RP63 84
RP9 84
RPE65 83, 84, 111, 116, 118, 129, 254, 338, 339
RPGR 8, 9, 10, 14, 84, 90, 129
RPGRIP1 254, 338
RPGRIP1 111, 116, 118
RPIL1 147
RPSP 93
RS1 157
RSI 157

S

SAG 84, 108, 110
SALL4 244
SDCCAG8/BBS16 282
SEMA4A 84
SLC24A1 108, 110
SLC45A2 298, 306, 307, 308
SLC7A14 84
SNRNP200 84
SPATA7 84
SPP2 84
StAR 296

T

TCF8 59
TGFBR1 220
TGFβ1 49, 51, 52
TGFβI 53
TIMP-3 133
TIMP3 220
TMEM138 142
TMEM216 142

TNF 76
TNFRSF10A 219
TOPORS 84
TP53 76
TRIM43/BBS11 282
TRNT1 84
TRPM1 105, 108, 110
TRY 301, 302
TSPAN12 192, 198
TTC8 84
TTC8/BBS8 282
TULP1 84, 93, 116, 117
TYR 254, 298, 302, 303, 304, 307, 308
Tyrp1 307
TYRP1 254, 305, 307, 308
TYRP1 298

U

USH2A 84, 94
USHER1C 277
USHER1G/SANS 277
USHER2A 277
USHER3A/clarin-1 277

V

VMD2 130, 148, 152
VSX1 46, 59
VSX2 257

W

WDPCP/BBS15 282
WDR36 77, 78
WDR36/GLC1G 76
WSF1 216

Z

ZNF408 84, 192, 198
ZNF513 84

促红细胞生成素 239
蛋白激酶C阻型异构体 239
醛糖还原酶 239
碳酸苷酶 239
血管内皮生长因子 239